NOUVELLE BIBLIOTHÈQUE

DE

L'ÉTUDIANT EN MÉDECINE

PUBLIÉE SOUS LA DIRECTION DE

L. TESTUT

Professeur à la Faculté de Médecine de Lyon.

MÉDECINE INFANTILE

PRÉCIS

DE

MÉDECINE INFANTILE

PAR

E. WEILL

Professeur agrégé à la Faculté de médecine de Lyon
Chargé du cours complémentaire de Clinique infantile
Médecin des Hôpitaux

—

Avec 77 figures dans le texte.

—

PARIS

OCTAVE DOIN, ÉDITEUR

8, PLACE DE L'ODÉON, 8

—

1900

AVANT-PROPOS

J'ai essayé de condenser en un seul volume de cette collection les notions qui me paraissaient les plus importantes pour la connaissance des maladies infantiles. J'ai dû faire un certain nombre d'éliminations ; en particulier, j'ai rejeté systématiquement quelques-unes des affections communes à l'enfant et à l'adulte, mais ne présentant aucun caractère qui modifiât leur physionomie aux différentes périodes de la vie : ainsi de certaines manifestations diathésiques, asthme, migraine, obésité, coliques hépatiques, etc... Elles n'ont, en effet, d'autre intérêt, chez l'enfant, que la précocité de leur apparition et leur pronostic un peu plus grave que chez l'adolescent ou l'adulte, en ce sens qu'elles témoignent d'une hérédité très chargée, dont les effets arrivent à se produire, même pendant cette période d'hypernutrition que constitue l'enfance et qui jure avec l'apparition d'une maladie par ralentissement de la nutrition.

Je n'ai pas abordé l'étude des affections cutanées et syphilitiques, je renvoie, pour ce qui concerne ces chapitres, aux ouvrages de la même collection, traitant de la dermatologie et des maladies vénériennes.

Les maladies qui ont été décrites dans ce livre comprennent deux catégories très distinctes; les unes sont spéciales à l'enfant, telles les maladies du nouveau-né et du nourrisson; elles nous ont paru mériter quelques développements, et, en particulier, nous avons accordé une place assez importante aux troubles digestifs du premier âge.

La seconde catégorie se rapporte à des maladies qui s'observent aux différents âges, mais qui empruntent à l'enfance des traits qui se modifient peu à peu à mesure qu'on les suit chez l'adolescent ou l'adulte. Nous n'avons pas cru devoir insister sur les notions générales qui les intéresssent et qui sont exposées dans tous les traités de pathologie interne. Nous avons eu pour but principal de faire ressortir la marque que leur imprime l'enfance, la réaction très spéciale de l'organisme infantile vis-à-vis d'une cause pathogène qui usera des mêmes procédés d'attaque à l'égard d'organismes jeunes ou vieux, mais dont les effets varieront suivant le terrain, la vitalité des tissus, leur activité nutritive, la susceptibilité du système nerveux, le développement des circulations sanguine ou lymphatique. Prenons, comme exemple, une affection très commune, la tuberculose.

Elle obéit, chez l'enfant, à une double tendance : ou bien elle se généralise, ou bien elle se cantonne dans un terrain de prédilection, les ganglions lymphatiques, à titre de tuberculose locale. Les lésions viscérales proprement dites, évoluant pour leur compte personnel, telles que la phtisie pulmonaire, sont rares au-dessous de sept ou huit ans. Les seules tuberculoses locales, en dehors de celles qui frappent le système lymphatique et à une période plus avancée de l'enfance, les séreuses, sont les tuberculoses chirurgicales, celles du squelette, qui s'expliquent par l'appel très actif exercé sur les bacilles de

Koch de la part des os en voie d'accroissement et de congestion physiologiques. Pour se rendre compte de cette allure spéciale de la tuberculose chez les enfants, il est inutile d'invoquer une propriété mystérieuse qui serait attachée au jeune âge des éléments anatomiques; l'organisme infantile présente dans sa circulation sanguine et lymphatique une série de dispositions qui expliquent pour une large part, la marche suivie par les germes infectants. Le bacille de Koch pénètre le plus souvent dans l'organisme par inhalation. Chez l'adulte, il se fixe volontiers dans le poumon ; chez l'enfant, il est entraîné par la circulation lymphatique pulmonaire jusqu'aux ganglions trachéobronchiques. Ce fait n'a rien que de naturel, si on compare à l'œil nu les réseaux lymphatiques périlobulaires aux différents âges. Chez l'enfant ils dessinent des lignes gris rosé, chez l'adulte ils sont foncés, ardoisés, noirâtres, encombrés de poussières et de particules charbonneuses. La voie lymphatique est donc plus large, plus perméable chez l'enfant, et c'est ce qui explique que dans l'immense majorité des cas de tuberculose infantile, quelle que soit sa forme, on trouve presque toujours une caséification des ganglions trachéo-bronchiques ; vienne une circonstance qui modifie les conditions de la circulation lymphatique pulmonaire, une broncho-pneumonie rubéolique ou coquelucheuse, le bacille tuberculeux s'arrêtera comme chez l'adulte dans le poumon lui-même.

Lorsqu'un foyer de tuberculose locale a été créé, tel qu'une adénopathie caséeuse, il peut rester stationnaire, latent; mais, bien souvent, il donnera lieu à une infection sanguine et à une granulie, une méningite. Cette circonstance se présente chez l'adulte également, mais avec une fréquence incomparablement moins grande. C'est que chez l'enfant, la circulation sanguine, considérée dans son ensemble ou dans ses divers départements, est autrement active que chez l'adulte. Le cœur est relativement plus puissant, les artères sont relativement plus larges, les capillaires plus étendus. Les circulations locales sont souvent soumises à un régime des plus laborieux, en raison des conditions de croissance et de développement plus ou moins rapides des organes qui leur correspondent. Peut-être pourrait-on invoquer aussi une résistance moindre de la part du sang à se laisser pénétrer ou une virulence plus grande de l'agent pathogène. Mais en dehors de ces points difficiles à élucider, il est légitime de prendre en considération cette constitution spéciale du terrain infantile avec son système de canalisation et de drainage si parfaitement assuré. J'ai insisté sur cet exemple pour montrer comment le jeune âge modifie l'allure d'une maladie, au moyen de dispositions qui sont en quelque sorte purement physiques.

Quand on recherche, non plus les procédés d'invasion de l'organisme par les agents pathogènes, mais le mode de défense qui leur est opposée par les éléments anatomiques, les tissus, les organes, sur place ou à distance, on reconnaît là encore une note personnelle chez l'enfant. Le nouveau-né, le nourrisson sont mal armés. La phagocytose, les propriétés bactéricides de leurs humeurs sont faiblement développées. D'une façon générale cependant, abstraction faite des premiers temps de la vie, les réactions locales et générales sont d'une vivacité remarquable chez l'enfant. L'inflammation est plus franche que chez l'adulte, sa résolution plus facile, la cicatrisation des plaies plus rapide. Le système nerveux est mis à contribution, non seulement, lorsqu'il est directement touché par une toxine ou un microorganisme, mais lorsqu'il possède l'intégrité complète de sa structure, et par la simple voie réflexe. La dentition, les vers instestinaux, une épingle oubliée dans les langes d'un nourrisson, une émotion, l'imitation, font naître une série de manifestations nerveuses dont la plus saisissante est l'attaque éclamptique. L'enfant vit surtout de la vie réflexe, l'inhibition des centres supérieurs sur les autres parties du système nerveux n'arrive à s'exercer que lentement et progressivement.

Un autre caractère que nous relevons dans la pathologie infantile est l'influence d'arrêt produite par une lésion sur un organe en voie de développement. Cette influence pourrait être établie à propos de chaque organe, mais elle est surtout facile à apprécier dans les altérations du système nerveux. Non seulement la lésion supprime fonctionnellement la région touchée, mais elle entrave la croissance et le développement des parties voisines. Je n'insiste pas sur ce point qui sera développé ultérieurement et je m'en tiens à ces exemples qui suffisent à montrer quelles sont les vues générales qui m'ont guidé dans la rédaction de ces pages.

J'ai essayé d'illustrer cet ouvrage par la production de tracés thermiques ou de figures dont quelques-unes ont été empruntées aux ouvrages de mes collègues COURMONT et COLLET, dont la plupart m'ont été fournies par mes observations personnelles. J'ai tâché d'ordonner autant que possible l'exposé des questions traitées dans ce livre par des divisions et des classements, rendus plus saisissables au moyen de l'adjonction de chiffres et de caractères spéciaux.

J'ai été secondé dans cette partie de mon travail par les conseils de M. TESTUT, à l'amitié et au dévouement duquel je suis heureux de pouvoir rendre hommage ici.

J'adresse aussi mes remerciements à mes collègues des

hôpitaux, M. Colrat, M. Rabot, qui m'ont toujours communiqué avec empressement leur opinion autorisée, sur un certain nombre d'affections. J'ai emprunté à l'expérience de M. Rabot, médecin du pavillon de la diphtérie, la plupart des notions exposées sur cette question.

E. WEILL.

Lyon, 1er novembre 1899.

La Nouvelle Bibliothèque de l'étudiant en médecine comprend actuellement (le nombre pourra en être augmenté dans la suite) trente-huit volumes, qui se répartissent comme suit :

PREMIER ET DEUXIÈME EXAMENS

Précis d'Anatomie descriptive, par L. TESTUT, professeur d'anatomie à la Faculté de médecine de Lyon. . . . . 1 vol.

Précis d'Histologie, par F. TOURNEUX, professeur d'histologie à la Faculté de médecine de Toulouse . . . . 1 vol.

Précis d'Embryologie, par F. TOURNEUX. professeur d'histologie à la Faculté de médecine de Toulouse. . . . . 1 vol.

Précis de Technique histologique et embryologique (Guide de l'étudiant aux travaux pratiques d'histologie). par L. VIALLETON, professeur d'histologie à la Faculté de médecine de Montpellier. 1 vol.

Précis de Physiologie, par L. HÉDON, professeur de physiologie à la Faculté de médecine de Montpellier. . . . . 1 vol.

Précis de Chimie physiologique et pathologique, par L. HUGOUNENQ, professeur de chimie à la Faculté de médecine de Lyon. 1 vol.

Précis de Physique biologique. par H. BORDIER, professeur agrégé à la Faculté de médecine de Lyon. . . . . 1 vol.

TROISIÈME ET CINQUIÈME EXAMENS

Précis de Pathologie générale. par J. COURMONT, professeur agrégé, chef des travaux de pathologie expérimentale à la Faculté de médecine de Lyon . . . . 1 vol.

Précis de Pathologie externe. par E. FORGUE, professeur de clinique chirurgicale à la Faculté de médecine de Montpellier. . . 2 vol.

Précis d'Anatomie topographique, par L. TESTUT. professeur d'anatomie à la Faculté de médecine de Lyon. . . . . 1 vol.

Précis de Médecine opératoire (Manuel de l'Amphithéâtre), par M. POLLOSSON, professeur de médecine opératoire à la Faculté de médecine de Lyon. . . . . 1 vol.

Précis de Pathologie interne, par F. COLLET, professeur agrégé à la Faculté de médecine de Lyon . . . . 2 vol.

Précis de Pathologie exotique, par A. LE DANTEC, professeur agrégé à la Faculté de médecine de Bordeaux. répétiteur à l'École de Santé de la Marine . . . . 1 vol.

Précis de Chirurgie de guerre, par J. Toubert, professeur agrégé au Val-de-Grâce. 1 vol.

Précis d'Auscultation et de Percussion, par E. Cassaët, professeur agrégé à la Faculté de médecine de Bordeaux, médecin des hôpitaux . . . . 1 vol.

Précis d'Anatomie pathologique, par G. Herrmann, professeur à la Faculté de médecine de Toulouse . . . . 1 vol.

Précis de Diagnostic médical, par Paviot, professeur agrégé à la Faculté de médecine de Lyon. . . . . 1 vol.

Précis des Opérations d'urgence, par M. Gangolphe, professeur agrégé à la Faculté de médecine de Lyon, chirurgien en chef de l'Hôtel-Dieu. 1 vol.

Précis de Bactériologie, par J. Courmont, professeur agrégé, chef des travaux de pathologie expérimentale à la Faculté de médecine de Lyon . . . . 1 vol.

Précis de Parasitologie humaine (parasites animaux et végétaux, bactéries exceptées), par G. Roux, professeur agrégé à la Faculté de médecine de Lyon. . . . . 1 vol.

Précis des Maladies de la peau, par W. Dubreuilh, professeur agrégé à la Faculté de médecine de Bordeaux, médecin des hôpitaux. 1 vol.

Précis des Maladies vénériennes, par V. Augagneur, professeur à la Faculté de médecine de Lyon, chirurgien en chef de l'Antiquaille . . . . 1 vol.

Précis d'Ophtalmologie, par F. Lagrange, professeur agrégé à la Faculté de médecine de Bordeaux, chirurgien des hôpitaux. 1 vol.

Précis des Maladies du larynx, du nez et des oreilles, par R. Lannois, professeur agrégé à la Faculté de médecine de Lyon, médecin des hôpitaux . . . . 1 vol.

Précis des Maladies des voies urinaires, par A. Poisson, professeur agrégé à la Faculté de médecine de Bordeaux, chirurgien des hôpitaux, chargé du cours complémentaire des maladies des voies urinaires . . . . 1 vol.

Précis de Pathologie infantile (Partie médicale), par E. Weill, professeur agrégé et chargé du cours complémentaire des maladies des enfants à la Faculté de médecine de Lyon, médecin des hôpitaux . . . . 1 vol.

Précis de Pathologie infantile (Partie chirurgicale), par T. PIÉCHAUD, professeur de clinique des maladies des enfants à la Faculté de médecine de Bordeaux . . . . **1 vol.**

Précis d'Obstétrique, par CH. MAYGRIER, professeur agrégé à la Faculté de médecine de Paris, accoucheur de la Charité . **1 vol.**

Précis de Gynécologie, par A. BOURSIER, professeur de clinique des maladies des femmes à la Faculté de médecine de Bordeaux, chirurgien des hôpitaux. . . . . **1 vol.**

Précis d'Hydrologie médicale, par A. FLORENCE, professeur à la Faculté de médecine de Lyon . . . . **1 vol.**

QUATRIÈME EXAMEN

Précis de Thérapeutique, par X. ARNOZAN, professeur de thérapeutique à la Faculté de médecine de Bordeaux, médecin des hôpitaux . . . . **2 vol.**

Précis d'Hygiène, par X*** . . . . **1 vol.**

Précis de Médecine légale, par L. LAND, professeur agrégé et chef des travaux de médecine légale à la Faculté de médecine de Bordeaux, médecin expert des tribunaux . . . . **1 vol.**

Précis d'Histoire naturelle, appliquée à l'hygiène, à la **médecine** légale et à la toxicologie, par F. HEIM, professeur agrégé à la Faculté de médecine de Paris . . . . **1 vol.**

Précis de Matière médicale, par DE NABIAS, professeur de matière médicale à la Faculté de médecine de Bordeaux . . . . . . **1 vol.**

PRÉCIS

DE

MÉDECINE INFANTILE

LIVRE PREMIER

CONSIDÉRATIONS GÉNÉRALES

SUR LA PHYSIOLOGIE
L'HYGIÈNE ET LA THÉRAPEUTIQUE INFANTILES

La pathologie infantile s'applique à des catégories de sujets très distincts : les *nouveau-nés*, les *nourrissons*, les *enfants proprement dits*. Les premiers sont des êtres en voie d'adaptation à la vie extra-utérine, et les transformations qu'ils subissent dans ce but, chute du cordon, mues cutanée et muqueuse, changements dans les conditions de la circulation et de la digestion, etc., les rendent particulièrement vulnérables et exigent des soins hygiéniques spéciaux. Le nourrisson a un tube digestif constitué en vue d'une alimentation exclusive par le lait et la plupart de ses maladies peuvent se résumer dans l'histoire des infractions faites au régime lacté. L'enfant proprement dit confine d'un côté au nourrisson, de l'autre à l'adolescent. Il est à une période de transitions constantes au point de vue fonctionnel et pathologique. Il importe d'avoir quelques notions élémentaires sur les différentes modifications subies depuis la naissance, et sur les conséquences qu'elles comportent au point de vue de l'hygiène et de la thérapeutique. Dans un premier chapitre, nous donnerons un aperçu de la physiologie et de l'hygiène de l'enfant :

dans un second chapitre, nous aborderons la thérapeutique infantile.

CHAPITRE PREMIER

PHYSIOLOGIE ET HYGIÈNE DE L'ENFANT
TRANSFORMATIONS SUBIES PAR L'ENFANT

Nous nous bornerons à énumérer les principales modifications subies par les organes respiratoires, circulatoires, la peau, les muqueuses, le cordon, l'intestin, les glandes, les organes dentaires, les fontanelles. Nous exposerons brièvement les particularités relatives à la nutrition, la calorification, la croissance, l'alimentation, et nous préciserons les diverses périodes de l'enfance.

1° Respiration et circulation. — L'enfant signale son entrée dans la vie par des cris ; c'est la *respiration pulmonaire* qui s'établit, se substituant à la respiration placentaire. L'oxygène ne passe plus par la veine ombilicale, l'acide carbonique par les artères ombilicales ; du même coup ces vaisseaux s'oblitèrent, les communications entre les oreillettes (trou de Botal) et les artères de la base (canal artériel) qui assuraient le passage du sang artérialisé dans l'aorte, devenues inutiles, disparaissent, les sangs artériel et veineux sont définitivement séparés et n'ont plus de contact qu'au niveau des systèmes capillaires.

2° Peau et muqueuses. — La peau, débarrassée par le lavage de l'enduit sébacé qui la protégeait contre la macération par le liquide amniotique, se trouve transportée d'un milieu chaud et humide dans une atmosphère sèche et relativement froide. Elle rougit d'abord, puis jaunit pendant quelques jours, enfin elle prend sa coloration définitive en même temps qu'elle devient le siège d'une desquamation furfuracée.

Une desquamation analogue se montre du côté de la muqueuse buccale. Aussi faut-il procéder avec une certaine douceur pour la nettoyer. Epstein a montré les inconvénients de frictions trop rudes qui prédisposent aux érosions, aux aphtes, au muguet.

Les téguments sont mal protégés, chez le nourrisson, par un épiderme trop mince. Ils sont de plus exposés par le contact de l'urine et des matières fécales, à des irritations et des infections répétées. Aussi faut-il les soumettre à une toilette soigneuse, au bain tiède quotidien à 34-35° pour les nouveau-nés, plusieurs fois par jour à un lavage des fesses et des régions génitales suivi d'un poudrage avec du talc, du carbonate de magnésie, du lycopode, de la poudre de riz.

3° Chute du cordon. — Le cordon se dessèche, se flétrit et tombe à la fin de la première semaine, laissant une petite surface suintante qui se cicatrise rapidement. Parfois le cordon reste gras, humide, sa chute peut être retardée de huit jours.

Le pansement du cordon doit être sec, pratiqué au moyen d'un poudrage qu'on recouvre de toile fine ou de gaze aseptique.

4° Expulsion du méconium, urine. — L'intestin expulse dans les premiers jours une matière poisseuse, noirâtre, le méconium, qui représente les résidus intestinaux de la vie fœtale. Puis les selles prennent l'apparence d'œufs brouillés avec l'alimentation lactée et sont évacuées au nombre de deux à trois par vingt-quatre heures. L'urine des premiers jours est chargée de dépôts uratiques produits par l'élimination des particules de même nature qui encombrent à la naissance les canaux du rein.

5° Poussée mammaire. — Dans les premiers jours qui suivent la naissance, les mamelles s'engorgent et deviennent le siège d'une sécrétion lactée qui cesse avant la fin du premier mois. Cette poussée mammaire est parfois l'occasion de lésions, telles qu'abcès, phlegmons.

6° Salivation. — Vers le troisième ou quatrième mois, l'enfant commence à saliver, à baver. La sécrétion salivaire augmente. Dans le public on l'attribue à la dentition. Parfois, ce n'est qu'un phénomène physiologique; parfois, lorsqu'elle est très abondante, on doit penser à des troubles digestifs. La bave nocturne relève d'un coryza, d'une obstruction des fosses nasales.

7° Dentition. — Les dents se distinguent en dents *temporaires* au nombre de vingt, et en dents *permanentes* au nombre de trente-deux.

a. *Dents temporaires*. — Les dents temporaires se succèdent par groupes séparés, dans leur apparition, par des temps d'arrêt.

1er GROUPE : 8 *incisives*.
   a. *Éruption* . . . . . | de 6 12 mois.
                2 incisives médianes inférieures.
   b. *Ordre de succes-* \ 2 incisives médianes supérieures.
    sion . . . . / 2 incisives latérales supérieures.
                2 incisives latérales inférieures.

2e GROUPE : 4 *premières molaires*.
   a. *Éruption* . . . . . | de 12 à 15 mois.
   b. *Ordre de succes-* \ 2 molaires supérieures.
    sion . . . . / 2 molaires inférieures.

3e GROUPE : 4 *canines*.
   a. *Éruption*. . . . . | de 15 à 18 mois.
   b. *Ordre de succes-* \ 2 canines supérieures.
    sion . . . . / 2 canines inférieures.

4e GROUPE : 4 *dernières molaires*.
   Éruption . . . . . . | de 20 à 26 mois.

La durée totale de l'éruption est de dix-huit à vingt mois. Les choses se passent à peu près régulièrement chez l'enfant bien portant élevé au sein. Dans les conditions anormales, dyspepsie, rachitisme, les premières dents sortent de 12 à 16 mois. La durée totale des éruptions comprend trente à trente-six mois.

On a attribué à l'éruption des dents quelques accidents. Les uns sont indéniables tels que la gingivite, l'érythème buccal, l'agacement, l'agitation, des douleurs, des troubles digestifs, diarrhée, constipation, intolérance gastrique qui cèdent avec la sortie de la dent. D'autres, plus discutés, comprennent l'eczéma, l'impétigo, les feux du visage, les bronchites, les troubles nerveux caractérisés, comme les convulsions. Ce sont surtout les canines qu'on a le plus incriminées.

Les lésions grossières pratiquées expérimentalement sur de jeunes animaux n'ont jamais donné de résultats (MAGITOT, LEVÈQUE). Il est vrai qu'on ne peut comparer de tels désordres avec la compression lente et continue qu'exerce la racine de la dent sur les filets nerveux qui l'abordent, alors qu'elle est serrée entre le fond de l'alvéole et la gencive. La plupart des collutoires à base de cocaïne, de chloroforme, d'orthoforme appliqués sur la gencive ne peuvent être d'une grande utilité, car ce n'est pas la gencive qui cause la douleur, c'est le nerf dentaire. Aussi en cas d'accidents paraissant liés à l'éruption dentaire, si la dent pointe suffisamment, conseillons-nous le débridement de la gencive.

b. *Dents permanentes.* — Les dents permanentes apparaissent à sept ans. Elles se succèdent dans l'ordre suivant :

De sept à huit ans, incisives médianes ;

De huit à neuf ans, incisives latérales ;

De neuf à dix ans, deux premières petites molaires ;

De dix à onze ans, canines ;

De douze à treize ans, deux secondes petites molaires.

Les trois grosses molaires apparaissent :

La première à cinq ans ;

La deuxième de douze à quatorze ans ;

La troisième de vingt à trente ans.

Cette dernière est la seule qui s'accompagne parfois d'accidents, c'est la *dent de sagesse.*

8° Fontanelle. — La grande fontanelle diminue à la fin de la première année. Elle est fermée, dans les conditions normales, à la fin de la seconde.

9° Alimentation. — L'expérience a établi que le nourrisson doit être alimenté exclusivement avec le lait. Le développement tardif des dents écarte d'emblée toute nourriture solide ; de plus, les ferments diastasiques de la salive et du suc pancréatique ne paraissent sécrétés en quantité suffisante qu'après six mois. Aussi les féculents doivent-ils être proscrits dans les premiers mois.

L'allaitement est *naturel* ou *artificiel*. Le premier est pratiqué par une mère ou une nourrice, le second avec du lait de vache. Les deux procédés diffèrent l'un de l'autre par la composition chimique du lait, mais surtout par les conditions très différentes d'asepsie dans lesquelles se trouvent les deux laits. Le grand avantage du lait humain est d'être ingéré à « l'état vivant » en quelque sorte, n'ayant encore subi aucune altération. Le lait de vache au contraire est à « l'état de cadavre » et suivant le temps qui s'écoule entre la traite et l'ingestion, il peut subir des modifications nombreuses. Aussi s'est-on attaché à le préserver de ces altérations par les divers procédés dont les plus répandus sont la *stérilisation* et la *soxhletisation*.

Le lait stérilisé est fourni par l'industrie. La soxhletisation consiste dans la répartion du lait en flacons renfermant chacun la valeur d'une prise. Chaque flacon est traité au bain-marie dans de l'eau en ébullition pendant trois quarts d'heure environ : l'obturation se fait toute seule au moyen d'un disque de caoutchouc qui adhère au goulot du flacon sous l'influence du vide qu'y a produit le chauffage. La soxhletisation est en honneur actuellement et connue improprement sous le nom de stérilisation, bien que la température du lait au bain-marie n'atteigne par 100°. Au contraire la stérilisation se fait à l'autoclave, à une température de 110 à 120°.

Il est bon de remarquer que la soxhletisation est souvent pratiquée plusieurs heures après la traite et s'exerce sur un lait qui a subi un commencement d'altération. Aussi faut-il recommander de n'opérer que sur un lait fraîchement et proprement trait après lavage du pis de la vache, désinfection des mains du trayeur et des ustensiles de réception.

Il est utile de se rendre compte de la quantité de lait qui doit être donnée par jour et par tétée, suivant l'âge, pour apprécier les qualités d'une nourrice et surtout pour régler l'alimentation artificielle.

Ces quantités sont basées sur les recherches un peu aléatoires concernant la capacité de l'estomac, beaucoup mieux sur les quantités ingérées par des enfants bien portants, se développant régulièrement et se réglant d'eux-mêmes.

Les deux premiers jours de la vie, avant que la poussée mammaire se soit produite chez la mère, on donnera à l'enfant un peu d'eau sucrée, et de 1 à 3 tétées.

A partir du troisième jour, on essaie de régler l'enfant : une tétée ou un biberon toutes les deux heures le jour, pendant les trois premiers mois ; toutes les trois heures à partir du second trimestre. La nuit les intervalles entre les tétées seront doublés.

La quantité pour chaque tétée varie avec l'âge. Voici un tableau très pratique que j'emprunte à AUVARD[1] :

	Par tétée.		Par jour.	
1er jour.	5 gr.	5 gr. de plus par j.	50 gr.	50 gr. de plus par j.
2e	— 10 —	—	100 —	—
3e	— 15 —	—	150 —	—
4e	— 20 —	—	200 —	—
5e	— 25 —	—	250 —	—
6e	— 30 —	—	300 —	—
7e	— 35 —	—	350 —	—
8e	— 40 —	—	400 —	—
9e	— 45 —	—	450 —	—
10e	— 50 —	—	500 —	—

	Par tétée.		Par jour.	
1er mois.	60 gr.	15 gr. de plus par j.	600 gr.	50 gr. de plus par j.
2e	— 75 —	—	650 —	—
3e	— 90 —	—	700 —	—
4e	— 105 —	—	750 —	—
5e	— 120 —	—	800 —	—
6e	— 135 —	—	850 —	—
7e	— 150 —	—	900 —	ou environ un litre.

A partir du septième ou huitième mois, on remplace une des tétées par une soupe, à dix mois par deux. Les soupes seront faites avec de la farine de gruau d'avoine, du racahout, les farines lactées, le tapioca, les panades.

Le *serrage* sera en général tardif, à seize, dix-huit mois.

[1] AUVARD, *Le Nouveau-né*, Paris, 1894.

Souvent il est pratiqué à un an. On le fera coïncider avec la saison tempérée ou froide. A partir d'un an, on ajoute aux potages féculents des œufs, du bouillon, du jus de viande.

10° Nutrition et désassimilation. — La nutrition de l'enfant est très active. On peut s'en rendre compte par l'énergie de la désassimilation. La quantité d'urine du nouveau-né évaluée par Parrot et A. Robin à 150-300 grammes par jour est quadruple, au moins, eu égard au poids, de celle de l'adulte. La quantité d'urée est proportionnellement double à trois ans que chez l'adulte Vierordt). — L'acide carbonique est également exhalé par les poumons en proportion très grande (Andral et Gavarret).

11° Température. — De là résulte une certaine élévation de la température dont la moyenne chez l'enfant est de 37°.29, d'après Roger, alors que chez l'adulte elle ne serait que de 37°.09. (Despretz).

12° Pertes de calorique. — Si l'enfant fabrique facilement du calorique, il en perd non moins facilement, la surface d'évaporation et de rayonnement représentée par les téguments étant proportionnellement très grande chez l'enfant par rapport à l'adulte. Aussi faut-il, surtout dans les premiers temps, le protéger contre cette déperdition de chaleur en le tenant dans une atmosphère à 18° et en usant de bouillottes au cas où ses extrémités seraient froides. Le problème de la calorification se pose encore plus impérieux pour les enfants nés avant terme. Il a été résolu par l'emploi des *couveuses*. Les couveuses introduites dans la pratique par Tarnier ont diminué d'une façon notable la mortalité des enfants nés avant terme, débiles, atteints de sclérème ou d'œdème, et d'une façon générale des enfants à faible calorification. Ce sont ou des chambres à plusieurs couchettes ou des caisses en bois, ou métalliques à une place. La température y est élevée à un degré constant par un régulateur automatique. La ventilation doit être assurée par une prise d'air en dehors de la salle commune, maternité ou crèche. La température de la couveuse doit varier avec la température rectale de l'enfant. Les moyennes que nous avons adoptées d'après les conseils de M. Focmier sont les suivantes : 32° si la température de l'enfant est au-dessous de 35°, 30° si celle de l'enfant est à 35°, 28° si celle de l'enfant est à 36°. La durée de l'incubation varie de quelques jours à quelques semaines. On se laissera guider pour en fixer le terme, par l'enfant lui-même, qui arrivé à la limite du besoin d'incubation s'agite, crie, transpire, et présente une température progressivement ascendante.

13° Rapidité de la circulation et de la respiration. — L'activité des échanges chez l'enfant se traduit par l'accélération des mouvements respiratoires, 30 à 40 chez le nouveau-né, des pulsations cardiaques, 130 à 140 dans le premier mois, 120 de six à douze mois, 108 à trois ans, 87 à quatorze ans.

14° Croissance. — Cette activité résulte elle-même d'une fonction plus générale, caractéristique de la période infantile, la *croissance*.

15° Poids. — L'enfant à la naissance pèse environ 3 kilogrammes. Il perd 100 à 150 grammes les deux premiers jours par l'évacuation de l'urine et du méconium et les regagne au bout de la première semaine.

Dès lors, il doit augmenter de 25 à 30 grammes par jour pour les deux premiers mois, 10 à 20 grammes à la fin de la première année. Puis la croissance se ralentit peu à peu et n'est plus que de 5 grammes par jour à la fin de la deuxième année.

Le poids du corps triple dans la première année, double de un à sept ans, double de sept à treize ans. Chez le nourrisson, le poids doit être vérifié régulièrement par la balance une ou deux fois par semaine.

16° Taille. — La *taille* s'accroît moins vite que le poids. De 50 centimètres à la naissance, elle augmente de 20 centimètres à la fin de la première année, elle est doublée au bout de cinq ans, triplée au bout de quatorze ans.

1.

17° Diverses périodes de l'enfance. — L'enfance comprend plusieurs périodes qui se distinguent naturellement aussi bien au point de vue physiologique qu'au point de vue pathologique.

a. *Période du nouveau-né.* — La période du nouveau-né est caractérisée par l'adaptation de toutes les fonctions à la vie extra-utérine. Physiologiquement, elle répond à la chute du cordon ombilical, aux desquamations cutanées ou muqueuses, à la transformation définitive du système circulatoire. Pathologiquement, elle est à signaler en raison des infections multiples et très particulières auxquelles est exposé le jeune sujet : infections ombilicales, cutanées, oculaires, septicémie puerpérale, etc.

b. *Période du nourrisson ou première enfance.* — Elle se termine avec la première dentition et est remarquable au point de vue pathologique par la fréquence et la gravité des affections du tube digestif.

c. *Période de la seconde enfance.* — Elle comprend deux groupes naturels de sujets : 1° *les enfants proprement dits* de deux à cinq ou six ans ; 2° *les grands enfants* de six à quatorze ans. Ces deux catégories ne se distinguent l'une de l'autre ni par la croissance, ni par les conditions de l'alimentation, mais par les fonctions cérébrales, et le genre de vie. Les enfants proprement dits mènent la vie familiale, les grands enfants la vie scolaire. Celle-ci apporte avec elle non seulement les études, l'activité intellectuelle, mais aussi les maladies contagieuses, telles que les fièvres éruptives, la diphtérie.

CHAPITRE II

THÉRAPEUTIQUE INFANTILE

La thérapeutique infantile diffère de celle de l'adulte : 1° par les doses des médicaments ; 2° par leur absorption et leur élimination plus rapides, dues à l'activité des fonctions digestives, excrétoires, et à l'intensité des échanges nutritifs : 3° par la vulnérabilité plus grande des éléments anatomiques qui sont en état de multiplication incessante pendant toute la période de la croissance. Aussi y a-t-il un certain nombre de préceptes qui doivent toujours dominer le traitement des maladies infantiles : *s'abstenir autant que possible de tout apport médicamenteux et avoir recours aux moyens physiques*. Nous décrirons donc dans un premier paragraphe les moyens physiques et dans un second, les moyens médicamenteux.

§ 1. — MOYENS PHYSIQUES

Les moyens physiques comprennent : l'hydrothérapie ; 2° le massage ; 3° l'électricité ; 4° les applications topiques ; 5° l'hygiène alimentaire.

1° Hydrothérapie. — L'hydrothérapie peut s'appliquer sous forme de bains, de draps mouillés, d'affusions, de lotions et de lavages.

a. *Bains*. — Les bains seront employés comme antithermiques, toniques du système nerveux, modificateurs des congestions viscérales. Il est probable que dans tous les cas leur action s'exerce par une sorte de régulation du système nerveux. On les donne à différentes températures : *chauds*, 38°, dans les bronchites, la broncho-pneumonie (RENAULT) ; *tièdes*, 30 à 35° chez les enfants agités, insomniques, présentant des cauchemars ; dans les états fébriles moyens, fièvre typhoïde, sans hyperthermie, pneumonie, entérite à forme typhoïde, méningite cérébro-spinale, etc... En général, dans la première année, le bain froid provoque facilement un refroidissement extrême, avec réaction difficile. Cela est surtout vrai des enfants débiles, souffrant de troubles digestifs. La plupart des enfants typhiques que j'ai traités ont été soumis à des bains de 30° au début puis de 28°, rarement au-dessous. Le plus souvent, on obtenait à cette température une réfrigération suffisante. Pour juger de celle-ci, il est bon de prendre la température non pas de suite après le bain, mais *une heure* après. La température notée à ce moment représente l'effet dû à l'action physiologique du bain et non pas seulement son effet purement physique.

Le *bain froid* doit être employé entre 20 et 25° dans les cas d'hyperthermie, avec altération profonde des fonctions nerveuses, telles qu'on les observe dans les formes nerveuses des maladies éruptives, le rhumatisme cérébral, etc… A mesure qu'on se rapproche de la seconde enfance, les inconvénients du bain froid vont en s'atténuant.

La durée du bain est de cinq à dix minutes suivant l'âge de l'enfant et la température du bain. On les renouvelle dans les états fébriles toutes les trois heures, si la température s'élève au-dessus de 39°.

b. *Drap mouillé*. — Le drap mouillé s'emploie dans les mêmes circonstances que le bain. On étale sur un lit une toile cirée, par-dessus une couverture de laine et par-dessus celle-ci un drap trempé dans l'eau à 15 ou 20° et exprimé. L'enfant est enveloppé dans le drap, sauf par la tête et les pieds. On rabat sur le drap les bords de la couverture. Durée d'application : dix à vingt minutes. L'effet est moins puissant que celui du bain. Le drap mouillé a l'avantage de ne pas provoquer les révoltes des enfants, de pouvoir être utilisé pendant les convulsions et de produire une sédation rapide du système nerveux.

c. *Affusions, lotions*. — Ce sont des procédés qui donnent moins de résultats que les précédents et sont tout aussi redoutés des enfants.

d. *Eau en lavage*. — L'eau est employée comme agent mécanique : dans le *lavage de l'estomac*, de *l'intestin*, du *nez*, de la *bouche*, du *gosier*.

Le *lavage de l'estomac* désinfecte les cavités gastriques, arrête les vomissements ; il se fait au moyen d'eau bouillie ou alcaline, tiède.

Le *lavage de l'intestin* ou *entéroclyse* fait pénétrer sous une pression facile à graduer une quantité de liquide assez notable (un demi-litre chez les nourrissons), jusque dans l'intestin grêle. La pression ne dépasse pas d'habitude un mètre. L'eau doit être introduite à la température de 30 à 35° pour être mieux tolérée. Le lavage se répète plusieurs fois par jour.

Le *lavage des cavités nasales* au moyen d'une seringue ou du siphon de Weber, doit être fait avec prudence, en raison de la pénétration possible du liquide et de mucosités dans les trompes. Pour le *lavage de la bouche* ou *du gosier*, on peut opérer plus énergiquement.

2° Massage. — Le massage s'emploie dans les parésies ou paralysies : paralysie infantile, maladie de Little, hémiplégie, etc. Concurremment avec les frictions, il favorise la circulation et la nutrition locales. Dans la scoliose, il développe les muscles rachidiens, généralement affaiblis. Enfin, on l'emploie avantageusement dans la constipation si fréquente chez les nourrissons. Il doit surtout viser dans ce cas le côlon descendant et l'S iliaque. ·

3° Electricité. — Difficile à employer chez les jeunes sujets, courants faradiques à interruptions lentes, séances courtes.

4° Applications topiques. — Chez les sujets très jeunes, il est bon d'éviter les solutions de continuité des téguments et des muqueuses en raison de l'absorption facile des germes infectieux, et de la fréquence des adénopathies.

La peau de l'enfant et surtout du nourrisson est d'une vulnérabilité exceptionnelle : il suffit, pour s'en convaincre, de voir avec quelle facilité se transmettent dans une crèche les impétigos, les abcès, etc. On utilise même cette propriété en thérapeutique, pour faire pénétrer des substances telles que la quinine en pommade. Par contre, il faut être très réservé à l'égard des antiseptiques, phénol, sublimé, qui produisent volontiers des érythèmes et s'absorbent d'ailleurs.

Le phénol est peu employé chez l'enfant. Le sublimé doit être très étendu, solution à 1 p. 4000 ou 5000. J'ai noté plusieurs fois des dermites à la suite d'applications de gaïacol ou de salicylate de méthyle. Ces notions nous indiquent quelles précautions il faut prendre à l'égard des applications révulsives. Ce n'est guère que pour la moutarde qu'on peut faire des applications larges : soit *bains* de moutarde (une livre de farine pour un bain de 30 à 50 litres), recouvrir la baignoire d'un drap et mettre un bandeau sur les yeux de l'enfant pour éviter les émanations irritantes : durée cinq minutes ; *cataplasmes de farine de lin* sinapisés, durée d'application : cinq à vingt minutes suivant les cas. On peut les renouveler, mais en abrégeant de plus en plus le temps d'application. J'ai vu une eschare produite par un cataplasme sinapisé laissé une demi-heure en place.

Pour les autres révulsifs, capables de produire des absorptions toxiques, l'étendue de l'application doit être restreinte.

La *teinture d'iode* ne doit pas dépasser la surface de la paume de la main, comme étendue d'application. J'ai vu un enfant dont on avait enduit la poitrine et le dos avec de la teinture d'iode être pris d'une véritable œdème pulmonaire. Elle ne doit être renouvelée chez les nourrissons que deux à trois jours de suite.

Le *vésicatoire* est considéré à juste titre comme dangereux, pour la peau et les reins, si on le laisse trop longtemps en place. Sur les parties fines de la peau, partie antérieure du thorax, on ne l'appliquera que deux à trois heures, et on achèvera l'action qu'on lui demande en lui substituant des cataplasmes de farine de lin chauds.

Dans tous les cas où l'action révulsive s'accompagne de brèche à la peau, la révulsion doit être précédée d'asepsie soigneuse des téguments.

Il est préférable d'employer le vésicatoire volant et de ne pas provoquer sa suppuration. Le pansement avec le diachylon remplit mal cette indication. Mieux vaut panser avec une pommade à l'oxyde de zinc.

Les *applications froides, compresses fraîches, glace*, sont assez difficiles à faire accepter aux enfants. Pour la glace, il faut en surveiller les effets, ne pas la laisser à demeure plus de quelques heures chez les jeunes enfants, quitte à la renouveler.

Les *applications topiques* au niveau des muqueuses se font comme chez l'adulte pour ce qui concerne la conjonctive, la pituitaire, la vulve. La *bouche* seule est d'un traitement difficile chez les nourrissons. Le nettoyage mécanique de la bouche chez es nourrissons est considéré comme favorisant le muguet, On ne peut songer au gargarisme. Un bon procédé contre le muguet consiste à placer dans la bouche un nouet trempé dans une solution alcaline, agréable au goût, par exemple, mélangée de saccharine.

5º Hygiène alimentaire. — Elle joue chez l'enfant et surtout chez le nourrisson un rôle important, non seulement dans les affections digestives à propos desquelles nous renvoyons au chapitre qui leur est consacré, mais aussi dans les maladies générales. On admet la diète chez l'adulte, elle révolte l'entourage quand il s'agit d'un bébé. Le lait à l'état physiologique représente à la fois son aliment et sa boisson. On ne veut pas faire cette distinction quand l'enfant est malade, d'où les troubles digestifs souvent provoqués.

Il faut donc interroger avec soin les selles de l'enfant malade, et dès que des modifications s'y révèlent, diminuer le nombre et la durée des tétées et remplacer le lait par des boissons : eau bouillie, thé, eau légèrement alcoolisée, eau panée, etc...

§ 2. — Moyens médicamenteux

Nous étudierons successivement : 1º les médicaments dangereux ; 2º ceux qui sont mal tolérés ; 3º ceux qu'il ne faut pas prescrire aux nourrices ; 4º les voies d'introduction des médicaments ; 5º leurs doses.

1º Médicaments qu'il ne faut pas prescrire au nourrisson. Alcoolature d'aconit, préparations antimoniées, arsenic, atropine, digitale, fer, huile de foie de morue, morphine, noix vomique, phosphore, santonine, purgatifs drastiques ; en général tous les alcaloïdes à l'exception de la quinine.

2º Médicaments mal tolérés. — Opium. Se donne chez le nourrisson à la dose d'un quart ou d'une demi-goutte de laudanum, diluée dans une potion et fractionnée.

Les bébés sont très sensibles à l'action du phénol, de l'iodoforme.

3° Médicaments qu'il ne faut pas prescrire aux nourrices. — Un certain nombre de substances sont contre-indiquées parce qu'elles congestionnent les organes utéro-ovariens (drastiques) ou diminuent la sécrétion lactée (antipyrine). Pour ce qui concerne l'enfant lui-même, il faut surtout éviter de donner à la nourrice des médicaments qui s'éliminent par le lait et le rendent toxique ou indigeste. Dans cette catégorie nous rangerons l'alcool, les vins toniques, l'arsenic, les préparations opiacées, belladonées, qu'il faut proscrire d'une façon générale.

D'autres substances, quand elles ne sont pas données à trop hautes doses, ne rendent pas le lait toxique, mais lui donnent un goût désagréable : quinine, rhubarbe, salicylate de soude, chloral, térébenthine, copahu.

4° Voies d'introduction des médicaments. — Chez l'enfant, comme chez l'adulte, les médicaments sont introduits par la bouche, par le rectum, par la peau, par les voies respiratoires.

a. *Voie buccale*. — Chez les jeunes enfants, on ne peut employer que la forme *liquide*, ou incorporer le médicament à de la confiture, du miel. Les pastilles, les pilules, les cachets ne sont pas utilisables. On a recours quelquefois à l'élimination d'un médicament par le lait, pour le donner à la nourrice : ainsi de l'iodure et du mercure, mais on a renoncé à ce mode d'administration, à cause des variations quantitatives que présente l'élimination.

De même, pour les phosphates qui ajoutés à l'alimentation des vaches n'augmentent pas la teneur du lait en produits phosphatés (DUCLAUX, TEDESCHI).

b. *Voie rectale*. — On emploie les *suppositoires*, les *lavements*. Nous recommandons l'*injection rectale* avec la seringue de Pravaz au moyen d'une canule imaginée par CONDAMIN. Le rectum absorbe facilement chez l'enfant et constitue une porte d'entrée excellente pour les médicaments.

c. *Voie sous-cutanée*. — Parfois, la résistance de l'enfant, les troubles digestifs, ne permettent d'avoir recours ni à la voie buccale, ni à la voie rectale. Dans ces cas, surtout si on veut une absorption rapide, on s'adressera à la *voie sous-cutanée* qui est d'ailleurs la seule pratique pour la pénétration des différents sérums.

d. *Voie dermique*. — La voie dermique est plus discutable : cependant c'est chez le jeune sujet qu'elle est mise à contribution, non seulement pour les médicaments volatils (mercure, salicylate de méthyle), mais encore pour des substances fixes, telles que la quinine, qu'on incorpore à une pommade.

e. *Voies respiratoires*. — Il est toujours facile d'y avoir recours en faisant évaporer dans la pièce où se tient l'enfant des corps volatils ou dissous dans de l'eau en ébulliton. On sait quels services rend la chambre à vapeur dans les cas de croup comme procédé émollient et antispasmodique. On peut employer la vapeur d'eau pure ou mélangée de créosote, d'eucalyptus, de benjoin, dans un grand nombre d'affections des voies respiratoires. Je fais inhaler à mes coquelucheux des vapeurs de quinoléine.

5° Doses des médicaments :

Acétate d'ammoniaque : stimulant, diaphorétique, expectorant. 1re année, 0.50 centigrammes. Augmenter de 0,50 centigrammes par année d'âge.

Acides : *chlorhydrique*, eupeptique, désinfectant : une à quatre gouttes par jour, dans un petit verre d'eau saccharinée à 0,05 p. 100.
Lactique : désinfectant du tube digestif, spécifique de certaines diarrhées, 1 à 2 grammes par jour dans une potion de 150 grammes, à prendre par cuiller à café.

Alcalins : *Eau de chaux seconde*, fermentations acides du tube digestif.

1re année	. . . .	3 cuillers à café par jour.
2e —	. . . .	3 cuillers à dessert.
3e —	. . . .	3 cuillers à soupe.
4e —	. . . .	3 petits verres.
5 à 10 ans	. . . .	doubler la dose.

Bicarbonate de soude : mêmes indications : 1re année, 0,20 à 0.50 centigrammes par jour. Augmenter de 0.50 centigrammes par année d'âge.

Magnésie calcinée : laxatif. Mêmes doses que le bicarbonate.

Alcool : stimulant, potion de Todd, thé au rhum.

Nourrissons. . . . .   5 grammes de cognac par jour, dilué.
Enfants. . . . . . .   10 à 20 grammes.

Antimoine : *Tartre stibié*, ne s'emploie pas au-dessous de deux ans, provoque facilement la diarrhée, expectorant.
Oxyde blanc, 0.10 à 0.30 par jour.
Kermès ou oxysulfure d'antimoine, 0,01 centigramme par année d'âge.

Antipyrine : antipyrétique, analgésique, nervin ; fièvre, coqueluche, incontinence d'urine, chorée.
1re année, 0,05 à 0,25, augmenter de 0,25 centigrammes par année d'âge.
Dans la seconde enfance, on donne facilement 3 à 4 grammes par jour, chorée, coqueluche, en fractionnant.
Dans l'incontinence d'urine nocturne, on donne une dose massive avant le coucher.

Apomorphine : expectorant, vomitif, nervin ; ne se donne pas aux nourrissons. Comme expectorant, 0,001 à 0,005 milligrammes, comme nervin, dans la chorée, 0,01 à 0,02 centigrammes.

Argent (nitrate d') : solution à 3 p. 100. Usage externe, ophtalmie blennorrhagique ; faire suivre d'un lavage à l'eau salée. Une goutte dans l'œil, prévient l'ophtalmie du nouveau-né.
En solution à 0,25 à 0,50 p. 1000, en lavement dans la colite ulcéreuse.

Arsenic : actif chez les sujets jeunes, ne pas dépasser 1 2 milligramme d'acide arsénieux ou d'arséniate de soude par jour, dans la première enfance.
S'emploie à doses assez fortes dans la seconde enfance, chorée, *La liqueur de Boudin*, acide arsénieux au millième, se donne chez les choréiques à la dose de 5 à 6 cuillers à café, en commençant par une cuiller, et augmentant progressivement : diluer la solution et prescrire régime lacté et repos au lit (COMBY).
Incorporé dans un corps gras, l'arsenic se tolère bien mieux ; j'emploie les mêmes doses que celles précédemment indiquées, dans du beurre, et je n'ai pas d'intolérance, le régime lacté et l'alitement sont ainsi évités.

Belladone : coqueluche, énurésis, chorée, strabisme.

Teinture.	1re année	I à II gouttes par jour.
—	2e —	III	—
—	3e —	IV	—
—	4e —	V	—
—	5 à 10 ans	X	—

Sirop : renferme plus de 0,01 centigramme d'extrait par cuiller à café ; non employé chez les nourrissons.

Dose maxima :	à 3 ans	1 cuiller à café.
par jour	à 4 —	2 —
	de 5 à 10 —	1 cuiller à soupe.

Benzoate de soude : expectorant, coqueluche, antiseptique intestinal.

1re enfance	0.50 centigr. à 1 gr. par jour.
2e enfance	1 — à 5 —

Benzonaphtol : antiseptique intestinal, insoluble, 0,50 centigrammes à 1 gramme par jour.

Bismuth (*s. nitrate de*) : antidiarrhéique.

1re enfance	0.20 centigr. à 1 gr. par jour.
2e enfance	1 — à 3 —

Borate de soude (*borax*) : en collutoire contre le muguet, 1 à 2 grammes pour 20 d'eau saccharinée ou de glycérine.

Bromoforme : coqueluche, bronchites spasmodiques.

1re année	I à II gouttes par jour.
2e —	II à IV —
3e —	VI —
4e —	VIII —
5 à 10 ans	X à XX —

Bromures : *Bromure de potassium* : éclampsie, épilepsie, insomnie.

1re enfance	0.10 à 0.50 centigr.
2 à 4 ans	0.50 à 1 gramme.
5 à 10 ans	1 à 2 —

On peut aller jusqu'à 3 et 4 grammes dans l'épilepsie.
Bromure de calcium : dose moitié moindre.

Caféine : tonique du cœur, du système neuro-musculaire, diurétique.

1re enfance	. . . .	0.05 à 0.10	centigr. par jour.
2 à 5 ans.	. . . .	0.20	—
5 à 10 ans	. . . .	0.30	—

En injection hypodermique, user de la solution suivante :

Eau distillée	. . . .	10 centimètres cubes.
Caféine.	. . . .	2 grammes.
Benzoate de soude	. . . . . .	2 —

Une seringue renferme 0.20 centigrammes de caféine. Administrer le médicament le matin, à cause de l'insomnie qu'il provoque.

Calomel : s'emploie comme *purgatif* en une dose.

1re année.	. . . .	0.05 à 0.10	centigr.
2e —	. . . .	0.10 à 0,15	—
3e —	. . . .	0.15 à 0,20	—
4e —	. . . .	0.20 à 0.25	—
5 à 10 ans.	. . . .	0.25 à 0.50	—

Comme antiseptique intestinal, comme altérant dans les phlegmasies, dans la syphilis, il s'emploie à doses fractionnées : 1/2 centigramme répété 3 à 10 fois par jour.

Camphre : stimulant diffusible ; en potion : 0.05 à 0.10 centigrammes ; en injections hypodermiques : 1 pour 10 d'huile.

Chloral (hydrate de) : éclampsie, tétanos.

1re année.	. . . .	0.05 à 0,20 centigr.
2e —	. . . .	0.20 à 0.30 —
3e —	. . . .	0.30 à 0.50 —
4e —	. . . .	0.50 à 0,75 —
5 à 10 ans	. . . .	1 à 2 grammes.

Chlorate de potasse : Stomatites.

1re année.	. . . .	0.05 à 0,20 centigr.
2e —	. . . .	0.20 à 0,40 —
3e —	. . . .	0.40 à 0,50 —
4e —	. . . .	0.75 —
5 à 10 ans	. . . .	1 à 2 grammes.

Chloroforme : spécifier chloroforme pur pour anesthésie, éclampsie ;

en inhalations à la dose de quelques gouttes répétées plusieurs fois par jour.

Codéine (voir *Opium*).

Créosote : bronchite à la période de maturité, tuberculose pulmonaire, à la fin de la coqueluche, bronchopneumonie.
Doses :

1re année	0,05 à 0.10	centigr.
2e —	0,10 à 0.15	—
3e —	0,15 à 0.20	—
4e —	0,20 à 0.25	—
5 à 10 ans	0,25 à 0.50	—

Par ingestion : dans de l'huile de foie de morue, 0,05 centigrammes par cuiller à café.
En lavement : huile créosotée à 0.10 centigrammes par cuiller à soupe d'huile, émulsionnée dans de l'eau avec du jaune d'œuf.
En suppositoire :

Beurre de cacao.	1 gramme.
Créosote	0,05 à 0.10 centigr.

Créosotal : doses doubles.

Digitale : tonique du cœur; diurétique; ne s'emploie pas au-dessous de 2 ans.

Macération	0.05 à 0.15	centigr. de 3 à 5 ans par jour.	
—	0.15 à 0.30	—	de 5 à 10 ans.
Teinture.	V à X gouttes	de 1 à 3 ans.	
—	X à XV	—	de 3 à 5 —
—	XX	—	de 5 à 10 —

Digitaline cristallisée 1 5 à 1 4 de milligramme de 6 à 10 ans.

Elixir parégorique voir *Opium*.

Ergotine : vaso-constricteur; hémostatique.

1re année.	0,05 centigr.	
2e —	0.10 —	
3e —	0,15 à 0.20 centigr.	
4e —	0,20 à 0.30 —	
5 à 10 ans.	0.40 centigr. à 1 gr.	

S'emploie aussi en injections sous-cutanées.

Ether sulfurique : Stimulant diffusible. Quelques gouttes dans un peu d'eau sucrée.

Sirop, par cuiller à café : 1 à 4 suivant l'âge.

Injections hypodermiques : 1 10 à 1/2 seringue.

L'éther (*pour anesthésie*) s'emploie en *inhalations* comme le chloroforme dans l'éclampsie.

Eucalyptus : antiseptique des voies respiratoires.

Infusion : 1 à 2 grammes de feuilles par jour.

Inhalations : dans de l'eau bouillante.

Fer : anémies.

Perchlorure de fer : II à X gouttes dans une potion, hémorragies.

Iodure de fer : scrofule. Le *sirop* se donne à la dose de :

1re enfance	une cuiller à café par jour.
2e enfance	une cuiller à dessert.
3e enfance	une cuiller à soupe.

Fougère mâle : taenia.

Extrait éthéré :

1re enfance	0,50 cgr. à 1 gr. par jour.
2e enfance	1 — à 2 —
3e enfance	2 — à 3 —

Grenadier : taenia.

Écorce de racine, en décoction dans 200 grammes d'eau, 5 à 30 grammes. Son principe actif est le *Tannate de pelletiérine* qui ne s'emploie qu'au-dessus de cinq ans, à la dose de 0,10 à 0,30 centigrammes.

Huile de foie de morue, scrofule, tuberculose, rachitisme.

2e année	1 à 2 cuillers à café par jour.
3 à 5 ans	2 à 4 —
5 à 10 ans	2 cuillers à soupe.

Huile de ricin : purgatif.

1re année	2 grammes.
2e année	4 —
3e année	8 —
4e année	10 —
5 à 10 ans	10 à 20 grammes.

Ichtyol : Bronchite, eczéma.

Potion : { Sirop de gentiane . . . . 100 cm.
{ Ichtyol . . . . X gouttes.
{ Arséniate de soude . . . . . . 0,005 milligr.

Une cuiller à café 2 à 3 fois par jour avant les repas.
S'emploie à l'extérieur, en *pommade* au dixième.

Iodure de potassium : Syphilis, adénopathies scrofuleuses, arthrites chroniques, méningite tuberculeuse.
0,10 centigrammes dans les premiers mois.
0,20 centigrammes par année d'âge.
Dans la méningite, s'emploie à doses élevées, 4 à 8 grammes par jour.

Ipéca : comme *expectorant* : 0,05 à 0,20 centigrammes de poudre de racines en infusion.
Vomitif : 0,10 centigrammes à 1 gramme de poudre de racines dans 10 à 100 grammes de sirop d'ipéca.
Par cuiller à café de cinq en cinq minutes.
Antidysentérique : 1 à 2 grammes infusé dans 200 grammes d'eau, par cuiller toutes les heures.

Laudanum de Sydenham. Voir *Opium*.

Magnésie : *purgatif*, citrate de 2 à 10 grammes ; *anti-acide*, *magnésie calcinée* 0,50 centigrammes à 2 grammes.

Manne : laxatif : 5 à 30 grammes dans une tasse de lait.

Mercure. Syphilis.
Onguent napolitain, en frictions 1 à 2 grammes, pendant cinq minutes, varier le siège de l'application.
Biiodure. — Le *sirop de Gibert* renferme par 25 grammes 0,01 centigramme de biiodure de mercure, et 0,50 centigrammes d'iodure de potassium.

1re année	2 grammes de sirop par jour.
2e année	5	— —
3e année	10	— —
4e année	15	— —
5 à 10 ans	20	— —

Liqueur de Van Swieten, sublimé au 1/1000ᵉ.

1ᵉʳ mois.	X gouttes, 3 fois par jour.	
2ᵉ mois	XX	— —
3ᵉ mois	XXX	— —

Au-dessus d'un an 4 à 5 grammes par jour.

Calomel en suspension dans l'huile stérilisée, 0,05 milligrammes à 0,5 centigrammes pour une seringue, injecter dans la fesse une fois par semaine, plusieurs semaines de suite, dans le syphilis.

Naphtaline : Oxyures vermiculaires (Schmitz). 4 paquets de 2 à 5 centigrammes à prendre par jour. 2 jours de suite.

Recommencer à une semaine d'intervalle, 2 ou 3 fois.

Naphtol β : désinfectant de l'intestin. mêmes indications que le benzonaphtol. doses moitié moindres.

Noix vomique : amer. tonique nervin : inappétence, dyspepsie flatulente, incontinence nocturne d'urine, paralysies.

Teinture de noix vomique : une demi-goutte à une goutte dans la première année ; augmenter d'une goutte et demi par année d'âge.

Sulfate de strychnine : 1/10 à 1/5 de milligramme dans la première année ; augmenter d'un quart de milligramme par année d'âge.

Le sirop de strychnine du codex renferme près de 2 milligrammes de sulfate de strychnine par cuiller à café. Il faut le rejeter et formuler un sirop renfermant un quart de milligramme de la substance active par cuiller à café.

Opium : sédatif. antidiarrhéique. Au-dessous de deux ans, on ne donne que *l'élixir parégorique*, V à X gouttes et le *laudanum de Sydenham*, 1/4 de goutte à II gouttes diluées dans une potion et prises par fraction.

Au-dessus de deux ans, on augmente la dose de laudanum d'une goutte par an et celle d'élixir parégorique de cinq gouttes par an. On peut donner d'autres préparations.

Sirop de codéine : 5 grammes à trois ans, augmenter de 2 grammes par année jusqu'à dix ans.

Extrait thébaïque : 0,01 centigramme à 3 ans, augmenter de 0,003 milligrammes par année d'âge.

Chlorhydrate de morphine : en injections sous-cutanées ou rectales avec la canule de Condamin. 0,003 milligrammes à trois ans, augmenter de 0,001 milligramme par année. Ne s'emploie qu'exceptionnellement (méningite).

Oxymel scillitique : diurétique, expectorant. Bronchite, coqueluche :

5 à 20 grammes en potion au-dessus de trois ans.

Phosphore : Rachitisme.

Kassowitz donne 1/2 milligramme par jour en solution huileuse. Médication dangereuse. On emploie plus volontiers *les phosphates de chaux*.

Les *phosphates bicalcique et tricalcique* sont insolubles et s'emploient comme alcalins.

Le *phosphate monocalcique* est acide et soluble. On le donne en solution aqueuse à la dose de 0,10 à 0,50 centigrammes par jour.

On le prescrit aussi en solution rendue acide par de l'acide chlorhydrique ou lactique aux mêmes doses sous le nom impropre de *chlorhydro-lactophosphate de chaux*. Le *glycéro-phosphate* se donne à doses 4 fois moindres.

Quinine : sulfate ou chlorhydrate.

1re année, 0,05 à 0,10 centigrammes.

Augmenter de 0,05 centigrammes par année d'âge. Se prescrit souvent à cause de son amertume en lavement ou en suppositoires à doses doubles.

Quinoléine (WEILL). Antiseptique des voies respiratoires, sédatif de la toux, bronchite, coqueluche, en inhalations à la dose de 1 à 5 grammes par jour dans un verre d'eau mise en ébullition.

Salicylate de soude : rhumatisme ; bien toléré chez les enfants.

1 gramme à deux ans.

Augmenter de 0,25 centigrammes par année d'âge.

Salicylate de méthyle : 1 à plusieurs grammes en applications locales, recouvrir de toile cirée en contact avec la peau et de coton (LANNOIS, LINOSSIER).

Salophène : doses moitié moindres que le salicylate de soude, mêmes indications : chorée.

Salol : antiseptique intestinal.

1re année : 0,20 centigrammes.

Augmenter de 0,10 centigrammes par année d'âge.

Santonine : ascarides lombricoïdes.

2 à 4 ans.	0,02 à 0,05 centigr. par jour.
au-dessus.	0,05 à 0,20 ---

A prendre le soir ; donner le lendemain matin de l'huile de ricin.

Sérum physiologique : relève la tension artérielle, diurétique, dépurateur, infections intestinales, choléra, hémorragies.

La solution physiologique est à 7 p. 1000 de chlorure de sodium.

La solution de Hayem comprend :

Sulfate de soude. . . . .   10 grammes.
Chlorure de sodium.   5   —
Eau distillée 1000   —

Injecter 10 à 50 centimètres cubes plusieurs fois par jour.

Sérum antidiphtérique : injecter 10 à 20 centimètres cubes.

Strychnine, voir *Noix vomique*.

Tannin : peu usité.
Tannigène : diarrhée. 0.10 centigrammes à 1 gramme par jour.
Tannalbine : 0.50 centigrammes à 1 gramme répétés 3 à 5 fois par jour.
Sirops de ratanhia, de cachou : **20** grammes représentent **0,50 gr.** d'extrait. 1 cuiller à café par année d'âge.

Térébenthine : en *sirop*, une cuiller à café par année d'âge.
Terpine : 0,05 à 0,30 centigrammes par jour.

Trional : hypnotique.
0,10 à 0,50 centigrammes par jour.
Remplace l'opium chez le nourrisson.

LIVRE II

MALADIES INFECTIEUSES

Il y a peu d'affections en pathologie dans lesquelles on ne puisse admettre la participation d'un ou de plusieurs agents infectieux. La plupart des inflammations locales spontanées, bronchite, broncho-pneumonie, pneumonie, entérite, inflammations cutanées ne sont autre chose qu'une sorte de réaction défensive de l'organisme, contre des germes pathogènes. Tout en reconnaissant le rôle que joue l'infection dans leur développement, on ne les range pas dans le cadre des maladies infectieuses. Tout au plus, peuvent-elles devenir dans certaines conditions infectantes. Le nom des maladies infectieuses est réservé aux affections dans lesquelles les manifestations générales se montrent d'emblée ou rapidement et l'emportent sur les phénomènes locaux. La plupart sont spécifiques, relèvent d'un germe très différencié, ou au moins, si leur agent pathogène est encore inconnu comme dans la rougeole, la scarlatine, ont-elles une grande fixité dans leurs manifestations cliniques, sans tendance à la transformation du type. La plupart sont contagieuses.

La contagion a lieu soit du sujet malade au sujet sain, par contact, inoculation ou d'une façon médiate, par l'air ambiant : c'est la *contagion proprement dite*. Elle peut se produire indirectement, par la création en dehors de l'organisme malade d'un foyer, qui cède à l'organisme sain, placé à portée, les agents infectants, figurés ou non, qu'y aura abandonnés le sujet malade. C'est là l'*infection proprement dite*. Le corollaire thérapeutique de la contagion est l'*isolement* du sujet malade, celui de la transmissibilité par infection est la *désinfection* du foyer contaminé.

Parmi les maladies infectieuses, les unes récidivent, les autres confèrent l'immunité par une première atteinte. Nous les diviserons en deux groupes suivant qu'elles présentent ou non des manifestations cutanées. Dans un premier chapitre, nous décrirons les *fièvres éruptives*, variole, vaccine, etc., dans un second chapitre les maladies infectieuses non éruptives.

CHAPITRE PREMIER

FIÈVRES ÉRUPTIVES

Les fièvres éruptives sont caractérisées par l'apparition dans le cours de l'affection, de manifestations cutanées. Nous décrirons successivement la variole, la vaccine, la varicelle, la scarlatine, la rougeole, la rubéole, l'érysipèle, les purpuras.

ARTICLE PREMIER

VARIOLE

La variole est une maladie générale, spécifique, éruptive, inoculable, contagieuse et infectieuse. Parmi les fièvres exanthématiques, c'est celle qui se transmet le plus facilement, le plus longtemps, c'est la plus grave par l'énorme mortalité qu'elle entraine, la plus répugnante d'aspect, et cependant, c'est l'affection contre laquelle on est le mieux armé depuis la découverte de la vaccine jennérienne, à tel point qu'elle tend à disparaitre dans les pays civilisés. L'ignorance et les préjugés ont réussi à l'entretenir sur quelques points.

1° **Étiologie**. — Nous bornerons son étude aux questions d'âge, d'immunité et de contagion.

a. L'âge nous intéresse surtout pour ce qui concerne le fœtus. Le fœtus meurt le plus souvent dans l'utérus d'une femme atteinte de variole. L'avortement a lieu à partir du troisième mois de la grossesse (LOTHAR-MEYER). Il survient d'autant plus facilement que l'âge de la grossesse est plus avancé. La vaccination antérieure de la mère ne prévient l'avortement qu'autant qu'elle atténue la variole. La varioloïde en effet, exerce une influence moins grave que les autres formes de la variole sur la grossesse. Des enfants nés d'une femme en état de variole, les uns ne sont pas viables, les autres, quoique venus à sept mois ou à terme, sont mort-nés. Dans les deux catégories d'enfants, on peut observer une éruption pustuleuse plus ou moins ancienne. D'autres enfants sont nés en vie. Les uns meurent au bout de quelques jours sans avoir présenté d'éruption, les autres sont atteints de variole de quatre à seize jours après la naissance. On a signalé des cas de variole congénitale, la mère n'étant pas varioleuse.

b. L'*immunité variolique et vaccinale* est acquise aux enfants nés sains de mère varioleuse. Elle n'est pas constante chez les enfants nés de femmes vaccinées avec succès pendant la grossesse. Lor[1] a vacciné 103 femmes enceintes et 98 enfants, nés d'elles, 57 femmes vaccinées avec succès ont eu un enfant réfractaire au vaccin ; 14 femmes vaccinées avec succès ont eu un enfant apte au vaccin.

La durée de l'immunité vaccinale chez les enfants nés de mères vaccinées avec succès pendant la grossesse n'est pas connue.

La vaccination antérieure à la grossesse confère à l'enfant une immunité douteuse (HERVIEUX).

c. La *contagion* s'exerce suivant tous les modes possibles. La variole est inoculable, contagieuse et infectieuse. La transmission se fait surtout pendant la période de suppuration et de dessiccation. Les produits de celle-ci renferment le virus variolique et le disséminent partout où ils se déposent et provoquent la variole hors de la présence du malade. Le virus variolique n'est pas connu. On a trouvé dans la variole les microbes ordinaires de la suppuration. L'identité de la variole et de la vaccine affirmée par FISCHER, ETERNOD, HACCIUS et LOR est contestée par CHAUVEAU.

---

[1] Lor, *Variole et vaccine dans la grossesse.* Thèse de Paris, 1893.

2° Symptômes. — Les symptômes comprennent quatre périodes : l'incubation, l'invasion, l'éruption et la dessiccation.

a. *Incubation*. — L'incubation est de dix à quinze jours pour la variole spontanée, de six à huit jours pour la variole inoculée.

b. *Invasion*. — L'invasion se traduit par un frisson unique ou multiple avec malaise général, courbature, de la céphalée,

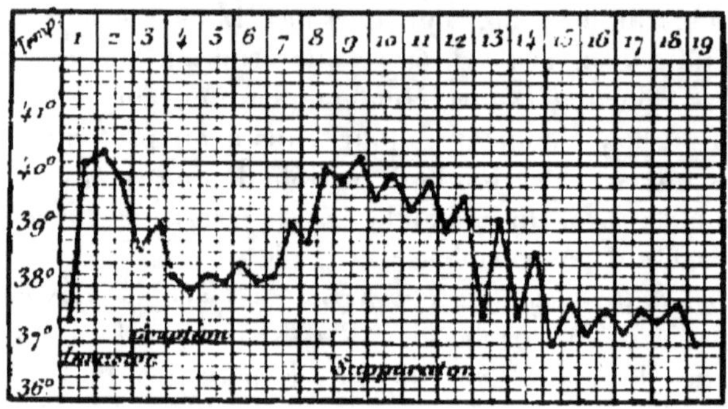

Fig. 1.

Marche de la température dans la variole (d'après Collet).

des sueurs abondantes, de la *rachialgie* et de *l'épigastralgie*. L'enfant a quelques symptômes spéciaux, des vomissements constants, de la diarrhée au lieu de constipation, une tendance au sommeil ou au délire, des convulsions peu graves si elles ne se répètent pas. La température atteint rapidement 40°, 40°,5. se maintient à ce degré pendant trois à quatre jours, puis subit une rémission dont l'intensité et la durée varient avec la forme de la variole : considérable et définitive dans la varioloïde, moins accusée dans les autres cas. Le pouls est accéléré à 110 à 150 ou 160, mou, dépressible. Vers le deuxième jour, apparaissent 10 à 30 fois sur 100 les *rashs*, poussées érythémateuses plus ou moins localisées au pli de l'aine, à l'abdomen, aux cuisses, rappelant le dessin de la scarlatine, de la rougeole, de la roséole, de l'érysipèle. La durée de la période d'invasion est de deux à quatre jours, brève dans les formes graves, prolongée dans les formes bénignes.

c. Éruption. — L'éruption se montre d'abord à la face, puis se généralise en trente-six heures au cou, au tronc, aux membres. Parfois l'extension est plus lente et se fait en trois à quatre jours. Le premier jour l'exanthème se traduit par une *macule*, le second par une *papule*, le troisième par une *vésicule*, le quatrième par une *pustule* entourée d'une aréole rouge. La marche de l'éruption considérée à partir de l'apparition de la pustule n'est plus la même, à la face, au tronc, aux extrémités. *A la face*, la pustule grandit pendant un à deux jours, s'entoure d'une zone œdémateuse qui, dans les régions riches en tissu cellulaire, produit une tuméfaction considérable (paupières) ; l'œdème dure trois à quatre jours, et disparaît vers le dixième ou le onzième jour de la maladie. *Au tronc*, la pustule s'ombilique, ne produit pas d'œdème. *Aux mains et aux pieds, aux avant-bras et aux jambes* les pustules continuent à grandir et prennent l'apparence phlycténoïde. Elles durent quelques jours de plus que dans les autres régions. En outre, elles déterminent un œdème douloureux des mains, des pieds, s'étendant jusqu'aux coudes. Cet œdème survient trois à quatre jours plus tard que celui de la face.

La variole comme toutes les autres maladies éruptives s'accompagne d'un *enanthème*. L'énanthème bucco-pharyngé précède même l'exanthème (COSTE, CHASSY[1]). Dès la fin du troisième jour, on observe sur la muqueuse du voile, du pharynx, des amygdales, de petites taches rouges, arrondies, disséminées, qui font rapidement saillie, blanchissent, se déchirent, et forment une petite ulcération visible dès le cinquième ou le sixième jour. L'éruption muqueuse s'accompagne de salivation, de dysphagie, qui redoublent au moment de l'ulcération.

Toute trace d'énanthème a disparu vers le dixième jour de la maladie.

L'énanthème a une grande valeur diagnostique et pronostique. Il permet de reconnaître la variole de bonne heure et même de présumer sa forme confluente ou hémorragique, d'après son abondance ou sa nature. Les pustules peuvent

[1] CHASSY, *De l'angine variolique*, Th. de Paris, 1896.

paraître sur la *conjonctive*, elles accompagnent alors l'éruption faciale.

La période éruptive est le signal de la défervescence. La température initiale tombe graduellement à la normale en trente-six heures. L'apyrexie persiste jusqu'à la période de suppuration. A ce moment il y a une nouvelle poussée fébrile moins élevée que la première et qui ne dure que trois à quatre jours, dans les varioles discrètes.

d. *Dessiccation*. — A la face, les pustules ne se rompent pas, mais exsudent une matière jaunâtre, mélicérique. La dessiccation est complète le onzième jour. Sur le tronc et les membres, les pustules se rompent, laissent échapper le pus qu'elles contiennent et qui souille le linge du malade ; elles se recouvrent d'une croûte au bout de deux à trois jours. A la face dorsale des mains et des pieds, aux genoux et aux coudes, elles se dessèchent comme dans la varicelle. Pour la dessiccation, comme pour la pustulation, la durée est plus longue aux extrémités qu'à la face et au tronc. Les croûtes tombent du quinzième au vingtième jour pour la face, plus tard pour le tronc et les membres, laissant à leur place une saillie rougeâtre qui se recouvre d'une lamelle épidermique, desquame, se rétracte peu à peu, faisant place à une petite dépression rouge ; celle-ci met plusieurs mois à pâlir pour revêtir enfin l'aspect de la petite cicatrice gaufrée caractéristique d'une ancienne variole.

3' Formes de la variole. — Nous distinguerons la variole discrète, en corymbes, cohérente, confluente, les varioles hémorragiques, la varioloïde. Suivant l'abondance de l'éruption, la variole est dite *discrète*, en *corymbes* (les pustules forment un certain nombre de petits groupes) ; *cohérente* (les pustules sont rapprochées) ; *confluente* (les pustules empiètent les unes sur les autres). La description que nous avons donnée s'applique surtout aux trois premières qui ne diffèrent les unes des autres que par l'intensité des symptômes. Dans *la forme confluente*, l'invasion est courte (deux jours), la fièvre est continue du commencement à la fin avec une courte rémission à l'éruption, les symptômes initiaux sont formidables, la diarrhée intense, l'éruption du visage rappelle au début la rougeole et l'érysipèle, puis la face se recouvre d'une immense phlyctène purulente, en même temps qu'elle présente un gonflement hideux. Le malade répand autour de lui une odeur fétide. L'énanthème est intense, s'étend au larynx où il détermine parfois de l'*œdème de la glotte*, et jusqu'aux bronches. Il s'accompagne d'une salivation notable, le malade laissant écouler jusqu'à un à deux litres de salive par jour. Le gonflement du visage, la salivation diminuent du dixième au douzième jour. A ce moment apparaît le gonflement des mains et des pieds. La température est très élevée. La mort survient à la fin du second septénaire. La convalescence est interrompue par une série d'infections pyogènes (furoncles, abcès, pleurésie purulente, infection purulente).

La *variole hémorragique* comprend deux catégories de cas : 1° *la forme hémorragique d'emblée* qui se caractérise par l'intensité de la fièvre, des symptômes généraux ataxo-adynamiques, l'angoisse, l'apparition d'un rash hémorragique, les hémorragies et les ecchymoses multiples, le peu de développement de l'éruption ; la mort arrive avant la fin du premier septénaire. 2° *la forme hémorragique secondaire*, très grave quand elle est associée à la variole confluente, moins redoutable si elle se combine à une variole discrète. La pustule est envahie par l'hémorragie après sa formation ; dans ce cas il y a aussi des ecchymoses et des hémorragies des muqueuses.

La *varioloïde* est une variole atténuée par une vaccination, une inoculation variolique, une variole spontanée antérieures, parfois sans cause appréciable. La période d'invasion est de trois à quatre jours, le second jour il y a un rash scarlatiniforme, l'éruption se fait en vingt-quatre heures ; il n'y a pas ici suppuration, ni fièvre secondaire, la dessiccation transforme les pustules en petites saillies cornées (variola cornea ou verrucosa de VAN SWIETEN). La varioloïde peut se compliquer de délire au début, on a cité des cas où elle était hémorragique et confluente (LOUIS XV) ; dans ces cas graves même, elle ne s'accompas de suppuration, mais en général elle constitue une affection bénigne.

4° Complications. — Au début, on note l'*hyperpyrexie* avec ses troubles nerveux ou la *tendance hémorragique* ; plus tard, on peut redouter certains accidents locaux, *œdème du larynx*, *panophtalmie*, ou des *processus pyogènes* atteignant la peau, furoncle, abcès, les muqueuses, et pouvant aboutir à l'*infection purulente*.

Parmi les viscères touchés, signalons le cœur qui peut présenter de la *péricardite*, de l'*endocardite*, mais surtout de la *myocardite* (DESNOS et HUCHARD), les poumons qui sont souvent le siège de *lésions broncho-pneumoniques* (JOFFROY et BREYNAERT, AUCHÉ[1]), le *système nerveux* dont les lésions donnent lieu à des paralysies diverses.

5° Diagnostic. — La variole à son début peut être confondue avec une maladie infectieuse quelconque : *grippe*, *pneumonie*, etc.

Les rashs établissent la similitude avec la *scarlatine* et la *rougeole*. Le *purpura hémorragique* ne diffère pas dans les premiers temps de la variole hémorragique.

La période d'éruption est caractéristique. Cependant, on peut croire à une *rougeole boutonneuse* ou à une *varicelle*.

Rappelons comme signes caractéristiques la rachialgie, les vomissements et l'énanthème pharyngé précédant l'exanthème.

6° Pronostic. — Le pronostic est bénin dans la forme discrète. La variole confluente ou hémorrhagique est presque toujours mortelle. — Chez les nourrissons non vaccinés, la mort est fatale. La vaccination préserve de la variole ou l'atténue (varioloïde). Les revaccinations méthodiques **confèrent une** immunité presque absolue.

7° Traitement. — Le traitement comprend la prophylaxie et le traitement proprement dit.

a. *Prophylaxie*. — La prophylaxie est contenue tout entière dans la vaccination, dans la revaccination en temps d'épidémie.

---

[1] AUCHÉ, *Arch. clin. de Bordeaux*, 1893 et 1894.

et qui doit surtout être appliquée dans l'entourage de varioleux. De même, en temps d'épidémie, on doit revacciner les femmes grosses et vacciner les enfants dès leur naissance, et non pas attendre trois mois suivant le préjugé du public. L'isolement du varioleux, la désinfection de tous les objets suceptibles d'être souillés par ses sécrétions ou ses produits de desquamation sont des mesures rationnelles, mais qui ne doivent passer qu'après la vaccination.

b. *Traitement proprement dit.* — Le traitement proprement dit est *général, symptomatique* et *local.* Le *traitement général* a été tenté par BECLÈRE, CHAMBARD et MÉXARD[1]. Ces auteurs se basant sur les résultats favorables de la sérothérapie dans d'autres affections, ont injecté à seize varioleux du sérum de génisse vaccinée à une dose variant du un cinquantieme à un vingtième du poids du corps et ont obtenu des résultats encourageants. Cette méthode demande à être confirmée.

Du CASTEL a préconisé la médication éthéro-opiacée : injections sous-cutanées d'éther deux fois par jour à la dose de 1,5 à 1 2 seringue chez les enfants ; extrait thébaïque : 2 à 5 centigrammes par jour. Il ajoute du perchlorure de fer : V à X gouttes par jour. Cette médication a pour effet, d'après son auteur, de prévenir la suppuration.

Le *traitement symptomatique* varie. Au début, s'il y a hyperthermie avec accidents nerveux, c'est le bain froid qui est indiqué. On s'adresse à l'alcool, aux injections de caféine, en cas d'adynamie ou de faiblesse cardiaque. A la période de suppuration, la thérapeutique comporte l'antisepsie des muqueuses et de la peau : lavage de la bouche et des yeux avec une solution boriquée, badigeonnages du pharynx, bains tièdes au sublimé. A la période de dessiccation, on hâte la chute des croûtes avec des cataplasmes de fécule, des onctions à la vaseline, des bains savonneux.

Le *traitement local* consiste à faire avorter les pustules, en particulier celles de la face. On se sert à cet effet de pommades mercurielles, de l'emplâtre de VIGO *cum mercurio,* de pulvé-

---

[1] MÉXARD, *Soc. méd. des hôpitaux.* 1896.

risations au sublimé dissous dans l'éther (TALAMON), de badigeonnages au glycérolé de sublimé.

ARTICLE II

VACCINE

La vaccine est une maladie éruptive née spontanément chez la vache et le cheval, transmise par inoculation à l'espèce humaine qu'elle immunise contre la variole. Cette grande découverte est l'œuvre de JENNER, 1796.

1° Etiologie. — La vaccine ne se développe chez l'homme ni par contagion, ni par infection. Il est douteux qu'elle se transmette de la mère au fœtus ou du moins que ses propriétés immunisantes durent longtemps chez ce dernier.

La seule façon dont elle pénètre chez l'homme, c'est l'inoculation, parfois accidentelle comme chez les filles de ferme observées par JENNER qui trayaient des vaches atteintes de cowpox, fait à rappeler puisqu'il fut l'origine de la découverte, soit systématique, ainsi qu'on la pratique journellement.

Le cheval, qui paraît être le meilleur terrain pour le développement de la vaccine spontanée, n'est pas mis à contribution, car ses produits sont trop actifs. Le vaccin est fourni par la *vache*, spécialement le *veau* ou l'*homme*. Le vaccin humain a pris le nom de *vaccin jennérien*.

a. *Vaccin animal.* — On l'emprunte aux veaux ou aux jeunes génisses dans des conditions variées : 1° en cas de *cowpox spontané*; 2° en cas de *cowpox inoculé* par le vaccin d'une autre vache; 3° en cas de *rétro-vaccination* (transport du vaccin de l'homme à la vache ; 4° en cas de *variolisation* (transport de la variole sur la vache). En fait, vu la rareté et le caractère aléatoire du cowpox spontané, on en est arrivé dans la plupart des pays à créer des instituts vaccinaux où on entretient constamment la vaccine sur des veaux dont l'âge varie de un à quelques mois, et chez lesquels on fait des inoculations nombreuses. Le veau est préféré à la vache, car il est rarement tuberculeux.

Les pustules sont développées au cinquième ou sixième jour. On ne se sert pas de la lymphe pure qui est peu active. Les deux procédés utilisés sont le broiement de la pustule excisée ou son produit de raclage. On conserve la pulpe obtenue dans de la glycérine. On renferme le mélange dans des tubes fermés ou entre deux plaques de verre pendant environ deux mois, avant de l'utiliser, et on le conserve au frais. La pulpe vaccinale, en effet, peut renfermer des microbes étrangers au vaccin (staphylocoques). Ceux-ci disparaissent spontanément au bout de deux mois (CHAMBON et SAINT-YVES MÉNARD. — Le virus vaccinal lui-même s'affaiblit ou disparaît au bout de six mois HERVIEUX, DAUCHEZ. Il résiste mal à la chaleur, beaucoup mieux au froid.

b. *Variolo-vaccin*. — C'est un vaccin fourni par des vaches a qui on a inoculé la variole humaine. Pour animaliser la variole, on la fait passer à travers plusieurs générations de bêtes. On obtiendrait ainsi un véritable vaccin pour l'homme. THIÉLÉ de KAZAN, dès 1836, avait vacciné sans accidents plus de 3.000 individus avec le variolo-vaccin, précédé dans cette voie par CEELY. Depuis, VOIGT, FISCHER, ETERNOD et HACCIUS ont eu recours au variolo-vaccin. Ce procédé de vaccination soulève la question de l'origine de la vaccine. Les auteurs que nous venons de citer sont unicistes et admettent l'identité de la vaccine et de la variole. CHAUVEAU a fait à plusieurs reprises la critique de cette opinion [1] et déclare que, actuellement, cette identité n'est pas établie. Aussi croyons-nous que le variolo-vaccin doit être tenu pour suspect.

c. *Vaccin jennérien*. — Le vaccinifère doit être sain, sans tare syphilitique ni scrofuleuse. Il doit être âgé de plus de deux mois, pour qu'on soit garanti contre la possibilité d'une syphilis héréditaire. Le vaccin est recueilli du 6e au 8e jour de l'éruption. On scarifie légèrement une pustule et on voit s'écouler une lymphe claire, un peu visqueuse, qu'on peut inoculer immédiatement ou recueillir dans un tube de verre ou entre deux lames de verre, le tout pratiqué aseptiquement.

d. *Vaccination*. — En temps d'épidémie, on doit vacciner tout

Voir Thèse de BERTHET, Lyon, 1884.

sujet, quels que soient son âge et l'état de sa santé. La réceptivité pour la vaccine existe dès la naissance. On se contentera chez les nouveau-nés de faire une ou deux piqûres. En temps ordinaire, on laisse passer la période dite *du nouveau-né* qui correspond à la formation de la cicatrice ombilicale et de la circulation porte en même temps qu'aux infections que MARFAN désigne sous le nom d'*obstétricales*. Cette période varie suivant les auteurs de vingt jours à trois mois. Si l'enfant présente des manifestations cutanées, érythèmes, intertrigo, eczéma, il convient d'attendre leur disparition, pour des raisons que nous développerons plus loin.

Le *procédé opératoire* a varié au point de vue expérimental. On a fait pénétrer le vaccin par *inhalation*, par *ingestion*, par *injection* dans la voie sanguine. En clinique on n'a recours qu'à *l'insertion intra-dermique*. Le point choisi est la face externe du bras au-dessous de l'insertion deltoïdienne. Chez les filles, on pratique parfois la vaccination sur la jambe ou la cuisse. Si l'enfant est atteint de nævus, on portera le vaccin à ce niveau, c'est un excellent procédé de guérison pour cette lésion. Le vaccin humain est inséré par piqûre sous-épidermique à 2 ou 3 millimètres de profondeur, avec la lancette cannelée en fer de lance, le vaccin animal par scarifications superficielles de 1 centimètre de longueur, avec la lancette ordinaire qui est chargée de vaccin ; on laisse déposer pendant la scarification une goutte sur chaque entaille. La partie opérée est préalablement aseptisée par un lavage au savon, à l'éther et au sublimé ; après la vaccination, on attend quelques minutes et on panse avec un peu de coton aseptique.

On doit observer dans la vaccination certaines précautions. Le vaccin humain ne doit pas être mélangé de sang, ni d'aucun produit étranger à la lymphe proprement dite. Le vaccin animal ne doit pas avoir moins de deux mois ni plus de six.

2° Nature du vaccin. — On ne connaît pas exactement l'élément du vaccin. La lymphe vaccinale se coagule au bout de quelques jours et renferme, à côté de la fibrine, des globules blancs et des corpuscules brillants. Ces derniers paraissent conférer au vaccin toute son activité (CHAUVEAU). Ce ne sont pas des microbes : ils ne se multiplient pas et résistent à un pression de **vingt-trois atmosphères** (P. BERT).

La plupart des microorganismes décrits (KLEBS, STRAUSS, PINCUS, RUIST) ont une action discutable. RUIST est le seul qui ait réussi à cultiver le vaccin. ses expériences n'ont pas été confirmées. ARLOING (1896) déclare que l'agent virulent de la vaccine reste à découvrir.

3° Symptômes. — Les symptômes diffèrent suivant que la vaccine est *régulière* ou *irrégulière* :

A. VACCINE RÉGULIÈRE. — La vaccine régulière a une évolution à peu près constante. Le 3e jour. survient une *macule*, le 4e jour

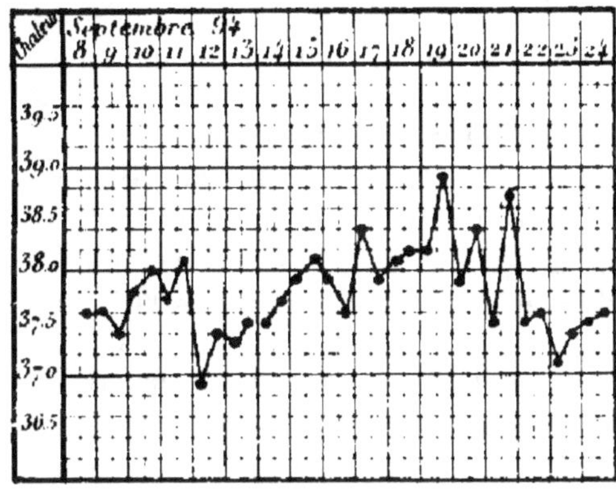

Fig. 2.
Vaccine.

une *papule* avec un petit point noirâtre : le 5e jour, une *vésicule*. le 6e, une *vésico-pustule* large, aplatie, nacrée, entourée d'une aréole à base indurée ; les 7e et 8e jours la vésico-pustule s'*ombilique*. A ce moment il existe un peu de tension, de prurit et parfois de l'adénopathie temporaire. Du 9e au 12e jour. la pustule se flétrit, se sèche. forme une *croûte* qui tombe au bout de huit à quinze jours, laissant à découvert une surface déprimée, ronde, gaufrée, d'abord rouge, puis blanche parsemée de petits points noirs : c'est la *cicatrice vaccinale*.

La fièvre ne se montre guère avant la fin du premier septénaire : elle est modérée et dure peu. Il convient à ce moment de garder l'enfant à la maison un ou deux jours.

B. VACCINE IRRÉGULIÈRE. — La vaccine irrégulière se traduit par différentes modalités :

a. *Variations dans la marche.* — La vaccine peut être en *avance*, la pustule se montrant au 3e ou 4e jour; plus souvent elle est en *retard* de quelques jours. Elle peut être *interrompue* par une maladie intercurrente (rougeole, coqueluche), puis reprendre. Elle se présente parfois sous la forme de *poussées successives*, les différentes pustules n'étant pas contemporaines dans leur évolution. A cette forme se rattachent les éruptions par *auto-inoculation*, l'enfant s'inoculant par grattage en des lieux plus ou moins variés. L'auto-inoculation s'explique par ce fait que l'immunité vaccinale n'est conférée qu'au 7e jour et qu'avant ce délai toute inoculation peut être positive.

b. *Vaccinelle.* — La vaccinelle n'arrive pas à la suppuration. L'évolution commence dès le premier jour et se termine en trois ou quatre jours. Ce n'est pas une fausse vaccine, comme on l'a cru, c'est, d'après CHAUVEAU, une vaccine atténuée par le défaut de réceptivité et qu'on peut faire revivre.

c. *Vaccine généralisée.* — La vaccine généralisée est caractérisée par l'apparition simultanée de lésions vaccinales en différents points du corps et par l'intensité des phénomènes généraux [1].

d. *Éruptions secondaires.* — La vaccine peut provoquer un certain nombre d'éruptions dont les principales sont :

La *roséole*, exanthème bénin, passager, paraissant du 4e au 11e jour;

Les *éruptions vésiculeuses*, eczéma, impétigo ;

Le *pemphigus* spécial aux enfants cachectiques.

Ces éruptions sont le fait d'infections secondaires ou de

[1] Voir DAUCHEZ, Th. de Paris, 1883.

prédispositions réveillées par l'excitation cutanée due à la vaccine.

4° Complications [1]. — Les complications sont provoquées par des contaminations vaccinales ou des infections associées. Les principales sont :

a. *L'érysipèle.* — L'érysipèle est *précoce*, *tardif*, ou survient à la fin du premier septénaire. Il est *fixe* ou *migrateur*, et dans ce dernier cas constitue une affection grave. Parfois il s'accompagne d'*infection générale* ou *d'ictère* et entraîne la mort.

b. *L'ulcère vaccinal.* — Plus spécial au cowpox, il survient surtout chez les enfants cachectiques. La pustule, au lieu de se dessécher, cède la place à une ulcération qui s'accompagne d'adénopathie axillaire.

c. *La gangrène* est rare, de même que la *pyémie.*

d. *La syphilis vaccinale* n'est pas à redouter avec le vaccin animal. VIENNOIS prétendait que la lymphe pure recueillie sur un syphilitique vaccinifère ne pouvait transmettre la syphilis, qu'il fallait en plus du sang, mélangé à la lymphe. Cette opinion qui a longtemps prévalu est aujourd'hui abandonnée. RINECKER (cité par JOSSERAND) a établi après DIDAY et GAMBERINI que la vaccination peut éveiller la syphilis latente, que celle-ci se manifeste sous forme d'une exanthème généralisé ou d'un ulcère sous-jacent à la pustule; cet ulcère ne paraît qu'après le 7e ou le 8e jour. Le vaccin recueilli avant le 7e jour ne confère pas la syphilis. Après le 7e jour, la lymphe vaccinale peut être mêlée aux produits de sécrétion de l'ulcère.

e. *La tuberculose vaccinale.* — La question née avec le travail de TOUSSAINT, a perdu de son importance. BOLLINGER nie la transmissibilité de la tuberculose par la vaccination. CHAUVEAU et JOSSERAND inoculant à des cobayes la lymphe vaccinale recueillie sur des tuberculeux à différentes périodes ont eu des résultats négatifs. Au surplus, les veaux qui servent de vaccinifères sont exceptionnellement tuberculeux.

---

[1] Voir JOSSERAND, *Contribution à l'étude des contaminations vaccinales*, Th. de Lyon, 1884.

5° Diagnostic. — Bien que la vaccine soit une maladie provoquée, elle peut prêter dans certains cas à des confusions. La *vaccine généralisée* simule la variole dont elle se distingue par sa marche rapide et sa bénignité ; la *vaccine ulcéreuse* rappelle la *syphilis*.

6° Pronostic. — La vaccine n'a d'inconvénients que lorsqu'elle est pratiquée sans précautions : on ne doit emprunter la lymphe qu'à des sujets sains, ne présentant ni syphilis, ni scrofule, ni suppurations, ni cachexie. L'opération doit être faite aseptiquement. Les parties inoculées doivent être mises à l'abri par un pansement occlusif de toute infection secondaire, particulièrement dans les salles d'hôpital. Enfin, hors les cas d'épidémie, on ne doit vacciner que des enfants bien portants ; il faut se méfier de ceux qui ont des éruptions cutanées. Dans ces cas, on se borne à une ou deux scarifications.

Nous ne nous arrêterons pas à défendre la vaccine contre les méfaits dont on l'a chargée. On lui a attribué le développement de la diphtérie et de la fièvre typhoïde, on l'a considérée comme une chose contraire à la religion ; on a prétendu que la variole était un émonctoire social.

Les bienfaits de la vaccine ne sont plus à démontrer : diminution de la mortalité générale, augmentation de la vie moyenne (MARTIN). La mortalité par variole s'est réduite de près de 90 p. 100. Avant la vaccination, 50 aveugles sur 100 tenaient leur cécité de la variole. Les gens défigurés étaient nombreux.

L'immunité conférée par la vaccine s'éteint peu à peu. Cette notion, inconnue au début de la vaccine, avait servi d'argument aux antivaccinateurs. Le correctif est depuis longtemps connu : c'est la *revaccination* qui devrait être obligatoire comme la vaccination elle-même. La première revaccination doit être pratiquée à sept ans (HERVIEUX) et en cas d'insuccès être renouvelée tous les ans. En fait, l'obligation de la revaccination dans les écoles et à l'armée satisfait à peu près aux conditions essentielles de l'hygiène. Toutefois, les succès obtenus par la revaccination chez les vieillards (LANNOIS) [1] indiquent la nécessité de revaccinations générales en cas d'épidémie.

L'importance de la revaccination ressort bien de la comparaison faite, en 1870, à Langres, entre soldats allemands revaccinés et les soldats français non revaccinés. Les premiers eurent sur 10.000 hommes 6,8 décès par variole, les autres 222 décès.

ARTICLE III

VARICELLE

La varicelle est une maladie spécifique, contagieuse, distincte de la variole dont on a voulu en faire quelquefois une forme atténuée, en se basant sur les analogies qui existent entre la varicelle grave et la variole, et sur quelques apparences de contagion. La variole ni la vaccine ne préservent de la varicelle ; celle-ci ne confère aucune immunité vis-à-vis des précédentes.

1° Etiologie. — La varicelle se montre, sans distinction de sexe, chez les enfants à partir de deux ans jusqu'à huit et dix ans. Elle est plus rare chez le nourrisson et exceptionnelle après la puberté. Elle ne récidive pas.

Elle est contagieuse. La contagion se fait à courte distance par l'air ou des intermédiaires établissant le contact indirect, mais *immédiat*. La varicelle ne crée pas des foyers d'infection. La contagion s'exerce surtout au début. La durée de la transmissibilité est mal établie.

L'inoculabilité est douteuse.

2° Symptômes. — Nous distinguerons une période d'incubation, d'invasion et d'éruption. Nous rattacherons à cette dernière la dessiccation qui ne se distingue que par des changements locaux.

a. *Incubation*. — L'incubation a été fixée par TALAMON [2] à treize jours.

[1] LANNOIS. *Lyon médical*. 1897.
[2] TALAMON, *Méd. mod.*, 1891.

b. Invasion. — L'invasion passe souvent inaperçue. Parfois elle se traduit par un malaise léger qu'on attribue à un refroidissement ou une indigestion et qui ne dure qu'un ou deux jours. Exceptionnellement elle s'annonce avec un appareil fébrile plus marqué, la température s'élève à 39°,5-40° en même temps qu'il y a de l'agitation, des vomissements, parfois même du délire ou des convulsions. Tous ces symptômes disparaissent rapidement en même temps que se montre l'éruption.

c. Éruption. — L'éruption se compose de vésicules sphériques ou ovalaires, renfermant un liquide clair comme de l'eau de roche. Leurs dimensions varient depuis une tête d'épingle jusqu'à un petit pois. Elles sont précédées pendant quelques heures d'une macule plus ou moins saillante. Elles se troublent rapidement (vingt-quatre à quarante-huit heures), se dessèchent au bout de deux à trois jours et laissent à leurs places une croûte noirâtre qui tombe au bout d'une semaine, découvrant une petite surface rouge violacé qui s'efface à son tour. Il est exceptionnel que la pustule varicellique détermine autour d'elle une zone inflammatoire. Régulièrement arrondie dans la plupart des cas, elle présente aussi de l'ombilication, dont on a voulu à tort faire un signe caractéristique de la pustule variolique. Elle laisse parfois à sa suite une cicatrice. L'éruption varicellique a pour caractères : 1° d'être *discrète*, de ne former qu'un petit nombre de vésicules ; 2° d'être *diffuse*, d'occuper d'un jet les parties diverses du corps, muqueuses, face, tronc, membres ; 3° *de procéder par poussées successives*, séparées par des intervalles de deux à trois jours. Les poussées peuvent se répéter plusieurs

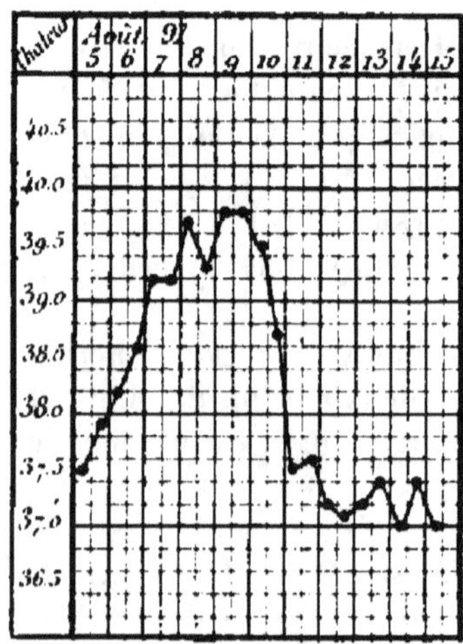

Fig. 3

Varicelle.

fois de suite de façon à prolonger la maladie, généralement il n'y en a que deux ou trois. Chaque poussée s'accompagne d'un mouvement fébrile éphémère : 4° d'être *polymorphe*, cela résulte du défaut de synchronisme des éléments éruptifs. On trouve, en effet, après quelques jours, rassemblés dans la même région ou des régions voisines, des macules, des vésicules claires, des vésicules troubles, des croûtes.

Comme *localisations spéciales*, signalons : les vésicules du cuir chevelu qui attirent l'attention par la douleur qu'elles provoquent au moment où on peigne l'enfant ; les vésicules de la bouche, occupant la langue, la face interne des joues, le palais, l'isthme du gosier et qui se présentent sous l'aspect d'érosions rappelant les aphtes.

La varicelle retentit peu sur l'organisme. Les *troubles fonctionnels* se réduisent à du prurit léger qui a l'inconvénient de provoquer des grattages. Les *troubles généraux* font défaut, à part le léger mouvement fébrile du début et celui qui accompagne chaque poussée. Beaucoup de varicelleux promènent leur éruption.

3° Marche. — En bornant l'affection à l'intervalle qui sépare le début de la formation des croûtes, chaque poussée dure trois à quatre jours. La durée totale est de huit à dix jours, du double, si on attend la chute des croûtes. Elle peut se prolonger, si le nombre des poussées est considérable.

4° Localisations anormales. — La varicelle peut envahir le larynx et donner lieu à un spasme de la glotte (BOUCHERON [1], MARFAN et HELLÉ [2]) qui peut entraîner la mort (cas de BOUCHERON). On croit, dans ces cas, à l'existence du croup.

5° Complications. — Les complications sont exceptionnelles et dues à des infections secondaires. De ce nombre sont la *stomatite* et la *cutirite* signalées par COMBY, les *suppurations cutanées*,

[1] BOUCHERON, *Th. de Paris*, 1893.
[2] MARFAN ET HELLÉ, *Rev. des mal. de l'enfance*, 1897.

3.

les *gangrènes* dues aux inoculations par grattage ou aux infections des milieux hospitaliers, la *néphrite aiguë* (HENOCH. UNGER [1] qui sur 84 varicelleux a vu 7 fois de la néphrite catarrhale), l'*arthrite varicellique* signalée par BOKAI et PERRET [2] qui rappelle par sa marche l'arthrite infectieuse et doit être rapportée à l'intervention d'un autre agent pathogène. Les *rash* constituent à peine une complication. Ils sont rares : LORAIN [3] en a réuni 18 cas. Ils augmentent la difficulté du diagnostic et à ce titre méritent d'être signalés. Le rash est ordinairement scarlatiniforme, quelquefois rubéoliforme. Il siège sur le tronc et les membres inférieurs. Il se montre en quelques heures, s'accompagne d'une fièvre vive, éphémère, sans angine. Il précède, accompagne, ou suit les vésicules. Sa durée varie de un à plusieurs jours.

6º Diagnostic. — La seule confusion fréquente est faite avec la variole modifiée. Ce qui juge la question, c'est la coexistence chez le varicellique, d'éléments de différents âges : vésicules, pustules, croûtes en une même région, alors que dans la variole il peut y avoir des éléments d'âge différent, mais en des régions différentes ; c'est la marche par poussées successives, l'absence d'immunité conférée par la vaccine. S'il y a un rash, ce sont encore les caractères de l'éruption varicellique qui écarteront l'idée de scarlatine ou de variole.

7º Pronostic. — C'est une des affections les plus bénignes de l'enfance. Cependant, chez le nourrisson, la varicelle est souvent le point de départ d'infections cutanées et particulièrement d'abcès multiples qui en rendent le pronostic relativement sévère dans les crèches.

8º Traitement. — Le traitement se borne à combattre les malaises du début par de l'antipyrine ou quelques bains tièdes

[1] UNGER. *Rev. des mal. de l'enf.*, 1889.

[2] PERRET. *Prog. méd.*, 1889.

[3] LORAIN. *Ann. de méd.*, 1895.

s'il y a de l'agitation. Contre l'éruption elle-même, il y a peu à faire : éviter le grattage. Les complications demandent un traitement spécial.

Il n'y a pas lieu de prendre des mesures prophylactiques contre la varicelle. Nous conseillons cependant de ne pas laisser pénétrer de varicellique dans les crèches.

ARTICLE IV

SCARLATINE

La variole est le type des maladies à éruptions vésiculo-pustuleuses. La scarlatine représente le type des maladies générales à éruptions érythémateuses.

1º Étiologie. — La scarlatine est une maladie infectieuse et contagieuse. Le *contage inconnu* existe dès le début, au niveau du pharynx (LEMOINE) [1], plus tard, au niveau des téguments, pendant les périodes d'éruption et de desquamation. Il peut persister après la maladie ; on a cité, en effet, des cas de contagion au bout de deux ou trois mois. Le contage reste virulent, même en dehors du malade. On le croit transmissible par des intermédiaires, des objets de literie, des vêtements, des livres, une lettre, des denrées alimentaires. En Angleterre, on accuse le lait de transmettre la scarlatine comme la diphtérie et la fièvre typhoïde. Le germe est très vivace et peut agir après plusieurs mois.

Sa nature est inconnue. Les tentatives d'inoculation sont restées douteuses. Les microorganismes qu'on a trouvés sont des streptocoques, parasites habituels de la bouche, ou des formes dues à des infections secondaires.

Le contage de la scarlatine n'agit pas indifféremment sur tous les sujets. Une première atteinte confère *l'immunité*. Les *récidives* sont rares. Au surplus les éruptions scarlatiniformes sont fréquentes dans d'autres infections.

[1] LEMOINE, *Soc. méd. des hôp.*, 1895

Les *traumatismes*, les *plaies*, l'*accouchement* constituent une cause réelle de réceptivité. L'*âge* joue un rôle. La scarlatine est rare au-dessous de deux ans, son maximum de fréquence est de trois à huit ans. La *réceptivité* pour la scarlatine est en général moins grande que celle qui existe pour la rougeole. Nombre de gens n'ont pas eu la scarlatine. Il y a des immunités temporaires : un enfant qui a échappé au contact d'un scarlatineux une première fois contracte plus tard la scarlatine. Certaines *épidémies* font de grands ravages et surmontent toutes les résistances.

2° Symptômes. — Nous les diviserons en quatre périodes : *incubation, invasion, éruption, desquamation.*

a. *Incubation.* — L'incubation est plus courte, que celle des autres maladies éruptives. On a cité des cas où elle était de vingt-quatre heures (TROUSSEAU, MURCHISON), de trente-six à quarante-huit heures (HENOCH). Sa durée moyenne est de quatre à huit jours.

b. *Invasion.* — L'invasion est caractérisée par sa brusquerie. La température s'élève en quelques heures à 40° et au delà. Le pouls monte à 120, 140, 150. En même temps, surviennent de la céphalalgie, des frissons, des vomissements. Parfois l'affection débute par une défaillance, une crise convulsive, du délire. A cette période correspond l'*énanthème*, se traduisant par la rougeur du voile du palais, des amygdales qui sont gonflées, de la langue rouge sur les bords, couverte d'un enduit blanc jaunâtre au milieu. Il y a déjà de la douleur à la déglutition et de la sensibilité des ganglions sous maxillaires. La durée de cette période est de vingt-quatre à quarante-huit heures.

c. *Éruption.* — L'*exanthème* se montre en effet rapidement. Il ne procède pas de haut en bas, comme celui de la rougeole et de la variole. Il *épargne souvent le visage* et colore à peine le front et les joues. Il débute au cou et au thorax, s'étend aux bras, puis au tronc et aux membres inférieurs.

Il se présente sous forme de rougeur diffuse occupant de grandes surfaces cutanées.

Il est dû à la confluence de petites macules, très peu saillantes.

serrées les unes contre les autres, séparées cependant par de petits espaces plus clairs. Au toucher, la peau paraît chagrinée.

L'éclat de l'éruption varie du rose au rouge foncé. Il est plus marqué le soir que le matin et subit pendant le jour des fluctuations irrégulières. La rougeur prédomine au niveau des régions soumises à des pressions, dos, fesses, taille, jointures, du côté

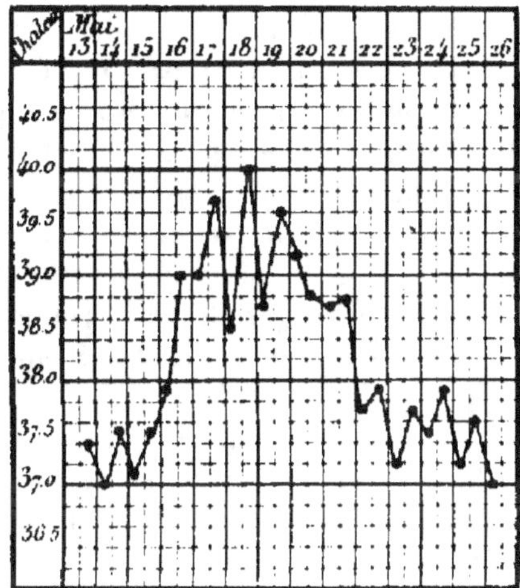

Fig. 4.
Scarlatine.

de la flexion. — La rougeur s'efface momentanément à la pression du doigt. Le visage contraste avec la coloration du corps. Le nez, le menton, les lèvres sont pâles. L'exanthème dure en moyenne cinq à six jours. Il atteint son apogée le troisième ou quatrième jour. Il s'efface assez souvent en vingt-quatre à quarante-huit heures. Il s'accompagne la plupart du temps d'*éruption miliaire* au niveau du cou et de la partie antérieure du tronc.

Pendant le développement de l'exanthème, l'énanthème évolue et desquame. La langue, au troisième ou au quatrième jour, est dépouillée de son enduit, les papilles gonflées, saillantes, sont à nu, c'est l'aspect *framboisé* caractéristique de la scarlatine.

Sur le palais, les piliers, on voit des pellicules blanchâtres, minces, et sur l'amygdale des enduits pultacés qui survivent quelques jours à la desquamation linguale. Les ganglions sous-maxillaires augmentent de volume. Les troubles fonctionnels de la bouche et du pharynx suivent l'évolution de la stomatite et de l'angine.

Les *symptômes généraux* marchent avec l'exanthème. La température s'élève à 40°, et dépasse même ce chiffre, en subissant de légères rémissions matinales. La défervescence se fait graduellement en même temps que l'exanthème pâlit, mais a de la tendance à subir des exacerbations vespérales plusieurs jours après la disparition de l'éruption, et cela en dehors de toute complication. Le pouls est rapide, 140 à 150, et cette fréquence n'a rien d'inquiétant. Les vomissements ont cessé. L'enfant se plaint d'une sensation de chaleur mordicante à la peau. Dans les cas à température très élevée il persiste du délire ou de la somnolence. Tous ces phénomènes cèdent à la défervescence.

d. *Desquamation*. — A ce moment commence la desquamation cutanée. Elle procède par étapes successives, séparées par des intervalles de quelques jours. Elle se montre d'abord au cou sous forme de furfur, puis au tronc et à la racine des membres où elle produit des lamelles plus larges, plus tard aux avant-bras et aux jambes où elle revêt la forme de grands lambeaux et enfin aux extrémités où elle dessine des doigts de gants, des gants complets, des chaussettes. Elle n'est pas toujours aussi intense, et procède par lamelles même aux extrémités. Dans les cas douteux, il faut savoir attendre pendant quinze, vingt, vingt-cinq jours la desquamation de la paume des mains et de la plante des pieds qui est un signe caractéristique tardif comme la langue framboisée est un signe précoce.

A moins de complication, la période de desquamation cutanée est apyrétique.

3º Anomalies. — La scarlatine est l'affection qui présente dans sa marche, ses symptômes et ses complications des variations indéfinies, à ce point qu'il est difficile d'exposer ses différentes modalités. Les anomalies portent sur chaque période et sur l'ensemble de l'affection :

a. *Anomalies de la période d'invasion.* — La période d'invasion peut manquer, la fièvre se produisant après l'éruption ou manquant totalement (*scarlatine apyrétique*).

La fièvre peut être très discrète, et se borner à une légère élévation thermique (*scarlatine fruste* .

Dans quelques épidémies, la scarlatine tue avant la période d'éruption (*forme foudroyante*). La mort survient au bout de quelques heures, sans que l'exanthème ait eu le temps de se produire. L'enfant, après un vomissement, tombe dans le collapsus : ses extrémités sont froides, le pouls petit, rapide, la température très élevée, la mort survient dans la torpeur ou les convulsions. Parfois elle ne se produit qu'après vingt-quatre ou quarante-huit heures et il se développe un exanthème livide, incomplet. La *scarlatine hémorragique* d'emblée est rare. Ce sont les mêmes symptômes et en plus des hémorragies, épistaxis, hématurie, purpura. Elle est généralement mortelle.

b. *Anomalies de la période d'éruption.* — L'éruption *peut faire défaut* ou *passer inaperçue*. L'affection se borne à une angine légère.

L'éruption peut être *claire, rosée*, ou au contraire très marquée, d'une *coloration foncée* avec congestion intense de la peau. Dans ce cas, on observe souvent du gonflement des paupières, des mains, des pieds, quelques extravasations sanguines discrètes.

Parfois, les pétéchies se multiplient et s'étendent à une grande surface cutanée, en même temps que des hémorragies paraissent (épistaxis, hématurie). C'est la *scarlatine hémorragique secondaire* qui est moins grave que la primitive et peut guérir.

La dermite scarlatineuse peut aboutir à la formation de papules (*forme boutonneuse*) de pomphi prurigineux (*forme urticarienne*, de vésicules miliaires généralisées *forme miliaire* : les vésicules peuvent même avoir le volume de celles de la varicelle. Toutes ces variétés n'ont pas grande signification.

Plus sérieuse est la forme *variegata*, caractérisée par l'éruption en plaques limitées à certaines parties du corps et séparées par de grands espaces sains, comme si l'éruption avait de la peine à se faire. L'aspect foncé, violacé de l'éruption indique une forme très intense. Lorsque l'éruption sort mal ou est livide, en même temps que la fièvre est élevée, la situation est très grave.

L'éruption et la fièvre peuvent durer jusqu'à quinze et vingt jours *forme prolongée*.

L'*énanthème* subit aussi des variations indépendantes de celles de l'exanthème. La rougeur diffuse du début, qui occupe le pharynx et le palais, s'accompagne rapidement d'exsudations sous forme de masses pulpeuses, gris blanchâtre ou de fausses membranes rappelant celles de la diphtérie. Ces *angines pseudo-membraneuses du début* ou des premiers jours de la scarlatine ne sont pas dues au bacille de Löffler, mais au streptocoque associé ou non aux autres microbes de la suppuration (WÜRTZ et BOURGES [1]).

Elles peuvent persister longtemps, donnant lieu à des symptômes sérieux. On a même considéré le streptocoque comme le microbe de la scarlatine (BERGÉ)[2]. Pour nous comme pour la plupart des auteurs, l'angine à streptocoques n'est qu'une lésion secondaire, mais fréquente et importante en ce qu'elle est le point de départ d'un grand nombre de complications, parmi lesquelles les plus notables sont : l'*adénite suppurée*, l'*adéno-phlegmon* cervical, l'*otite moyenne suppurée*, les *abcès sous-cutanés*; c'est à une infection secondaire, partie du pharynx, que nous rapporterions volontiers aussi les *suppurations de la plèvre*, du *péricarde*, et des *jointures* qui surviennent rarement, il est vrai, à la période d'éruption ou de desquamation. C'est encore une influence de ce genre (infection ou intoxication secondaire) qui paraît être l'origine de ces douleurs articulaires peu intenses et passagères, localisées de préférence aux petites jointures, désignées autrefois sous le nom de rhumatisme et aujourd'hui sous celui de *pseudo-rhumatisme scarlatin*. A ce rhumatisme

[1] WÜRTZ ET BOURGES, *Arch. de méd. expérim. et d'anat. pathol.*, 1890.
[2] BERGÉ, *Soc. de Biol.*, 1893.

s'associe exceptionnellement une endocardite à microcoques
(BOKAI, FRAENKEL [1]).

c. Anomalies de la période de desquamation. — La desquamation est légère ou intense, éphémère ou prolongée. Habituellement elle est terminée à la fin du premier mois, parfois elle se
reproduit et se prolonge encore quelque temps.

La période de desquamation est ordinairement apyrétique, à
moins de complications, comme celles que nous venons d'indiquer.

Parfois la fièvre se prolonge et il se produit du dixième au
vingtième jour une nouvelle éruption d'apparence morbilliforme.
C'est une *fausse rechute* due à une infection secondaire ayant
son point de départ dans la gorge [2] ou une association avec la
rougeole légitime.

La *rechute vraie* survient au cours de la troisième ou de la
quatrième semaine et reproduit tous les symptômes de la
scarlatine. Elle est favorisée par l'agglomération d'un grand
nombre de scarlatineux dans des locaux étroits.

Parfois sans complication ni rechute, il se produit à cette
période une *fièvre rémittente* qui dure de quelques jours à plusieurs semaines (THOMAS, JACCOUD, HENOCH, BOUVERET). GUM-
PRECHT [3] l'a observée 6 fois sur 100. Elle n'a pas de signification
fâcheuse. BOUVERET [4] a vu trois cas d'hyperthermie avec symptômes nerveux intenses survenant vers le dixième jour, se
dissipant en quelques jours sous l'influence du bain froid.

La scarlatine semble exercer à la période de desquamation
une action spécifique sur le rein. L'*albuminurie* se voit dès le
début, mais passagère et liée à l'état fébrile. Ce n'est qu'à la
période de desquamation que l'urine rare, sanguinolente, renferme des cylindres et des globules rouges. A cette période se

---

[1] Voir WEILL, *Traité des maladies du cœur chez les enfants.*
Paris, 1895.

[2] JEANSELME, *Arch. gén. de méd.,* 1892.

[3] GUMPRECHT, *Deutsche méd. Wochs.* 1888.

[4] BOUVERET, *Revue de méd.,* 1892.

montrent l'*anasarque*, les *convulsions urémiques*, la *dilatation aiguë du cœur* (FRIEDLANDER, LÉPINE). La *néphrite scarlatineuse* guérit habituellement, tout en laissant le rein susceptible, mais elle peut passer à l'état chronique. LEMOINE la considère comme due au streptocoque et comme susceptible de se transmettre par contagion. L'anasarque peut se développer indépendamment de la néphrite.

4° Diagnostic. — Le diagnostic est facile quand les symptômes sont au complet.

Dans les formes frustes, apyrétiques, on se basera sur les desquamations, celle de la langue qui est précoce, celle des extrémités qui est tardive, la rapidité du pouls au début (WERTHEIMER), sur l'apparition tardive d'un anasarque ou d'une néphrite.

On peut confondre au début la scarlatine avec une *angine simple* ou *pultacée*.

L'éruption scarlatineuse peut être simulée par des *exanthèmes scarlatiniformes*, le rash de la variole, des exanthèmes médicamenteux (antipyrine) ou infectieux. Les symptômes associés et l'évolution différeront[1]. J'ai signalé une desquamation tardive de la fièvre typhoïde chez les enfants rappelant celle de la scarlatine.

L'angine pseudo-membraneuse du début n'est pas en général diphtérique. L'examen bactériologique est indispensable. Autrefois cette forme exposait le malade à être placé dans le pavillon des diphtériques et à contracter cette affection. Il survient dans la convalescence une angine tardive qui est souvent au contraire *diphtérique*. La *diphtérie* peut se compliquer, soit avec les traitements anciens, soit après l'injection de sérum antidiphtérique d'éruption scarlatiniforme, qu'il ne faut pas confondre avec une diphtérie compliquée de scarlatine.

La scarlatine peut être confondue avec la *rubéole*, maladie mal définie dans laquelle on observe des symptômes associés de rougeole et de scarlatine. Elle se différencie aisément de la *rougeole* et de la *variole*.

[1] WEILL. *Cong. de Lyon*. 1894.

5º Pronostic. — Le pronostic de la scarlatine est des plus variables. Il y a des épidémies bénignes, d'autres meurtrières.

Le pronostic est grave pour la première année, encore sérieux pour la seconde. La gravité diminue à partir de trois ans. En général, dans les épidémies moyennes et à l'hôpital, la mortalité ne dépasse pas 5 à 6 p. 100.

La gravité peut augmenter au début avec les symptômes nerveux ou les températures hyperpyrétiques, plus tard avec les complications de la seconde période, et enfin avec l'anasarque et la néphrite.

Les formes bénignes peuvent être graves du fait de ces dernières complications, en ce qu'elles exposent davantage aux écarts de régime et d'hygiène. La néphrite même guérie est fâcheuse, car elle laisse après elle une certaine susceptibilité du rein. Il faut de temps à autre examiner l'urine des enfants dont le rein a été touché par la scarlatine.

6º Traitement. — Le traitement comprend la prophylaxie et le traitement proprement dit.

a. *Prophylaxie*. — Le scarlatineux doit être isolé dès le début et pendant toute la durée de la desquamation. La scarlatine étant à la fois infectieuse et contagieuse, on doit désinfecter tous les objets qui ont été en contact avec le patient dans l'étuve à vapeur et faire la désinfection de la pièce où il s'est tenu. Les règlements administratifs n'autorisent la rentrée du scarlatineux dans l'école qu'après quarante jours.

La transmission de la scarlatine sera entravée par les pratiques de l'antisepsie buccale (irrigations à l'eau boriquée, le contage paraissant résider au niveau du pharynx (LEMOINE), nasale (injections d'huile mentholée), et cutanée (bains de sublimé, savonnage général).

L'antisepsie de la bouche et du gosier ont pour effet également de prévenir un grand nombre de complications dues aux infections secondaires. Les injections préventives de sérum antistreptoccique n'ont pas paru diminuer le nombre des complications (COMBY).

b. *Thérapeutique*. — Dans les cas ordinaires, on se contentera de la diète (Jaccoud prescrit même la diète lactée dans tous les cas), de boissons rafraîchissantes, de quelques bains tièdes. Eviter le refroidissement, qui favorise la néphrite et provoque l'anasarque. L'acétate d'ammoniaque, la poudre Dower, l'alcoolature d'aconit qu'on donne habituellement pour hâter l'éruption ne valent pas le bain froid, ou même tiède. En cas d'*angine* intense, compresses froides ou collier de glace autour du cou, gargarismes ou pulvérisations boriqués chauds, irrigations à l'eau bouillie chaude. Ouvrir de bonne heure les abcès ganglionnaires ou sous-cutanés. A la *convalescence* éviter une alimentation trop carnée qui peut favoriser l'albuminurie LÉPINE .

En cas de *néphrite*, ventouses sur la région lombaire, purgatifs drastiques (julep, scammonée, 0^{gr},25 à 0^{gr},50), diète lactée absolue. Combattre l'*éclampsie* et l'*urémie* par les moyens habituels (glace sur la tête, chloral, bromure (1 à 3 grammes), inhalations d'éther ou de chloroforme).

Le *pseudo-rhumatisme* sera soulagé par l'antipyrine, 0^{gr},50 y 3 grammes, plutôt que par le salicylate.

Dans les formes *nerveuses ataxo-adynamiques*, affusions froides, drap mouillé et de préférence bain froid à 20°, appliqué suivant la méthode de Brand. Même traitement dans les formes hyperpyrétiques qui vont à 41, 42 et même 43°, ainsi que dans les formes fébriles prolongées au delà de quelques jours.

ARTICLE V

ROUGEOLE

La rougeole est une maladie éruptive, dont l'exanthème est érythémateux comme celui de la scarlatine, mais réparti par macules circonscrites, distinctes les unes des autres au lieu de s'étendre en larges placards.

1° Etiologie. — Elle comprend l'étude de l'âge, du sexe, de la contagion, de l'immunité et du contage.

a. *Age.* — La rougeole est la plus fréquente des maladies éruptives. C'est en effet celle qui présente la contagiosité la plus marquée. Il n'y a guère d'immunité que celle qui est conférée par une première atteinte. Cependant les nouveau-nés et les nourissons dans les premiers mois de la vie échappent en général à la propagation de la maladie, comme si l'immunité conférée à la mère par une première atteinte se transmettait atténuée et temporaire à l'enfant. Dès la fin de la première année la rougeole se montre avec une fréquence progressive. A partir de l'adolescence, la rougeole est exceptionnelle parce qu'il est rare qu'on y échappe dans la période précédente. Toutefois j'ai vu la rougeole chez un jeune homme de dix-neuf ans qui, à l'âge de sept ans, avait vécu à côté d'un autre enfant atteint de rougeole, sans la contracter. Il y a donc certaines immunités, exceptionnelles il est vrai. Les adultes et les vieillards non immunisés par une rougeole antérieure n'ont pas perdu leur réceptivité ainsi qu'en témoigne l'épidémie des îles FÉROÉ rapportée par PANUM. L'âge le plus favorable au développement de la rougeole est compris entre deux et dix ans. C'est la période scolaire qui paraît en être la condition la plus constante. La rougeole est très tardive chez les enfants élevés dans leur famille, très précoce chez les enfants d'ouvriers qui fréquentent les écoles maternelles (trois ans), intermédiaire pour les enfants qui abordent d'emblée l'école primaire (cinq ans).

b. *Sexe.* — Le sexe ne présente aucune influence.

c. *Contagion.* — La rougeole est *inoculable* par les sécrétions lacrymales, salivaires, par le sang MONRO, LOOKE, WILLAN, MAYR, etc...). La rougeole inoculée, comme la variole inoculée, a une incubation abrégée.

La contagion se fait surtout au voisinage du rubéolique, soit par l'intermédiaire de l'air dans un rayon de quelques mètres (SEVESTRE), soit par contact direct ou indirect GRANCHER, ce dernier étant réalisé par des objets que le rubéolique a pu toucher. Le virus rubéolique dure peu, deux à trois heures (SEVESTRE), de sorte que, pratiquement, la contagion même indirecte exige la présence du rubéolique et que la rougeole ne peut constituer de foyer infectieux (BARD).

C'est là un fait important, car il dispense de toute pratique de désinfection dans une salle ou un appartement occupés par des sujets atteints de rougeole.

A quelle période la contagion s'exerce-t-elle le plus facilement? On sait que c'est à la période de prééruption (GIRARD), alors que le diagnostic est en suspens. Aussi est-il difficile de faire la prophylaxie de la rougeole. La période éruptive peut transmettre la maladie, au moins pendant les premiers jours, mais moins activement que la précédente. Quatre ou cinq jours après l'éruption, la rougeole ne se transmet plus (BECLÈRE).

d. *Immunité*. — Une première atteinte de rougeole vaccine à peu près sûrement. Les récidives sont exceptionnelles. On a décrit des rechutes survenant huit à quinze jours après la première atteinte [1]. J'ai vu plusieurs cas de ce genre. Ils sont d'une interprétation discutable.

e. *Contage*. — Il n'est pas encore établi. Le bacille que CANON et PIELICKE [2] ont trouvé dans le sang des rubéoliques n'a pas été confirmé par LAVERAN et JOSIAS. GRIFFITS a décrit dans l'urine une ptomaïne spéciale. Les complications infectieuses de la rougeole sont produites par des microorganismes qui habitent à l'état normal nos cavités.

2° Symptômes. — La rougeole a une évolution assez régulière que l'on divise habituellement en quatre périodes : l'incubation, l'invasion, l'éruption, la desquamation. Cette division toute naturelle est basée sur l'importance qu'acquiert au point de vue diagnostique l'apparition des macules cutanées. Mais dans la période d'invasion, l'éruption existe déjà localisée sur les muqueuses et pour mieux rappeler ce fait, j'appellerai la deuxième période énanthémateuse, la troisième exanthémateuse.

A. PÉRIODE D'INCUBATION. — L'incubation est absolument latente. Sa durée est de huit à dix jours. Lorsqu'elle se prolonge au delà de ce terme, elle indique une immunité relative et, par conséquent, une forme bénigne.

[1] *Soc. méd. des hôp. de Paris*, 1895. LEMOINE, CHAUFFARD, etc.
[2] CANON ET PIELICKE. *Berl. Klin. Wochs.*, 1892.

B. **Période de l'éxanthème.** — Sa durée moyenne est de trois à quatre jours. Elle se traduit par le catarrhe oculo-nasal, trachéo-bronchique, plus rarement par du catarrhe intestinal et vulvaire, presque constamment par une érythème bucco-pharyngé. Le plus souvent la rougeur des muqueuses est diffuse, mais parfois on peut reconnaitre un pointillé éruptif au niveau des conjonctives et surtout du palais, de chaque côté du raphé. Koplik a décrit avant l'apparition du pointillé palatin la présence sur la muqueuse des joues, dès le premier ou le second jour de l'invasion fébrile, de taches blanc bleuâtre qui disparaissent assez vite. C'est là le *signe précoce de Koplik*.

Le sujet éprouve du picotement conjonctival, du larmoiement, parfois de la photophobie, des éternuements répétés, de la toux sèche, quinteuse, férine, fatigante, avec tendance au spasme et dans quelques cas des accès de laryngite striduleuse. On cons-

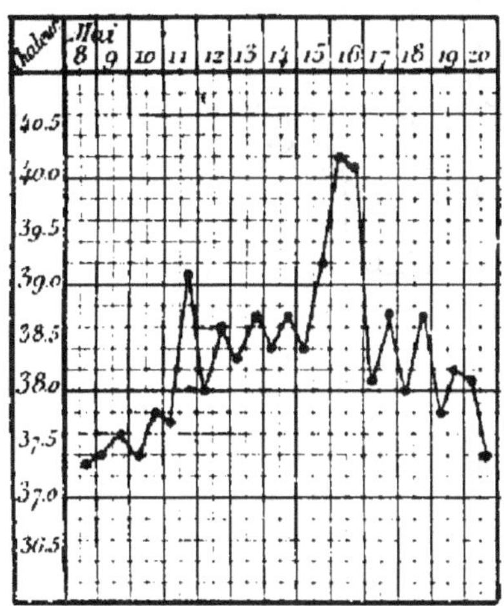

Fig. 5.

Rougeole classique.

tate aussi de la diarrhée et un écoulement vulvaire. Au début les muqueuses sont le siège d'un simple érythème avec hypersécrétion ; mais rapidement elles desquament, la sécrétion est

plus épaisse, forme au niveau de la bouche et du pharynx des
dépôts pultacés, au niveau du larynx et des bronches des mucosités denses et opaques, produit au niveau des conjonctives des
concrétions chassieuses, et c'est à cause de ce changement rapide
dû à la fragilité de l'épithélium des muqueuses, que l'énanthème caractérisé par un pointillé rouge s'efface pour céder la
place à un catarrhe vulgaire. L'énanthème a donc aussi sa

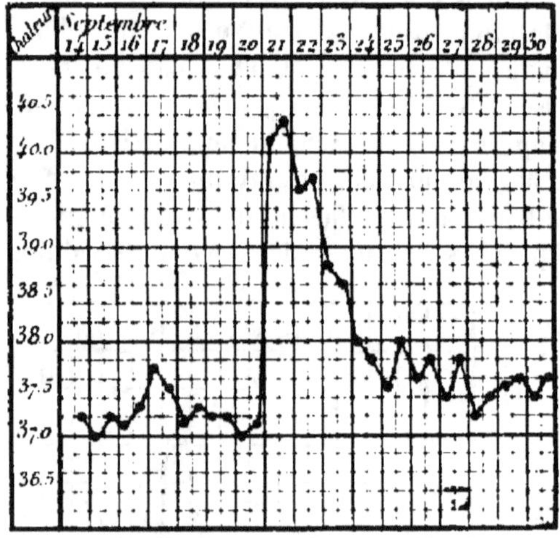

Fig. 6.

Rougeole sans énanthème et sans période d'invasion.

desquamation qui s'opère vite et se prolonge généralement pendant la durée de l'exanthème. Les catarrhes oculo-nasal et
trachéo-bronchique donnent au patient une physionomie non
pas caractéristique, mais assez spéciale. L'enfant a un visage
congestionné, rouge, un peu bouffi, avec des yeux larmoyants,
un nez enchifréné, laissant tomber des sécrétions sur la lèvre
supérieure, en même temps qu'il est secoué par une toux
fréquente.

A cette période de l'énanthème se rattachent des phénomènes
généraux caractérisés surtout par l'élévation de la température.
La fièvre monte brusquement à 38°5, 39, 39°5, oscille pendant

deux ou trois jours avec des écarts très variables autour d'un de ces chiffres, subit assez souvent une détente à la fin du troisième ou au commencement du quatrième jour, puis remonte au moment de l'exanthème. La température paraît proportionnée au développement des efflorescences muqueuses ou cutanées. Aussi est-elle moins élevée à la période de l'énanthème qu'à celle de l'exanthème, ce dernier acquérant un développement beaucoup plus considérable. Lorsque l'énanthème fait défaut, la fièvre n'apparaît qu'au moment de l'exanthème.

C. PÉRIODE DE L'EXANTHÈME. — Nous décrirons successivement la lésion élémentaire, la topographie de l'éruption, son évolution et les symptômes généraux.

a. *Lésion élémentaire*. — L'éruption est formée de macules grosses comme des têtes d'épingle en verre, arrondies ou allongées, rouges, légèrement saillantes ou parfois papuleuses, ce qui a fait donner à la rougeole, dans ce cas particulier, le nom de *boutonneuse*. Elles sont isolées ou réunies par groupes plus ou moins complexes dessinant des corymbes, des arcs de cercle. Entre les macules isolées et entre les groupes, il y a toujours des intervalles de peau saine.

b. *Topographie*. — L'éruption débute à la face qu'elle occupe le premier jour; le second jour elle s'étend au tronc et aux membres supérieurs; le troisième jour, au membres inférieurs. A ce moment, le tégument est recouvert d'une infinité de taches rouges qui, en certains points (fesses, ceinture), forment de véritables placards.

c. *Évolution de l'éruption*. — Elle pâlit rapidement au bout de deux ou trois jours. La teinte rouge s'efface pour faire place à une coloration cuivrée, puis jaune pâle qui disparaît peu à peu.

d. *Symptômes généraux*. — La fièvre qui a accompagné le développement de l'énanthème, après avoir diminué le troisième jour remonte le quatrième avant l'éruption à 40° et au delà, puis suit parallèlement la marche de l'exanthème. Lorsque celui-ci est très développé, la température reste élevée avec quelques rémissions matinales et dure tout le temps de l'éruption, se prolongeant avec elle, s'atténuant au bout de trois à quatre jours dès qu'il pâlit pour revenir à la normale, soit par une défervescence brusque, soit en lysis. Le pouls se règle sur la température. Il atteint 120 à 150 pour retomber à la normale. Pendant cette période, l'enfant est agité, a soif, présente des sueurs abondantes. L'énanthème continue sa marche desquamative. La toux sèche et férine devient grasse et amène des mucosités verdâtres, rappelant parfois les crachats nummulaires. L'auscultation révèle des râles muqueux à la place des sibilances initiales. Le catarrhe oculo-nasal subit les mêmes transformations.

D. Période de la convalescence. — Nous préférons ce terme à celui de *desquamation* qui en est un des symptômes objectifs saillants, mais qui ne constitue qu'un élément banal, au même titre que les sécrétions muqueuses. En général, à ce moment, les catarrhes se sont effacés. La peau se recouvre de débris épithéliaux furfuracés à la face, plus larges, lamelleux aux membres inférieurs, sans jamais atteindre les dimensions des lambeaux scarlatineux. La température descend les premiers jours au-dessous de la normale, le pouls est quelquefois ralenti et irrégulier.

3° Anomalies. — L'éruption est *très discrète*, très fugace, soit sur les muqueuses, soit sur la peau. La rougeole est atténuée.

L'éruption ne *se fait* pas, ou se *borne à quelques macules violacées*. Il existe alors une complication grave, bronchite capillaire, broncho-pneumonie d'emblée.

L'*éruption très intense se prolonge huit à dix jours* : en même temps, il persiste de la fièvre et **du** catarrhe bronchique : c'est la *rougeole intense*, dont le pronostic est généralement bon.

Les *phénomènes généraux de la période du début sont graves* : température élevée, agitation, état ataxo-adynamique, convulsions. L'hydrothérapie froide sous forme d'affusion, de maillots ou plutôt de bains est indiquée. L'éruption se produit et tout rentre dans l'ordre.

La rougeole affecte d'emblée une forme *hémorragique*, et donne lieu à des épistaxis, de l'hématurie, du méléna, des suffusions sanguines, du purpura, au milieu d'un état ataxo-adynamique redoutable ; cet état aboutit rapidement à la mort. Il faut distinguer de cette forme le *purpura éruptif* lié à une exanthème très congestif, celui qu'on observe dans les coqueluches compliquées de rougeole où les quintes de toux favorisent l'extravasation sanguine. Ce sont là des rougeoles bénignes. Il existe aussi une *rougeole hémorragique secondaire* dans laquelle le purpura et les hémorragies suivent l'éruption. C'est aussi un état grave, moins que la rougeole hémorragique primitive.

4° **Complications**. — La plus fréquente et la plus grave est la *broncho-pneumonie*. Elle a une part prépondérante dans la

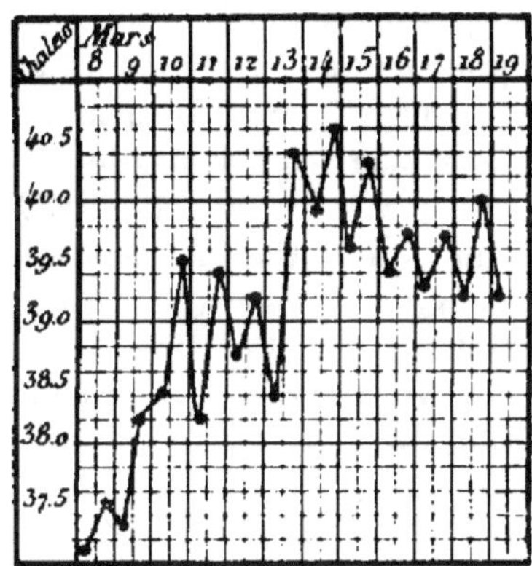

Fig. 7.

Rougeole suivie de broncho-pneumonie.

mortalité de la rougeole. Elle se montre au début et dans ce cas modifie la marche de la rougeole en entravant l'éruption ; le plus souvent elle se montre dans le cours de l'éruption et pendant la convalescence. Elle se révèle par ses symptômes habituels, suit une marche aiguë, subaiguë et aboutit même à la forme chronique avec sclérose. Elle se montre surtout dans les hôpitaux, est rare en ville. BARD[1], le premier, a fait ressortir la contagiosité de la broncho-pneumonie chez les rubéoliques. Cette opinion a été adoptée depuis par GRANCHER, SEVESTRE. NETTER admet au contraire une auto-infection par les microbes des cavités naturelles. Pour BARD, la broncho-pneumonie est une infection spéciale, distincte de la rougeole. Tantôt elle évolue en même temps qu'elle, comme s'il s'agissait de deux infections simultanées (broncho-pneumonie du début), le plus souvent elle lui succède. De là une prophylaxie spéciale, la séparation des malades atteints de complications pulmonaires de ceux qui présentent une rougeole simple. Cette pratique a porté des fruits, BARD a réussi dans le même milieu à abaisser la mortalité de 25 p. 100 à 7 p. 100.

On peut dire des autres complications ce que nous venons d'exprimer à propos de la broncho-pneumonie, ce sont des infections secondaires. Tous les tissus touchés par la rougeole seule reviennent rapidement à leur état normal, mais souvent la rougeole a ouvert la porte à d'autres agents. C'est ainsi qu'à côté de l'*otite rubéolique*, due à la propagation de l'énanthème à la trompe d'Eustache et à la caisse, et se traduisant par des bourdonnements et une diminution de l'ouïe transitoires, on a signalé l'*otite aiguë suppurée* (CORDIER[2]), l'otite suppurée chronique avec ses alternatives d'amélioration et d'aggravation et la participation progressive des cellules mastoïdiennes; à côté de la *conjonctivite catarrhale* on a décrit les *conjonctivites chroniques* tenaces, menaçant même la cornée (kératite ulcéreuse); à la suite du *coryza initial*, la lésion *ulcéreuse* ou *hypertrophique* de la *pituitaire*; l'*érythème buccal* ouvre la porte à la *stomatite impétigineuse*, *ulcéreuse* et parfois à une redoutable complication, le *noma*. L'*entérite légère* du début est parfois suivie de *lésions dysentériformes* (MESLAY et JOLLY[3]). Du côté de la vulve,

---

[1] BARD, *Lyon médical*, 1889 : voir GONTIER, *Nature et prophylaxie de la broncho-pneumonie des rubéoliques*, Th. de Lyon, 1889.

[2] CORDIER, Th. de Paris, 1875.

[3] MESLAY et JOLLY, *Lésions de dysenterie consécutives à la rougeole chez l'enfant*, Rev. des mal. de l'enf., 1895.

c'est la *vulvite suppurée* ou la *gangrène*, celle-ci peut atteindre aussi la verge. L'exanthème lui-même rend la peau susceptible et la prédispose aux *poussées impétigineuses*, aux *furoncles*, aux *abcès*, aux *mortifications*. De toutes ces complications, les plus fréquentes sont les *otites*, les *conjonctivites*, les *vulvites* ; les plus graves, les *gangrènes*. La prophylaxie doit s'inspirer de ces données et veiller à l'asepsie rigoureuse de toutes les surfaces menacées : lavage du nez, de la bouche, de la vulve, bains de sublimé. On doit éviter l'accumulation des microorganismes banals dans les salles par une aération abondante et l'isolement non pas individuel, mais par petits groupes.

La rougeole peut se compliquer, d'après le même mécanisme, d'autres infections plus spécifiques : *scarlatine*, *coqueluche*, *diphtérie*. La diphtérie secondaire à la rougeole est exceptionnellement grave. Enfin la rougeole mène assez fréquemment à la *tuberculose*, soit qu'elle lui serve d'introducteur, soit qu'elle réveille ses germes latents.

On peut dire de la rougeole qu'elle produit surtout des complications de surface. Elle n'agit pas sur les viscères profonds. La *néphrite*, bien que signalée, est exceptionnelle. Rares aussi sont les *dégénérescences* ou les *inflammations* du *myocarde*, du *foie*, des *séreuses* ; celles-ci ne se prennent qu'à l'occasion des complications additionnelles. Le *système nerveux* est rarement touché. J'ai observé quelques cas de paraplégie à début lent, sans troubles de la sensibilité, sans troubles trophiques, guérissant spontanément. DÉSARIÉ [1] a réussi trente sept cas de lésions diverses du système nerveux.

J'ai observé à plusieurs reprises des cas de rougeole se compliquant pendant la convalescence d'une *fièvre intermittente* pendant un temps très long (quinze à trente jours), sans signes physiques du côté des poumons, mais avec quintes de toux fréquentes. Tous les sujets ont guéri. On peut rapporter hypothétiquement ces phénomènes à une inflammation des ganglions trachéo-bronchiques.

5º Anatomie pathologique. — La plupart des lésions

[1] DÉSARIÉ, *Des paralysies dans la rougeole*, Th. de Lyon, 1888.

observées se rapportent aux complications. Ce qui concerne la rougeole pure se borne à de la congestion du corps muqueux de Malpighi. Le derme est infiltré de globules blancs. Les cellules de Malpighi subissent la dégénérescence colloïde (CATRIN). Lésion similaire du côté des muqueuses avec gonflement et parfois ulcération des follicules clos.

6° Diagnostic. — *Avant l'éruption*, il est presque impossible : la rougeole se confond avec la *grippe*, le *simple coryza aigu*, la *laryngite striduleuse*. En dehors des conditions d'épidémicité, un seul signe est valable : ce sont le pointillé du palais et les taches de Koplik ; or ils manquent souvent ou ne précèdent que de très peu l'exanthème.

Après l'éruption, toutes les éruptions rubéoliformes pathogénétiques, dues au *copahu*, à l'*antipyrine*, au *chloral*, se reconnaissent à ce que le catarrhe des muqueuses fait défaut et à l'apyrexie habituelle. L'iodisme provoque cependant des localisations muqueuses en même temps que l'éruption cutanée, mais il n'y a pas de fièvre.

Les mêmes considérations s'appliquent à la *rubéole*, la *roséole saisonnière*, la *roséole syphilitique*.

La *scarlatine* se reconnaît à son début non facial, à l'angine, à ses larges placards érythémateux.

La rougeole boutonneuse rappelle la *variole*, mais elle ne présente ni céphalée, ni rachialgie.

Pendant la *desquamation*, j'ai montré que dans la convalescence de la fièvre typhoïde, on observait constamment ou très souvent des desquamations furfuracées sur le tronc, lamelleuses sur les membres inférieurs. COMBY attribue ce phénomène à des poussées de sudamina, et les a observées dans d'autres affections fébriles. Cela est vrai pour le tronc, ainsi que cela ressort de ma description[1]. Pour les membres, l'explication est en défaut. Quoi qu'il en soit, il faut tenir compte de ces faits dans le diagnostic rétrospectif d'une rougeole.

7° Pronostic. — La rougeole, à l'état pur, ne tue pas. Elle

[1] Congrès de Lyon, 1894.

est inquiétante par le nombre et la gravité de ses complications. Parmi celles-ci quelques-unes, conjonctivite, otite, rhinite, etc., ne constituent que des affections gênantes. D'autres, comme les gangrènes, sont exceptionnelles. Le vrai danger de **la rougeole** réside dans la broncho-pneumonie. Aussi la prophylaxie doit-elle surtout tendre à la prévenir. La mortalité par rougeole est une des plus élevées des maladies générales. Dans les hôpitaux elle varie entre 25 et 46 p. 100 (COMBY). L'isolement collectif des rubéoliques n'a fait que l'augmenter, en multipliant l'échange des complications. Certaines circonstances ont une influence défavorable : l'épidémicité ; l'âge : au-dessous de deux ans, la rougeole est très meurtrière ; les conditions antérieures : la rougeole secondaire à la coqueluche, à la scarlatine, à la diphtérie est très grave ; le froid.

8° Traitement. — Le traitement comprend la prophylaxie et le traitement proprement dit.

a. *Prophylaxie.* — La rougeole étant contagieuse avant que son diagnostic puisse être établi et ne créant pas de foyers d'infection, la prophylaxie n'a aucune raison d'être dans les familles. Dans les collectivités stables, comme les écoles, le premier cas a produit, dès qu'on le reconnaît, tous ses effets. Il suffit d'éviter les contacts entre classes différentes. Dans les collectivités à renouvellement, salles d'hôpital, l'accès de la salle doit être fermé aux nouveaux venus pendant les quinze à vingt jours qui s'écoulent entre l'entrée du premier cas, et l'apparition des cas secondaires (BARD). D'après le même auteur, ce qu'il faut surtout réaliser, ce n'est pas de séparer les rubéoliques des autres malades, c'est de faire parmi eux des catégories. Les rougeoles simples doivent être séparées des rougeoles compliquées. Ces dernières doivent même être l'objet d'un isolement individuel. La rougeole ne crée pas de foyers d'infection, mais ses complications n'agissent pas de même. Il est dangereux de recevoir des rougeoles, dans une salle où il y a eu récemment des broncho-pneumonies. D'une façon générale, il vaudrait mieux assister les rubéoliques en ville, fussent-ils dans des conditions déplorables, que de les recevoir à l'hôpital.

On a réduit dans une certaine mesure les inconvénients de l'agglomération au moyen de l'asepsie des surfaces menacées : peau, conjonctives, pituitaire, bouche, pharynx, par des bains, des lavages antiseptiques, des pulvérisations (SIREDEY), mais l'expérience de ces pratiques n'est pas encore suffisamment établie.

b. *Thérapeutique*. — Dans les formes communes, on se borne à combattre les symptômes : antipyrine, contre la fièvre ; bromure de potassium, opium contre les quintes de toux ; bains tièdes ou bains frais contre l'agitation.

Si l'éruption n'est pas franche, on peut la hâter par le drap mouillé ou l'immersion dans l'eau à 25 à 30°. Dans ces cas, on donne aussi la poudre de Dower (0,05 à 0.20 centigrammes) l'acétate d'ammoniaque 1 à 2 grammes. Recommander de ne pas trop couvrir le patient, d'éviter la pratique déplorable des bottes, de laisser boire frais. Si la fièvre est élevée, que les accidents nerveux se dessinent, le bain froid à 20°, est le meilleur agent. On le renouvelle de trois en trois heures, jusqu'à sédation.

Les complications sont traitées par les procédés qui conviennent à chacune.

ARTICLE VI

RUBÉOLE

La *rubéole* ou *rötheln* des Allemands est une affection spécifique, contagieuse, éruptive, qui doit être distinguée de la *rougeole*, de la *scarlatine*, d'une *hybride* due à l'association de ces deux maladies, et de la *roséole fébrile*. Il n'y a pas très longtemps que cette affection a été dégagée, et WILLIAM SQUIRE, au congrès de Londres en 1881, rappelait qu'il avait fallu un siècle pour distinguer la rougeole de la variole, un siècle pour séparer la scarlatine de la rougeole, et qu'il comptait que ce siècle donnerait à la rubéole son autonomie. De ce congrès date, en effet, la reconnaissance officielle de cette affection qui avait déjà de nombreux partisans en Allemagne et en Angleterre et qui commençait à pénétrer en France avec LÉCORCHÉ et TALAMON, BOURNEVILLE et BRICON, RAYMOND.

1º Symptômes. — Les symptômes sont répartis en quatre périodes : incubation, invasion, éruption et desquamation.

a. Incubation. — Elle serait de douze à quatorze jours d'après BONDET [1], quinze jours d'après W. SQUIRE.

b. Invasion. — L'invasion dure peu, quelques heures, deux à trois jours au plus. Peu de symptômes généraux, un peu de courbature, une légère fièvre. Le plus souvent la maladie passe inaperçue.

c. Eruption. — L'éruption commence au visage, s'étend rapidement au tronc et aux membres, en quelques heures, respecte toujours le crâne, la paume des mains, la plante des pieds (LEWIS SMITH).

L'éruption de la rubéole est *polymorphe*. En certains points (visage, bras, jambes) c'est l'aspect morbilliforme qui domine, sur le tronc, à la racine des membres, dans les points soumis aux pressions ou aux frottements, l'éruption rappelle les placards scarlatineux. Tantôt c'est l'érythème diffus qui domine, tantôt les macules de la rougeole. La lésion élémentaire se distingue par quelques nuances de la rougeole et de la scarlatine. Les macules ne se disposent pas en corymbes. L'érythème est foncé, il n'y a pas de sudamina au cou et sur la poitrine.

Les énanthèmes sont encore plus caractéristiques. Ils se montrent en même temps que l'exanthème ou après, exceptionnellement avant.

Il y a comme dans la rougeole catarrhe oculo-nasal, mais peu développé. Les voies respiratoires sont épargnées, il n'y a ni laryngite, ni bronchite. Comme dans la scarlatine, il y a de la rougeur du palais, des amygdales, mais sans gonflement, sans douleur, sans exsudat.

Les ganglions rétro-auriculaires et cervicaux sont légèrement engorgés, d'une façon constante dans certaines épidémies, dans un tiers ou une moitié des cas, à l'occasion d'autres épidémies.

Les troubles fonctionnels sont peu marqués. Parfois la figure

[1] Voy. DELASTRE. *Contribution à l'étude de la rubéole*. Th. de Lyon, 1883.

et les paupières sont gonflées, il y a des éternûments. La toux et les troubles de la déglutition sont exceptionnels. L'éruption est parfois prurigineuse.

L'état général est bon. La fièvre fait souvent défaut. NYMANN sur 119 cas constata l'apyrexie 58 fois. Chez 39 malades, la température monta à 38°, chez 13 à 38°.5, chez 6 à 39° et 2 fois seulement à 39°.5. Dans 24 cas, la fièvre dura un jour; dans 24 cas, deux jours; dans 11, trois jours; dans 2, quatre jours.

d. *Desquamation*. — L'éruption pâlit rapidement, la desquamation est discrète, furfuracée, jamais lamelleuse.

2° Complications. — Les complications sont rares. On a cité cependant des cas de bronchopneumonie, d'albuminurie, d'adénopathies persistantes.

3° Formes de la maladie. — On peut distinguer une forme *apyrétique*, une forme *légèrement fébrile*. Dans quelques épidémies exceptionnelles, signalées par AITKEN et CHEADLE, il y eut une *fièvre intense*, prolongée, un abattement extrême pendant la période d'éruption, de la laryngo-bronchite, des douleurs d'oreille, parfois de la broncho-pneumonie et de l'albuminurie. CHEADLE a observé 4 morts sur 30 cas. Ce sont là des faits excessivement rares.

4° Pronostic. — Le pronostic est en général insignifiant.

5° Diagnostic. — Le polymorphisme de l'éruption, l'invasion rapide, l'absence de catarrhe bronchique, la fréquence des adénopathies, séparent la rubéole de la *rougeole*. Elle se distingue de la *scarlatine* par les mêmes caractères, l'absence de sa réaction fébrile, de langue framboisée, de la *roséole fébrile* par sa contagiosité, le catarrhe oculo-nasal, l'absence d'embarras gastrique.

6° Étiologie. — La rubéole frappe surtout la seconde enfance. Sur 54 cas, LEWIS SMITH en a noté 16 de 2 à 5 ans et 23 de 5 à 10 ans. Elle est commune aux deux sexes. Elle se montre en toutes saisons, mais surtout au printemps. Elle est plus commune en Angleterre et en Allemagne qu'en France. Elle se montre surtout à l'état épidémique. Elle se propage par *contagion*, probablement comme la rougeole, à la période d'invasion et au début de l'éruption.

Une première atteinte confère l'immunité. Elle ne vaccine pas contre la rougeole et la scarlatine : celles-ci ne préservent pas davantage de la rubéole.

7° Nature. — Les nombreuses épidémies observées ont permis de rejeter toutes les opinions qui tendaient à faire de la rubéole, soit une hybride de la rougeole et de la scarlatine, soit une récidive de l'une de ces deux maladies, soit une forme de la roséole estivale de Trousseau.

Elle se transmet, toujours identique à elle-même, par contagion, atteint les sujets qui ont eu la rougeole et la scarlatine, ne présente pas la gravité que comporte l'association de ces deux maladies. C'est une maladie éruptive, autonome.

8° Traitement. — Le traitement consiste à faire garder la chambre aux sujets, l'exposition à l'air froid pouvant accentuer la fièvre et les symptômes locaux. Dans quelques cas où l'éruption se fait mal, un bain ou le maillot humide seront employés comme dans les autres fièvres éruptives. S'il y a de la température ou de l'embarras gastrique, on les combattra par les moyens habituels.

ARTICLE VII

ÉRYSIPÈLE

L'érysipèle est une maladie infectieuse, contagieuse, qui se produit soit chez le nouveau-né et se localise dans ce cas autour de l'ombilic, soit aux autres périodes de l'enfance, et atteint surtout la face.

1° Étiologie. — L'érysipèle est produit par le streptocoque de Fehleisen. Il pénètre par une solution de continuité de l'épiderme ou des muqueuses et se cantonne principalement dans les voies lymphatiques. Dans les cas graves, il peut passer dans le sang.

a. *Chez le nouveau-né*, l'invasion se fait par la plaie ombili-

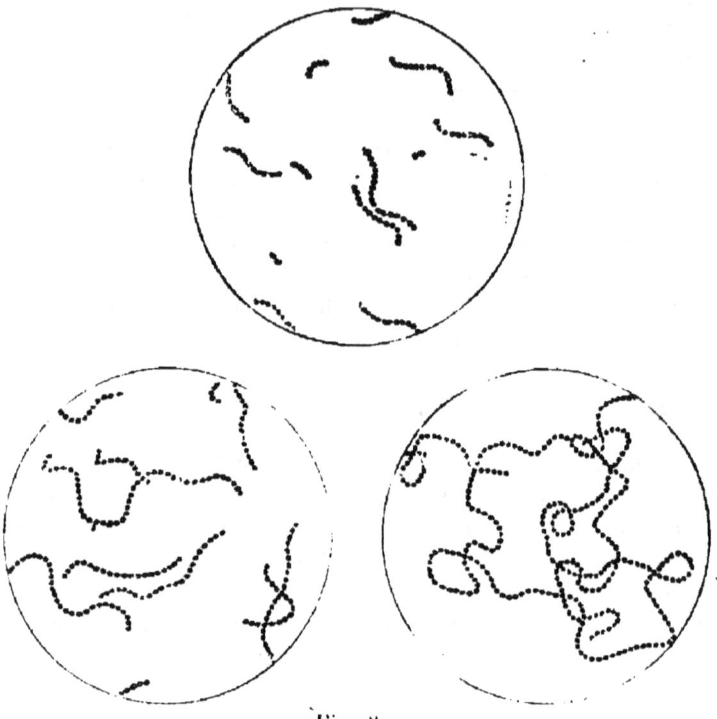

Fig. 8.
Différentes formes de streptocoques (d'après WIDAL).

cale, bien qu'elle puisse s'effectuer par des solutions de continuité accidentelles en d'autres points du corps. La source du germe est dans l'atmosphère (milieux infectés), plus souvent dans une affection puerpérale de la mère, ou dans une maladie à streptocoques d'autres sujets. Le transport se fait par la main des accoucheurs ou des infirmières. L'érysipèle des nouveaunés se montre dans les premiers jours de la naissance ; parfois il retarde jusqu'au dixième et même au quinzième jour (TROUSSEAU).

On a décrit des érysipèles congénitaux, avec desquamation au moment de la naissance et survie (KALTENBACH, RUNGE, STRATZ), chez des enfants nés de mères ayant un érysipèle à la fin de leur grossesse. LEBEDEFF a vu des streptocoques dans le sang d'un fœtus né dans ces conditions.

b. *Chez l'enfant*, l'érysipèle occupe surtout la face : la cause occasionnelle est une érosion des narines, des lèvres, une pustule d'impétigo, une lésion de grattage, la petite plaie qu'on détermine en perçant les oreilles, la lésion vaccinale.

Sa fréquence est plus grande chez les filles que chez les garçons. Elle augmente à mesure qu'on se rapproche de l'adolescence. Sur 1 500 filles âgées de 2 à 15 ans, j'ai noté 33 cas d'érysipèle : 1 à 2 ans, 1 à 3 ans, 1 à 4 ans, 1 à 5 ans, 3 de 6 à 7 ans, 5 à 8 ans, 9 de 10 à 12 ans, 12 de 12 à 14 ans.

2° Symptômes. — Il existe trois formes très distinctes d'érysipèle : l'érysipèle des nouveau-nés, l'érysipèle vaccinal, l'érysipèle commun.

A. ÉRYSIPÈLE DES NOUVEAU-NÉS. — Il débute, comme l'a noté TROUSSEAU, par le pénil qui présente une rougeur vive. L'enfant est abattu, pousse des cris, mais présente peu de fièvre. La rougeur gagne rapidement le scrotum, la vulve, les cuisses, les jambes, puis, en sens opposé, le tronc. Il parcourt ainsi tout le corps, pendant que la fièvre monte le soir à 39, 40°, que l'enfant s'agite, crie, présente des troubles digestifs. A l'agitation succède la somnolence et la mort survient dans le collapsus du cinquième au huitième jour. Parfois la marche est foudroyante, parfois elle est lente et dure deux à trois semaines. L'érysipèle est tantôt la seule manifestation infectieuse, tantôt il s'associe à de l'artérite ou de la phlébite ombilicale, de la péritonite, de la pleurésie purulente.

Dans quelques cas, la peau se gangrène. Dans d'autres, il se forme un phlegmon ou des abcès successifs. TROUSSEAU avait remarqué que cette dernière condition retardait la mort et même indiquait une gravité moindre de l'affection.

B. ÉRYSIPÈLE VACCINAL. — Tantôt l'érysipèle se produit dans

les deux ou trois premiers jours qui suivent la vaccination (Josserand)[1] ; la lymphe inoculée provient d'un vaccinifère malade : tantôt il ne survient qu'à la fin du premier septénaire (Raucheuss) : il est le plus souvent unilatéral. Il a une tendance migratrice, se diffuse à une grande étendue du tégument. Parfois il débute loin des points d'inoculation vaccinale. Dans quelques cas, il s'accompagne d'infection générale et d'ictère.

C. Érysipèle commun. — Il se présente sous plusieurs aspects.

a. *Forme moyenne.* — Le plus souvent, il y a des phénomènes généraux, frissons, céphalée, vomissements, malaise, qui précèdent d'un ou deux jours l'apparition de la rougeur. Parfois ils débutent en même temps qu'elle. La teinte rouge se montre dans les lieux d'élection classique, autour d'une narine, d'une commissure labiale, s'étend plus ou moins rapidement. La peau est rouge, douloureuse. La plaque érysipélateuse est limitée du côté des régions où elle va s'étendre par un bourrelet saillant. C'est au niveau de celui-ci que Fehleisen a décrit l'accumulation des streptocoques.

La rougeur reste parfois limitée à une petite étendue. Souvent, elle s'étend sur une grande partie de la face, produisant un gonflement énorme dans les régions à tissu cellulaire lâche (paupières, des douleurs violentes dans celles où il est serré (oreilles, cuir chevelu). Les régions primitivement touchées pâlissent, pendant que se fait l'extension à d'autres points. La température s'élève soit brusquement, soit progressivement à 39°.5, 40°. Elle dure de trois à six jours, affectant un type continu, ou décrivant des rémissions matinales de 1° et présente le

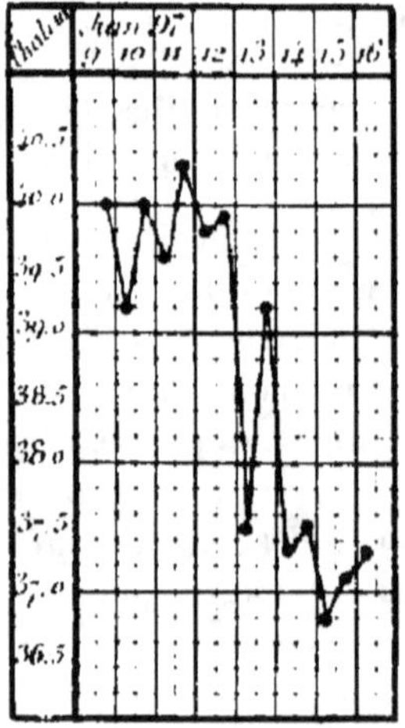

Fig. 9.

Érysipèle de la face.

----

[1] Josserand. *Des contaminations vaccinales,* Th. de Lyon, **1884.**

plus souvent une défervescence brusque. La convalescence est franche ou entrecoupée de quelques oscillations thermiques. L'état général est habituellement satisfaisant. Nous n'avons observé ni délire, ni convulsions. Quelquefois nous avons noté de l'agitation ou de la somnolence, des vomissements, assez souvent de l'embarras gastrique, dans un cas de l'angoisse. Les ganglions sous-maxillaires sont gonflés et douloureux, pendant l'exanthème ou même avant son apparition. La rougeur s'efface, la peau desquame, se couvre parfois de grandes vésicules renfermant de la sérosité claire ; dix à quinze jours après le début, un épiderme nouveau s'est reformé.

b. *Forme abortive*. — Chez deux enfants de deux et trois ans, nous avons vu l'érysipèle disparaître au bout d'un ou deux jours.

c. *Forme prolongée*. Elle est due en général à l'extension de l'exanthème au cou, aux épaules, au tronc. Nous l'avons vu durer treize jours avec de hautes températures.

d. *Forme à rechutes*. — La rechute se fait après une apyrexie de quelques jours dans les cas intenses. Je l'ai observée chez un enfant traité par une injection de sérum antistreptococcique.

e. *Forme apyrétique*. — Je l'ai notée à 4 ans, 6 ans, 7 ans, 12 ans. Elle est semblable à celle de l'adolescent, récidive facilement, 5 fois en six mois, dans un cas. Ce sont des sujets lymphatiques, bouffis, présentant en général des ganglions cervicaux et sous-maxillaires. La circulation lymphatique est entravée, et c'est ce qui explique peut-être l'absence de retentissement sur l'état général, le streptocoque ou ses toxines ne pouvant pénétrer profondément.

3° Complications. — Elles sont rares chez l'enfant. Je n'ai observé que quelques abcès.

4° Diagnostic. — L'*érysipèle du nouveau-né* peut se confondre avec des érythèmes infectieux, l'eczéma.

L'*érysipèle vaccinal*, rappelle l'érythème si fréquemment observé depuis l'emploi du vaccin de génisse.

L'érysipèle commun ne prête à confusion que dans ses formes apyrétiques.

5° Pronostic. — *L'érysipèle du nouveau-né* tue dans la plupart des cas, au septième ou huitième jour, qu'il y ait ou qu'il n'y ait pas de phlébite ombilicale. Achalme[1] attribue ce fait, à ce que la réaction phagocytaire ne se produit pas : il n'y a pas accumulation de leucocytes dans le derme, les troncules lymphatiques et les ganglions : l'infection sanguine est, par suite, très facile.

Le pronostic est moins fatal après la période du nouveau-né. Néanmoins, l'érysipèle est encore très redoutable chez le *nourrisson*.

L'érysipèle vaccinal est grave. Lorsqu'il est migrateur il tue 67 fois sur 100 (Rauchfuss). S'il est fixe, la mortalité n'est que de 17 sur 100.

L'érysipèle commun est sans gravité. Nous n'avons jamais constaté ni mort, ni même de complications sérieuses. L'érysipèle des enfants de 4 à 8 ans semble même moins intense que celui des sujets de 10 à 15 ans

6° Traitement. — La *prophylaxie* est toute-puissante dans l'érysipèle des nouveau-nés. L'enfant doit être séparé d'une mère atteinte de fièvre puerpérale. L'asepsie la plus rigoureuse est imposée dans le pansement du cordon. L'absorption par l'ombilic diminue après la chute du cordon (Runge).

L'érysipèle paru, il faut soutenir les forces de l'enfant en l'alimentant. Localement, laver l'ombilic avec des solutions boriquées : se méfier du phénol, très toxique pour le nouveau-né ; panser avec une pommade boriquée. L'emploi du sérum antistreptococcique est peu en faveur actuellement.

Fochier a eu des résultats heureux dans la fièvre puerpérale en injectant sous la peau de l'essence de térébenthine et produisant des abcès de fixation. D'autre part, la signification favorable des abcès spontanés dans l'érysipèle, constitue un

---

[1] Achalme. *De l'érysipèle*. Th. de Paris, 1892.

encouragement à tenter, pour cette affection, la méthode de FOCHIER.

L'érysipèle vaccinal est souvent la conséquence d'une adultération du vaccin ou d'une contamination secondaire, dans un foyer infecté. La prophylaxie est basée sur cette notion.

L'érysipèle commun est soumis aux mêmes règles prophylactiques chez l'enfant et chez l'adulte.

Dans l'érysipèle à répétition, il faut s'attacher à prévenir les érosions dues à un coryza chronique, à l'impétigo, à pratiquer des lavages du nez, de la bouche, du cuir chevelu, à combattre ce que VERNEUIL appelait le *microbisme latent*.

Le *traitement proprement dit* est très simple :

Recouvrir le tégument de poudre d'amidon ou de vaseline pour éviter le contact de l'air.

Si la température est élevée, antipyrine : **2 à 3 grammes** par jour, ou badigeonnage au gaïacol, suivant la méthode de BARD.

Combattre l'état saburral par un purgatif : huile de ricin, calomel.

ARTICLE VIII

PURPURA, MALADIE DE WERLHOF

Le purpura est un syndrome qui relève d'affections locales ou générales ; ces dernières sont dues, les unes à des intoxications, les autres à des infections. Nous l'étudierons surtout dans ses formes infectieuses.

1° Division. — Le purpura n'est pas une entité morbide définie. C'est un symptôme commun à des affections très variées. La division des purpuras ne peut être faite que sur le terrain étiologique. Le purpura est *primitif ou secondaire*.

A. PURPURA SECONDAIRE. — Le purpura secondaire est associé, mais à titre exceptionnel :

a. A une maladie *infectieuse* ou *éruptive* (formes hémorragiques de la variole, de la scarlatine, de la rougeole, de la fièvre typhoïde, de la fièvre puerpérale[1].

b. A des *affections cachectisantes* dans lesquelles l'infection peut encore jouer un rôle (paludisme, tuberculose, anémie pernicieuse, leucocythémie, lymphadénie). Dans un cas de lymphadénie aiguë décrit par COURMONT et LANNOIS[2], les ganglions malades renfermaient un streptocoque pyogène qui n'avait pas pénétré dans le sang.

c. A des *intoxications,* iodure de potassium (FOURNIER), quinine, arsenic. J'ai vu un purpura provoqué par l'antipyrine. Des conditions particulières d'hygiène et d'alimentation provoquent une modalité spéciale de purpura connue sous le nom de *scorbut.*

d. A des *troubles nerveux :* purpura localisé sur le trajet des douleurs fulgurantes (STRAUS); purpura émotif, hystérique. La mère d'un enfant atteint de purpura que j'ai observé avait eu sous l'influence d'une frayeur un arrêt menstruel suivi de purpura. Depuis, à chaque émotion, le purpura se reproduisait.

e. Nous laisserons de côté tous les purpuras secondaires qui ne représentent que des phénomènes exceptionnellement associés à d'autres maladies, de même que le scorbut qui constitue une affection bien définie comme étiologie et comme évolution.

B. PURPURA PRIMITIF. — Le purpura primitif peut être considéré comme un véritable type morbide, comprenant une certaine variété d'expressions symptomatiques, qui se relient toutes par une pathogénie commune.

2° Symptômes. — On doit distinguer dans le purpura, la lésion élémentaire qui est constante, et les symptômes associés qui décident de la forme de la maladie.

A. LÉSIONS ÉLÉMENTAIRES. — A la peau on distingue deux

---

[1] FINKELSTEIN *(Berl. kl. Wochs.,* 95) a vu un enfant de neuf jours, allaité par une mère atteinte de fièvre puerpérale, mourir d'une septicémie à streptocoques, avec purpura et gangrène.

[2] COURMONT et LANNOIS, *Arch. de méd. exp.,* 1892.

espèces de lésions, les *pétéchies*, les *ecchymoses*. Les *pétéchies* sont des macules arrondies, de la dimension d'une piqûre de puce à une pièce de 0 fr. 20. Elles sont lisses, de niveau avec la peau, ne s'effacent pas par la pression. Elles sont rouge vif au début, brunissent et passent ensuite par toutes les teintes de l'ecchymose traumatique (bleu, vert, jaune clair, etc.). Elles affectent des sièges qui sont commandés par la pesanteur, la pression, les tiraillements exercés sur la peau. On les verra donc au niveau des membres inférieurs, surtout aux genoux, aux membres supérieurs, vers le coude et le poignet, aux fesses, à la ceinture, au cou. La face est généralement respectée.

En même temps on observe des *ecchymoses* analogues à celles que produit le traumatisme, sous forme de plaques de dimensions plus étendues, parfois grandes comme la paume de la main. Elles sont sous-cutanées, et dans quelques cas infiltrent les muscles. Allongées, elles prennent le nom de *vibices*. Elles suivent dans leur évolution les mêmes lois que les pétéchies.

L'éruption peut s'étendre aux muqueuses sous forme de taches sanglantes, de vésicules hémorragiques à la face interne des joues, sur la langue, ou de points noirâtres soulevant les gencives. Le gonflement généralisé avec ramollissement des gencives n'appartient qu'au scorbut.

Ordinairement l'atteinte des muqueuses se traduit par des *hémorragies* qui sont par ordre de fréquence, intestinales, nasales, buccales, stomacales, urinaires, pulmonaires. Les hémorragies peuvent se faire exceptionnellement dans les viscères et donnent alors lieu à des symptômes particuliers hémiplégie, DUPLAIX).

En général, ce sont des épistaxis ou du méléna se répétant un certain nombre de fois qui constituent les manifestations internes du purpura.

B. FORMES MORBIDES. — Nous distinguerons la maladie de Werlhof, les purpuras avec œdème des membres, les purpuras avec troubles digestifs, la péliose rhumatismale, les purpuras à forme de fièvres éruptives hémorragiques.

a. *Maladie de Werlhof*. — Elle est constituée par les pétéchies, par des hémorragies intestinales ou des épistaxis, sans autres symptômes. Il n'y a pas de réaction générale, la fièvre fait défaut ou elle est peu élevée; pas de troubles digestifs. Le patient reste levé, ne se plaint pas, sauf de légères douleurs dans les membres analogues à la courbature. Les pétéchies et les hémorragies procèdent par poussées successives, de sorte qu'à côté de macules violacées il en est de rouges. L'affection dure huit à quinze jours.

b. *Purpuras avec œdèmes des membres*. — En voici un exemple :

T., Neuf ans et demi, prend le 8 décembre 1895 un œdème considérable des deux membres inférieurs sans douleur, sans fièvre, sans albumine. En même temps paraissent quelques plaques ortiées qui disparaissent rapidement, et une éruption purpurique qui suit sa marche habituelle et s'efface en vingt jours. Le 20 décembre il se produit un œdème des membres supérieurs. L'œdème disparaît spontanément le 24 aux membres supérieurs et inférieurs. Il s'agit donc d'œdèmes qui se produisent brusquement, disparaissent de même, une ou plusieurs fois de suite, rappelant par leur évolution la marche même du purpura auquel ils s'associent.

c. *Purpuras avec troubles digestifs*. — Pey.... neuf ans, après avoir présenté quelques douleurs vagues dans les genoux et les cous-de-pied est atteinte pendant quatre jours de vomissements incessants. En même temps, purpura classique qui disparaît au bout de quinze jours.

Dub.... treize ans, est atteinte du 1er au 3 janvier 1896 de gonflement avec rougeur du genou droit. Le 4 janvier, surviennent des douleurs épigastriques et des vomissements fréquents, de nature bilieuse. Le 6 janvier, apparition de douleurs abdominales continues, avec redoublement, rétraction de ventre, rappelant la colique saturnine. De temps à autre, selle mélangée de sang ou composée de sang pur. Le 12 janvier, éruption purpurique aux genoux et aux coudes. Température oscillant autour de 38°,5, insomnie, amaigrissement. Nous avons observé plusieurs cas de ce genre. Ils sont remarquables par l'intensité des coliques, les faux besoins, les épreintes. Tantôt il y a des évacuations liquides muqueuses, glaireuses, mélangées de sang, ou même rejet de sang pur, comme dans la dysenterie, tantôt, les coliques sont sèches, comme dans le saturnisme. Après la déperdition d'une certaine quantité de sang, les troubles digestifs s'arrêtent brusquement, mais reviennent après un intervalle variable de un à plusieurs jours, procédant par poussées successives, comme le purpura lui-même. En réalité, il s'agit d'un processus œdémateux et congestif qui frappe le tube digestif, comme il frappe la peau.

Souvent aussi, on voit se produire des *poussées rénales* s'accompagnant d'*hématurie* ou d'*albuminurie transitoire*.

d. *Péliose rhumatismale* de SCHÖNLEIN, *purpura exanthématique rhumatoïde* de MATHIEU [1]. — Ce sont les termes les plus élevés de la série que nous venons d'esquisser. L'affection débute par des douleurs articulaires avec ou sans gonflement, des œdèmes, des érythèmes papuleux ou noueux, des pétéchies, des troubles digestifs avec ou sans selles sanglantes. Ces observations peuvent aussi bien être rangées dans le cadre des pseudo-rhumatismes infectieux de l'érythème noueux ou de l'érythème polymorphe. L'état général est toujours plus ou moins touché. Il y a de la fièvre : l'affection dure quelques semaines.

e. *Purpuras rappelant les fièvres éruptives hémorragiques*. — Ce sont des formes graves, caractérisées par l'abondance des hémorragies et l'intensité des phénomènes généraux. MARTIN DE GIMART [2] a décrit une *forme typhoïde* et une *forme suraiguë*.

La première se traduit par un état typhique avec adynamie et élévation progressive de la température : durée, deux à trois semaines.

Voici un exemple de la seconde. Chap., six ans et demi. En 1894, première atteinte de purpura simple qui dure dix jours. Le 31 mai 1895, apparition de pétéchies au niveau du cou, en pleine santé. Le 1er juin, elles se répandent sur tout le corps. L'enfant est faible et agité. Le 2 juin, ecchymoses très larges sur tout le corps, paupières énormes, figure hideuse. Pas d'hé-

---

[1] MATHIEU, *Dict. Encycl. des Sc. méd.*
[2] MARTIN DE GIMART, Th. de Paris, 1888.

morragie interne. Elle est à peu près sans connaissance. Le 3.
phlyctènes des genoux, de la langue. Le 5. épistaxis, hématémèses abondantes, mort. La température n'a pas dépassé 39°.
La mort est survenue six jours après le début.

3° Pathogénie. — Nous avons rapproché les formes si disparates du purpura primitif, parce que au point de vue clinique
l'éruption pétéchiale et les hémorragies tiennent une place
importante dans la maladie, parce que aussi leur pathogénie est
semblable.

HAYEM et KLEBS avaient déjà indiqué le rôle de l'infection.
Depuis on a trouvé dans le sang ou dans les foyers purpuriques
des microorganismes déjà classés ou nouveaux. Parmi les premiers, citons : le staphylocoque (REHER, HLAVA), le streptocoque (GUARNERI, VASSALE, HANOT et LUZET, LANNOIS et COUR-
MONT). Parmi les derniers, nous trouvons le microcoque de
Martin de Gimart, un pneumocoque de Claisse, le bacille de
Letzerich, etc... J'ai observé deux fois chez Ter. et Chap. un
microcoque non classé par culture du sang retiré sur le vivant
dans la veine basilique. L'un des cas était bénin, l'autre mortel.
De l'ensemble des recherches, on peut déduire que l'infection
est la cause de purpura primitif, que les microorganismes
pathogènes se trouvent habituellement dans le sang et les
foyers purpuriques, mais qu'ils peuvent aussi agir par leurs produits toxiques (LANNOIS et COURMONT), alors qu'ils sont localisés
dans des foyers circonscrits, que des microorganismes variés
peuvent produire le purpura, que la forme et l'évolution de la
maladie sont indépendantes de la nature du microbe pathogène.

La doctrine de l'infection qui établit des analogies très nettes
entre les différentes formes du purpura primitif, permet aussi
de les rapprocher des purpuras secondaires. Il y a des cas intermédiaires comme ceux de KOPLICK relatifs à deux cas de purpura chez le nouveau-né, la mère ayant la fièvre puerpérale sans
purpura.

Comment le microbe agit-il pour provoquer l'hémorragie.
Est-ce en altérant le sang ? On n'a pas décrit de lésion carac-

téristique. Dans les cas mortels, le sang est fluide, noirâtre, d'apect sale. HAYEM et LELOIR ont trouvé des embolies fibrineuses, MARTIN DE GIMART des embolies microbiennes des petits vaisseaux.

On a décrit des lésions vasculaires : endartérite (HAYEM), capillarite (LELOIR), de la dilatation vasculaire (CORNIL). Cette dernière est due sans doute à l'action des produits solubles (BOUCHARD, CHARRIN).

4° Etiologie. — Le purpura primitif se voit surtout dans la deuxième enfance. Il est indépendant de l'état général, se montre chez des enfants robustes aussi bien que chez les débiles. Dans tous les cas que j'ai observés, il y avait des antécédents nerveux manifestes.

Les causes occasionnelles sont le traumatisme, les émotions, la fatigue, le surmenage. Le purpura récidive. Il n'est pas contagieux.

5° Diagnostic. — Le symptôme est facile à reconnaître. On distinguera l'éruption purpurique des *piqûres de puces*, des *éruptions érythémateuses*.

L'*hémophilie* est une affection héréditaire, les saignements sont fréquents, provoqués souvent par des traumatismes.

Chaque forme de purpura comporte une discussion spéciale.

Les formes graves rappellent les *infections à type hémorragique*. Les formes pseudo-rhumatismales ou à troubles digestifs seront distinguées du *rhumatisme*, des *gastro-entérites toxiques*, de la *dysenterie*. Il y a lieu de séparer aussi les formes rénales de la *néphrite aiguë*.

6° Pronostic. — Le pronostic varie suivant les formes. En général, il est bénin. Les formes très fébriles ou avec symptômes nerveux sont très graves. Une atteinte légère antérieure ne met pas à l'abri d'une forme mortelle (obs. de Chap.).

7° Traitement. — La doctrine de l'infection commande, même pour les cas légers, le repos à la chambre sinon au lit, et l'emploi d'antiseptiques, sulfate de quinine, salicylate de sonde. Le repos est d'autant plus utile que la marche et la station debout favorisent les productions des pétéchies. Il n'y a pas actuellement de médication spécifique, même expérimentalement. Le caractère purpurigène d'un microorganisme ne s'est révélé qu'exceptionnellement dans les injections des cultures faites à des animaux. On ne sait pas pourquoi un microorganisme provoque des hémorragies. On est donc amené à ne traiter que les symptômes.

Dans les formes légères, il n'y a qu'à ordonner le repos. Dans les formes douloureuses, on donnera l'antipyrine, le salicylate, l'exalgine, l'opium, la morphine. Dans les cas à troubles digestifs, glace et opium, lavements chauds s'il y a du ténesme ou des hémorragies rectales.

La tendance aux hémorragies est combattue par les vasoconstricteurs, ergot de seigle, ergotine, hydrastinine, perchlorure de fer XV à XX gouttes par jour dans de l'eau sucrée. Un médicament qui a donné quelques succès est le sulfate de soude à la dose de 1 à 2 grammes par jour, en cachets ou en potion. S'il y a anémie aiguë, pratiquer la transfusion sanguine ou de préférence les injections sous-cutanées d'eau salée, d'après les indications de HAYEM, solution à 7 p. 100 : 50 à 150 centimètres cubes par jour. On ajoutera les toniques : extrait de quinquina, alcool, les ferrugineux.

CHAPITRE II

MALADIES INFECTIEUSES NON ÉRUPTIVES

Dans ce second chapitre, nous rangerons des affections qui n'ont de commun que leur nature parasitaire et l'absence ou la rareté de leurs manifestations cutanées. Les unes se caractérisent par la fréquence de leurs localisations sur les muqueuses, diphtérie, fièvre typhoïde, coqueluche, grippe ; les autres par la production de foyers glandulaires (oreillons), lymphatiques (fièvre ganglionnaire), articulaires (rhumatisme). La tuberculose est une maladie infectieuse susceptible de frapper tous les tissus, tous les organes. Enfin la malaria est le type de l'infection du sang lui-même.

ARTICLE PREMIER

DIPHTÉRIE

La diphtérie est une maladie contagieuse, infectieuse, produite par le bacille de Klebs-Löffler Elle se caractérise par une inflammation exsudative des muqueuses en communication avec l'air ou de la peau privée de son épiderme et par une intoxication générale.

§ 1. — ÉTIOLOGIE

La diphtérie, fréquente de 2 à 7 ans, se voit aussi chez les nourrissons et les jeunes gens. Les enfants placés dans des collectivités, écoles, salles d'hôpital, y sont particulièrement exposés.

La diphtérie est de tous les climats, de toutes les saisons, favorisée cependant par les temps froids, humides, les habitations basses, mal aérées. La *transmission* se fait par inoculation, contagion et infection.

1° Inoculation. — L'inoculation est rare, spéciale aux médecins qui reçoivent directement sur la bouche ou dans les yeux des débris membraneux ou qui se piquent dans le cours d'une trachéotomie.

2° Contagion. — Elle s'exerce dans un faible rayon autour du malade ; elle existe dès le début alors que l'enfant peu touché encore continue à sortir (BARD)[1]. Elle persiste pendant la convalescence : BARD, se basant sur une enquête clinique, a vu

[1] BARD, *De la propagation et de la prophylaxie des épidémies de diphtérie*. Lyon méd., 1889.

des cas de contagion au quarantième jour. SEVESTRE et MÉRY ont vu le bacille de Löffler persister pendant la convalescence, dans la bouche des sujets atteints. RABOT et TÉZENAS de MONTCEL[1] ont surtout observé la persistance des bacilles dans les fosses nasales : dans ces cas, il y a coryza unilatéral, avec sécrétion d'un liquide clair, qui peut durer plusieurs mois.

Le bacille de Löffler peut exister dans la bouche d'enfants sains. ROUX et YERSIN ont vérifié ce fait 26 fois sur 49 enfants d'une école de village au bord de la mer où, depuis longtemps, il n'y avait eu aucun cas de diphtérie. De tels résultats diminuent la valeur des enquêtes bactériologiques dans l'étude de l'étiologie et de la prophylaxie. SEVESTRE et MARTIN admettent que le bacille saprophyte peut devenir pathogène sous l'influence de conditions telles que mauvaise hygiène, rougeole, etc. Il y aurait une véritable autodiphtérisation.

3° Contagion indirecte. — La diphtérie se transmet par des intermédiaires. Tous les objets touchés par les sécrétions qui renferment le bacille sont susceptibles de la communiquer : linge, literie, vaisselle, verres, vêtements, meubles. Les locaux humides sont particulièrement dangereux. Les épidémies d'appartements paraissent démontrer la transmission par foyers infectieux.

On sait d'autre part que le bacille peut vivre des mois dans des fausses membranes desséchées et maintenues à l'air libre (LÖFFLER) : les milieux humides, tels que les fumiers, lui sont encore plus favorables.

On a peut-être exagéré l'influence de la contagion médiate : les convalescents, les angines méconnues des adultes expliquent par la contagion directe nombre de cas attribués à la contagion indirecte (BARD, RABOT).

4° Conditions individuelles. — Tous les sujets ne sont pas aptes à contracter la diphtérie. Comme circonstances favori-

[1] TÉZENAS DE MONTCEL, *Contrib. à l'étude de la diphtérie.* Th. de Lyon, 1894.

santes, on a invoqué la consanguinéité (RILLIET), l'hérédité (RE-VILLIOD), les maladies antérieures, rougeole.

Une lésion locale qui fait brèche aux muqueuses facilite l'implantation : rougeole, scarlatine, syphilis, catarrhe dû au refroidissement, etc.

5° Diphtérie aviaire. — La diphtérie aviaire est considérée définitivement comme différente de la diphtérie humaine et comme incapable de la transmettre.

§ 2. — ANATOMIE PATHOLOGIQUE

La diphtérie se traduit par des lésions superficielles et profondes qui relèvent d'un mécanisme différent. Après avoir décrit ces lésions nous étudierons le microorganisme pathogène, le bacille de Löffler.

1° Lésions superficielles. — Les lésions superficielles sont constituées par une inflammation exsudative des muqueuses et de la peau. Prenons comme type l'angine diphtérique. Au début, il y a de la rougeur, mais rapidement la muqueuse exsude un enduit membraneux d'abord mince et blanc, qui va s'épaississant, devient opaque, grisâtre et parfois brunâtre (hémorragies interstitielles). La fausse membrane est plus épaisse au centre qu'à la périphérie où elle s'enchâsse dans une muqueuse légèrement gonflée. Elle est adhérente, extensive, se reproduit si on l'enlève. Plongée dans l'eau, elle garde sa cohésion et ne se dissocie pas.

Elle est formée de couches successives de fibrine dont les plus récemment formées sont à la partie profonde, de globules blancs, de cellules épithéliales d'autant plus altérées et méconnaissables qu'on se rapproche des couches superficielles, enfin de microorganismes divers, parmi lesquels prédomine le bacille de Klebs-Löffler. Ces différents éléments se répartissent d'une façon assez régulière. D'après SEVESTRE et MARTIN, on trouve de la superficie à la profondeur :

1° Une zone plus ou moins épaisse de microorganismes, bacilles diphtériques, streptocoques, staphylocoques;

2° Un réseau de fibrine à mailles larges, irrégulières, renfermant quelques microbes, peu de bacilles, des cellules qui se colorent mal, des débris de noyaux entourés de vacuoles;

3° Une zone de fibrine formant des mailles régulières qui renferment des leucocytes et des cellules épithéliales prenant bien le carmin;

4° Une muqueuse privée de son épithélium et présentant des vaisseaux dilatés.

Les fausses membranes peuvent occuper toutes les muqueuses en communication avec l'air, pharynx, fosses nasales, larynx, trachée, bronches, conjonctive, vulve : elles se développent aussi sur la peau dénudée.

Elles présentent l'apparence la plus pure dans la trachée et les bronches où elles forment de véritables tubes concentriques à la paroi des conduits respiratoires, blancs, peu adhérents.

Dans les régions où habitent à l'état normal d'autres microorganismes, pharynx, fosses nasales, elles sont parfois adultérées par des associations microbiennes.

2° Lésions profondes. — Les lésions profondes existent dans les formes graves de la diphtérie. Le *système lymphatique* traduit son atteinte par le gonflement et la congestion des *follicules* de l'amygdale, des *ganglions* correspondant à la région lésée, des *plaques de Peyer*. Les *corpuscules de Malphigi* de la *rate* sont également tuméfiés. En tous ces points, on trouve de la congestion, des leucocytes en grand nombre, dont beaucoup sont dégénérés.

Le *système vasculaire* est toujours touché. Dans les formes malignes, le *sang* est dissous, couleur sépia, poisseux. Dans la plupart des cas, il y a de la *leucocytose* et de la *dilatation des capillaires*; le *cœur* est flasque, dilaté, les cavités droites renferment des caillots fibrineux qui se forment parfois pendant la vie et sont l'origine d'embolies. Enfin il existe de la *myocardite interstitielle* sous forme de petits foyers disséminés (Rabot et Philippe).

Les *grands appareils glandulaires* participent au processus. Dans les *reins*, on trouve de la néphrite parenchymateuse aiguë (BRAULT et MOREL), de la glomérulite, de petites hémorragies : dans le *foie*, des îlots embryonnaires et de la dégénérescence des cellules.

Au niveau du *poumon* on constate les lésions de l'asphyxie, emphysème, ecchymoses, si la mort est due au croup et des noyaux de broncho-pneumonie si la diphtérie pénètre dans les bronches.

Le *système nerveux* qu'on a longtemps cru indemne est le siège de lésions multiples. La *névrite périphérique* a été démontrée par CHARCOT et VULPIAN qui ont décrit une altération des nerfs palatins, confirmée par LORAIN et LÉPINE, LIOUVILLE. BUHL a décrit une augmentation de volume des racines antérieures et postérieures avec épaississement du névrilemme et extravasations sanguines. ROGER et DAMASCHINO ont retrouvé dans quatre autopsies l'altération simultanée des racines et des nerfs, de sorte qu'à la doctrine de la névrite périphérique on a substitué celle de la *névrite ascendante*. PIERRET en décrivant des plaques de méningite disséminées avec endo et périnévrite des racines nerveuses correspondantes, altérations vasculaires, intégrité des cellules nerveuses et de la névroglie, édifie la doctrine de la *méningo-lymphite*. DÉJERINE trouve de la *névrite parenchymateuse* et *un peu interstitielle* des racines antérieures, des altérations semblables des nerfs musculaires, et dans les cornes grises antérieures la raréfaction des cellules, l'atrophie de quelques-unes, la congestion et l'irritation de la névroglie. La diphtérie est donc susceptible de produire une véritable *téphro-myélite*.

Nous n'avons pas fait mention dans ce chapitre des lésions expérimentales qui sont importantes à étudier pour la pathogénie, mais qui ne sont pas rigoureusement semblables aux lésions dues à la maladie spontanée. En fait, les deux affections expérimentale et spontanée ne doivent pas être confondues, à quelque point de vue qu'on les considère.

3° Bacille de Loffler. — Le bacille de Löffler mérite par l'importance qu'il a acquise une description à part. Pour l'observer on colore directement une parcelle de fausse membrane avec le bleu de Roux, ainsi composé :

Solution aqueuse à 1 p. 100 de violet de dahlia. **1**
Solution aqueuse à 1 p. 100 de vert de méthyle. **3**
Eau . . . . Q. s. jusqu'à production de teinte bleu clair.

On peut aussi employer le violet de gentiane.

Le bacille de Löffler peut échapper ou être l'objet de doutes par le procédé de la coloration directe des fausses membranes. Un procédé plus fidèle consiste à profiter de la propriété que possède le bacille de Löffler de se développer au bout de dix-huit heures sur le sérum de bœuf coagulé, à l'exclusion de la plupart des autres microorganismes qui végètent plus mal et plus lentement sur ce milieu.

Voici le manuel opératoire communément employé. On essuie avec du coton la fausse membrane gutturale, on la

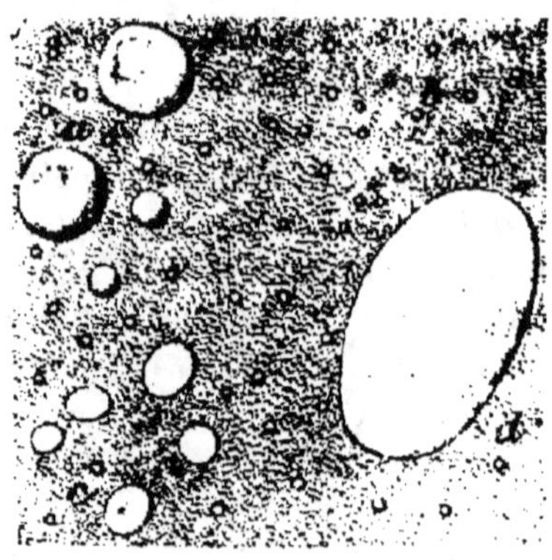

Fig. 10.

a, colonies de bacilles de Löffler. — *b*, colonies de streptocoques. — *c*, colonies de cocci (après vingt-quatre heures d'étuve). — *d*, colonies de staphylocoques après quarante-huit heures d'étuve (d'après L. MARTIN).

touche avec une spatule de platine préalablement flambée, et avec cette spatule on ensemence par striation trois tubes de sérum, sans la recharger. Après dix-huit à vingt heures d'étuve à la température de 35 à 37°, on trouve de petites colonies grises, plus épaisses au centre qu'à la périphérie, de la grosseur d'une tête d'épingle. Elles sont plus espacées, moins mêlées à d'autres colonies, dans le tube ensemencé le dernier. On étale une de ces colonies et on la colore par le procédé indiqué ci-dessus.

Le bacille de Löffler se présente d'après MARTIN sous trois formes : bacille *long, moyen, court.*

Le premier égale en longueur celui de la tuberculose (2, 5 à 3 μ), son épaisseur est double : 0,7 μ. Il est droit ou courbe, granuleux, renflé à ses extrémités, immobile, enchevêtré. Les autres variétés ne diffèrent du premier que par leurs dimensions et leur apparence plus homogène. Aucun d'eux ne se décolore pas le Gram. Tous les auteurs sont d'accord sur les propriétés virulentes du bacille long. Le bacille

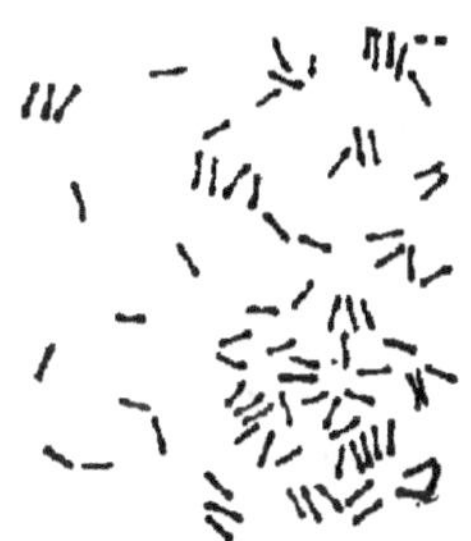

Fig. 11.

Bacille de la diphtérie
(d'après L. MARTIN).

moyen et surtout le bacille court sont au contraire très discutés. Parfois virulents, ainsi que l'ont montré ROUX et YERSIN, SEVESTRE et MARTIN, ils sont dans d'autres circonstances inactifs (SPRONK).

Le caractère peu virulent de certains bacilles d'apparence diphtérique avait fait admettre un pseudo-bacille (HOFFMANN), mais on a reconnu que dans la bouche de personnes saines, il existait non seulement des formes saprophytiques mais même des espèces virulentes. ROUX et YERSIN avaient déjà constaté la présence du bacille 15 fois sur 45 dans la bouche d'enfants sains et 26 fois sur 49 dans une école de village au bord de la mer où n'avait jamais régné la diphtérie : AASER[1] et MÜLLER[2] ont étudié la virulence des bacilles provenant de bouches saines et l'ont trouvée parfois très grande.

En réalité, on ne peut considérer comme *sûrement diphtérique* que le bacille long, enchevêtré.

[1] AASER. *D. m. Wochs*, 1895.
[2] MÜLLER. *Jahrb. f. Kindh*, 1896.

Les bacilles courts et moyens sont le plus souvent virulents. mais non toujours[1].

Le bacille de Löffler peut être associé à d'autres microorganismes également pathogènes, staphylocoques et surtout streptocoques. Les lésions et les symptômes dérivent de l'action des uns et des autres. On a considéré ces associations comme susceptibles de modifier l'allure de la diphtérie, et on a même décrit des formes pures et des formes associées de cette maladie.

Il semble qu'il y ait actuellement un revirement contre cette opinion.

LÖFFLER a démontré que son bacille, appliqué en culture, sur la surface d'une muqueuse dénudée provoquait tous les symptômes de la diphtérie. ROUX et YERSIN à leur tour ont fait connaître que le bacille de Löffler ne pénètre pas dans les organes et que les lésions provoquées dans la profondeur sont dues exclusivement à une toxine, de la nature de diastases, sécrétée par le bacille. Cependant BARBIER[2] a montré récemment que le bacille pénètre à l'état virulent dans les ganglions lymphatiques. le bulbe. la protubérance et peut-être dans le sang.

§ 3. — SYMPTÔMES

La diphtérie affecte divers sièges dont les plus importants sont le pharynx (*angine*), le larynx (*croup*), les fosses nasales (*coryza*). Elle se localise aussi sur la trachée et les bronches. la bouche, la conjonctive, la vulve, la peau.

1° Angine diphtérique. — L'angine diphtérique se présente sous deux formes principales. la *forme bénigne*. la *forme maligne*. On peut ajouter une *forme fruste* et des *formes associées*.

a. *Forme bénigne*. — Le début est souvent insidieux. L'enfant pâlit. éprouve un malaise vague. perd son entrain. ne mange pas. La réaction locale est peu vive. il ne se plaint pas de son

[1] La méthode de NEISSER (double coloration au bleu de méthylène acide et au brun de Bismarck) révèle dans les bacilles courts diphtériques des granulations polaires réservées en bleu qui n'existent pas dans les bacilles pseudo-diphtériques.

[2] BARBIER. *Soc. de Biologie*. 1897.

gosier. Cependant, au bout de quelques jours, il accuse une
légère gêne de la déglutition et présente un peu d'engorgement
des ganglions sous-maxillaires. L'examen du pharynx montre
alors une amygdale rouge, recouverte d'une couche mince de
mucus concrété qui s'épaissit, surtout dans sa partie centrale.
D'abord blanche, la fausse membrane devient blanc jaunâtre,
grise ou foncée. Elle tend à s'étendre sur le palais, encapu-
chonne la luette, forme des plaques ou des bandes sur la paroi
postérieure du pharynx, envahit l'autre amygdale. Autour des
fausses membranes la muqueuse est plus ou moins rouge. La
fausse membrane d'abord facile à détacher, devient plus adhérente. Sa partie superficielle se ramollit, s'altère, devient grisâtre, parfois noirâtre. Elle se reproduit, si on l'enlève, ou si
elle tombe spontanément, mais au bout de quelques jours disparaît définitivement.

Cette forme bénigne, qui se caractérise surtout par les phénomènes locaux, retentit cependant sur l'état général. Les ganglions sous-maxillaires sont engorgés, mais restent distincts les
uns des autres. Il y a peu de fièvre, parfois une température de
38 à 39° pendant un jour, parfois pendant plusieurs jours. On a
noté aussi au début une albuminurie légère transitoire. Les
forces sont déprimées, le sujet est pâle.

L'évolution ne dure que quelques jours. Elle peut être modifiée
par une propagation au larynx et l'apparition du croup, ou l'invasion de phénomènes toxiques, révélateurs de la diphtérie grave.

Dans quelques cas, la maladie éclate et marche comme l'angine herpétique, avec un début brusque, une fièvre élevée, des
symptômes généraux plus marqués, de la courbature, des frissons. Cependant, elle garde comme la précédente, son caractère
de maladie locale. Un symptôme important à considérer est le
pouls qui dans l'une ou l'autre variété reste régulier et plein.
Une diphtérie bénigne ne préserve pas des paralysies tardives,
qui sont assez fréquentes dans ces formes, en raison de la
survie du malade.

b. *Forme maligne.* — Localement, les fausses membranes
sont rapidement épaisses, grisâtres, pultacées à leur surface, en
même temps qu'elles s'étendent de l'amygdale aux parties voi-

sines, piliers, luette. Elles reposent sur une muqueuse colorée en rouge-brun et donnent une certaine fétidité à l'haleine. Elles envahissent volontiers les fosses nasales dont l'atteinte se traduit par un coryza spécial avec rejet de fausses membranes et le plus souvent, avec jetage d'un liquide roussâtre qui érode l'orifice nasal et la lèvre supérieure. Le croup est rare. Quelquefois on observe des épistaxis à répétition, ou même des hémorragies gingivales avec purpura.

Très près du début, il se forme un engorgement ganglionnaire avec périadénite dans la région sous-maxillaire. Les ganglions, au lieu de rester distincts, sont fondus dans une masse œdémateuse qui s'étend jusqu'au cou et à la face, produisant l'apparence dite de *cou proconsulaire*. Parfois la région prend une teinte érysipélateuse.

Dans quelques cas, il y a du larmoiement avec gonflement de la paupière (diphtérie oculaire) ou une tuméfaction de la région auriculaire (diphtérie de la trompe).

L'état général est grave. La figure est pâle, bouffie, parfois plaquée de rouge. Le malade est abattu, prostré, indifférent, mais toujours anxieux, ou bien au contraire il est agité. Il a une profonde répulsion pour les aliments et est, dans quelques cas, en proie à des vomissements répétés.

Dans certaines formes, la fièvre est intense, accompagnée de délire. Le malade meurt au bout de deux ou trois jours. C'est la *forme foudroyante* (cas de VALLEIN, DE BLACHE).

Dans d'autres cas, après une injection de sérum antidiphtérique, la fièvre oscillant autour de 39 ou 40°, cesse du troisième au cinquième jour, en même temps que l'état local s'améliore, que l'œdème périganglionnaire disparaît. On croit à la guérison, mais le pouls devient faible, l'urine est rare, albumineuse et l'enfant meurt quelques jours après, du dixième au douzième jour, de syncope (forme *insidieuse*).

Tantôt l'amélioration ne se produit pas, l'enfant garde l'inappétence, l'abattement, des vomissements, de l'anxiété, l'urine renferme de l'albumine, la mort survient avec du refroidissement et de l'anxiété (*forme continue*), ou bien le sujet guérit après une convalescence fort longue.

Le pouls suit la température, monte à 120, à 150 ; il se ralentit, ce qui est grave, ou devient irrégulier, signe plus alarmant encore.

c. Diphtéries frustes. — Ce sont des angines purement catarrhales qui se montrent dans les épidémies de diphtérie et au niveau desquelles on trouve le bacille de Löffler. Elles peuvent coïncider avec des foyers membraneux cachés (fosses nasales), être le point de départ de formes graves. On peut aussi les considérer comme des angines simples ensemencées de bacilles de Löffler, mais non encore transformées. Comme nous l'avons dit pour l'étiologie, ce sont les formes bénignes qui sont les plus dangereuses au point de vue de la propagation de la maladie et on ne saurait trop s'attacher à l'étude des diphtéries larvées ou frustes.

d. Formes associées. — GRANCHER et BARBIER [1], SEVESTRE et MARTIN [2] distinguent les diphtéries *pures* ou *associées*. Dans ces dernières, ils se contentent de mentionner la *staphylo-diphtérie*, mais accordent une description spéciale à la *strepto-diphtérie*.

L'association du streptocoque avec le bacille de Löffler, pour ces auteurs, donnerait à la maladie locale une allure plus inflammatoire (gonflement de la muqueuse, douleur, œdème cervical) et aux phénomènes généraux une apparence plus aiguë (début brusque, fièvre élevée). Cependant il y a des cas à marche plus lente et d'autres où l'association ne produirait que des désordres locaux. Nous croyons que, si intéressante que soit la constatation de streptocoques dans la fausse membrane à côté du bacille de Löffler, pour expliquer quelques symptômes, éruptions, suppurations ultérieures, elle ne suffit pas à créer de véritables formes cliniques et que le bacille de Löffler, seul, arrive à produire ces réactions périganglionnaires qui seraient le fait du streptocoque. Telle est l'opinion de VARIOT, de RABOT.

D'après VARIOT, il est impossible de distinguer si une diphtérie est associée ou non, soit sur le terrain clinique, soit sur le terrain bactériologique. La virulence du streptocoque ne peut être

---

[1] GRANCHER et BARBIER, *Arch. de méd. expérim.*, 1891.

[2] SEVESTRE et MARTIN, *Loc. cit.*

appréciée par les procédés de recherche usités pour le diagnostic, et dès lors sa présence n'a plus grande signification.

2° Croup ou laryngite diphtérique.

— Le croup que nous confondrons avec la laryngite diphtérique, bien que certaines laryngites pseudo-membraneuses relèvent d'un micro-organisme autre que le bacille de Löffler, se montre dans trois conditions bien distinctes : il est *descendant*, quand il succède à une angine, c'est le cas de beaucoup le plus fréquent; il est *primitif* quand il constitue la première localisation de la diphtérie; il est *ascendant*, quand il succède à une bronchite pseudo-membraneuse, ce qui se voit surtout dans la diphtérie secondaire à la rougeole.

Le croup est surtout lié aux diphtéries non toxiques, bien qu'il soit compatible avec les formes les plus infectieuses de cette maladie. Il se caractérise par la prédominance des troubles fonctionnels sur les symptômes généraux.

Les *signes physiques* ont de la valeur, lorsque le croup succède à une angine, mais ils sont relégués au dernier plan dans les autres cas. L'examen laryngoscopique est presque impossible et provoque de véritables suffocations. L'exploration avec un abaisse-langue porté profondément permet de voir parfois l'épiglotte, couvert ou bordé de fausses membranes (signe de l'*épiglotte*, Variot), mais cette manœuvre expose aussi au laryngospasme. Le rejet des fausses membranes plus ou moins moulées sur le larynx, à la suite des quintes de toux, est un bon signe, sur lequel il ne faut d'ailleurs compter que rarement. De même le bruit de drapeau perçu en consultant le larynx, et dû à la mobilisation des fausses membranes constitue un indice exceptionnel.

Les signes vraiment révélateurs de la maladie sont fournis par les *altérations des fonctions laryngées*. Ils se présentent sous différents aspects constituant autant de phases ou de périodes, qu'on peut classer avec les auteurs en : a, période vocale ; b, période respiratoire ; c, période asphyxique.

a. *Période vocale*. — La voix est rauque, enrouée, éraillée, parfois discordante. La toux participe des mêmes caractères :

elle est assez ample, mais a un timbre plus bas, plus sourd que celle de la laryngite simple. Elle procède par quintes suivies de l'expectoration de quelques rares mucosités, exceptionnellement de fausses membranes. Peu à peu la voix et la toux se voilent, s'éteignent. Il est vrai qu'elles peuvent par intervalles récupérer un certain éclat, ce qui tient aux modifications locales mécaniques ou congestives subies par les fausses membranes et la muqueuse laryngée.

b. *Période respiratoire.* — Bientôt, après un ou deux jours, la respiration est altérée, suivant deux procédés bien distincts. Il s'établit une *dyspnée continue* avec respiration bruyante, cornage, inspiration longue, sifflante, expiration d'abord normale, puis à son tour laborieuse et prolongée. Le larynx rétréci par le gonflement de la muqueuse et les fausses membranes entrave le courant aérien. Le vide relatif qui en résulte dans la poitrine entraîne sur les parties mobilisables de la paroi des dépressions rythmées avec l'inspiration : dépressions sus-sternale et sus-claviculaire, intercostale, épigastrique. C'est là le phénomène du *tirage*, auquel s'ajoute volontiers l'expansion inspiratoire des ailes du nez.

A la dyspnée continue, s'ajoutent de temps à autre des *paroxysmes* provoqués par un véritable *laryngo-spasme*. A l'occasion d'un mouvement, d'une émotion, d'une colère, ou sans cause appréciable, l'enfant après s'être agité quelque temps, en proie à du malaise, à de l'inquiétude, s'assied brusquement, renverse sa tête en arrière, s'accroche aux objets qu'il a sous la main, essaye de faire pénétrer, en faisant appel au concours de tous ses muscles respiratoires, un filet d'air à travers la glotte resserrée. Il n'y arrive pas ou ne réussit qu'imparfaitement. Sa figure d'abord pâle devient livide, elle exprime l'angoisse la plus profonde, le corps se couvre de sueurs et au bout de quelques instants, l'enfant retombe sur sa couche, brisé, mais le spasme a cédé.

Cette crise effrayante peut se renouveler au bout de quelques heures, elle peut amener la mort par asphyxie, syncope ou au milieu de convulsions. Généralement, le malade survit, sa dyspnée est aggravée après chaque accès, et il entre dans la troisième période, dite d'asphyxie.

c. Période asphyxique. — L'enfant au bout de deux ou trois jours, tombe dans un état de somnolence. Il est anéanti, sa sensibilité est obtuse, ses réflexes respiratoires diminués. Il est pâle, la figure défaite, esquisse de temps à autre quelques révoltes contre l'asphyxie envahissante et finit par succomber au bout d'un à deux jours.

Il y a des croups *foudroyants* qui tuent dès les premières atteintes, soit à cause de l'infection générale, soit à l'occasion d'un laryngo-spasme violent ; il en est qui sont *prolongés* et durent deux ou trois semaines (C. DE GASSICOURT), le plus souvent leur durée n'excède pas cinq à six jours.

Dans certains cas étudiés récemment par VAGNOT[1], le croup ne dépasse pas la période vocale, il n'y a que de l'enrouement et de l'extinction des bruits laryngés, mais pas de dyspnée, pas de spasme, c'est le *croup fruste*. Cette forme guérit habituellement. Le croup, tant qu'il n'a pas atteint la période asphyxique, est susceptible d'amélioration spontanée. même après l'apparition des accès spasmodiques.

d. Symptômes généraux. — Les symptômes généraux sont dominés par les troubles de la respiration. La température oscille autour de 38°.5 ou 39°, subissant parfois une ascension à la suite des accès spasmodiques. Le pouls est petit. misérable. A certains moments. il subit l'influence de l'inspiration, diminuant ou manquant à chaque mouvement inspiratoire par le fait de l'appel exercé sur le sang par le vide thoracique que l'air ne vient pas combler : c'est le *pouls paradoxal*, que GERHARDT et depuis la plupart des auteurs (RAUCHFUSS, VARIOT) considèrent comme l'indication d'une intervention.

3· Diphtérie trachéo-bronchique. — Elle succède ordinairement au croup qu'elle précède dans quelques cas. Son seul signe certain, c'est l'expulsion d'une fausse membrane ramifiée reproduisant le moule des premiers conduits bronchiques. Un signe de probabilité sérieux. c'est la persistance de la dyspnée après le tubage ou la trachéotomie. et l'obscurité respira-

[1] VAGNOT, *Th. de Paris*. 1897.

toire limitée à un lobe ou à un poumon entier, alors que l'air pénètre ailleurs. La trachéo-bronchite diphtérique est une localisation grave, elle peut cependant guérir.

4° Diphtérie nasale. — Elle est d'une fréquence très grande, s'associe à toutes les angines graves, et provoque alors ce jetage roussâtre, entremêlé d'épistaxis que nous avons décrit à propos de l'angine toxique. Le nez est gonflé, comme érysipélateux, l'orifice des narines est excorié ou recouvert de croûtes crevassées, bordé parfois de fausses membranes molles et grises qui tapissent toute la cavité des fosses nasales. Les symptômes généraux sont ceux de l'angine toxique. Sous cette forme la diphtérie du nez a une signification des plus redoutables.

Dans les formes bénignes, il y a souvent de l'enchifrènement, un écoulement de sérosité claire, et, sous l'influence d'injections de sérum, issue de fausses membranes. Ce qu'il y a de plus intéressant à signaler dans la diphtérie bénigne du nez, c'est sa tendance à se prolonger. Ramot[1] a vu 11 fois sur 60 persister un écoulement clair unilatéral, sans autres symptômes de coryza et renfermant des bacilles de Loeffler. Cet écoulement a duré en moyenne de vingt à cinquante jours. Il constitue une indication nette au point de vue de la prophylaxie. Les diphtériques guéris, à écoulement nasal, doivent être isolés. La diphtérie nasale est souvent l'unique localisation chez le *nourrisson* (FEER)[2].

5° Diphtérie buccale. — Elle est rare, se montre dans les angines extensives sous forme de coulées palatines, ou à l'occasion d'une stomatite aphteuse ou rubéolique sous forme de plaques saignantes, adhérentes à la muqueuse des joues, des lèvres, très tenaces. Elle n'a pas de signification pronostique particulière.

6° Diphtérie conjonctivale. — Associée généralement à la

[1] Voir la thèse de TEZENAS DU MONTCEL. *Contribution à l'étude de la diphtérie*. Lyon, 1894.
[2] FEER. *Corr. Bl. f. Schw. aerzte*. 1893.

diphtérie nasale dont elle procède par l'intermédiaire du canal nasal, elle se montre sous deux formes : l'une *bénigne* rappelant l'évolution de l'angine bénigne, l'autre *grave* avec gonflement et infiltration des paupières, laissant à sa suite des cicatrices et de graves altérations cornéennes.

7° Diphtérie cutanée. — Elle se montre sur les parties excoriées, autour des orifices naturels, autour de la plaie de la trachéotomie, sur les surfaces des vésicatoires, sur les points occupés par de l'impétigo. Elle peut être prévenue et arrêtée dans son développement par des soins aseptiques. Son pronostic est celui de la forme de diphtérie avec laquelle elle coïncide.

§ 4. — COMPLICATIONS DE LA DIPHTÉRIE

En réalité, les phénomènes compris sous ce nom relèvent la plupart de l'intoxication diphtérique et mériteraient plutôt le nom de symptômes. Mais en raison de leur allure ou de leur importance, ils valent d'être mentionnés spécialement. Nous suivrons l'ordre chronologique de leur apparition.

1° Néphrite. — L'albuminurie se montre dans la moitié des cas environ. Elle est plus fréquente et presque constante dans les formes graves. Elle se montre à toutes les époques, mais particulièrement du troisième au sixième jour (SANNÉ). Elle est associée parfois à une diminution de la sécrétion urinaire et à la présence dans l'urine d'éléments figurés (cylindres, leucocytes, hématies). Il s'agit alors d'une véritable néphrite dont le pronostic est grave. La gravité augmente avec la précocité de son apparition (BERNARD)[1]. La néphrite diphtérique n'entraîne pas par elle-même de troubles spéciaux. Elle passe rarement à l'état chronique.

2° Myocardite. — Elle se montre rarement dans la seconde semaine de la diphtérie, plus souvent à la troisième ou plus

---

[1] BERNARD. *Sem. méd.*, 1895, p. 348.

tard. Il s'agit de lésions interstitielles (RABOT et PHILIPPE), les altérations propres de la fibre musculaire décrites par REGAUT et MOLLARD sont purement expérimentales. Le malade se croit guéri, commence à se lever. Dès les premiers mouvements, il pâlit, prend une défaillance ou une syncope. Replacé au lit, il présente une pâleur cadavérique, cireuse, éprouve une asthénie profonde, garde une immobilité voulue, par terreur des syncopes. Il refuse de s'alimenter, de se déplacer pour satisfaire aux fonctions alvines. Le pouls est faible, sans tension, vide. Le cœur est irrégulier et présente successivement tous les types d'arythmie : tachycardie, bradycardie, rythme de galop, rythme digitalique. Le cœur se dilate, sa matité s'élargit, des ondulations parcourent la région précordiale, un souffle systolique doux se montre à la pointe, se propageant dans l'aisselle. La tachycardie devient extrême. L'urine est rare, foncée, l'albuminurie reparait. Il y a des troubles digestifs : coliques sourdes, diarrhée, vomissements. La dyspnée n'est pas constante. Parfois il se produit de l'anasarque. A ce degré la mort est inévitable, par affaiblissement progressif ou brusquement, à l'occasion d'un mouvement. Plus souvent, après quelques jours de troubles cardiaques avec pâleur, apathie, menaces de syncope, le retour à la santé se fait peu à peu. Il y a à ce moment, dans beaucoup de cas, association des troubles cardiaques avec la paralysie diphtérique.

L'endocardite diphtérique est exceptionnelle, mais on peut observer des *thromboses cardiaques* qui donnent naissance à des embolies et des hémiplégies.

3° **Bronchopneumonie**. — La bronchopneumonie paraît due à une infection secondaire ou associée (streptocoque, staphylocoque, pneumobacille de Friedländer, pneumocoque). Elle se montre surtout dans les diphtéries avec croup, et particulièrement après la trachéotomie, dans les deux ou trois premiers jours qui suivent l'opération (SANNÉ, C. de GASSICOURT.)

Elle se traduit par une élévation thermique et une polypnée avec jeu des épaules et des ailes du nez, en dépit de la perméabilité des canules et des bronches. Elle est d'un pronostic grave.

Sa fréquence après la trachéotomie doit imposer certaines précautions pour éviter aux bronches le contact d'un air trop froid ou trop sec.

4° Erythèmes. — Leur fréquence a augmenté depuis l'emploi du sérum, mais ils existaient antérieurement dans la proportion très variable de 4 à 25 p. 100. Ils se montrent au début, ou au bout de quelques jours, accompagnés d'un mouvement fébrile. Ils durent peu, un à trois jours, et n'ont pas, sauf exception, de signification fâcheuse. Leur aspect est variable, rappelle la scarlatine, la rougeole, l'érythème polymorphe, l'érythème noueux. Ils se montrent de préférence au niveau des jointures des membres ; dans les formes étendues ils envahissent le tronc, respectent généralement le cou et la face. Ils relèvent vraisemblablement de la toxine diphtérique, ou d'une infection associée.

5° Paralysie diphtérique. — La paralysie diphtérique se montre avec une fréquence variable, 1 fois sur 6 (ROGER), 1 fois sur 9 (SAXXÉ), 1 fois sur 4 (LORRAIN et LÉPINE).

Il n'y a pas de rapport entre la gravité apparente de la maladie et le développement de la paralysie. Le coryza couenneux semble y prédisposer. Il n'est pas besoin d'angine pour la provoquer, car il est des cas de diphtérie cutanée suivis de paralysie (TROUSSEAU). La paralysie est rare avant deux ans, elle augmente de fréquence dans la jeunesse et l'âge adulte.

Elle se montre à deux périodes différentes de la diphtérie :

1° Du second ou cinquième jour : c'est la *paralysie précoce*, bénigne, limitée au voile du palais ;

2° Pendant la convalescence, après la disparition des fausses membranes : c'est la *paralysie tardive*, plus grave, qui revêt deux formes.

Tantôt elle est *localisée* au voile du palais. C'est la forme la plus fréquente, 103 fois sur 128 (C. de GASSICOURT). Elle survient lentement, sans fièvre ni albuminurie, se traduisant par du nasonnement, du reflux des liquides par les fosses nasales ou la canule trachéale, de la toux de déglutition. Le sujet pour boire renverse la tête et agit avec lenteur. Il ronfle en dormant, a de la difficulté pour souffler, siffler, etc. A l'examen, le voile du palais est abaissé, inerte, la luette traînante, la sensibilité réflexe du pharynx est abolie. Cette forme guérit habituellement en dix ou quinze jours. Elle revêt cependant un caractère un peu plus inquiétant quand elle s'étend aux pharynx inférieur et aux larynx, ce qui se voit dans le croup. L'enfant tousse chaque fois qu'il boit. TROUSSEAU conseille dans ces cas l'usage de bouillies épaisses, d'autres auteurs, l'alimentation par la sonde œsophagienne.

La *paralysie généralisée* se montre dans la proportion de 15 p. 100 des cas de paralysie (C. de GASSICOURT. Elle envahit les différentes régions dans un ordre constant. D'après MAINGAULT, elle frappe les muscles de l'accommodation, puis les membres inférieurs, le cou, le tronc, le rectum, la vessie. La paralysie n'est jamais complète, elle épargne certains muscles et frappe les autres inégalement. Elle est variable, augmente ou diminue par intervalles. La sensibilité est presque toujours obtuse, quelquefois abolie ; l'anesthésie précède souvent la paralysie en même temps que le sujet ressent de l'engourdissement, des fourmillements. La durée de la paralysie généralisée peut varier de un à plusieurs mois. Il en est qui se prolongent pendant des années (MAINGAULT).

L'intelligence reste intacte. Les muscles de la face ne sont pris qu'exceptionnellement. La réaction de dégénérescence totale et l'atrophie musculaire sont rares. Les troubles de la sensibilité sont la règle : fourmillements, anesthésie. Celle-ci peut constituer le seul symptôme. La paralysie s'associe parfois à une abolition des réflexes rotuliens (WESTPHAL, BERGER ou à une véritable ataxie des membres inférieurs (pseudo-tabes diphtérique). Elle guérit dans plus de la moitié des cas (CADET DE GASSICOURT). La mort survient précoce par pneumonie alimentaire, plus tard par suite d'une paralysie du diaphragme, de phénomènes bulbaires, par le fait d'une broncho-pneumonie que favorise la paresse des muscles respirateurs, enfin par la paralysie cardio-pulmonaire.

La *paralysie cardio-pulmonaire* est un syndrome qui se montre soit dans les paralysies limitées, soit dans celles qui se généralisent lentement. Elle peut précéder les localisations apparentes de la diphtérie (BOISSARIE). Le sujet prend des crises caractérisées par des coliques, des vomissements, de l'angoisse, de l'agitation; la respiration se ralentit ainsi que le pouls. Celui-ci s'accélère ensuite et la mort survient brusquement par syncope, dès le premier accès ou aux accès suivants. Dans d'autres cas, le sujet s'affaisse progressivement, tombe dans le collapsus et meurt lentement. La guérison est possible, mais rare. La mort survient 14 fois sur 15.

Nous ne reviendrons pas sur la pathogénie des paralysies que ROUX et YERSIN ont reproduites expérimentalement par l'injection des seules toxines diphtériques. Rappelons qu'on a trouvé des bacilles de Löffler au niveau du bulbe (BARBIER).

§ 5. — DIAGNOSTIC

Nous ne l'étudierons qu'à propos des localisations les plus importantes de la diphtérie, l'angine et le croup.

1° Diagnostic de l'angine diphtérique. — L'angine diphtérique peut être confondue avec toutes les *angines pultacées* ou à *fausses membranes*.

Les *angines pultacées* se caractérisent par le dépôt à la surface de l'amygdale ou du pharynx plus ou moins enflammé d'une couche blanchâtre ou blanc grisâtre, pulpeuse, sans consistance, se détachant facilement et se délayant dans l'eau. L'angine *pultacée* simple, due à la grippe ou au refroidissement, les angines *scarlatineuse*, *herpétique*, rentrent dans cette catégorie, bien qu'elles puissent s'accompagner de fausses membranes véritables. On tiendra compte des symptômes prémonitoires, érythème guttural dans la scarlatine, vésicules péribuccales ou des amygdales dans l'herpès, des phénomènes généraux plus francs, de la réaction fébrile plus marquée, en se souvenant que la diphtérie peut reproduire toutes ces apparences.

On aura plus rarement à faire le diagnostic de la diphtérie avec *l'angine du muguet* et *l'angine aphteuse*, celles-ci étant associées à des manifestations similaires du côté de la bouche.

Plus difficile est le diagnostic de la diphtérie avec certaines angines pseudo-membraneuses, moins graves que la diphtérique, mais affectant avec elle une grande ressemblance. Ainsi de l'angine due au *coccus Brisou*, de l'angine à *streptocoques*, signalée par JACCOUD, SEVESTRE, NETTER, de l'angine à *pneumocoques*, qui sont susceptibles de se compliquer de laryngo-bronchite pseudo-membraneuse (VARIOT, RABOT). Le seul moyen diagnostique que nous possédions dans ces cas, est le procédé bactériologique que nous avons exposé à propos de l'anatomie pathologique. Des angines qui, au point de vue clinique, s'éloignent du mode diphtérique (LANDOUZY, DIEULAFOY), sont ainsi rattachées à la diphtérie, de même que des angines cliniquement considérées comme diphtériques sont reconnues de nature différente. Nous

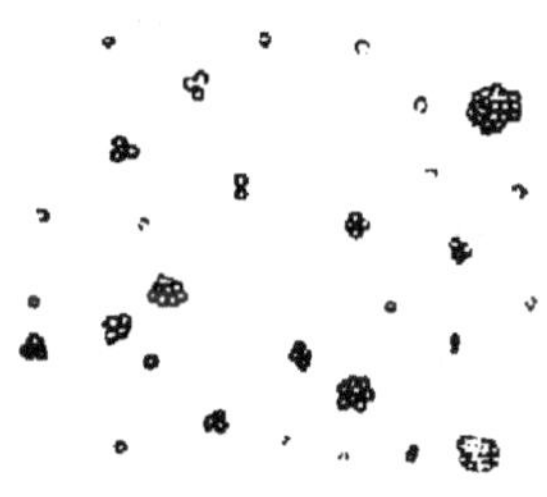

Fig. 12.
Coccus Brisou (d'après
L. MARTIN).

rappelons que le diagnostic bactériologique peut être fait soit par l'examen d'un fragment de fausse membrane, soit, ce qui est plus sûr, après culture sur sérum au bout de dix-huit à vingt heures. Nous rappelons également que seul le bacille long, enchevêtré, est caractéristique, et qu'il faut parfois plusieurs essais de culture pour le trouver (GRANCHER). Aussi quand l'examen clinique dénote soit une angine d'apparence diphtérique, soit un croup, est-il indiqué de ne pas attendre la vérification bactériologique pour instituer le traitement (SEVESTRE et MARTIN, GRANCHER).

2° Diagnostic du croup. — Son diagnostic est facile quand il succède à l'angine, plus délicat lorsqu'il est consécutif à la bronchite ou primitif. Le signe de l'épiglotte, l'expulsion de fausses membranes sont caractéristiques, mais rarement constatés.

Pendant la période vocale, le croup rappelle les laryngites simples.

Pendant la période respiratoire, il peut être confondu avec :

La *laryngite striduleuse*, fréquente chez les jeunes enfants. Dans cette dernière, l'accès de suffocation éclate la nuit, brusque, violent. Il se répète peu, n'est pas annoncé par des modifications antérieures de la fonction laryngée comme le croup et ne laisse à sa suite ni oppression, ni grande altération vocale.

Les *affections du naso-pharynx* (coryza postérieur, végétations adénoïdes), qui provoquent à heure fixe la nuit et vers le matin des quintes de toux et parfois du spasme laryngé.

L'*adénopathie trachéo-bronchique*. J'ai vu un cas de mort par spasme laryngé dans une convalescence de coqueluche avec altération d'un des nerfs récurrents par compression ganglionnaire.

La *broncho-pneumonie*. Elle produit deux sortes de phénomènes laryngés, tantôt un accès de suffocation, tantôt du cornage rappelant la dyspnée continue du croup (VARIOT).

L'*enchifrènement nasal* combiné à une bronchite ou à de la toux spasmodique nocturne peut rappeler les bruits laryngés du croup. Il suffit de pincer le nez pour les faire disparaître.

L'*œdème de la glotte* survient dans des conditions spéciales (altérations chroniques du larynx, maladies hydropigènes).

L'*abcès rétro-pharyngien* provoque une compression lente et progressive du larynx et donne à l'exploration du doigt une sensation caractéristique.

§ 6. — PRONOSTIC

La diphtérie est une maladie des plus redoutées. Avant la sérothérapie la mortalité variait entre 50 et 70 p. 100. Certaines circonstances aggravent le pronostic : la diphtérie secondaire, le coryza couenneux, les hémorragies, l'œdème périganglionnaire, la localisation laryngée qui tue par asphyxie plutôt que par infection, le jeune âge du sujet, le génie épidémique. Certaines épidémies sont très meurtrières, d'autres relativement bénignes. Il va de soi que l'étendue des lésions locales et l'aspect général du malade (faciès, pouls, état des forces) entreront en ligne de compte pour le pronostic. L'emploi du sérum antidiphtérique a, comme nous le verrons, sérieusement modifié le pronostic.

§ 7. — TRAITEMENT

La diphtérie, telle qu'on la comprend aujourd'hui, fournit trois indications essentielles :

1° Combattre le développement des bacilles de Klebs-Löffler, ce qui semble facile à première vue, car on sait que ce bacille reste cantonné à la surface des muqueuses, dans l'épaisseur des fausses membranes exsudées à son contact.

2° Combattre l'intoxication générale qui résulte de la pénétration dans l'organisme de la toxine sécrétée par le bacille.

3° Combattre les infections additionnelles, dues à la pullulation des saprophytes (streptocoques, staphylocoques, pneumocoques, etc.) qui deviennent virulents et provoquent soit des accidents locaux, tels que la putréfaction de la fausse membrane et des accidents à distance, suppurations, septicémie.

1° Sérothérapie. — On possède aujourd'hui un agent capable de neutraliser à la fois la virulence du bacille de Klebs-Löffler et la toxine qu'il sécrète. Il exerce même une action *préventive* sur le développement de la diphtérie : c'est le sérum de Behring-Roux, qui a été introduit dans la pratique depuis la communication de Roux au congrès de Buda-Pesth en 1894. Ce sérum est emprunté au cheval. On soumet cet animal à une injection sous-cutanée de toxines diphtériques à dose croissante jusqu'à ce qu'il ne réagisse plus. Le sérum de son sang est recueilli aseptiquement et livré en flacons de 10 à 20 centimètres cubes. Le sérum est injecté généralement dans le tissu cellulaire de la peau du flanc avec une seringue de Roux. Les précautions de l'asepsie la plus rigoureuse doivent être prises. La seringue est stérilisée par de l'eau bouillante, la peau du patient et les mains de l'opérateur lavées au sublimé. Le sérum doit être assez récent et non trouble. On injecte 10 à 20 centimètres cubes suivant l'âge des sujets et la gravité des cas. Lorsqu'une première injection ne produit pas d'amélioration sensible, on est autorisé à la répéter une seconde et même une troisième fois à des intervalles de un à deux jours.

a. *Action du sérum*. — Le sérum antidiphtérique provoque la chute des fausses membranes au bout de deux ou trois jours. Elles ne se reproduisent pas, ou si elles reparaissent, elles cèdent rapidement à une seconde injection. La température tombe brusquement ou progressivement dans le même temps. L'état général s'améliore et la guérison s'affirme définitive. Roux, au congrès de Buda-Pesth, a pu établir que la mortalité à l'hospice des enfants malades s'était abaissée de 50 à **24 p. 100**, Depuis lors, la mortalité, d'après des statistiques faites dans les pays les plus divers a encore baissé et a atteint un chiffre inférieur à 10 p. 100 (SEVESTRE et MARTIN). VARIOT, sur 3000 diphtériques traités en deux ans à l'hôpital Trousseau a vu la mortalité tomber de 50 p. 100 (chiffre correspondant à la période présothérapique) à 14 p. 100. Il n'est pas douteux, que de pareils résultats, observés de tous côtés par de nombreux observateurs, ont un caractère absolument démonstratif.

Néanmoins on doit signaler les cas réfractaires. Les formes malignes, telles que nous les avons décrites, succombent après la disparition des fausses membranes et de la fièvre. C'est pour rendre compte de ces faits contradictoires, que certains auteurs ont cherché dans l'association microbienne la clef des insuccès. Il est possible que les strepto-diphtéries aient une part de responsabilité dans les cas malheureux, mais il est des diphtéries pures (VARIOT, RABOT) qui se comportent de la même façon.

Il est important, surtout lorsqu'il s'agit d'une forme sérieuse, de ne pas attendre le résultat de l'examen bactériologique et de faire l'injection d'emblée. Toutes les statistiques s'accordent en effet à reconnaître que passé un délai de trois à quatre jours, les résultats de la médication deviennent douteux. La toxine diphtérique altère rapidement les organes et il importe ou d'en prévenir la fabrication ou d'en neutraliser les effets au plus tôt. Les injections faites dès le premier jour donnent une mortalité plus faible que celle des jours suivants. Il est important aussi de traiter avec hâte les localisations laryngées de la diphtérie.

On est à peu près d'accord pour ne plus injecter le sérum préventivement.

Beaucoup d'auteurs hésitent à injecter le sérum, dans les cas d'apparence bénigne, car le sérum a ses inconvénients.

b. *Accidents de la sérothérapie.* — L'injection de sérum provoque dès le premier jour une *réaction fébrile* avec accélération et irrégularité du pouls, abaissement de la pression artérielle, oligurie. Du quatrième au huitième jour, paraissent des *exanthèmes*, urticaire, érythèmes polymorphe, scarlatiniforme, rubéoliforme, avec légère réaction fébrile. Tous ces phénomènes sont passagers et sans grande importance. Mais du dixième au quinzième jour, plus particulièrement vers le treizième (SEVESTRE et MARTIN) se montrent des *accidents plus graves* : fièvre intense à 40° et au delà, avec douleurs vives et léger gonflement articulaire, retour des exanthèmes, vomissements, diarrhée intense, prostration ou délire, albuminurie. Ces phénomènes disparaissent au bout de quelques jours. Parfois cependant on a signalé la mort avec de l'anurie, des convulsions, une syncope. VARIOT l'a notée trois fois sur un total de 3.000 diphtériques.

Tous les accidents que nous venons d'énumérer sont dus non pas à l'antitoxine contenue dans le sérum, mais au sérum lui-même, car il est susceptible de provoquer les mêmes réactions quand il est emprunté à un cheval non immunisé. Au reste ces accidents ne sont pas constants, ne paraissent pas en rapport avec la dose injectée, mais sont dus plutôt à des qualités particulières de l'animal qui a fourni le sérum ou à une susceptibilité de certains sujets. Les tuberculeux, en particulier, semblent très éprouvés, leurs lésions sont impressionnées comme par l'injection de tuberculine.

2° Traitement local. — Le sérum antidiphtérique remplit toutes les indications que comporte le traitement de la diphtérie : il est bactéricide et antitoxique. Cependant, la fausse membrane ne se détachant souvent que le troisième jour et parfois même résistant davantage, il y a intérêt à s'attaquer directement au bacille, très facile à aborder dans sa localisation la plus fréquente au niveau du gosier. Il ne faut pas se faire trop d'illusions sur un traitement local, car il n'est souvent que partiel. A supposer qu'on puisse détruire facilement les foyers accessibles, on sait qu'il y a des colonies bacillaires dans le *haut pharynx*, dans les *fosses nasales*, souvent du côté du *larynx*, *avec ou sans fausses membranes*, que le traitement local ne peut atteindre. Cependant, il doit être employé, car il combat un des foyers principaux dans lesquels s'élabore la toxine et atténue, dans une certaine mesure, l'intoxication.

Le traitement local a des inconvénients qui sont parfois très grands. Il comporte des manœuvres souvent répétées sur le gosier, et difficiles à faire accepter des enfants. Il expose à des excoriations de la muqueuse et ouvre la porte largement aux toxines ou aux infections associées.

C'est un précepte que recommandent tous les auteurs d'agir avec prudence sur les fausses membranes.

La plupart des formules du traitement local obéissent à la même tendance, faire disparaitre la fausse membrane. Les uns emploient des procédés de douceur, tels que *l'eau de chaux en pulvérisation* qui dissout la fausse membrane (BIERMER ; d'autres ont recours à un ferment digestif, tel que la *papaïne* (BOUCHUT), abandonnée pour les difficultés qu'il y a à en mesurer les effets, d'autres préconisent le *jus de citron* qui aurait une action favorable, le *chlorate de potasse*. On a tenté indirectement de faire éliminer la fausse membrane en usant de *cubèbe à hautes doses*, de *carbonate d'ammoniaque*, de *pilocarpine*. Nombre de médecins essayent de détruire la fausse membrane par l'emploi de caustiques ou d'antiseptiques forts. BRETONNEAU et TROUSSEAU usaient d'*acide chlorhydrique*. On a substitué à cet agent l'*acide phénique*, le *sublimé*, l'*acide salicylique*, le *naphtol camphré*.

Aujourd'hui, on est arrivé à préciser l'emploi de ces différents topiques, qui sont appliqués non plus sur la fausse membrane, mais sur la muqueuse dépouillée mécaniquement de son exsudat. A cet effet, on commence à pratiquer une irrigation du gosier avec de l'eau bouillie ou une solution antiseptique faible (boriquée à 4 p. 100, phéniquée à 1 2 ou 1 p. 100) de façon à déterger le gosier de ses mucosités et des parties ramollies des fausses membranes. Puis avec un tampon d'ouate fixé au bout d'une tige, on écouvillonne le gosier pour détacher les pseudo-membranes et enfin sur la muqueuse on applique directement un antiseptique fort qui achève la destruction des bacilles échappées des fausses membranes. C'est là le principe du *traitement de Gaucher* qui a eu un grand retentissement. GAUCHER se servait du liquide suivant :

Camphre	20 grammes.
Huile de ricin	15 —
Alcool à 90°	10 —
Acide phénique cristallisé	5 —
Acide tartrique	1 —

BERLIOZ et YVON lui ont substitué le *phénol sulforicine* à 20 p. 100, beaucoup moins caustique. On a employé aussi le *sublimé* à 1 p. 30.

Les applications topiques doivent être renouvelées, suivant les cas, toutes les trois ou quatre heures. Elles ont l'inconvénient de provoquer de la douleur, de la réaction inflammatoire. Nous conseillerons d'une façon générale de s'en abstenir et de limiter le traitement local à des lavages aseptiques lesquels ont l'avantage des procédés de douceur et pour résultat certain d'entraver les putréfactions, de prévenir les accumulations de mucosités, de débris ramollis, la fétidité de l'haleine, le développement des infections secondaires. On les répète plusieurs fois par jour.

3° Traitement général. — Le traitement général est en grande partie réalisé par la sérothérapie qui neutralise la toxine diphtérique. Toutefois, il faut soutenir les forces du malade au moyen de toniques : alcool, préparations de quinquina, de kola. Il faut veiller à l'urination qui est parfois troublée, en prescrivant des boissons et en particulier le lait. Il faut s'occuper spécialement de l'alimentation du patient qui a parfois une véritable anorexie.

4° Traitement du croup. — Le traitement de l'angine est applicable aux autres localisations de la diphtérie. Le croup seul exige une thérapeutique spéciale. Le croup apporte avec lui un danger spécial, celui de l'asphyxie mécanique. L'injection du sérum doit donc être pratiquée à la moindre menace de localisation sur le larynx. De plus, on facilite le détachement des fausses membranes en maintenant les enfants dans une atmosphère humide (chambre à vapeur des hôpitaux, pulvérisations ou vaporisations d'eau par ébullition en ville). Il existe dans le croup un élément spasmodique se traduisant par les crises de suffocation. On les prévient par l'usage du bromure de potassium, de la codéine (VARIOT), de l'ipéca (les vomitifs tout en expulsant les fausses membranes calment les spasmes). Malgré tous les efforts, l'asphyxie mécanique se produit dans nombre de cas avant que la maladie ait le temps d'évoluer. On est amené à instituer un traitement de l'asphyxie, qui n'a rien de commun avec celui de la diphtérie, mais qui lui est fatalement associé. Le traitement mécanique du croup comprend deux procédés, la trachéotomie et l'intubation du larynx.

A. TRACHÉOTOMIE. — Elle est pratiquée à deux périodes différentes, soit au début de la période asphyxique, soit lorsqu'on amène l'enfant presque mourant. Dans ce dernier cas, il n'est nul besoin de songer à l'anesthésie. Chez les sujets de la première catégorie, la sensibilité est également diminuée et en France on n'a pas habituellement recours au chloroforme. Dans d'autres pays, on fait inhaler quelques gouttes de chloroforme, ce qui amène souvent la sédation du spasme. Il est formellement contre-indiqué de faire une anesthésie profonde ; il faut que le sujet, au moment de l'ouverture de la trachée, puisse expulser les mucosités, les fausses membranes et le sang qui y pénètrent.

Donc en général pas d'anesthésie.

a. *Opération*. — Le sujet est étendu horizontalement, le cou reposant par sa partie postérieure sur un traversin cylindrique qu'on peut façonner en enroulant une bouteille ou une petite bûche de bois dans un oreiller). La tête est dans l'axe du corps. La partie antérieure du cou est ainsi en extension moyenne. Elle doit toujours être éclairée par une lumière venant de gauche, le jour près d'une fenêtre, la nuit par des lumières suffisantes. Un aide tient la tête qu'il ne doit abandonner sous aucun prétexte. Un autre assujettit les bras et les jambes. Pour les bras, on les immobilise aussi en enroulant l'enfant dans une alèze.

L'opérateur doit avoir à sa portée les instruments suivants :

Deux canules, une du plus gros modèle correspondant à l'âge du sujet ; l'autre d'un numéro immédiatement en dessous [1].

Deux bistouris, l'un droit, l'autre boutonné.

Un dilatateur.

Des écarteurs et des pinces hémostatiques.

Une pince à fausses membranes.

Une plume d'oie ou de pigeon, munie de ses barbes.

La trachéotomie a été pratiquée en différents points : On distingue la *trachéotomie supérieure*, procédé classique ; la *trachéotomie inférieure*, qui a l'inconvénient d'exposer à des hémorragies et de pénétrer dans une région où la trachée est très profonde ; la *crico-trachéotomie*, celle-ci réservée aux cas où l'incision des parties profondes et superficielles se fait en un temps. Cette opération dite de SAINT-GERMAIN, ne peut qu'être exceptionnelle, et en général on fait la trachéotomie *lente* (elle dure une à deux minutes) en faisant partir l'incision du bord inférieur du cricoïde (trachéotomie supérieure).

La trachéotomie se fait en trois temps :

Premier temps. — Avec le pouce et le médius gauches on fixe le larynx de façon à l'immobiliser et à le faire saillir un peu, pendant que l'index gauche suit la saillie du thyroïde, la dépression crico-thyroïdienne, et se fixe par son ongle sur le cricoïde. On incise la peau en partant de ce point sur une étendue

---

[1] Voici la nomenclature admise avec l'indication du diamètre intérieur de l'extrémité inférieure des canules, d'après SEVESTRE et MARTIN :

Nᵒˢ 000	5 millimètres	. . . .	au dessous de 15 mois.
— 00	6		
— 0	6.5	. . . .	jusqu'à 2 ans.
— 1	7	. . . .	de 2 à 3 1/2 ou 4 ans.
— 2	7.5	. . . .	de 3 ans 1/2 à 5 ou 6 ans.
— 3	8	. . . .	jusqu'à 8 ans.
— 4	8.5	. . . .	adolescents.
— 5	9	. . . .	adultes.

de 2 cent. 1 2 à 3 centimètres en suivant bien la ligne médiane. On divise ensuite soit au bistouri, soit avec une sonde cannelée, l'aponévrose superficielle, les muscles, l'aponévrose profonde.

Deuxième temps. — *Section de la trachée.* La trachée étant ainsi à nu, on plonge l'index gauche à l'extrémité supérieure de la plaie jusqu'à ce qu'il ait le contact des anneaux trachéaux. Le bistouri droit, tenu près de sa pointe, est enfoncé immédiatement au-dessous de l'index, dans la trachée, et après pénétration, ce qui est annoncé par une sensation de résistance vaincue, est amené en bas en sectionnant sur la ligne médiane et perpendiculairement à leur direction deux à trois anneaux de la trachée. L'ouverture de la trachée s'accompagne généralement d'un bruit sifflant assez intense.

Troisième temps. — Le doigt gauche étant placé sur l'orifice trachéal, on présente de la main droite l'extrémité de la canule perpendiculairement à la direction de la trachée. Le doigt gauche guide l'introduction, et lorsque l'extrémité a pénétré, on relève légèrement le pavillon, et la canule se trouve en place. Dès qu'elle est dans la trachée, il y a expulsion de mucosités et d'air qui provoquent un bruit dit canulaire. Parfois la canule est difficile à introduire, l'incision trachéale étant trop étroite ou trop latérale, et on fait fausse route. Dans ce cas on a recours au dilatateur et la canule est placée entre ses branches.

La canule placée, on la fixe par deux cordons qui s'insèrent aux ailettes du pavillon. On applique une cravate de mousseline, recommandée par Trousseau, qui tamise l'air et empêche la pénétration des particules pulvérulentes dans la trachée.

Toute l'opération doit être faite aseptiquement.

b. *Accidents pendant l'opération.* — Ce sont l'hémorragie et l'asphyxie, l'emphysème et la syncope.

L'hémorragie est peu à redouter dans la trachéotomie supérieure, si on opère sur la ligne médiane. Il est rare qu'on ait à lier un vaisseau. L'hémorragie s'arrête si la canule est assez grosse pour comprimer la plaie trachéale et les parties profondes. Si le sujet rejette du sang par la canule, il faut changer celle-ci et en mettre une plus grosse. Si l'hémorragie vient exclusivement des parties extra-trachéales, on comprime avec un peu de coton aseptique. Les *hémorragies secondaires* sont plus graves, car elles indiquent une diphtérie maligne ou un processus ulcéreux.

L'asphyxie, si elle se produit, exige une grande rapidité dans l'exécution de l'opération. On introduira le plus tôt possible la canule ou le dilatateur et on fera la respiration artificielle. Parfois, l'introduction de la canule chez un enfant qui respirait, non seulement ne soulage pas, mais arrête la respiration. Dans ce cas, il s'agit ou d'une fausse route due à ce que l'incision trachéale a été faite obliquement ou latéralement, à ce que la canule a été manœuvrée maladroitement, ou à ce que de fausses membranes détachées obturent l'orifice inférieur de la canule. Dans ce dernier cas, on essaye de les saisir avec la pince à fausses membranes ou de les repousser avec une plume d'oie ou de pigeon munie de ses barbes. Si on échoue, le mieux est de retirer la canule, d'appliquer le dilatateur et elles sont ordinairement rejetées dans une secousse de toux.

L'emphysème indique une plaie trachéale trop grande pour la canule ou une fausse route de celle-ci.

La *syncope* est rare.

c. Traitement consécutif à la trachéotomie. — Il faut pratiquer ou répéter l'injection de sérum, tenir les enfants dans une atmosphère chaude et humide.

La *canule interne* sera enlevée et nettoyée plusieurs fois par jour, chaque fois qu'elle sera remplie de mucosités.

La *canule externe* doit être changée pour permettre le nettoyage de la plaie une fois par jour, en commençant le lendemain ou le surlendemain de l'opération. Le nettoyage doit être rapide, fait antiseptiquement. On profite aussi de l'ablation de la canule, pour faire tousser l'enfant et amener l'expectoration des fausses membranes.

Il faut enlever la canule le plus tôt possible. Avant la sérothérapie il fallait cinq à neuf jours pour essayer l'ablation, aujourd'hui on peut la tenter dès le deuxième ou le troisième jour (SEVESTRE et MARTIN). On obture l'orifice trachéal et si l'air passe dans le larynx, on enlève la canule en surveillant avec soin l'enfant, surtout dans les premiers temps qui suiven l'ablation, en raison de la facilité avec laquelle se produisent à ce moment les accès de suffocation. On remettrait dans ce cas la canule en place. La plaie pansée soigneusement se cicatrise en quelques jours. Chez d'autres enfants dits *canulards*, on est obligé de laisser la canule à demeure pendant un temps indéterminé. Parfois c'est une tendance spasmodique du larynx qui en est la cause, et, dans ce cas, on peut faire le tubage continu ou intermittent, connu sous le nom d'*écouvillonage du larynx* (VARIOT). Dans d'autres cas, il se produit des *bourgeons charnus trachéaux* qu'il faut cautériser, exciser ou racler.

d. *Complications de la trachéotomie.* — La plaie *se diphtérise.* On est assez facilement maître de cet accident, au moyen des applications topiques signalées dans le traitement de l'angine.

L'inflammation de la plaie est également un accident peu redoutable.

La *gangrène* de la plaie est plus grave. Superficielle, elle ne modifie que peu l'évolution de la lésion. Profonde, elle détermine des pertes de substances considérables et s'accompagne de dépression profonde des forces. C'est encore aux antiseptiques caustiques qu'il faut avoir recours. La gangrène, outre l'apparence spéciale, la fétidité de la plaie, produit le noircissement de la canule. Elle peut guérir, mais la cicatrisation est lente et irrégulière.

La *trachée s'ulcère* parfois au niveau de l'extrémité inférieure de la canule qui noircit : l'ulcère produit peut être le point de départ d'hémorragies, de bourgeons charnus trachéaux, de rétrécissements secondaires. Il faut employer une canule dont la partie inférieure soit réduite de dimensions et d'une courbure allongée pour diminuer la pression, et l'enlever le plus tôt possible. Il se produit plus tard un rétrécissement de la trachée qui entrave le développement général et favorise la tuberculose pulmonaire.

Le *poumon* présente de la *broncho-pneumonie* à deux périodes différentes. Tantôt elle est *précoce*, se montre dans les deux premiers jours après l'opération, s'annonçant par l'élévation thermique, le type respiratoire spécial, l'absence d'expectoration, la somnolence ou l'agitation et l'asphyxie rapide. Elle est le plus souvent mortelle. Tantôt elle est *tardive*, apparaît à la fin du premier septénaire, et évolue comme la bronchopneumonie à noyaux successifs. Elle est susceptible de guérison.

c. Influence de la trachéotomie sur la marche de la diphtérie. — La trachéotomie ne combat que l'obstacle mécanique. L'angine diminue rapidement, à cause du repos fonctionnel du pharynx et du nez, mais la maladie générale doit être traitée après comme avant.

Les seules modifications immédiatement apportées par l'ouverture de la trachée sont relatives à la respiration qui se rétablit. Elle peut être gênée momentanément lorsque des mucosités ou des fausses membranes sont dans la canule, mais dès qu'elles sont expulsées avec un bruit de gargouillement spécial, elle reprend son allure paisible : l'angoisse et le malaise disparaissent, le teint perd sa lividité, l'état général s'améliore.

L'absence d'expectoration coïncidant avec un état général grave et de l'accélération respiratoire est l'indice d'une *bronchopneumonie précoce* rapidement mortelle. Dans ce cas la respiration est serratique, rappelle un bruit de scie (TROUSSEAU).

Enfin le jetage d'un liquide sanieux, grisâtre, indique une diphtérie maligne.

La trachéotomie provoque dès le premier jour une fièvre modérée qui ne dure que deux ou trois jours. Elle est peu importante. La *fièvre tardive* est plus fâcheuse, car elle annonce une complication.

B. INTUBATION DU LARYNX. — L'intubation est une méthode qui en raison de son innocuité et de son exécution relativement facile, tend à se substituer de plus en plus à la trachéotomie. Déjà proposée par BOUCHUT en 1858, elle ne fut adoptée que récemment après qu'O' DWYER eut réussi, par de longues recherches, à faire une instrumentation convenable.

a. Instruments. — Ceux d'O' DWYER comprennent :

1° Un *ouvre-bouche* de Denhart dont la poignée s'applique sur la joue du malade pour ne pas gêner l'opérateur.

2° Un *introducteur* formé d'une tige d'acier monté sur un

7.

manche d'ébonite, terminée à son extrémité libre par un pas de vis destiné à maintenir solidement fixé un mandrin porte-tube. Sur la tige est placé un tube de laiton mobile, terminé d'un côté par un renflement sur lequel appuie le pouce pour le mettre en mouvement, de l'autre par un ressort à boudin muni de deux griffes qui servent à chasser le tube dans le larynx lorsqu'on retire le mandrin.

3° De *tubes spéciaux*, à section elliptique, à partie moyenne renflée, construits de façon à s'adapter parfaitement à la cavité laryngée. La tête du tube est très volumineuse, pour être retenue à l'orifice laryngé. Elle présente une œillère dans laquelle on passe un léger cordonnet de soie. Le tube est muni d'un mandrin en acier, composé de deux pièces articulées au milieu de sa hauteur. Le mandrin se visse en haut à l'introducteur et se termine en bas par une extrémité mousse qui comble l'orifice du tube.

Il y a des tubes de différentes dimensions correspondant aux âges des malades : de 1 an, de 2 ans, de 3 à 5 ans, de 5 à 7 ans, de 7 à 12 ans, de 12 ans.

Une règle annexée à l'appareil sert de mesure aux tubes et donne des chiffres pour chaque âge.

4° Un *extracteur*, tige recourbée qu'on introduit dans le tube et qui se termine à son extrémité par deux lames qui s'écartent en appuyant sur une pièce près de la poignée, de façon à faire corps avec le tube.

b. *Manœuvres opératoires.* — On place bien à portée tous les instruments et en plus une cuiller et des ciseaux. Le tube est en place sur l'introducteur.

Il faut des aides bien dressés et dociles. Si on n'a qu'un aide, on emmaillotte l'enfant pour immobiliser ses bras. L'aide s'assied sur une chaise pas trop haute, les genoux bien garnis. Il prend l'enfant, l'assied, maintenant ses jambes entre les siennes. Si l'enfant n'a pas les bras liés, un deuxième aide est nécessaire pour les maintenir.

Dans un *premier temps*, on place l'écarteur du côté gauche, et à ce moment le manche de la cuiller qu'on a préparée peut servir à en faciliter l'introduction. L'ouvre-bouche placé, on en écarte les branches à fond, autrement il se déplacerait si l'enfant pouvait abaisser son maxillaire inférieur. L'ouvre-bouche se maintient sans aide. Si on a un troisième aide, on peut le lui confier. L'aide qui tient l'enfant applique ses deux mains sur le front et relève un peu la tête, le second aide maintenant les mains.

Dans le *second temps* l'opérateur introduit l'index gauche dans la bouche de l'enfant et aborde latéralement le larynx. La pulpe de l'index doit sentir les arythénoïdes en arrière et l'épiglotte en avant. Celle-ci parait toujours plus grosse qu'on ne peut le soupçonner à la vue. En plongeant le doigt dans cette sorte d'entonnoir on voit l'enfant asphyxier. L'ouverture glottique déterminée, on tient le manche de l'introducteur parallèle au thorax du patient, on applique l'extrémité du tube sur la partie de l'index gauche qui est en dehors de la bouche, on en suit le bord droit jusqu'à ce qu'il soit en contact avec la pulpe de l'index, c'est-à-dire que l'extrémité inférieure du tube soit au niveau de l'orifice supérieur du larynx. Les yeux fixés sur la région cervicale du malade, on attend une augmentation de la dépression du creux sus-sternal indiquant que l'inspiration va se faire et on relève vivement le manche de l'instrument. Le tube glisse le long de l'extrémité de l'index que l'on a légèrement déplacé en dehors, il pénètre dans le larynx et sa tête renflée se place sous la pulpe du doigt. On pousse alors la partie mobile du porte-tube et on retire vivement l'instrument.

Si le tube est en place, on voit l'enfant rejeter des fausses membranes parfois très longues, et on perçoit un bruit métallique très caractéristique. Celui-ci peut parfois tarder à se faire entendre. Il faut attendre quelques secondes avant de tirer sur le fil fixé à l'oreillère du tube. A la première inspiration, le tube sifflera. Si la respiration se fait bien, on coupe un des chefs du fil en prenant le nœud entre les doigts et on retire le fil en maintenant le tube avec l'index gauche. Quelques auteurs conseillent de laisser le fil à demeure en le maintenant collé sur la joue avec du collodion. Il constitue une gêne pour l'enfant, mais il faut néanmoins suivre ce conseil si on est peu familiarisé avec l'extraction du tube. A ce moment de l'opération, on enlève l'ouvre-bouche et on reporte l'enfant dans son lit. Il est inutile de donner à boire de suite à l'enfant, car on peut provoquer des quintes de toux et l'expulsion du tube.

c. Extraction du tube. — Si la diphtérie n'est pas trop sévère, on peut enlever le tube dès le cinquième jour. On place l'enfant comme pour l'intubation, la tête droite, on introduit l'ouvre-bouche qu'on fait jouer à fond, l'index gauche va à la recherche du tube et se place sur sa partie latérale. L'extracteur est introduit dans la bouche par la main droite et l'index gauche le guide pour faire pénétrer sa pointe dans la lumière du tube. Dès qu'on croit avoir atteint ce but, on relève le manche de l'instrument bien horizontalement et on presse sur la branche mobile pour faire écarter les branches terminales et on tire en maintenant bien la pulpe de l'index sur le tube de façon à ce qu'il y ait adhérence complète du tube et de la pince, car souvent occupé à retirer l'instrument, on oublie de continuer la pression qui fait écarter les branches de l'extracteur et le tube tombe. La manœuvre de l'extraction est parfois très difficile, car le larynx a de grands mouvements de déplacement et on ne sait à quel moment il faut appuyer pour saisir le tube. Les mors de la pince d'O' Dywer sont un peu courts. M. Rabot se sert de l'extracteur de Weiss.

Quand on n'arrive pas à faire l'extraction, avec l'instrument, Rabot conseille le procédé suivant : Il fait coucher l'enfant sur les genoux d'un aide, la tête renversée et tombant de son propre poids en dehors du genou droit de l'aide. La main droite de l'opérateur immobilise le larynx en appuyant sur les grandes cornes de l'os hyoïde. La bouche est maintenue ouverte avec l'ouvre-bouche. L'index gauche est placé sous la tête du tube, latéralement, et on le fait glisser jusqu'à la partie postérieure de la tête. Le tube est d'abord soulevé, puis entraîné par l'index qui l'amène sur la langue. Ce procédé a toujours réussi à M. Rabot. Il a l'inconvénient de provoquer la cyanose de l'enfant.

d. Modifications des instruments d'O'Dywer. — Ferroud a réuni l'introducteur et l'extracteur en une seule pièce. Le tube est taillé en biseau à une de ses extrémités et sur une de ses faces ce biseau a été renflé de façon à rappeler l'extrémité arrondie du tube d'O'Dywer. L'ouvre-bouche est remplacé par une gaine métallique qui protége le doigt de l'opérateur. L'inconvénient de cet appareil c'est l'ouverture du tube, l'absence de mandrin ; le tube en glissant le long du larynx et en raclant est exposé à être obturé par une fausse membrane. De plus il produit un bruit métallique dès qu'il est dans le vestibule du larynx, tandis qu'avec le tube d'O'Dywer, ce bruit caractéristique ne se produit que si l'instrument est placé.

EGÉDÉ a cherché à avoir un porte-tube qui permit au courant d'air expiratoire d'atteindre la face de l'opérateur.

BAYEUX ayant trouvé un niveau du cartilage cricoïde un spasme assez violent pour empêcher la pénétration du tube dans la trachée, a coupé le tube d'O'Dywer au niveau de son renflement. Il a ainsi un tube court qu'il a dû allonger en lui plaçant une jambe. Par ce moyen, il arrive à enlever le tube en serrant fortement la trachée. Le tube est énucléé. SEVESTRE a également un tube court analogue à celui de BAYEUX.

M. RABOT préfère les instruments d'O'Dywer. Leur seul inconvénient est qu'ils sont difficiles à nettoyer. COLLIN en a construit de plus maniables.

e. *Accidents pendant l'intubation.* — L'intubation est une opération assez difficile, qu'on arrive quelquefois à pratiquer du premier coup, mais qui souvent demande une longue expérience.

La *syncope* est parfois mortelle, mais cela tient à ce que l'intoxication diphtérique avait touché le cœur. Le plus souvent, c'est une syncope nerveuse qui disparaît par la position déclive de la tête.

Les *vomissements* sont un accident fréquent, quand l'enfant vient de boire ou de manger, peu important, souvent suivi d'un soulagement qui peut en imposer : on croit le tube dans le larynx, il est dans l'œsophage.

Les *convulsions* sont rares, se montrent une fois sur cent (RABOT). Si on tire sur le fil, les convulsions cessent, pour reprendre dès qu'on replace le tube. Il faut alors faire la trachéotomie.

Le *refoulement des membranes* est un accident rare. Il suffit d'enlever le tube, et la membrane refoulée est expulsée. Parfois elle adhère et ni le tubage ni la trachéotomie ne la font rejeter. Rabot a dû laisser un enfant trachéotomisé sans canule pendant vingt-quatre heures. La canule remise, l'enfant succombait au bout d'une heure et l'autopsie montrait le refoulement des membranes vers l'éperon des bronches.

L'*hémorragie* est rare, se borne à quelques gouttes de sang.

La *pénétration dans le pharynx* est suivie de la déglutition du tube laquelle provoque des épreintes : l'enfant le rejette dans les selles. C'est un accident sans gravité.

La *perforation du cartilage thyroïde* (Ratchfuss) est un accident grave. Il faut enlever le tube et faire la trachéotomie.

Le *spasme laryngé* s'oppose parfois à la pénétration du tube. Rabot a essayé sans succès la chloroformisation. Il conseille d'attendre : la sensibilité va en diminuant.

f. *Accidents après l'intubation.* — Les *quintes de toux* sont parfois si fréquentes qu'elles font rejeter le tube. Galatti en fait un signe pronostique favorable.

Le *rejet du tube* est un accident désagréable, car il est le prélude de nombreuses réintubations. Rabot a vu des enfants rejeter leur tube à tout propos dans la proportion de 10 p. 100. Ce sont des enfants difficiles à tuber. L'asphyxie commence assez rapidement après le rejet du tube. Il faut trachéotomiser, à moins de rester auprès du malade. Parfois le tube est dégluti et ce n'est que devant les menaces de l'asphyxie que l'on s'aperçoit qu'il n'est plus dans le larynx.

Le *trouble de la déglutition* est parfois très marqué dans les premiers moments. Il faut faire avaler lentement, la tête renversée, penchée hors du lit, donner des soupes épaisses, calmer la soif avec des lavements.

L'*obstruction du tube par les membranes* est un accident redouté, mais rare. Il faut détuber. C'est dans ces conditions que l'énucléation de Bayeux rendra des services.

Les *ulcérations des cordes vocales* peuvent être dues à la mauvaise construction des tubes ou à leur long séjour. Rabot n'en a jamais vu dans ses autopsies.

L'adéno-phlegmon sous-hyoïdiens est rare. RABOT a vu 4 cas de ce genre qu'il attribue à l'usage de tubes mal désinfectés.

g. *Accidents pendant l'extraction.* — L'extraction peut être gênée, mais non empêchée par le spasme laryngé.

RABOT a vu un tube trop étroit tomber dans la trachée. Il dut faire la trachéotomie et repousser le tube par en haut.

h. *Accidents après l'extraction.* — L'aphonie n'a rien d'inquiétant. Des *brides cicatricielles* ont été signalées par GALATTI.

Le *spasme laryngé* peut persister. Certains malades ne peuvent plus se passer de leur tube. Il y a des *tubards* comme des *canulards.*

i. *Parallèle de l'intubation et de la trachéotomie.* — Les statistiques semblent pencher un peu en faveur de la trachéotomie.

L'intubation a pour elle la rapidité d'exécution, l'absence de toute hémorragie, de plaies et partant d'infection secondaire, le peu de soins consécutifs, la sortie plus facile des membranes et des mucosités, l'arrivée d'un air dans des conditions physiologiques de chauffage et d'humidité, l'absence de granulations dans la trachée. Elle a contre elle la difficulté d'exécution, le rejet du tube, l'oblitération par les membranes, la difficulté de l'employer en ville (il faut que le tube soit replacé promptement).

Les deux opérations se complètent parfois. On est réduit à faire la trachéotomie après l'intubation et l'intubation qui réussit très bien chez les trachéotomisés canulards.

ARTICLE II

FIÈVRE TYPHOÏDE

La fièvre typhoïde est une maladie générale qui se transmet par infection plus que par contagion et dont les localisations les plus caractéristiques se font au niveau des appareils lymphatiques de l'intestin, plaques de PEYER, follicules clos, ganglions mésentériques, rate.

1° Etiologie. — La fièvre typhoïde est plus fréquente chez *l'adolescent* que chez *l'enfant*. Dans un relevé numérique des cas correspondant aux différents âges, PIEDVACHE a noté que jusqu'à deux ans la fièvre typhoïde est exceptionnelle, rare de 2 à 5 ans, comprenant 30 p. 100 des cas de 5 à 15 ans. Le maximum de fréquence est de 15 à 30 ans. J'ai observé en 4 ans 196 cas de fièvre typhoïde dont 40 cas de 2 à 5 ans, 53 cas de 6 à 9 ans, 70 de 10 à 13 ans, 33 cas de 14 et 15 ans.

Elle serait un peu plus fréquente chez les *garçons* que chez les *filles*.

Elle est favorisée par le *surmenage*, la *mauvaise alimentation*, les *troubles digestifs antérieurs*.

Elle se manifeste sous forme d'*épidémies* qui se montrent surtout à la fin de l'été et en automne.

Le bacille d'Eberth est universellement reconnu comme l'agent pathogène de la fièvre typhoïde.

La *transmission* se fait par les mêmes procédés à tous les âges. La *contagion* est rare. Je l'ai notée deux fois dans mon service sur 196 cas.

Le plus souvent c'est l'*ingestion d'une eau adultérée* par le mélange de matières fécales qui provoque la maladie. La plupart des auteurs se rattachent à la doctrine de BUDD. Les matières fécales, pour être infectantes, doivent provenir d'un typhique. Les recherches de RODET et ROUX qui ont admis que le bacille d'Eberth n'était qu'une variété du *coli communis* ont remis en discussion l'opinion de MURCHISON qui attribuait aux *matières fécales, quelle que fût leur origine*, le pouvoir typhisant. De même, on a repris la question de l'*autotyphisation*, le patient faisant lui-même, sous l'influence de conditions multiples (dyspepsie, embarras gastrique), la transformation éberthienne des saprophytes de l'intestin. Enfin des *aliments avariés* peuvent agir dans le même sens. J'ai observé trois enfants atteints d'une maladie qui rappelait nettement la dothénentérie, à la suite de l'ingestion de viandes altérées.

Le *lait* est un bon milieu de culture pour l'agent typhique, et on cite partout des épidémies provoquées par l'usage d'un lait additionné d'eau renfermant des germes typhiques. AUERBACH a signalé une épidémie de ce genre qui frappait surtout les femmes et les enfants [1].

On a prétendu que le *lait d'une vache buvant de l'eau altérée* pouvait transmettre la fièvre typhoïde, cela n'est pas démontré.

Il paraît mieux établi qu'une *nourrice atteinte de fièvre typhoïde* peut communiquer l'affection à son nourrisson, bien que cela ne soit pas fatal. Le lait des typhiques présente la réaction de Widal (ACHARD et BENSAUDE).

La fièvre typhoïde peut se transmettre héréditairement. L'avortement chez les typhiques se voit dans la proportion de 70 p. 100 des cas (ETIENNE [2]. CHARCELLAY avait déjà vu un enfant de huit jours issu d'une mère typhique avec des ulcérations intestinales au huitième jour. CHANTEMESSE et WIDAL ont trouvé le bacille d'Eberth dans le sang placentaire au quatrième mois. EBERTH a fait les mêmes constatations dans les viscères du fœtus au cinquième mois. ETIENNE a observé chez le fœtus une véritable septicémie eberthienne sans lésion d'organe.

MOSSÉ et DAUNIC [3] ont observé la réaction agglutinante chez un nouveau-né dont la mère avait eu la fièvre typhoïde au sixième mois. ETIENNE. CHARRIER et APERT, FOCHIER (cas inédit) ont vu manquer la réaction chez des enfants ou des fœtus dont la mère était typhique. LANDOUZY et GRIFFON ont constaté la séro-réaction chez un nourrisson sain dont la mère avait la fièvre typhoïde.

2° Anatomie pathologique. — Les lésions n'ont rien de spécial à l'enfance. L'opinion courante est que le développement des plaques de PEYER et les ulcérations sont moins marquées dans le jeune âge. J'ai cependant observé des ulcérations profondes, étendues, entre autres une vaste surface ulcérée du gros intestin chez un enfant mort d'hémorragies intestinales.

[1] AUERBACH, *Deutsche med. Wochs.*, 1884.
[2] ETIENNE, *Gaz. hebd. de méd. et de chir.*, 1896.
[3] MOSSÉ et DAUNIC, *Gaz. méd. des hôpit.*, 1897.

Les altérations des autres viscères sont absolument semblables à celles de l'adulte.

3° Symptômes. — La fièvre thyphoïde se présente chez l'enfant comme chez l'adulte sous des apparences variables.

Tantôt il s'agit d'un simple embarras gastrique, très passager, avec peu ou pas de fièvre (forme atténuée), tantôt d'une affection fébrile de dix à quinze jours de durée sans symptômes graves (forme bénigne), tantôt d'une maladie sérieuse, fébrile, prolongée (forme grave), qui frappe d'une façon prédominante le système nerveux, le cœur ou les poumons. La fièvre typhoïde, quelle que soit sa forme, évolue en une poussée ou en plusieurs (forme à rechutes).

a. *Forme atténuée*. — Observée 21 fois sur 196 cas. Elle se montre également fréquente depuis deux ans jusqu'à quatorze ans. Quatre fois[1] nous avons noté des courbes thermométriques subnormales ou anormales, mais sans fièvre, avec peu de symptômes réactionnels.

Les taches rosées existent parfois, manquent le plus souvent. La nature de l'affection est démontrée par la réaction de Widal. Il s'agit ordinairement de sujets, pris dans un milieu où règne la fièvre typhoïde légitime. Il semble que leur organisme résiste au bacille d'ailleurs virulent qui ébauche à peine chez eux ses effets habituels.

b. *Forme bénigne*. — Nous en comptons 103 cas sur 196, ce qui ajouté aux 21 cas de forme atténuée nous donne 123 cas bénins, c'est-à-dire 63 p. 100 des cas. L'affection débute insidieusement, après quelques jours de malaise, d'inappétence, de céphalée vespérale coïncidant avec une élévation thermique, ou bien le début est brusque. La température monte en deux ou trois jours à 39°5 ou 40°, se maintient à ce niveau, en baissant d'un demi-degré le matin pendant quelques jours, puis retombe à la normale, soit graduellement, soit en décrivant de grandes oscillations entre le matin et le soir (stade amphibole). L'en-

[1] WEILL et PEHU, *Fièvres typhoïdes apyrétiques, Province méd.,* 1897, p. 553.

semble du tracé comprend une durée de dix à quinze jours.

Les symptômes généraux sont peu marqués. Il n'y a ni délire, ni convulsions ; on n'observe que de la céphalée au début avec de l'agitation nocturne. Il n'y a pas de somnolence véritable, pas de facies typhique. La langue est blanche, saburrale. Au début il y a quelques vomissements, des épistaxis, de la constipation ou de la diarrhée légère (2 à 3 selles par jour). Pas de tympanisme abdominal. Rate grosse à la fin du premier septénaire. Taches rosées assez constantes, alors qu'elles manquent souvent dans la forme atténuée. Il faut les chercher non seulement sur l'abdomen, mais aux fesses ou à la face interne des cuisses. Leur nombre m'a paru varier en sens inverse du volume de la rate. En général, les taches rosées abondantes signifient forme assez

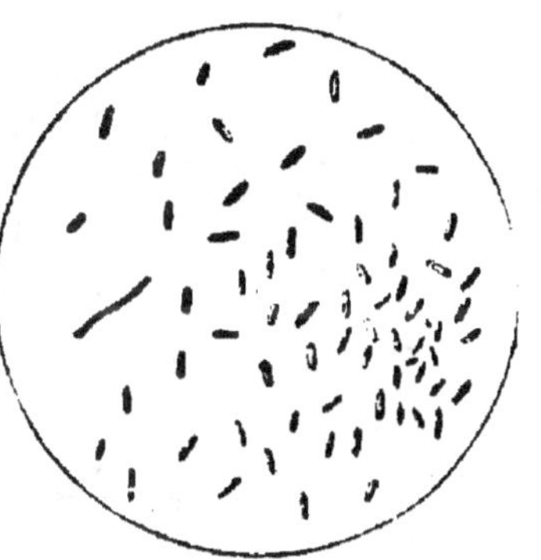

Fig. 13.

Bacille typhique d'après LYONNET.

intense, sans être pour cela grave. Pas d'albuminurie. Pas de phénomènes cardiaques. Pouls régulier, à 120, 130, non dicrote. Réaction de Widal souvent précoce, au quatrième et cinquième jour. Peu de phénomènes pulmonaires, quelques râles de bronchite. Pendant la convalescence, desquamation légère du tronc et des flancs [1].

c. *Forme moyenne.* — Nous l'avons observée 27 fois sur 196 cas, elle rappelle celle qu'on observe chez l'adulte. La température, après une période d'ascension lente qui dure de quatre à cinq jours, reste en plateau pendant huit à douze jours autour de 40°, puis revient à la normale en un septénaire. La durée est de vingt à vingt-cinq jours. La fièvre est plus résistante, ne présente pas ces inflexions faciles de la forme

[1] WEILL, *Desquamation dans la fièvre typhoïde des enfants.* Congrès de Lyon, 1894.

atténuée. La langue est plus chargée, la bouche sèche, les gencives comme recouvertes d'un vernis blanc. Parfois, il y a un enduit pultacé mince sur les piliers antérieurs. Il y a de la

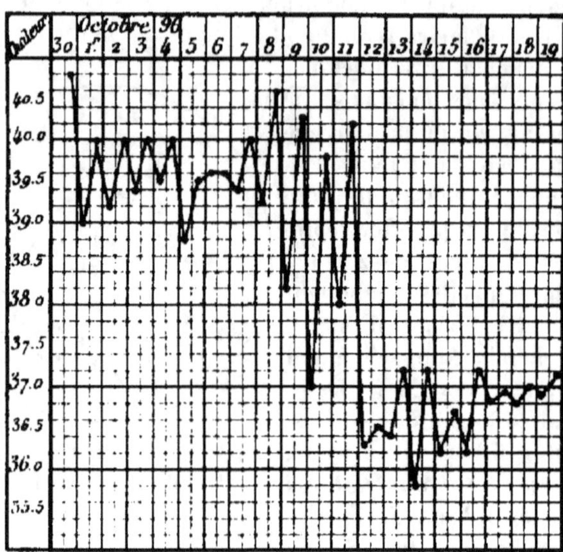

Fig. 14.

Fièvre typhoïde. Période d'état ; stade amphibole ; hypothermie de la convalescence.

douleur dans la fosse iliaque droite, la diarrhée est plus intense, l'état général plus touché. L'enfant est un peu somnolent, la céphalée plus marquée, quelquefois il y a de la raideur de la nuque, ce qui fait penser à un début de méningite. Les premiers jours, il y a un peu de délire nocturne qui disparaît rapidement.

Rien de particulier pour la rate et les taches rosées, le cœur et les poumons. Desquamation de la convalescence plus abondante. Parfois complications.

d. *Formes graves.* — Observée 46 fois sur 196 cas = 23 p. 100.

La gravité peut tenir à l'intensité de la maladie, à la prédominance d'un symptôme.

Le plus souvent. il s'agit d'accidents ataxo-adynamiques.
La température est élevée au delà de 40° à 40°5, 41°. L'enfant
est couché, la figure plaquée de rouge. parfois un peu cyanosée.

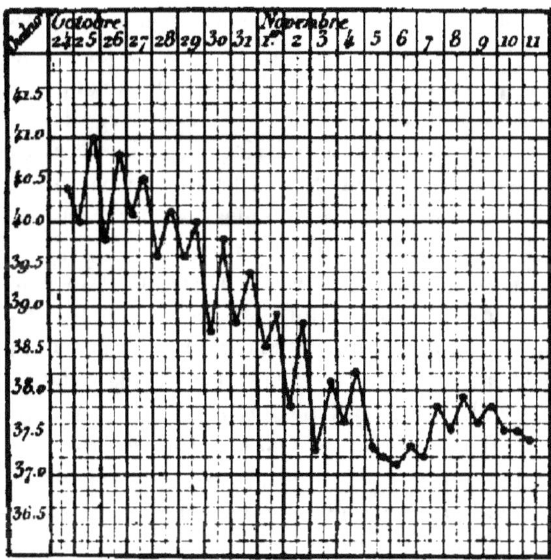

Fig. 15.

Fièvre typhoïde. Période d'état ; défervescence en lysis.

les lèvres sèches, recouvertes de croûtes, la langue chargée d'un
enduit épais, collant, parfois rôtie. Il marmotte quelques mots,
ou bien est dans un état de somnolence véritable. Il a de la
carphologie. L'abdomen est ballonné, les selles fréquentes,
fétides. Souvent il y a de l'incontinence. Parfois au début. il y
a de véritables convulsions. Souvent, chez ces sujets, il y a de
la trépidation plantaire avec ou sans exagération des réflexes
rotuliens. J'ai noté d'une façon assez constante que la trépidation plantaire s'associait aux formes délirantes de la maladie[1].

[1] Voir BEAUJEU, *Dissociation du réflexe rotulien et de la trépidation plantaire dans la fièvre typhoïde*. Th. de Lyon, 1899.

Le pouls est petit, rapide, les bruits du cœur sourds; aux bases, il y a de l'obscurité.

Dans quelques cas, l'enfant rappelle l'*aspect méningitique* : céphalée, somnolence, raideur de la nuque, hyperesthésie, inégalité pupillaire, pauses respiratoires et même convulsions.

Ailleurs, c'est plutôt le type de la *broncho-pneumonie* ou de la *granulie* qu'on retrouve. L'enfant est dyspnéique, avec jeu des ailes du nez, tirage sus et sous-sternal, les lèvres et les extrémités sont cyanosées, la poitrine est pleine de râles sonores avec quelques râles muqueux aux bases. J'ai vu un cas de ce genre avec réaction de Widal et défervescence brusque au quatorzième jour.

La durée de ces formes graves est variable. Elle peut aller à trente, quarante, cinquante jours. Sous l'influence des bains, l'agitation ou la torpeur diminuent, mais il reste de la température, une grande faiblesse; l'enfant continue à délirer. Il est grincheux, se plaint, ou a l'air un peu hébété, mélancolique, ne s'intéressant pas à ce qui se passe autour de lui.

Nous avons observé souvent la persistance de ces états psychiques pendant quelques jours ou quelques semaines après la maladie. Il s'agit de prédisposés qui délirent facilement ou de localisations nerveuses des poisons typhiques. C'est dans les formes graves que l'apparition des grandes oscillations thermiques signale l'amélioration générale des symptômes.

La desquamation se fait de bonne heure. Elle se généralise, se compose de lamelles étendues, envahit les bras, les jambes. J'ai vu un cas où elle a occupé la paume des mains et la plante des pieds [1].

---

[1] Je n'aurais pas à insister sur ce phénomène si COMBY et MARFAN (*Traité du mal de l'enfance*, de GRANCHER, COMBY et MARFAN, article *Fièvre typhoïde* n'avaient attaqué tout en reconnaissant la justesse de ma description, l'interprétation que je lui ai donnée. Ces auteurs prétendent que les éruptions du sudamina précèdent toujours la desquamation. Dans ma description j'ai déjà signalé que celle du tronc débutait en effet autour de petites vésicules qui se rompaient. Cela n'explique pas pourquoi la desquamation est parfois fort abondante, avec un processus sudaminal restreint ni surtout pourquoi elle se faisait aux membres inférieurs sous forme de larges lamelles précé-

4° Terminaisons. — La *guérison* est annoncée par le retour de la température à l'état normal, qui se fait suivant les formes au quinzième, vingtième, quarantième, cinquantième jour. Parfois, des formes graves se terminent par une défervescence brusque, fait que nous avons remarqué deux fois. D'ailleurs, on

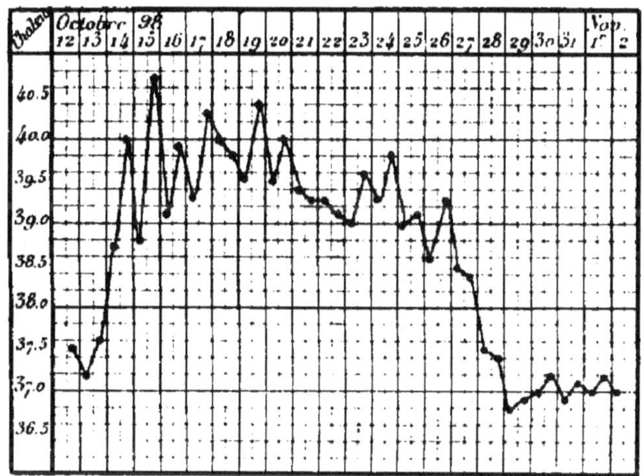

Fig. 16.

Fièvre typhoïde contractée dans le service : invasion rapide.

voit quelquefois la maladie commencer rapidement et se terminer de même. Un fait important, c'est la fréquence des températures basses, dans les convalescences franches. Si le thermomètre n'indique pas un chiffre au-dessous de 37° pendant deux ou trois jours, il faut se méfier d'une rechute. A ce moment aussi le pouls est ralenti ou irrégulier. Dans les formes sérieuses la convalescence est lente, le poids qui avait diminué peu à peu, diminue encore les premiers jours de l'apyrexie pour ne reprendre qu'après un certain intervalle. Il persiste de la faiblesse, de la pâleur, de la paresse cérébrale.

dées d'une sorte d'aspect ischiosique des téguments. Je maintiens absolument mon explication. L'épiderme pèle au même titre que les cheveux tombent et que les ongles sont rayés.

La mort est considérée comme plus rare chez l'enfant que chez l'adulte. Il y a cependant des épidémies qui n'épargnent aucun âge. J'ai observé 10 morts sur 196 cas, soit plus de 5 p. 100. Il est vrai que dans un cas il y avait infection mixte éberthienne et granulique ; dans un autre cas, il y eut une granulie consécutive ; dans une troisième tuberculose pulmonaire secondaire. Restent 7 cas dont la mort peut être attribuée à la maladie typhoïde, soit 3, 6 p. 100.

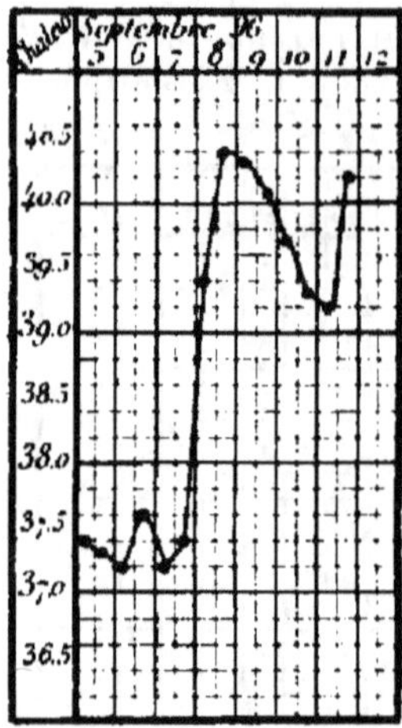

Fig. 17.

Fièvre typhoïde contractée dans le service ; début brusque.

5° Complications. — Les complications sont plus rares chez l'enfant que chez l'adulte. Néanmoins, elles ne sont pas exceptionnelles Le *muguet, l'angine pultacée*, les *érosions* des orifices buccal et nasal, les *ulcérations diphtéroïdes* des mêmes régions peuvent être prévenues par des soins d'asepsie. Elles se montrent surtout à la fin de la maladie.

L'*hémorragie intestinale* s'est montrée plusieurs fois : dans un cas, elle a été mortelle. Elle survient soit à la période d'état, soit tardivement, et c'est dans ce cas qu'elle est redoutable.

La *perforation intestinale* est exceptionnelle. Nous avons observé une *péritonite suppurée* au treizième jour chez un enfant de trois ans et demi qui présentait une ulcération profonde de l'intestin, mais sans perforation proprement dite. Dans un autre cas de *péritonite suppurée* au début d'une dothiénentérie chez une fille de quatorze ans, j'ai trouvé une appendicite calculeuse avec perforation, conformément au mécanisme invoqué par DIEULAFOY.

Le *noma* s'est montré deux fois, une fois à la période d'état, une fois au moment de la convalescence.

Une complication très curieuse consiste dans la présence

d'aphtes ou *d'ulcérations* au niveau du pharynx. Il en résulte un véritable pharyngisme avec refus d'ingestion des boissons. Dans deux cas de ce genre, les enfants rejetaient soit volontairement, soit par une sorte de régurgitation toutes les boissons. L'ina-

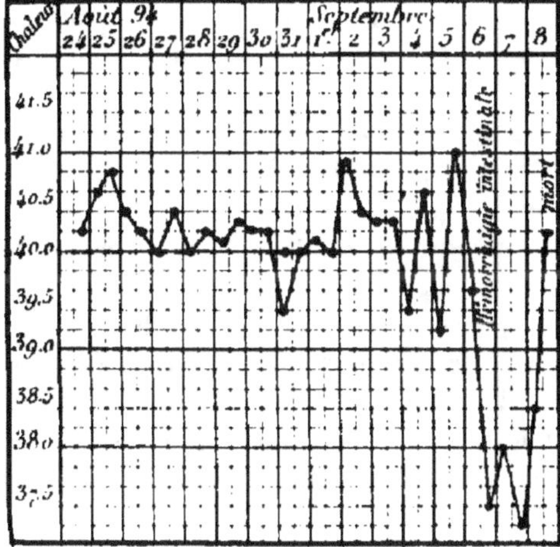

Fig. 18.

Fièvre typhoïde : hémorragie intestinale : mort.

nition et surtout la déshydratation entraînaient un abaissement thermique qui contrastait avec le mauvais état général et la faiblesse du pouls. L'apparence était celle d'un collapsus cardiaque qui céda rapidement à la reprise forcée des liquides, en même temps que la température remontait et que la maladie reprenait son évolution habituelle.

Du côté du *système nerveux*, on a observé des œdèmes cérébraux, des méningites séreuses ou suppurées, de la paraplégie passagère, des névrites périphériques. LANDOUZY a signalé plusieurs cas d'aphasie temporaire.

Le *cœur* se prend rarement. Cependant nous avons observé un cas de myocardite parenchymateuse terminée par la mort, et plusieurs cas d'arythmie avec dilatation cardiaque succédant à la dothénentérie.

La *mort subite* n'est pas connue dans l'enfance. Le collapsus et les syncopes ont été observées. Nous avons vu à plusieurs reprises des collapsus balnéaires. C. DE GASSICOURT a observé un enfant qui survécut après trois syncopes graves.

La *phlébite* existe dans la convalescence de la fièvre typhoïde. Elle se localise à la veine crurale, présente le tableau de la phlegmatia alba dolens et est annoncée par des oscillations thermiques.

Dans la sphère des *voies respiratoires*, la pneumomie se montre aux différentes périodes de la dothiénentérie, celles du début est la moins grave. Chez les jeunes enfants, on observe de la broncho-pneumonie, dont le pronostic est toujours redoutable.

Du côté du *système osseux*, on voit parfois survenir dans la convalescence de la dothiénentérie des tuméfactions juxta-épiphysaires, ou des os dans la continuité des membres, dues à la périostite qui le plus souvent se résout ou aboutit à la formation d'exostoses. Un certain nombre d'ostéo-myélites suppurées succèdent à la dothiénentérie.

Les typhiques baignés présentent assez souvent une *hyperesthésie* portant principalement sur les membres inférieurs et comprenant tous les tissus, peau, muscles, os, articulations. Ce sont surtout les jointures du pied qui sont intéressées. Ce n'est là qu'un phénomène nerveux et non pas un pseudo-rhumatisme.

6° Infections associées. — La fièvre typhoïde peut se combiner avec la *tuberculose pulmonaire* évoluant en même temps qu'elle ou lui succédant.

Elle peut favoriser le développement d'une *diphtérie secondaire*.

Les suites les plus habituelles sont des processus de *suppuration*. Le bacille d'Eberth est parfois pyogène (CHANTEMESSE et VIDAL), mais le plus souvent ce sont des streptocoques ou des staphylocoques qui produisent les suppurations de la défervescence ou de la convalescence : *éruptions impétigineuses*, *otite suppurée*, *inflammation suppurative des plèvres*, *des jointures*, *laryn-*

gotyphus. Les *poussées furonculeuses* de la convalescence sont fréquentes dans les hôpitaux.

7° Rechutes — Ce terme ne s'applique qu'à la reprise de la fièvre avec son évolution habituelle, quoique écourtée, réapparition des tâches rosées, du gonflement splénique, des symptômes intestinaux. Nous avons vu une première poussée avec constipation, une seconde avec diarrhée. Nous avons observé 18 rechutes sur 156 cas, soit près de 10 p. 100 : neuf fois il s'agissait de formes graves, neuf fois de formes bénignes. Dans deux cas, il y eut trois rechutes successives. Nous avons toujours observé la guérison. Les poussées successives sont de plus en plus courtes et moins graves. Elles se montrent surtout dans les formes constipées, quand la rate reste grosse pendant la convalescence, et quand la température ne descend pas au-dessous de la normale, au moment de la défervescence. Chaque poussée est suivie d'une desquamation de sorte qu'on voit de nouvelles tâches rosées coïncider avec les produits desquamatifs de la première atteinte.

8° Diagnostic. — Les *formes atténuées* ou *bénignes* ne peuvent guère être affirmées que si on note des tâches rosées ou si la réaction de Widal est positive.

Dans les *formes sérieuses*, le diagnostic ne peut être hésitant qu'au début. Dans la *méningite*, la céphalée est plus marquée, l'enfant plaint ou est dans une somnolence profonde, la fièvre

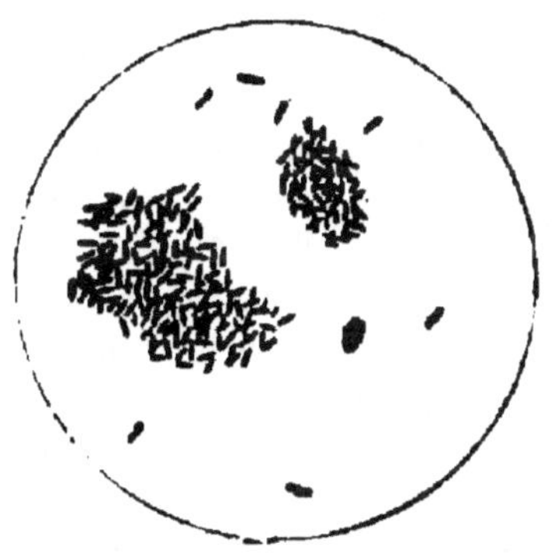

Fig. 19.

Bacilles typhiques ayant subi l'agglutination (d'après LYON-NET).

est irrégulière, la nuque raide. Dans la *pneumonie centrale*, le pouls est plus rapide, la toux est fréquente, douloureuse, l'allure de la malade plus franche, la température plus continue.

Dans la *granulie, à forme typhoïde*, les symptômes pulmonaires prédominent, la fièvre est irrégulière, l'amaigrissement rapide, le bain même tiède produit des abaissements énormes de la température.

L'*ostéomyélite aiguë* produit le faciès typhique, mais les symptômes locaux, gonflement, douleurs au niveau d'une épiphyse, permettront de fixer le diagnostic.

Le diagnostic de la fièvre typhoïde est d'une grande difficulté chez le *nourrisson* qui présente exceptionnellement cette maladie. D'après MARFAN, elle se caractérise par une fièvre continue, des troubles méningitiques légers, une diarrhée modérée jaune ocre. Survenant chez des sujets atteints de dyspepsie chronique, elle est presque toujours mortelle; elle est moins grave chez les sujets sains. Son évolution est toujours rapide, deux à trois semaines. La mort est amenée par de la diarrhée cholériforme ou une broncho-pneumonie. Les taches rosées manquant souvent, il y aura lieu d'appliquer à ces cas la réaction de Widal, pour établir leur degré de fréquence.

9° Pronostic. — Le pronostic de la fièvre typhoïde est moins grave chez l'enfant que chez l'adulte. La mortalité que j'ai observée est de 3,6 p. 100. C. DE GASSICOURT a observé une mortalité de 8 p. 100, MOUSSOUS de 1 1/2 p. 100. MOUSSOUS a vu chez les enfants la courbe urotoxique semblable, malgré l'absence de balnéation, à celle que présentent les adultes baignés, d'après les résultats que j'ai obtenus avec ROQUE. Il y a pendant toute l'évolution de la maladie de grandes décharges de substances toxiques, ce qui indique une grande activité de la dépuration urinaire. Le pronostic semble beaucoup plus grave chez les nourrissons qui meurent dans la moitié des cas. Cependant, la réaction de Widal m'a permis de reconnaître chez deux nourrissons une dothiénentérie bénigne.

10° Traitement. — L'alimentation sera, comme chez l'adulte, réduite aux liquides : lait, bouillon, potage, boissons abondantes. A la convalescence, ne procéder que lentement, malgré les réclamations du patient.

Nous conseillons dans tous les cas avec fièvre le bain, répété toutes les trois heures, quand la température atteint 39°. Nous excluons par le fait, les formes apyrétiques qui sont justiciables uniquement de la diète. Le bain doit être donné pendant dix minutes, huit fois par jour, dans les premiers temps. Nous commençons par des bains à 30° et nous diminuons progressivement jusqu'à 25°. Il faut savoir que chez certains enfants, on a facilement des frissonnements prolongés et de la cyanose. Dans ces cas, on donne des bains à 32° et même 33°. En général, nous obtenons l'effet favorable, modification de l'état nerveux, abaissement de 0°,5 à 1°5 une heure après le bain, diurèse, avec des bains à 28°. Dans les formes bénignes, 20 à 30 bains suffisent ; dans les formes graves, on va jusqu'à 80, 100 et même davantage. A la rechute, les bains sont repris. Qu'on ne croie pas que la balnéation soit plus difficile à appliquer chez l'enfant que chez l'adulte. Dans nos salles, avec un personnel dressé, nous n'avons jamais de résistance.

Quelques auteurs remplacent la balnéation par de fortes doses de quinine. LIEBERMEISTER et HAGENBACK donnent, dans les formes malignes, une dose massive de quinine, en une fois, tous les deux soirs.

De 1 à 5 ans . . . . 0,70 gr. à 1 gramme.
6 à 10 ans . . . . 1 gr. à 1 gr. 50.
11 à 15 ans . . . . 1 gr. à 2 grammes.

GRANCHER et MARFAN administrent des doses moitié moindres tous les soirs ; en trois fractions, en l'espace d'une heure.

Les résultats sont satisfaisants. Je n'ai d'ailleurs pas d'opinion personnelle sur cette médication. Le salicylate et l'antipyrine sont peu en faveur.

Le traitement par les bains n'exclut pas la thérapeutique symptomatique. La céphalée, le délire, l'agitation sont combattues par des applications de glace ou de compresses froides sur la tête, la diarrhée par des cataplasmes froids et l'usage du sous-nitrate de bismuth (1 à 2 grammes par jour) associé au benzo-naphtol (0,50 à 1 gramme par jour). Le bain nous paraît agir par lui-même contre la bronchite ou les autres complications

8.

pulmonaires. La constipation est traitée par des lavements froids et du calomel. S'il y a des menaces de fermentation buccale, on fait l'asepsie régulière de la bouche et du gosier (grands lavages répétés avec de l'eau boriquée, pulvérisations à l'eau boriquée, attouchement des parties ulcérées avec une solution de chlorure de zinc à 5 p. 100).

En cas d'hémorragies intestinales, suspendre les bains ; immobiliser l'intestin par l'opium ; donner de l'ergotine à l'intérieur, et placer une vessie de glace sur l'abdomen.

Il est rare qu'on ait à s'occuper du cœur. S'il est défaillant, injections d'éther, de caféine, compresses froides ou vessies de glace sur la région précordiale.

L'enfant qui présente de la suppuration des téguments doit avoir sa baignoire spéciale. On peut lui donner des bains de sublimé.

La *prophylaxie* est la même que chez l'adulte. On doit suspendre l'allaitement, quand la nourrice est atteinte de fièvre typhoïde.

<h3 style="text-align:center">ARTICLE III</h3>

<h2 style="text-align:center">GRIPPE OU INFLUENZA</h2>

La grippe ou influenza est une maladie infectieuse, contagieuse, qui se traduit par un catarrhe des muqueuses et des phénomènes nerveux.

1° Etiologie. — Le microbe pathogène est, pour les uns, un bacille découvert par PFEIFFER dans les crachats, pour d'autres le diplobacille décrit par TEISSIER, ROUX et PITTION.

La grippe existe à *l'état endémique*, mais elle détermine à de longs intervalles de *grandes épidémies*, de véritables pandémies dont l'année 1889-1890 a présenté un exemple des plus remarquables.

La contagion joue un rôle très net dans la propagation de la maladie, et elle manifeste ses effets avec une telle intensité, que les mesures prophylactiques deviennent presque illusoires dans les pandémies. La contagion indirecte par des intermédiaires, la formation de foyers infectieux est moins bien démontrée, cependant elle est généralement admise.

La grippe s'attaque à tous les âges. Il paraît y avoir une immunité relative pour les enfants. Dans les pandémies de 1889, nous avons vu à plusieurs reprises les enfants et surtout les jeunes enfants épargnés alors que les adultes étaient frappés. Comby a constaté le même fait à Paris. Cependant certaines épidémies ont porté plus spécialement sur l'enfance. Perrenot[1] a observé à Hyères une épidémie qui n'a touché que les enfants au-dessous de six ans.

Le nourrisson est moins souvent atteint que les sujets à partir de deux ans. Comby a vu trois nourrissons contracter la maladie au sein de leurs mères.

L'immunité conférée par la grippe est temporaire. Il y a dans la même épidémie des rechutes, mais non des récidives. Celles-ci se montrent chez certains sujets avec une véritable fatalité à des intervalles de un à deux ans.

2° Symptômes. — Nous admettrons avec J. Teissier des formes communes et des formes anormales.

a. *Formes communes.* — L'*incubation* est de vingt-quatre à quarante-huit heures.

Le *début* est généralement brusque. La température monte à 39,40°. Les enfants d'un certain âge accusent des frissons, de la céphalée, de la courbature. Dans la première enfance, il y a de l'abattement, du malaise, de l'agitation, des plaintes, parfois un vomissement. Les convulsions sont exceptionnelles.

Très rapidement apparaît un *catarrhe oculo-nasal* avec éternûments, larmoiement, toux quinteuse, parfois tendances spasmodiques du larynx. Le *pharynx* est rouge, sans gonflement. Le pouls monte à 130, 150 pulsations, la fièvre est rémittente. Les premiers cas de l'épidémie font penser à la rougeole, mais au bout de deux ou trois jours, la température tombe, l'enfant est guéri, mais il reste pâle, abattu, brisé, comme s'il sortait d'une

---

[1] Perrenot, *Province médicale*, 93.

maladie sérieuse. Il est vrai que ces convalescences traînantes sont beaucoup moins fréquentes chez l'enfant que chez l'adulte.

La grippe se juge parfois par un *catarrhe des muqueuses*. Les localisations sont variables suivant les épidémies et les régions. J'ai surtout observé l'*embarras gastrique*, avec langue épaisse, blanche, inappétence, soif vive, nausées et vomissements, constipation. D'autres ont noté de la *diarrhée*. La *bronchite* est moins commune chez l'enfant que chez l'adulte. Parfois, il se produit de la *laryngite striduleuse*.

Les *exanthèmes* ont été vus fréquents par les uns, rares par les autres. COMBY, sur 218 malades, n'a vu d'éruption que douze fois, PERRENOT les a notées une fois sur quatre. Tantôt les exanthèmes sont peu développés, se bornent à quelques vésicules d'herpès, à quelques placards érythémateux fugaces des avant-bras, des poignets, des cuisses ; tantôt l'éruption est assez marquée pour faire hésiter le diagnostic.

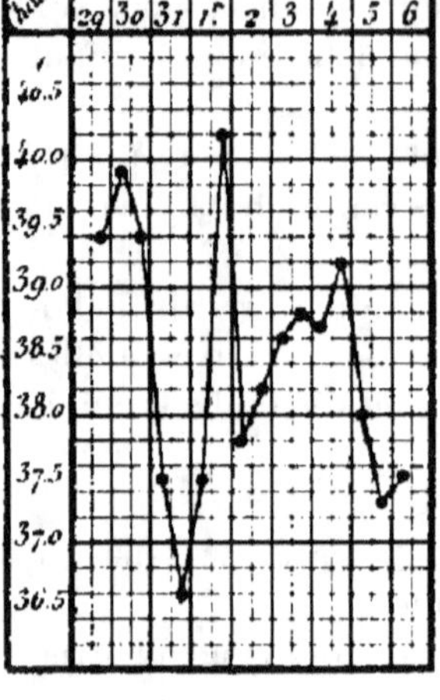

Fig. 20.
Grippe thermique.

b. *Formes anormales*. — La *fièvre est prolongée* huit jours, dix jours, parfois quinze jours. Elle est généralement rémittente. C'est dans ces cas que nous avons vu une dépression du tracé thermique reproduisant le V grippal de TEISSIER. Les *rechutes* sont assez communes, la maladie évolue en deux poussées séparées par quelques jours d'apyrexie.

Certaines grippes sont *apyrétiques*, peut-être plus souvent chez l'enfant que chez l'adulte. Dans un foyer épidémique on voit des sujets qui, sans avoir présenté de fièvre, pâlissent et traînent.

3° Complications. — La grippe peut provoquer par elle-même des localisations qui, par leur gravité apparente ou réelle, modifient l'évolution habituelle de la maladie.

Chez l'adulte, on en a cité dans tous les appareils. Chez l'enfant, les plus importantes sont celles du système nerveux et du poumon.

Le *méningisme* ou *pseudo-méningite* correspond à une action toxique exercée sur les cellules cérébrales, peut-être à des œdèmes, à des petits foyers d'encéphalite. Le tableau est celui de la méningite tuberculeuse, mais la guérison est la règle (SEVESTRE et COMBY). Dans quelques cas, cependant, il y a eu de véritables méningites à streptocoques ou à pneumocoques.

La *broncho-pneumonie* se montre surtout chez les sujets surmenés et les vieillards. Elle est moins fréquente chez l'enfant que ne semble le comporter leur prédisposition habituelle à cette affection. Tantôt elle se montre d'emblée et n'est rapportée à la grippe que par sa coïncidence avec une épidémie, tantôt elle succède à la grippe et affecte une forme traînante, sans grande réaction fébrile, sans quintes de toux. Le collapsus pulmonaire l'emporte sur l'hépatisation (FERREIRA [1]).

Les complications précédentes peuvent relever de l'action propre de la grippe, poison ou microbe. En général, cependant, la grippe est une maladie de surface qui, comme l'a dit BOUCHARD, ouvre la porte à d'autres infections, de nature streptococcienne ou staphylococcienne. C'est à ces dernières qu'il faut rapporter en partie les *broncho-pneumonies*, et exclusivement les *kérato-conjonctivites*, les *otites*, les *adénopathies*. La grippe réveille des affections latentes, *catarrhe intestinal, inflammations scrofuleuses, tuberculose*.

4° Diagnostic. — Les difficultés n'existent que pour les formes anormales ou compliquées. Le *méningisme grippal* simule la méningite tuberculeuse, la *forme gastrique* peut être rapportée à une erreur de régime, la *forme prolongée* rappelle la fièvre typhoïde, les *éruptions rubéoliques ou scarlatineuses* doivent être distinguées de ces deux affections. Lorsqu'il y a coexistence d'une épidémie de grippe ou de rougeole, la confusion est inévitable au début.

[1] FERREIRA, *Rev. mens. des mal. de l'enfance*, 1895.

5° Pronostic. — La grippe est moins grave chez l'enfant que chez l'adulte. La mortalité générale de l'enfance n'a été que peu modifiée pendant les grandes épidémies de grippe. Au début et à la fin de l'épidémie, la maladie est moins sérieuse que dans la période moyenne. La broncho-pneumonie si meurtrière chez les jeunes enfants ne relève pas volontiers de la grippe.

6° Traitement. — L'isolement est difficile à réaliser, il faut se borner à séparer les grippes compliquées. Le traitement proprement dit consiste dans l'emploi de la quinine, sulfate ou chlorhydrate, à la dose de 20 à 50 centigrammes par jour, suivant l'âge ; les fortes doses sont inutiles. Dans les formes rapides, une dose suffit, dans les formes prolongées ou à rechute, on la renouvelle deux ou trois jours. Il est bon d'associer à la quinine l'antipyrine, 25 centigrammes à 1 gramme, pour agir rapidement sur les phénomènes d'invasion.

Dans la plupart des cas, on se bornera à cette médication.

S'il y a une localisation prédominante, bronchite, embarras gastrique, ou une complication, on les combattra par les moyens habituels.

ARTICLE IV

COQUELUCHE

La coqueluche est une affection spécifique, contagieuse, localisée sur les voies respiratoires et se traduisant par des quintes de toux spéciales.

1° Etiologie. — La coqueluche est une affection de l'enfance. Son maximum de fréquence est de deux à cinq ans. Sur 93 enfants âgés de deux à quinze ans nous en avons observé 31 à deux ans, 2 à trois ans, 15 à quatre ans, 8 à cinq ans, 8 à six ans, 1 à sept ans, 2 à huit ans, 5 à dix ans, 1 à onze ans, soit 74 de deux à cinq ans, 17 de cinq à onze ans.

Toutefois la maladie peut être observée chez le nouveau-né.

le nourrisson, plus tard chez l'adulte et même le vieillard. La coqueluche est également fréquente dans les deux sexes : se montre dans toutes les saisons, plus spécialement en automne.

La seule cause déterminante de la coqueluche est la *contagion*. Celle-ci s'exerce pendant la *période prémonitoire*. La plupart des auteurs s'accordent à reconnaître qu'elle disparaît au bout de six semaines, à ce qu'on appelle la troisième période. L'opinion classique est que, pendant la période des quintes, la contagion est à son maximum de développement. Or j'ai soutenu dès 1894 [1] que la transmission ne se fait à peu près que pendant la période prémonitoire, qu'elle cesse avec les quintes. Sur près de 100 coquelucheux, à la période des quintes, mis en contact avec d'autre enfants, je n'ai observé qu'un cas de transmission, encore le contagionnant était-il au premier jour des quintes, car il venait d'un dépôt d'enfant d'où on le renvoya à la première apparition de la toux caractéristique. Par contre, malgré le choix des sujets mis en rapport quotidien avec les coquelucheux, choix fait de telle façon que leur réceptivité n'était pas douteuse, la transmission ne s'est pas faite dans les autres cas. Dans une circonstance, un enfant de trois ans, atteint de bronchite simple, resta un mois au voisinage immédiat d'un coquelucheux, au huitième jour des quintes. Il ne contracta pas la maladie, mais revint deux ans après dans le service avec une coqueluche des plus nettes, ce qui démontrait bien la réceptivité chez lui. Je crois donc devoir maintenir mes conclusions. La coqueluche est contagieuse avant les quintes ; sa transmissibilité disparaît peu à peu les premiers jours de la période quinteuse ; en d'autre termes, la coqueluche est surtout contagieuse avant qu'on puisse la reconnaître.

L'agent du contage se trouve dans l'air expiré, dans les sécrétions nasales ou bronchiques. Il se transmet surtout d'une façon médiate au voisinage du coquelucheux. Il n'est pas sûr qu'il puisse persister en dehors du sujet malade, sur les objets contaminés ou sur un intermédiaire bien portant. Sa survie doit

---

[1] WEILL, *Congrès de Lyon*, 1891, p. 663. et depuis dans la thèse de THÉREN Th. de Lyon, 1896).

être courte, de sorte que pratiquement la coqueluche doit être considérée comme se transmettant par contagion et à peu près pas par infection.

Une première atteinte de coqueluche confère *l'immunité*. Les récidives sont exceptionnelles.

Le *microbe de la coqueluche* reste à trouver. On l'a toujours recherché à la période quinteuse, seule caractéristique de la maladie, alors que sa virulence a disparu. Aussi doit-on être réservé à l'égard des agents décrits par AFANASIEFF et RITTER. Si l'opinion que je soutiens est vraie, on ne trouvera le véritable agent coquelucheux qu'à la première période de la maladie : on s'adressera donc aux frères ou sœurs d'enfants toussant en quintes, mais ne présentant pas encore eux-mêmes les quintes.

2° Symptômes. — *L'incubation* est variable. Elle est en moyenne de six à sept jours, parfois dix jours, parfois deux ou trois jours seulement. J'ai vu l'incubation réduite à **deux jours** chez un nouveau-né dont le frère avait la coqueluche.

La coqueluche comprend trois périodes :

a. *Première période* dite *catarrhale* ou de *bronchite simple*. — Sa durée, très écourtée chez les nourrissons est en moyenne de dix à quinze jours. Elle se prolonge parfois davantage. On croit avoir affaire à une bronchite simple, mais elle se caractérise cependant par quelques traits. Elle est tenace, résiste aux médicaments, s'accompagne parfois chez les jeunes enfants de spasme laryngé : la toux est fréquente, de temps à autre provoque le vomissement.

b. *Deuxième période* dite *quinteuse*. — Le phénomène essentiel est la quinte, qui est composée d'une série de secousses expiratoires, violentes, se succédant rapidement, comme s'il y avait un spasme clonique des muscles expiratoires. L'enfant épouvanté, s'assied sur son séant, penche la tête en avant, l'immobilise, s'appuie sur ses mains ou s'accroche à un objet résistant. Sa figure se congestionne, ses yeux deviennent saillants et s'injectent, les veines se gonflent, la cyanose l'envahit, chaque secousse s'accompagne de la projection entre les arcades dentaires de la langue, il semble asphyxier, lorsque au bout de cinq à dix secondes, quelquefois davantage, il parvient à exécuter un moment d'inspiration. Celui-ci est lent, pénible, très bruyant, sifflant, l'air pénètre à travers la glotte rétrécie et peut-être à travers les bronchioles contractées : l'inspiration sifflante a pris le nom de *reprise*. Celle-ci est suivie d'une nouvelle série de secousses expiratoires, et les mêmes phénomènes se reproduisent avec l'alternance des quintes expiratoires et de la reprise 3, 4, 6 fois et parfois davantage, jusqu'à ce qu'il s'échappe par la bouche et souvent par le nez un paquet de mucosités visqueuses dont l'apparition signale la fin de l'accès.

La durée des quintes varie de quelques secondes à deux ou trois minutes. Leur nombre n'a rien de constant. Tantôt elles se réduisent à dix ou quinze par jour, dans les cas graves elles se répètent plusieurs fois par heure. Elles sont moins fréquentes la nuit que le jour où elles sont suscitées par les mouvements, l'alimentation, les émotions.

La période des quintes dure en moyenne un mois, mais il n'y a pas de délai fixe à lui assigner.

c. *Troisième période ou du déclin.* — C'est la période la moins bien définie de la coqueluche.

Si on la faisait débuter au moment où les quintes disparaissent, il faudrait, dans quelques cas, attendre très longtemps, car les quintes se montrent, tout en s'espaçant, pendant des semaines et reparaissent avec une singulière facilité à l'occasion du moindre rhume. Nous préciserons le début de la période de déclin en disant qu'elle commence lorsque des accès de toux simple se mêlent aux quintes caractéristiques. Quant à la durée de cette période, elle varie de quelques jours à quelques semaines et parfois à quelques mois.

d. *Symptômes généraux.* — La fièvre est variable. Tantôt peu marquée ou nulle, tantôt elle est passagère, tantôt elle dure autant que la coqueluche. Elle dépasse rarement 39° et subit en général de fortes oscillations. Elle existe surtout dans les formes graves ou compliquées.

La coqueluche est une affection douloureuse, même en dehors de toute complication. La quinte est annoncée par une sensation de malaise qui rend les enfants tristes ou leur arrache une plainte. Pendant la quinte, la douleur et l'angoisse donnent aux enfants une expression désespérée.

Dans les formes graves, la répétition des quintes, les vomissements, l'inanition, les asphyxies momentanées agissent sur

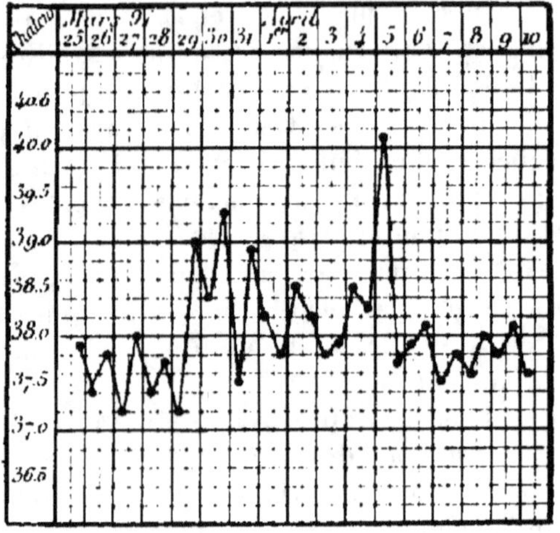

Fig. 21.

Coqueluche. Fièvre pendant la période prémonitoire.

l'état général. Les nourrissons et les sujets très jeunes sont particulièrement éprouvés.

e. *Signes physiques.* — Au début, ce sont des sibilances que l'on perçoit. A la période des quintes, les râles muqueux viennent se mêler aux précédents. Avant la quinte la poitrine est remplie, et la quinte a pour effet d'amener l'évacuation des sécrétions. La coqueluche est une des rares affections de l'enfant accompagnées d'expectoration. Les crachats, d'abord muqueux, deviennent à la fin de la période des quintes opaques et purulents. Le pouls est très accéléré pendant la quinte et se ralentit après.

3° Complications. — Les complications sont de trois ordres : mécaniques, nerveuses, inflammatoires.

a. *Complications mécaniques*. — Les complications mécaniques comprennent :

L'ulcération du frein de la langue qui, par sa fréquence, peut être assimilée à un symptôme. Elle est due à la projection du filet lingual contre les incisives médianes inférieures qui l'érodent.

Le *vomissement* est d'une grande fréquence également. Les quintes fortes sont toujours émétisantes, d'où le précepte de faire manger l'enfant immédiatement après une quinte et de multiplier les repas.

L'incontinence urinaire et fécale, la *chute du rectum*, les *différentes hernies* et en particulier la *hernie ombilicale* se voient surtout dans les formes intenses.

Les *troubles de la circulation* se traduisent après quelques

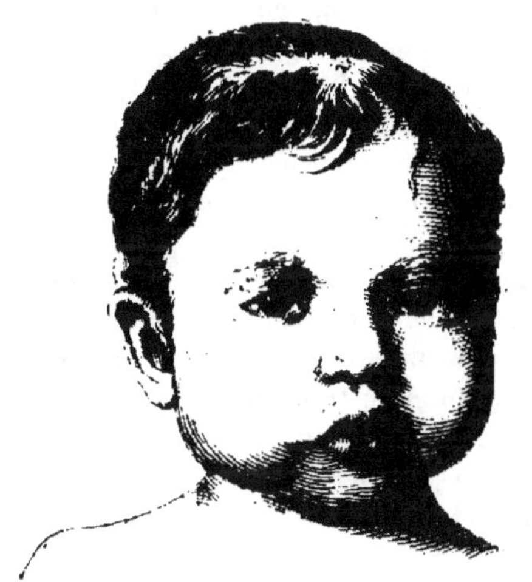

Fig. 22.
Coqueluche. Bouffissure du visage.

jours par une *bouffissure* d'aspect brighthique de la figure, et parfois par des hémorragies : *piété de la face, hémorragies sous-conjonctivales, épistaxis à répétition*. On a signalé des *hémorragies otiques* par rupture de la membrane du tympan, voire des *hémorragies méningées et cérébrales*, avec hémiplégie.

L'emphysème pulmonaire est une complication fréquente de la coqueluche. Parfois le tissu pulmonaire se déchire et on voit survenir de l'emphysème interalvéolaire et sous-cutané. J'ai observé un cas de ce genre chez un enfant atteint de broncho-pneumonie coquelucheuse.

b. *Complications nerveuses.* — Les *complications nerveuses* sont : le *spasme de la glotte* qui annonce parfois le début de la coqueluche chez les jeunes enfants et qui peut terminer brusquement une quinte violente ;

Les *convulsions* survenant soit pendant une quinte et dues à la congestion cérébrale, soit en dehors des quintes et rappelant alors le mécanisme de l'ictus laryngé.

Dans quelques cas exceptionnels, on a signalé des *hémiplégies* dues à une hémorragie ou à une encéphalite.

Enfin, quelques coquelucheux présentent de la *tristesse*, de la *mélancolie* qui font craindre l'invasion d'une méningite tuberculeuse et qu'on peut attribuer à un léger œdème cérébral analogue à la bouffissure du visage.

c. *Complications inflammatoires.* — Les complications inflammatoires comprennent la *bronchite* qui peut prendre une intensité exceptionnelle et contribuer à élever la température, et surtout la *broncho-pneumonie*, cause la plus commune de la mort dans la coqueluche. Elle survient soit au début, soit surtout à la période quinteuse. Dans quelques cas, mais non dans tous, elle modifie les quintes, et cette atténuation brusque de leur intensité est un signe fâcheux. Nous avons observé 18 broncho-pneumonies sur 93 coqueluches : 15 de deux à cinq ans, avec 12 morts et 3 guérisons, 3 de cinq à dix ans avec 3 guérisons.

4° Suites de la coqueluche. — La coqueluche laisse à sa suite de l'emphysème qui disparaît assez promptement, du catarrhe des bronches avec dilatation bronchique, surtout si elle s'est compliquée de broncho-pneumonie. La coqueluche ouvre assez souvent la voie à la tuberculose pulmonaire.

5° Associations. — La coqueluche s'associe, surtout à

l'hôpital, à d'autres maladies, et spécialement à la *rougeole*. Le pronostic dans ces cas est aggravé.

6° Formes de la coqueluche. — On peut admettre une forme *bénigne, moyenne, grave*. On les distinguera d'après le nombre et l'intensité des quintes : la première ne donne pas plus de 15 à 20 quintes par jour, la seconde 30, la troisième en produit jusqu'à 60 à 80 en vingt-quatre heures. D'après Comby, la durée est presque toujours en rapport avec la gravité : la coqueluche bénigne ne dépasse pas un mois, la coqueluche moyenne trois mois.

En dehors de la gravité, il faut tenir compte de la localisation : certaines coqueluches sont purement *nasales* et se traduisent par des accès d'éternûment. Nous en avons vu plusieurs cas à l'exemple de Roger. Souvent les éternûments se mêlent aux quintes proprement dites.

Roger a aussi décrit une *forme gutturale* avec spasme bruyant du gosier.

7° Diagnostic. — Au début, le diagnostic se basera sur la toux sèche, à répétition, tenace, sur les conditions d'épidémicité. Un accès de spasme laryngé, un vomissement consécutif à la toux seront en faveur de la coqueluche. Le diagnostic est surtout difficile à cette période à laquelle il serait le plus important d'après nous de l'établir.

Toute hésitation cessera avec l'apparition des quintes. Les seules affections susceptibles de reproduire la toux coqueluchoïde sont : *l'adénopathie trachéo-bronchique*, généralement tuberculeuse, *certaines formes de tuberculose pulmonaire*. Le début récent de la coqueluche, l'ulcération sublinguale, la bouffissure du visage, l'expectoration spéciale, la conservation de l'état général, l'absence de dyspnée entre les quintes permettront de faire le diagnostic.

8° Pronostic. — La coqueluche est une affection en général bénigne. Elle est cependant très grave chez le nouveau-né, grave chez le nourrisson.

La gravité peut dépendre de l'intensité même de la maladie (*hypercoqueluche*), mais elle est surtout commandée par les complications. Chez les jeunes sujets, il faut craindre le *laryngo-spasme* et les *convulsions*. La *broncho-pneumonie*, qui est surtout une complication hospitalière, est redoutable à tout âge, mais particulièrement dans les deux premières années. D'après Roger, la mortalité à l'hôpital est 68 p. 100 jusqu'à deux ans, 44 p. 100 de deux à cinq ans, 30 p. 100 de six à neuf ans. Notre statistique personnelle nous donne : Sur 93 coqueluches, 18 broncho-pneumonies avec 12 morts et 6 guérisons. La broncho-pneumonie ayant été la seule cause de mort, notre mortalité est donc de près de 13 p. 100 comme ensemble avec la répartition suivante en tenant compte de l'âge : 16.7 p. 100 de deux à cinq ans, pas de mort au-dessus de 5 ans.

9° Traitement. — Le traitement comprend la thérapeutique proprement dite de la coqueluche et la prophylaxie ainsi que l'hygiène du coquelucheux.

A. TRAITEMENT PROPREMENT DIT. — Il n'existe pas actuellement de traitement spécifique de la coqueluche. Les médicaments très nombreux que l'on a employés contre cette affection sont les uns antiseptiques, les autres d'action symptomatique.

a. *Médication antiseptique*. — Elle est appliquée sous forme d'inhalations ou d'insufflations. Autrefois, on plaçait les sujets dans les *salles d'épuration des usines à gaz*, ou bien on faisait brûler sous leur nez des *trochisques* fabriqués avec les principales substances des épurateurs.

Plus récemment, on a utilisé des *solutions phéniquées* à 10 ou 15 p. 100 qu'on fait inhaler à l'enfant ou qu'on pulvérise. On a même fait séjourner les malades dans une atmosphère saturée d'eau phéniquée. Dans le même ordre d'idées, ont été employés le *pétrole*, le *salicylate de soude* en solution au dixième, *l'essence de thym*, *l'eau térébenthinée*, *l'acide sulfureux* provenant de la combustion de 10 grammes de fleurs de soufre dans une chambre où on met l'enfant pendant une heure, les vapeurs de *sulfure de carbone*, les inhalations de *formol mentholé*

Rosenberg). Les inhalations d'une solution de *sulfate de quinine* auraient donné des résultats.

Michael a préconisé les *insufflations intra-nasales* de différentes poudres parmi lesquelles il recommande la *quinine* et le *benjoin*. Cette méthode repose sur une hypothèse qui attribue à la muqueuse nasale le point de départ de la quinte.

Moncorvo vante les *attouchements du pharynx et du larynx* répétés toutes les deux heures avec une solution de *résorcine* à 5 p. 100.

La médication antiseptique peut avoir son utilité, moins pour combattre la coqueluche elle-même que pour prévenir les infections secondaires. À la période des quintes, les microbes pathogènes sont vraisemblablement atténués et on n'exerce plus d'action sur eux.

b. *Médication symptomatique.* — De nombreux médicaments sédatifs employés, il n'en est qu'un petit nombre qui aient résisté à l'épreuve du temps.

Signalons parmi ceux-ci :

La *belladone* dont les doses sont 5 milligrammes d'extrait par années comptées à partir de la naissance. S'il y a accoutumance on peut élever la dose jusqu'à la doubler.

La *quinine* que Binz donne sous forme de tannate à la dose de 40 centigrammes par année d'enfant, réparties en quatre doses. Ungar l'administre sous forme de chlorhydrate, à la dose de 10 centigrammes par année d'âge.

L'*antipyrine* proposée par Dubousquet-Laborderie à la dose de 30 centigrammes à 1 gramme par jour jusqu'à trois ans et 2 à 4 grammes pour les enfants plus âgés a donné d'excellents résultat. Les quintes diminuent rapidement de nombre et d'intensité, mais reprennent si on en suspend trop tôt l'usage du médicament. Je prescris l'antipyrine à la dose de 4 centigrammes par mois d'enfant, ou de 50 centigrammes par année d'âge. Il est inutile de dépasser 3 à 4 grammes par jour. On la donne en quatre ou cinq doses. L'usage doit en être prolongé quinze jours à un mois. On peut l'administrer en petits lavements si elle n'est pas tolérée.

Le *bromoforme* introduit dans la thérapeutique par Stepp

de Nuremberg qui le prescrit en solution alcoolique à donner par gouttes jouit actuellement d'une grande vogue. MARFAN donne autant de fois quatre goutte sque l'enfant a d'années, au-dessous de six ans. Il l'émulsionne dans un liquide huileux.

Voici sa formule :

Bromoforme	48 gouttes.
Huile d'amandes douces	15 grammes.

ajouter :

Gomme arabique.	15 grammes.
Sirop d'écorces d'oranges amères . . .	15 —
Eau distillée : qs. pour faire	120 cent. cubes.

une cuillerée à café renferme deux gouttes de bromoforme.

La *quinoléine*[1] que j'ai expérimentée sur les conseils de M. CA-ZENEUVE m'a donné de bons résultats : c'est une huile incolore, d'odeur désagréable, obtenue par GERHARDT en distillant de la cinchonine avec la potasse. J'ai employé la quinoléine en inhalation de la façon suivante : Je réunis tous les coquelucheux dans une salle au milieu de laquelle je fais bouillir dans un récipient quelconque 100 centimètres cubes d'eau à laquelle j'ajoute 10 à 20 gouttes de quinoléine par enfant. J'ordonne trois à quatre séances par jour ; chaque séance dure une heure. Elle me paraît agir aussi bien que l'antipyrine et le bromoforme, exerce une action antiseptique et préventive de la broncho-pneumonie, est facile à administrer, surtout dans une salle d'hôpital. G. KOCH, dès 1882, a prescrit à l'intérieur le tartrate de quinoléine à la dose de 25 centigrammes à 1 gramme.

Chacun de ces médicaments a ses contre-indications spéciales, résultant surtout de l'intolérance du sujet ou de son indocilité. A ce point de vue la quinoléine mérite une faveur spéciale.

B. PROPHYLAXIE ET HYGIÈNE DU COQUELUCHEUX. — La coque-luche, d'après mes recherches étant surtout contagieuse avant la période des quintes, ce n'est pas le coquelucheux avec quintes

[1] Voy. *Traitement de la coqueluche par la quinoléine*, Thèse de MARTIN, Lyon, 1896.

caractéristiques qu'il faut éviter, c'est son entourage, ses frères ou sœurs. Ce sont ceux-là qu'il faut exclure de l'école, car ils représentent la véritable menace de transmission.

Le coquelucheux doit être éloigné de tout sujet ayant une affection des voies respiratoires transmissible, pneumonie, surtout broncho-pneumonie et tuberculose.

Lui-même sera tenu dans une pièce bien aérée et ne s'exposera pas à de brusques changements de température. Si son affection n'est pas compliquée, il peut prendre l'air aux heures chaudes de la journée, dans la saison favorable. S'il vomit après ses quintes, on le fera manger dès que celles-ci sont terminées. Enfin, si les quintes se prolongent au delà de un mois à six semaines, on conseillera un *changement d'air* dont l'efficacité est bien établie pour abréger la dernière période de la coqueluche.

ARTICLE V

OREILLONS

Les oreillons désignés encore sous le nom d'ourles, de fièvre ourlienne, constituent une maladie générale spécifique, contagieuse, dont la manifestation locale est une inflammation des glandes salivaires sans tendance à la suppuration.

1° Étiologie. — Les oreillons se montrent surtout de cinq à quinze ans et chez les jeunes gens. On les observe dans les écoles et les casernes. En général, ils sont moins graves chez les enfants. Les garçons sont plus souvent atteints que les filles.

La *transmission* se fait par contact direct. Il est douteux que le contage puisse se transporter à distance par des intermédiaires ou qu'il persiste dans le local occupé par un malade. Certains auteurs admettent cependant la propagation par infection.

La *contagion* a lieu dans la période d'invasion, avant l'apparition de la parotidite. RENDU a vu un enfant atteint d'oreillons dix-huit jours après avoir joué avec un camarade qui, bien portant ce jour-là, présenta le lendemain de la tuméfaction parotidienne.

On ne sait quelle est la durée de la période de contagiosité. On a cité des faits de transmission à la phase de tumeur parotidienne et même pendant la convalescence. C'est là l'exception, car on pratique assez volontiers l'isolement après l'apparition de la parotidite et néanmoins les oreillons affectent souvent une forme épidémique. La contagion n'est sans doute pas très marquée, car les épidémies sont habituellement restreintes. Elles n'acquièrent jamais le développement des épidémies de rougeole ou de variole.

L'*immunité* est conférée par une première atteinte. Les récidives sont rares.

Le *contage* n'est pas précisé d'une façon certaine. CAPITAN et CHARRIN[1] ont trouvé dans le sang et la salive de sujets atteints d'ourles des microbes sphériques ou en bâtonnets. LAVERAN et CATRIN[2] ont trouvé dans la plupart des cas des micrococques dans le sang et la sérosité des parotides. Ils n'ont pu reproduire la maladie chez les animaux.

2º Anatomie pathologique. — La lésion paraît se borner à un œdème périglandulaire analogue à la fluxion rhumatismale. Il n'y a pas de lésion de la glande elle-même (RANVIER).

3º Symptômes. — Nous admettrons quatre périodes, une période d'incubation, une période d'invasion, une période de tuméfaction glandulaire, équivalente à l'exanthème des maladies éruptives, et une période de résolution.

a. *Période d'incubation.* — L'incubation est d'environ trois semaines.

b. *Période d'invasion.* — Tantôt elle est latente, tantôt elle s'accompagne d'une fièvre légère avec malaise, embarras gastrique. Plus rarement, elle se traduit par une réaction vive avec hyperthermie, dépression ou agitation nerveuse, quelquefois

[1] CAPITAN et CHARRIN, *Soc. de Biol.*, 1881.
[2] LAVERAN et CATRIN, *Gaz. des hôp.*, 1895.

même des convulsions, tous ces phénomènes s'effaçant à l'apparition de la tumeur parotidienne. Quelques symptômes de cette période un peu vague ont une signification plus précise : tels sont l'*otalgie* et la *contracture des mâchoires* qui sont déjà liés à la tuméfaction profonde de la parotide. La période d'invasion ne dure guère que deux ou trois jours.

c. Période de tuméfaction. — Elle occupe d'une façon à peu près constante la *glande parotide*, accessoirement les *sous-maxillaires*, exceptionnellement les *sublinguales*.

La fluxion ourlienne peut s'étendre consécutivement à d'autres glandes, le *testicule*, l'*ovaire*, la *mamelle*, la *prostate*, la *glande lacrymale*, mais ce sont là des localisations qui n'ont pas la valeur diagnostique de la tumeur parotidienne, seul symptôme constant.

La parotide est située entre la branche montante

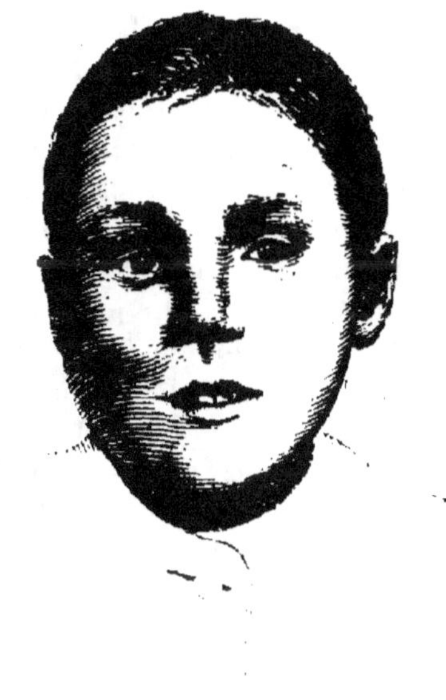

Fig. 23.
Oreillons.

du maxillaire inférieur en avant, l'apophyse mastoïde et le sterno-mastoïdien en arrière ; elle est limitée en haut par le conduit auditif externe, en bas par une bande aponévrotique qui continue le trajet de la branche inférieur du maxillaire inférieur. Profondément elle touche la paroi du pharynx. Elle envoie par son bord antérieur deux prolongements qui suivent les deux faces externe et interne de la branche montante du maxillaire inférieur. La parotide est renfermée dans une loge aponévrotique percée à sa partie profonde pour laisser passer le prolongement antérieur et interne de la glande.

Ces détails anatomiques nous permettent de comprendre la

physionomie du malade. La fluxion ourlienne portant sur le tissu conjonctif périglandulaire produira une tuméfaction de la région parotidienne. Cette tuméfaction est très visible du côté des téguments où elle dessine une saillie oblongue, occupant la région précédemment décrite, avec un prolongement antérieur qui s'étend à la face externe de la branche montante du maxillaire et presque sur la joue. C'est un gonflement diffus avec œdème rénitent, ne laissant pas d'empreinte à la pression. La peau a sa coloration normale ou une teinte rosée, on n'observe pas la teinte rouge des inflammations suppuratives de la glande. Dans sa partie profonde, la glande est également tuméfiée. De là l'œdème inflammatoire du pharynx, diffusé en raison de la laxité du tissu conjonctif à une partie plus ou moins étendue des tissus voisins. Le prolongement interne antérieur intéresse la face interne de la joue dans le processus congestif. Parfois, l'orifice du canal de Sténon, qui aboutit en face de la première molaire supérieure dessine un bourrelet plus ou moins saillant. Les symptômes muqueux sont moins visibles que ceux de la peau, car souvent il est difficile de faire ouvrir largement la bouche des malades à cette période. Ce sont ces phénomènes qu'on a rangés sous le nom d'angine, de stomatite ourlienne. Ils ne constituent rien d'autre que la participation du tissu sous-muqueux et de la muqueuse à la lésion parotidienne.

Du côté de la peau comme du côté des muqueuses, la fluxion peut s'étendre assez loin, superficiellement sur la joue, le cou jusqu'à la clavicule, profondément dans toute l'étendue de la cavité bucco-pharyngienne et même jusqu'aux larynx où elle détermine parfois de l'œdème de la glotte.

La tuméfaction parotidienne occupe les deux glandes simultanément, et dans ce cas, quand elle est prononcée, elle donne à la tête un aspect pyriforme; ou successivement, à quelques jours d'intervalle. La parotidite bilatérale est caractéristique des oreillons. Il faut savoir qu'elle peut se borner à un côté (une fois sur dix), ce qui rend le diagnostic plus hésitant.

Dans quelques cas elle envahit la glande sous-maxillaire et produit au niveau de cette région un gonflement qui se continue avec celui de la parotide.

Les *troubles fonctionnels* sont : la douleur spontanée, peu marquée. Elle augmente sous l'influence des mouvements de mastication, de flexion de la tête. Elle est assez vive à la pression. La mastication est gênée, soit par arrêt volontaire des mouvements, soit par suite d'une contracture réflexe des masséters. On a noté aussi de la contracture des sterno-mastoïdiens avec raideur des mouvements de la tête. Au début, il y a souvent de la salivation qui s'arrête rapidement. La salive, comme l'a noté COMBY, est acide. L'état général souffre peu. La fièvre est légère ou nulle. Dans quelques cas on a noté un faible degré d'embarras gastrique, de pâleur ou d'abattement. Le plus souvent les enfants continuent à vaquer à leurs occupations.

d. *Période de résolution.* — L'évolution de la maladie ourlienne est rapide. La fluxion parotidienne se fait en deux ou trois jours, reste stationnaire un temps égal, puis s'efface, de sorte que pour chaque localisation la durée est de cinq à dix jours. Si les localisations sont successives, la maladie est prolongée d'autant. Parfois il y a des rechutes qui font traîner l'affection.

La parotidite ourlienne se résout franchement : elle *n'aboutit jamais à la suppuration.* Celle-ci n'est qu'une complication et une complication rare. Parfois, comme je l'ai vu, la résolution est lente et met plusieurs semaines à s'effectuer. Dans ces cas encore, il n'y a pas à redouter la formation du pus.

Le plus souvent, après la disparition de la fluxion ourlienne, on sent quelques petits ganglions de la région parotidienne et sous-maxillaire qui avaient été noyés par l'infiltration générale et qui font épave après le retrait de celle-ci. Ces adénopathies sont petites, peu douloureuses, survivent quelque temps à la maladie, mais n'ont aucune tendance à suppurer. Les cas qu'on a cités de ganglions scrofuleux post-ourliens se rapportent à des tuberculoses mises en activité par les ourles.

4° Localisations anormales. — Les déterminations de l'infection ourlienne sur d'autres glandes sont exceptionnelles dans l'enfance. Elles sont plus spéciales aux jeunes gens et ont été surtout rapportées par les médecins militaires.

De ce nombre sont *l'orchite* qui apparaît à la fin du premier septénaire précédée d'un état général grave, d'apparence méningitique ou typhoïde, et accompagnée de douleurs violentes dans la sphère génitale. C'est une fluxion du testicule lui-même sans participation de l'épididyme ou de la vaginale. Elle s'efface rapidement et est suivie au bout de quelques mois d'une atrophie testiculaire avec féminisme.

L'*ovarite* dont j'ai observé un cas chez une fille de dix ans. Elle se traduit par une douleur vive avec perception d'une petite tumeur dans la région ovarienne.

La *mastite* se caractérise par un engorgement du sein, avec douleur, mais la résolution est également rapide. J'en ai vu un cas chez une fille de onze ans.

On a décrit une *culvite* caractérisée par un gonflement passager des *grandes* et des *petites lèvres*, une *uréthrite*, une *dacryoadénite* (Don avec conjonctivite et œdème des paupières. Ce sont là des faits exceptionnels.

Les localisations extra-salivaires représentent de véritables anomalies d'éruption liées à l'intensité de l'infection ourlienne ou à sa marche irrégulière plutôt qu'à des métastases ou à de la répercussion.

5° Complications. — Il faut distinguer des anomalies de localisation les *complications proprement dites*. Les unes sont *locales*, les autres *générales*.

Parmi les premières, nous trouverons la *suppuration*, accident rare dû à une infection secondaire de la parotide par les agents pyogènes venus de la bouche, les accidents de *compression* dus au volume excessif de la parotide, d'où resserrement de la trachée, refoulement de la jugulaire, troubles de la circulation cérébrale et oculaire.

Les *complications générales* sont : les *accidents nerveux* relatés dans quelques cas, délire, convulsions, coma, et même terminaison fatale. On les observe surtout à la veille des manifestations extra-salivaires, mais parfois ils se montrent dès le début. On les attribue soit à la violence de l'infection (oreillons hyperthermiques, soit à une fluxion sur les méninges et le cerveau qui rappelle le rhumatisme cérébral.

Les *accidents articulaires* rentrent dans la catégorie des pseudo-rhumatismes.

Les *manifestations cutanées*, érythème, nodosités, purpura, rappellent les formes érythémateuses et purpuriques des autres maladies infectieuses.

La *néphrite aiguë* provoque parfois des accidents d'urémie cérébrale.

On a signalé comme *suites* des oreillons : de *l'aphasie avec paralysies persistantes* (LANNOIS et LEMOINE), des *polynévrites*, de la *surdité*. Celle-ci est précédée pendant la période infectieuse de douleurs, avec bourdonnements et vertiges.

6° Pronostic. — La plupart des anomalies et des complications que nous venons de citer constituent de rares exceptions. Ordinairement, la maladie ourlienne est bénigne dans l'enfance et constitue une affection insignifiante. Elle peut laisser à sa suite de la surdité, de l'atrophie testiculaire et mammaire.

7° Diagnostic. — Le diagnostic est facile quand les deux parotides sont prises, il est plus délicat quand la tuméfaction est unilatérale On peut confondre les oreillons avec une *adénopathie rétro-maxillaire ou préauriculaire*, liée à une angine, à de la stomatite, de la périostite alvéolo-dentaire. La douleur moins vive, la coloration normale de la peau, la diffusion de l'empâtement qui ne permet pas de sentir une petite masse limitée, la résolution rapide, les conditions d'épidémicité établiront le diagnostic.

La *parotidite infectieuse* survient dans le cours ou la convalescence des maladies graves, s'accompagne d'un état général sérieux et localement de rougeur avec adhérences de la peau, prélude de la suppuration.

Les *déterminations anormales* des oreillons sont jugées par la coïncidence de la parotidite. Si elles précèdent celle-ci, elles sont méconnues à moins qu'on ne se trouve dans un foyer épidémique.

8° Traitement. — Le traitement est prophylactique et médicamenteux :

a. *Prophylaxie*. — Dans l'incertitude où l'on est relativement à la durée de la transmissibilité, il est bon d'isoler les sujets atteints d'ourles. On a cité des cas de contagion pendant la convalescence. L'isolement, pour être efficace, devrait être d'après COMBY de vingt-cinq à trente jours. Il est douteux que la désinfection puisse prévenir les oreillons.

b. *Thérapeutique.* — Le plus souvent, la thérapeutique se bornera au traitement des symptômes. Au début, s'il y a de la fièvre, de l'agitation, on prescrira de l'antipyrine à la dose de 25 centigrammes à 1 gramme, répétée deux à trois fois par jour suivant les besoins. Si les phénomènes nerveux sont intenses et la température élevée, on usera du bain tiède ou froid répété plusieurs fois par jour, pendant dix minutes, jusqu'à ce qu'on ait amené l'effet sédatif.

Localement, on se contentera de faire de l'occlusion de la région parotidienne au moyen d'une couche d'ouate et d'une toile cirée.

S'il y a du trismus douloureux, donner de l'antipyrine, du bromure de potassium 50 centigrammes à 1 gramme. Parfois il suffit d'écarter avec le manche d'une cuiller introduit à plat et redressé peu à peu les deux maxillaires pour vaincre la contracture réflexe.

S'il y a de l'otalgie, on aura recours, l'antipyrine échouant, à une injection sous-cutanée de 1/4 à 1/2 centigramme de chlorhydrate de morphine.

Parfois la résolution de la fluxion parotidienne et des adénopathies qui lui succèdent est très lente à se faire ; en ce cas on prescrira une onction avec 2 grammes d'onguent napolitain par jour, ou une application de pommade à l'iodure de potassium à 2 p. 30 en même temps qu'on donnera 0.50 centigrammes à 2 grammes d'iodure à l'intérieur.

La plupart des enfants atteints d'ourles sont trop peu touchés pour exiger de grands soins hygiéniques. Il est bon cependant de leur faire garder la chambre, au moins en hiver, jusqu'à la résolution de la tumeur parotidienne.

L'orchite, complication grave en raison de l'atrophie ultérieure du testicule, est trop rare chez l'enfant pour qu'on ait à se préoccuper de sa prophylaxie. Le seul point qui nous paraisse devoir attirer l'attention, c'est l'onanisme qui aurait dans l'espèce le pouvoir de favoriser la localisation testiculaire.

ARTICLE VI

FIÈVRE GANGLIONNAIRE

La fièvre ganglionnaire est une maladie infectieuse, contagieuse, qui se traduit par des phénomènes fébriles et un gonflement passager des ganglions lymphatiques de la région cervicale principalement, sans lésion appréciable des territoires cutanés ou muqueux correspondants. Elle a été décrite par PFEIFFER[1], et confirmée dans son existence par de nombreux observateurs, STARK[2], MOUSSOUS[3], COMBY[4].

1° Symptômes. — Les symptômes comprennent dans leur ordre d'apparition quatre périodes : l'incubation, l'invasion, le développement des adénopathies, la résolution.

a. *Incubation*. — D'après les épidémies de famille qui ont permis de fixer la durée de l'incubation, celle-ci serait en moyenne de huit à quinze jours (HOERCHSELMANN).

b. *Invasion*. — L'invasion survient brusquement en pleine santé, ou après quelques jours de malaise vague. La fièvre s'élève à 39, 40°, accompagnée de courbature, de céphalée, de nausées, de vomissements. Elle dure un à deux jours, parfois plusieurs jours de suite, avec de fortes rémissions matinales. Dans la plupart des cas, il n'y a aucun trouble local permettant d'attribuer l'élévation thermique à une angine, une bronchite, une pneumonie, une maladie éruptive. Cependant dans quelques cas on a signalé une légère rougeur du pharynx, une douleur à la déglutition, du coryza, de l'otite, mais il s'agit de manifesta-

[1] PFEIFFER. *Jahrb. f. Kindh.*, 1889.

[2] STARK. *Jahrb. f. Kindh.*, 1890.

[3] MOUSSOUS. *Rev. mens. des mal. de l'Enfance*, 1893.

[4] COMBY. *La médecine infantile*, 1894.

tions passagères, discrètes, qui ne rappellent que de très loin les inflammations franches de ces régions.

c. Développement des adénopathies. — Au bout de vingt-quatre ou quarante-huit heures, quelquefois plus tardivement, la véritable localisation de la maladie infectieuse paraît sous forme d'*adénopathies*. C'est la région cervicale qui semble être leur siège exclusif. Les ganglions augmentent de volume jusqu'à atteindre celui d'un haricot, d'un noyau de cerise, d'une noisette. Il n'y a pas de rougeur de la peau, pas de périadénite, pas de tendance à la suppuration.

Les premières adénopathies se montrent en arrière du sterno-mastoïdien. De là, l'inflammation s'étend en arrière aux ganglions de la nuque, en avant à ceux de l'angle de la mâchoire.

Les mouvements du cou deviennent difficiles, il se produit une certaine raideur due à la sensibilité de la région. La palpation éveille un peu de douleur.

Il est très rare que l'inflammation ganglionnaire dépasse la région cervicale. Les ganglions de l'aisselle, de l'aine ne sont jamais pris. Par contre, on a signalé exceptionnellement des *adénopathies rétropharyngiennes*, révélées par une déglutition douloureuse, sans qu'il y ait d'angine ; des *adénopathies trachéo-bronchiques*, qui sont caractérisées par des quintes coqueluchoïdes (STARK, MOUSSOUS) sans coïncidence de bronchite ou de signes physiques ; des *adénopathies mésentériques*, déjà signalées par PFEIFFER, qui avait remarqué une sensibilité à la pression dans la région de l'hypogastre. Ces adénopathies profondes ne sont pas démontrées d'une façon très rigoureuse.

d. Résolution. — Les ganglions enflammés disparaissent en quelques jours, parfois ils persistent plusieurs semaines. La fièvre tombe, dès que la marche extensive des adénopathies s'arrête, mais il reste de la faiblesse, de l'anémie, des sueurs.

2° Formes. — On peut grouper les différents faits observés en formes légères et intenses.

a. Formes légères. — Après un ou deux jours de fièvre, l'adénopathie se montre, la température tombe, la résolution de l'inflammation se fait en huit ou dix jours.

b. *Formes intenses.* — L'adénopathie procède par poussées successives, l'inflammation peut même revenir à des ganglions déjà frappés antérieurement. C'est dans ces cas qu'on voit la fièvre se prolonger un septénaire et plus avec des rémissions matinales. C'est dans ces cas aussi qu'on observe parfois les quintes de toux, les douleurs hypogastriques, le gonflement du foie et de la rate, l'albuminurie avec urines rares, foncées, renfermant des cylindres (HESSE).

3º Complications et pronostic. — Les complications sont rares. On a cité la *suppuration des ganglions*, *l'otite*, la *néphrite aiguë*. La mort est tout à fait exceptionnelle et le pronostic est en général bénin.

4º Diagnostic. — A la période d'invasion, on peut confondre la fièvre ganglionnaire avec toutes les maladies infectieuses à début brusque, *grippe*, *pneumonie*, *fièvres éruptives*.

A la période d'adénopathie, on est amené à rechercher s'il n'y a pas d'*angine*, d'*adénoïdite*, d'*otite*, de *dent cariée*.

Après la chute de la fièvre, et si les ganglions restent engorgés il y aura lieu de faire la distinction avec la *tuberculose ganglionnaire*, *l'adénie*, la *syphilis des ganglions*.

Enfin dans les cas compliqués de néphrite, le tableau clinique rappelle assez exactement celui d'une *scarlatine*.

5º Étiologie et pathogénie. — La fièvre ganglionnaire a d'abord été observée chez les enfants de deux à huit ans (PFEIFFER, STARK). COMBY l'a étudiée chez les nourrissons où elle est aussi fréquente. Elle devient exceptionnelle chez l'adolescent et l'adulte.

L'affection est ordinairement primitive, mais elle se montre aussi dans la convalescence de la *grippe* (CZAJKOWSKI), de la *rougeole* (MOUSSOUS). STARK croit que la *constipation* est une cause prédisposante d'une certaine puissance.

La fièvre ganglionnaire paraît *contagieuse*, mais sa contagiosité semble exiger la cohabitation, aussi n'a-t-on guère observé que des *épidémies familiales* (PFEIFFER, HOERCHSELMANN, HESSE).

On a contesté l'autonomie de la fièvre ganglionnaire, en attribuant les adénopathies à un retentissement exercé sur les ganglions par une lésion des téguments ou des muqueuses voisines.

L'angine, le coryza postérieur, l'adénoïdite, l'otite seraient toujours à l'origine de la fièvre ganglionnaire. Il existe aujourd'hui trop d'observations démontrant l'absence de pareilles lésions, pour qu'il soit permis de ne pas admettre l'*infection primitive* des ganglions lymphatiques. S'agit-il d'une infection *spécifique* dont l'agent serait encore inconnu, ou d'une *infection banale* par le streptocoque, le staphylocoque etc... ? Les recherches faites par NEUMANN, REMBE, tentent à faire admettre cette dernière interprétation. Il n'y a d'ailleurs rien de surprenant à ce que les ganglions cervicaux se comportent comme ceux des bronches et du mésentère, qui sont souvent infectés, en particulier par le bacille de Koch, sans que les territoires correspondants, poumon, intestin, soient sérieusement lésés. Dans la fièvre ganglionnaire, il s'agit, en somme, d'une infection du système lymphatique avec intégrité absolue ou relative des surfaces muqueuses qui ont fourni et laissé passer les germes pathogènes.

6° Traitement. — Le traitement comprend la prophylaxie et la thérapeutique.

a. *Prophylaxie*. — Il faut isoler les enfants atteints de leurs frères ou sœurs, et chez ces derniers pratiquer l'asepsie de la bouche, du pharynx, des fosses nasales.

b. *Traitement proprement dit*. — Dans la *période d'invasion* on combattra les symptômes : la fièvre par la quinine, 10 à 50 centigrammes suivant l'âge, l'antipyrine, de 25 centigrammes à 2 grammes ; l'agitation nerveuse par le chloral, le bromure, le bain tiède, le drap mouillé ; les nausées et les vomissements par la glace.

A la *période d'adénopathie*, on combattra la sensibilité du cou par des cataplasmes chauds, des liniments calmants, des compresses froides.

Après la fièvre, on hâtera la *résolution* des engorgements

ganglionnaires par des onctions avec une pommade à l'iodure
de potassium et l'ingestion de préparations iodurées : iodure de
potassium 25 à 50 centigrammes par jour, iodure de fer 2 à
4 cuillers à café de sirop. BOTKINE recommandait pour la tuméfaction des ganglions cervicaux de faire absorber de l'iodure de
fer à l'état naissant. Pour cela il ajoutait 3 à 20 gouttes de
teinture martiale à une cuiller à soupe d'une solution d'iodure
de potassium.

Les *complications*, suppurations, néphrite seront traitées par
les moyens habituels.

Enfin, si la *convalescence* est traînante, on prescrira quelques
toniques : kola, arsenic, phosphates de chaux.

ARTICLE VII

RHUMATISME

Le rhumatisme est une affection caractérisée par des fluxions
passagères, sans tendance à la suppuration, mobiles, atteignant
de préférence les jointures, mais parfois aussi les séreuses
viscérales et les muscles, et s'accompagnant d'une réaction
fébrile variable avec le nombre et l'étendue des surfaces touchées.

1° Etiologie. — Le rhumatisme est plus rare chez l'enfant
que chez l'adulte. Il représente 5 p. 100 dans la morbidité générale chez le premier, 15 p. 100 chez le second (BESNIER).

Nous avons noté 59 cas de rhumatisme chez 1.354 enfants
malades, soit 4,35 p. 100. Dans la même année, le nombre des
rhumatismes infantiles comparés à ceux de l'adulte n'est que
de 5 p. 100 (MAYET), de ces derniers.

Il est un peu plus fréquent chez les garçons que chez les filles.

Il se montre de préférence au printemps et en été.

L'*hérédité* joue un rôle plus marqué que chez l'adulte. En
général, il s'agit d'une hérédité chargée.

Le rhumatisme peut être *congénital*, quand la mère est sous
le coup de l'infection rhumatismale pendant la grossesse ou

l'accouchement (faits de Pocock, Schöffer, Kopplik)[1]. Il peut éclater chez le nourrisson depuis un mois (Bascii), jusqu'à **trente mois** (Füller). Le plus souvent il ne se montre qu'à partir de cinq ans et augmente de fréquence jusqu'à l'adolescence.

Le rhumatisme est considéré comme une maladie infectieuse dont l'agent reste encore à trouver. Il serait très éphémère, d'après Lion; Strauss n'a jamais pu cultiver le sang des rhumatisants. Bouchard a vu du rhumatisme subaigu et **chronique** survenir sous l'influence d'un staphylocoque. Achalme, en **1891**, a retiré du sang du cœur et de la sérosité du péricarde d'un sujet mort de rhumatisme cérébral, un long bacille. En **1897**, Thiroloix a retrouvé le même bacille sur le vivant, dans cinq cas de rhumatisme articulaire aigu. Ce bacille tue le cobaye. La sérosité de l'œdème local du cobaye inoculée au lapin dans le sang, reproduit les lésions articulaires du rhumatisme. Achalme a apporté de nouveaux cas confirmatifs. Il est bien établi que si le rhumatisme est une maladie infectieuse, il ne se développe que sur des organismes entachés d'un vice de nutrition, tel que l'arthritisme. Chez l'enfant la prédisposition doit encore être plus marquée que chez l'adulte, pour que l'infection **arrive à se** développer.

2° Symptômes. — Le rhumatisme infantile revêt toutes les formes qu'on lui connaît chez l'adulte. Il est *aigu*, *subaigu*, *abortif*. Le rhumatisme chronique et le rhumatisme noueux bien que rares ont été observés[2].

Ce qui distingue d'une façon générale le rhumatisme infantile, c'est sa discrétion apparente. Il frappe peu de jointures à la fois; quand il est intense et généralisé, il occupe, mais *successivement*, la plupart des grandes articulations. Les phénomènes locaux sont moins marqués que chez l'adulte, la fièvre qui

[1] Voy. Wehl, *Maladies acquises de l'appareil circulatoire*, in Traité des mal. de l'Enfance, p. 664.

[2] Voir Moncorvo, *Du rhumatisme noueux chez les enfants*, 1880.

[3] Amelin, *Maladie de Landré-Beauvais chez l'enfant*, Th. de Paris, 1896.

est en général proportionnée au nombre des jointures prises simultanément est rarement élevée, elle oscille autour de 38°,5, de 39°. L'angine est d'une observation rare. On ne voit pas habi-

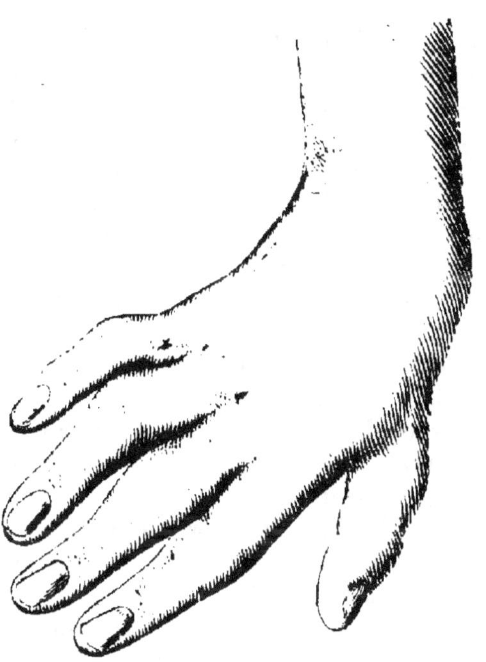

Fig. 24.
Rhumatisme infantile déformant.

tuellement les grandes sueurs de l'adulte. La marche générale de la maladie est plus rapide. Dans les formes légères, la durée est de un à trois jours, dans les formes moyennes une à deux semaines au plus.

Le rhumatisme infantile affecte certaines localisations rares chez l'adulte. Il peut être purement *musculaire*. J'ai observé deux myosites rhumatismales des muscles de la cuisse et de la jambe : l'une rapidement guérie par le salicylate sans participation des jointures, l'autre terminée par une péricardite mortelle.

Il frappe parfois la colonne cervicale et les muscles du cou (*torticolis rhumatismal*), et c'est là une forme qui, même au point de vue purement local, est sérieuse, car elle passe quelquefois à l'état chronique.

Le rhumatisme a chez l'enfant une prédilection particulière pour les organes profonds. Nous avons observé à plusieurs reprises des *congestions pulmonaires*, étendues, avec râles fins généralisés, expectoration visqueuse et striée de sang, pouls rapide, dyspnée intense. Dans ce cas, il y a généralement coexistence de cardiopathie antérieure qui favorise cette complication. Mais celle-ci se montre avec une brusquerie et une violence qui indiquent une flexion active. La mort peut survenir dans ces cas, mais souvent aussi la congestion cède en quelques jours.

La *pleurésie* est plus fréquente que chez l'adulte, souvent double et asssociée à une péricardite. Elle a la mobilité générale des localisations rhumatismales.

Ce qui domine surtout dans le rhumatisme infantile, c'est sa prédilection pour le *cœur*, observée par tous les auteurs. FÜLLER a montré que la péricardite existait au-dessous de quinze ans, dans un peu plus du tiers des cas de rhumatisme; entre quinze et vingt ans dans moins du cinquième des cas; entre vingt et vingt-cinq ans, dans moins du dixième des cas.

L'affinité du rhumatisme est encore plus marquée pour l'endocarde. CHURCH [1] examinant la fréquence de l'endocardite dans 700 cas de rhumatisme chez des sujets de tout âge a noté que l'endocarde était touché :

De 1 à 10 ans.	80 fois sur 100.
10 à 20 —	69 —
20 à 30 —	52 —
30 à 40 —	30 —
40 à 50 —	21 —

Cette tendance du rhumatisme infantile se révèle encore d'une autre façon. Tandis que chez l'adulte, l'endopéricardite ne se voit que dans les formes fébriles et généralisées du rhu-

[1] CHURCH, *St. Barth. Hosp. Rep.*, t. XXIII.

matisme (loi de Bouillaud), chez l'enfant elle s'associe aux formes les moins graves. Dans mes recherches[1], j'ai montré que les formes récidivantes aiguës du rhumatisme infantile touchent le cœur 5 fois sur 6, les formes récidivantes subaiguës 8 fois sur 10, les formes aiguës 6 fois sur 7, les formes subaiguës 6 fois sur 10, les formes abortives 7 fois sur 12. Sur 11 cas de mort par cardiopathie rhumatismale, 5 appartiennent au rhumatisme léger, 4 au rhumatisme subaigu récidivant, 2 au rhumatisme aigu récidivant. J'ai vu une endopéricardite grave succéder 2 fois à un torticolis, une fois à un rhumatisme musculaire des membres inférieurs. On voit par là combien le pronostic diffère chez l'enfant et chez l'adulte.

Le rhumatisme de l'enfant revêt exceptionnellement la *forme cérébrale*. Je n'ai vu que 2 cas et peu marqués de ce genre. D'Espine et Picot en ont réuni 15 observations. Comme chez l'adulte, il y a du délire avec élévation considérable de la température, 41° et au delà, puis coma, si la mort doit survenir. Parfois au milieu des manifestations délirantes, on voit paraître des mouvements choréiques intenses qui durent jusqu'à la mort ou en cas de guérison, survivent aux autres symptômes. Cette forme choréique du rhumatisme cérébral, d'après d'Espine et Picot, guérit plus souvent que les autres, mais laisse après elle un affaiblissement momentané de l'intelligence.

On a décrit sous le nom de *rhumatisme spinal* une paraplégie passagère succédant au rhumatisme chez les jeunes enfants.

La *chorée* constitue la véritable expression du rhumatisme, dans ses localisations sur le système nerveux des enfants. Il y a un grand nombre de chorées non rhumatismales ne se distinguant en rien de celle qui se montre chez les rhumatisants ; mais un enfant rhumatisant est très exposé à la contracter.

Le rhumatisme agit dans la chorée soit à titre de prédisposition, soit à titre de cause efficiente. Un enfant à terrain rhumatismal est apte à contracter la chorée à l'occasion d'une frayeur ou d'un choc nerveux quelconque. L'infection rhumatismale, de

---

[1] Voy. Weill, *Maladies acquises de l'appareil circulatoire*, in Traité des maladies de l'enfance.

son côté, peut provoquer la chorée. Celle-ci peut être la première manifestation longtemps isolée d'une infection rhumatismale : c'est ainsi qu'on voit des enfants atteints d'endocardite à la suite d'une chorée, présenter plus tard une poussée articulaire. Plus souvent, la chorée succède au rhumatisme. C'est ainsi que j'ai vu un enfant présenter plusieurs années de suite au printemps une atteinte de rhumatisme articulaire, qui durait quelques jours, et à la suite une chorée qui durait six mois. Parfois enfin la chorée apparaît chez un rhumatisant en dehors des arthropathies, mais elle manifeste son caractère infectieux par une poussée d'endocardite ou de péricardite. On peut donc assimiler la chorée, *chez les rhumatisants*, à un *équivalent de l'arthropathie*, et néanmoins, si elle indique qu'il y a infection rhumatismale, elle n'est pas justiciable du traitement antirhumatismal.

La chorée est une manifestation qui, chez les rhumatisants, est inquiétante pour le cœur. Mes recherches m'ont permis de constater que le rhumatisme sans chorée provoque l'endocardite 29 fois sur 50 cas, soit 58 fois sur 100, alors que sur 10 cas de rhumatisme associé à la chorée, il y avait 8 endocardites, 80 p. 100 des cas. Une chorée qui s'accompagne d'endocardite doit être tenue, dans la majorité des cas pour rhumatismale, même s'il n'y a pas de jointures touchées.

Le rhumatisme infantile frappe parfois le *tissu fibreux*. Il se forme au niveau du périoste, des tendons, des aponévroses de petites tumeurs fibreuses connues sous le nom de *nodules de Meynet*[1]. Douloureux au début, les nodules sont ensuite indolores, mobiles, paraissent et disparaissent avec rapidité. Brissaud les rapporte aux formes graves du rhumatisme. Barlow[2], sur 27 cas de ce genre, a observé 25 fois des complications cardiaques.

3° Marche. — Le rhumatisme infantile a une marche en général rapide, mais il *rechute* facilement. Nous avons vu à

<hr>

[1] Meynet. *Lyon médic.*, 1875.
[2] Barlow. *Brit. méd. Journ.*, 1883.

plusieurs reprises la fièvre revenir plusieurs fois après la suppression du salicylate, lors même qu'on ne cessait d'administrer le médicament que dix ou quinze jours après la disparition de tout accident. Les rechutes sont d'ailleurs peu longues, mais toujours à éviter. Les *récidives* sont très fréquentes, c'est un des caractères du rhumatisme infantile. Sur 59 cas de rhumatisme, nous en comptons 22 qui, en l'espace de deux ou trois ans, ont présenté deux ou plusieurs atteintes. C'est là le vrai danger du rhumatisme infantile, car il finit toujours par atteindre le cœur à la faveur des atteintes nouvelles.

4° Diagnostic. — Les formes franches du rhumatisme sont d'un diagnostic facile. On ne peut guère les confondre qu'avec les *pseudo-rhumatismes infectieux.* Or ceux-ci naissent dans des conditions spéciales, *scarlatine, diphtérie avec séro-thérapie, érythème noueux,* etc.

Le *rhumatisme blennorrhagique* [1] peut se produire à la suite d'ophtalmie, de vulvo-vaginite à gonocoques, dès la naissance, ou dans la seconde enfance. Sa marche est plus rapide, sa guérison constante. L'examen des sécrétions muqueuses donne la preuve décisive de sa nature.

L'*ostéomyélite aiguë* se caractérise par un état général grave et des douleurs vives avec gonflement en dehors des jointures.

Les *formes légères du rhumatisme* peuvent passer inaperçues ou être prises pour des *douleurs de croissance.* L'examen minutieux des régions juxta-épiphysaires permettra de localiser exactement le siège de la douleur.

Certaines localisations du rhumatisme peuvent prêter à des hésitations. Le *rhumatisme musculaire,* comme nous l'avons vu, peut occuper toutes les masses musculaires des membres inférieurs. Il rappelle la tétanie, ou une contracture d'origine nerveuse. Le *rhumatisme cervical,* lorsqu'il se prolonge, peut faire croire à un mal de Pott sous-occipital.

5° Pronostic. — Si bénin que paraisse assez souvent le rhu-

---

[1] Voy. MARFAN, *Rhumat. blennorrh.,* in Traité des mal. de l'enfance

matisme infantile, il constitue une affection fâcheuse. Il faut, en effet, pour que la résistance du jeune sujet à l'infection rhumatismale soit vaincue, une prédisposition spéciale, née de l'hérédité et qui a souvent une durée fort longue. Aussi le **rhumatisme est-il facilement récidivant**, et d'autre part, il a pour le cœur de l'enfant une **véritable prédilection** qui diminue peu à peu avec l'âge. Les complications cardiaques sont surtout à redouter, parce qu'elles laissent une lésion irréparable et créent une affection chronique du cœur. Dans quelques cas, cependant, une péricardite diffuse, une myocardite parenchymateuse [1] peuvent entraîner la mort pendant la période aiguë du rhumatisme.

6° Traitement. — Le rhumatisme doit être traité chez l'enfant comme chez l'adulte par la *médication salicylicée* qui est admirablement tolérée dans le jeune âge (ARCHAMBAULT). On prescrira le salicylate de soude à la dose de 0^{gr},50 par année d'âge et par jour. A partir de huit ans, on peut maintenir la dose de 4 grammes par jour. Le salicylate est dilué dans de l'eau édulcorée avec du sirop de groseilles, et administré en quatre ou six fois. A l'adulte, on donne le salicylate dans de l'eau de Vichy ou associé au bicarbonate de soude : il est ainsi mieux toléré, mais difficilement accepté par l'enfant. La dose initiale sera maintenue non seulement jusqu'à la sédation des douleurs, mais encore jusqu'après la disparition complète de la fièvre. On abaisse ensuite progressivement la dose, de façon à ne supprimer définitivement le médicament que huit ou dix jours après l'apyrexie. Même dans ces conditions, la température se relève parfois, mais il suffit alors de donner pendant quelques jours 1 ou 2 grammes de salicylate pour voir, tout rentrer dans l'ordre. Le salicylate doit être employé non seulement dans les formes sérieuses, mais même dans les formes les plus insignifiantes en apparence, à cause de la vulnérabilité du cœur.

Ce n'est pas que la médication salicylée, prévienne sûrement les complications cardiaques, mais elle semble cependant avoir

---

[1] WEILL et BARJON, *Rev. des mal. de l'Enfance*, 1896.

une action réelle. A la médication salicylée, il faut joindre le repos au lit et la diète (lait, potages), et cela dans les formes les plus bénignes. On sait en effet l'influence fâcheuse qu'exercent l'alimentation, les mouvements, les efforts, sur les rechutes ou les exacerbations.

S'il y a une complication cardiaque, sans signe d'affaiblissement du myocarde, le salicylate n'est pas contre-indiqué. Parfois le salicylate est vomi même par les enfants. En ce cas, on usera de salophène 0^{gr},50 à 2 grammes par jour, de salipyrine 1 à 3 grammes par jour, de salol 0^{gr},50 à 2 grammes par jour. LANNOIS et LINOSSIER[1] ont préconisé les applications cutanées de salicylate de méthyle ou d'essence de Wintergreen. On étend sur les parties douloureuses 1 à 2 grammes de ces substances, on recouvre d'une toile cirée et de coton, et on renouvelle suivant les cas une ou plusieurs fois par jour.

Les complications seront traitées par les moyens appropriés.

Pendant la convalescence, on ne reviendra que lentement à l'alimentation ordinaire et on donnera du fer et des toniques pour combattre l'anémie rhumatismale.

ARTICLE VIII

TUBERCULOSE

La tuberculose est une maladie infectieuse due à un bacille spécial, le bacille de Koch, qui crée le plus souvent des lésions locales, mais peut aussi envahir le sang et reproduire tous les caractères d'une pyrexie aiguë.

1° Etiologie. — L'étiologie sera étudiée au point de vue de l'âge, du sexe, des conditions du milieu, de l'hérédité, de la tuberculose acquise.

A. AGE. — Certains animaux, comme le veau, échappent à la tuberculose dans les premiers mois de la vie : c'est ce qui a

[1] LANNOIS et LINOSSIER. *Cong. de méd.*, Nancy, 1896.

10.

décidé du choix de cet animal, comme vaccinifère. Cette immunité existe-t-elle pour l'enfant, dans la période qui suit la naissance ? La plupart des recherches faites avaient conclu dans ce sens, lorsque LANDOUZY et QUEYRAT [1] ont montré 11 cas de tuberculose sur 33 autopsies d'enfants ayant de trois mois à deux ans. LANDOUZY a compté plus tard, dans un seul trimestre, 7 autopsies de tuberculeux sur 23 bébés morts de six semaines à un an. Ces résultats ont été confirmés par LANNELONGUE [2] et LEROUX [3] qui dépouilla des observations déjà anciennes de PARROT. LANNELONGUE, sur 105 cas de tuberculose externe chez des enfants âgés de moins de cinq ans, a noté 10 cas relatifs à des bébés de neuf semaines et au dessous. En fait la tuberculose peut se montrer très près de la naissance mais elle augmente de fréquence à partir de trois mois. C'est ce qui résulte de nombreuses statistiques rapportées dans tous les ouvrages. En voici une empruntée à HELLER [4] portant sur 1.300 enfants autopsiés à l'Institut de KIEL.

D'après cet auteur, la mortalité par tuberculose est de :

De 3 à 5 mois . . . . 10,4 p. 100
6 à 12 mois. . . . . 17,5 —
1 à 2 ans. . . . . 26 —
2 à 3 ans. . . . . 45 —

A partir de trois ans jusqu'à quinze ans, la mortalité diminue et oscille entre 30 et 40 p. 100 (SCHWER [5]).

B. SEXE. — Les filles se tuberculisent dans une proportion un peu plus forte que les garçons (RILLIET et BARTHEZ).

C. CONDITIONS DU MILIEU. — Les conditions du milieu ont la même action à tous les âges. La misère, les privations, favo-

---

[1] LANDOUZY. *Soc. méd. des hôpit.*, 1886, et QUEYRAT, th. de Paris, 1886.

[2] LANNELONGUE, *Etudes sur la tuberculose*. 1887.

[3] LEROUX, *Etudes expérimentales et cliniques sur la tuberculose*.

[4] HELLER, *Congrès de Copenhague*. 1884.

[5] SCHWER, *Dissertat inaugurale*. 1886.

risent la tuberculose. Dans le même sens agissent les *affections gastro-intestinales* si fréquentes chez le nourrisson. La *rougeole*, la *coqueluche* font éclore une tuberculose latente ou permettent l'invasion du bacille de Koch à la faveur des lésions bronchiques ou broncho-pulmonaires. La *grippe* est moins redoutable à ce point de vue, de même que la *fièvre typhoïde*.

Les *affections congénitales du cœur*, en particulier le rétrécissement pulmonaire, placent le poumon dans un état de misère circulatoire qui le prédispose fortement à la tuberculose.

Les *scrofuleux* sont des candidats nettement prédisposés.

D. HÉRÉDITÉ. — Elle peut s'exercer de deux façons : directement, par la pénétration à travers le placenta du bacille spécifique de la mère au fœtus ; indirectement, par la procréation d'un organisme très apte à acquérir la tuberculose. Cliniquement, on a relevé trois ordres de faits : des tuberculoses congénitales, des tuberculoses précoces, des tuberculoses tardives.

a. *Tuberculoses congénitales.* — Les tuberculoses congénitales sont rares. Leur degré de fréquence n'est pas établi. Les lésions tuberculeuses proprement dites n'ont été observées qu'exceptionnellement chez des fœtus ou des enfants issus de mères tuberculeuses (CHARRIN, BERTI, MERKEL, JACOBI). Par contre, on a observé plus souvent la présence de bacilles sans tubercules dans les organes du fœtus, soit par constatation directe, soit au moyen d'inoculations positives à des animaux. LANDOUZY et MARTIN [1] ont provoqué la tuberculose chez un cobaye auquel ils ont inoculé un fragment de poumon sans lésion apparente provenant d'un fœtus de femme tuberculeuse. SCHMAL et BIRSCH HIRCHFELD [2] ont constaté, sans qu'il y eût de lésions tuberculeuses, des bacilles dans les vaisseaux du placenta d'une femme morte de granulie au septième mois d'une grossesse. Il y avait également des bacilles dans les vaisseaux du foie fœtal et un fragment de cet organe inoculé à un cobaye le tuberculisait.

[1] MARTIN, *Revue de médecine*, 1883.

[2] SCHMAL et BIRSCH HIRCHFELD, cités par LEHMANN, D. M. Wochs, 1893.

Bar et Rénon[1], inoculant du sang qui provenait du bout placentaire de la veine ombilicale, au moment de la naissance, ont provoqué la tuberculose expérimentale deux fois sur cinq. Les organes du fœtus étaient sains. Cependant on put inoculer une tuberculose avec un fragment du foie. Un des enfants survécut et succomba au bout de quarante jours à une broncho-pneumonie tuberculeuse.

Chez les animaux on a également constaté la bacillose congénitale, les organes du fœtus renferment des bacilles sans édification nodulaire (John, Malvoz et Brouwiez).

Il ne semble pas que des lésions tuberculeuses placentaires soient indispensables pour provoquer l'infection du fœtus. Lehmann (*loc. cit.*), Schmorl et Kockel ont signalé des tubercules du placenta, mais Bouygues et Lesage en faisant l'examen systématique, suivi d'inoculations, de 32 placentas chez des femmes mortes tuberculeuses, ont eu 32 résultats négatifs.

L'expérimentation a donné des résultats peu favorables à la cause de la tuberculose congénitale. Sanchez Toledo[2], inoculant des cultures de bacille aviaire à des femelles de cobaye pleines, a toujours conféré à celles-ci des tuberculoses aiguës, mais a toujours trouvé les fœtus sans lésions appréciables à l'examen histologique ou par l'inoculation. Grancher, Strauss, avec d'autres auteurs, sont arrivés aux mêmes conclusions négatives.

La tuberculose congénitale est habituellement le fait de la mère. D'après Landouzy la clinique et l'expérience démontrent la transmission possible de la tuberculose par le sperme, sans contamination de la mère. Il s'agit, dans l'espèce, de faits très exceptionnels.

b. *Tuberculoses précoces.* — Elles se produisent après trois mois, dans le courant de la première année. Les uns admettent qu'elles relèvent du mode congénital, d'autres qu'elles sont acquises. Les premiers se basent sur les analogies pathologiques avec la syphilis, par exemple, dont les effets attendent parfois un certain temps avant de se produire. La tuberculose congé-

---

[1] Bar et Renon, *Soc. de Biol.*, 1895.
[2] Sanchez-Toledo, *Arch. de méd. expérim.*, 1889.

nitale serait latente et n'éclaterait, suivant la circonstance, qu'à des intervalles variables. Pour les autres, la tuberculose congénitale est constituée par une infection bacillaire, plutôt que par des lésions et revêtirait ainsi un haut degré de gravité qui serait peu compatible avec la survie.

c. *Tuberculoses tardives*. — Les mêmes discussions surgissent à propos de ces tuberculoses qui éclatent aux différentes périodes de l'enfance, frappant, suivant les âges, les méninges, le péritoine, le poumon. L'hérédité joue dans leur développement un rôle incontestable. MAYET[1] a trouvé soixante-dix fois sur cent des antécédents tuberculeux chez des sujets de tous âges atteints de tuberculose. S'agit-il d'une hérédité de terrain ou de graine (LANDOUZY), y aurait-il une tuberculose héréditaire tardive comme une syphilis héréditaire tardive? L'hérédité de terrain a été attribuée tantôt à un vice de nutrition, transmis de parents à enfants, et favorable à la germination du bacille de Koch ; tantôt à une imprégnation du fœtus par les toxines sécrétées au niveau des foyers tuberculeux de la mère et jouant un rôle favorisant. C'est à ce mécanisme qu'on rapporte certaines lésions du système vasculaire (aplasie artérielle, rétrécissements orificiels) qui paraissent se produire de bonne heure.

Quels que soient le rôle de l'hérédité et son mécanisme d'action, les causes de contamination extra-utérine n'en sont pas moins démontrées. Un enfant à ascendants tuberculeux n'est pas forcément voué à la tuberculose. EPSTEIN[2], à Prague, observant les enfants assistés, a montré que ceux qui étaient issus de parents tuberculeux échappaient à la maladie quand on les séparait de leur famille et qu'on les confiait à des nourrices saines. HELLER a rapporté des faits analogues observés dans les orphelinats de Nuremberg et de Munich.

E. TUBERCULOSE ACQUISE. — La tuberculose se transmet par *inoculation* (VILLEMIN). C'est là un mode de propagation exceptionnel ; cependant le bacille de Koch se trouvant parfois à la

---

[1] MAYET, Voy. thèse de DESPLANS, Lyon, 1888.
[2] EPSTEIN, *Vierteljach f. Prakt. Heilk.*, 1879.

surface de la pituitaire (STRAUSS), des végétations adénoïdes (DIEULAFOY) peut pénétrer à la faveur des inflammations érosives si fréquentes chez les scrofuleux et produire des adénopathies spécifiques.

La *transmission par ingestion* a été démontrée par CHAUVEAU et confirmée depuis[1]. C'est surtout le lait qui a été incriminé. On cite de nombreux exemples de petites épidémies rapportées à l'ingestion du lait provenant d'une vache tuberculeuse. Pour que le lait soit virulent, il faut une lésion de la mamelle (STRAUSS) ou une tuberculose généralisée. LEGROUX[2] avait remarqué que la plupart des bébés qui mouraient tuberculeux étaient nourris au biberon. Depuis, on a réagi contre cette opinion. GEBHARDT[3] et avec lui AVIRAGNET (*loc. cit.*) ont constaté que le lait commercial, mélange du lait de plusieurs vaches, était rarement nocif. Le danger ne commence que si le lait est emprunté à une seule vache tuberculeuse.

La *pénétration* de bacilles tuberculeux *par inhalation* dans les voies respiratoires, démontrée expérimentalement par TAPEINER, est admise unanimement aujourd'hui. Les crachats expectorés par les phtisiques et desséchés répandent dans l'air ambiant des bacilles, longtemps virulents, qui créent un véritable foyer infectieux. Le nourrisson ou le jeune enfant, qui est en contact permanent avec ses parents ou sa nourrice, atteints de tuberculose pulmonaire, est dans les meilleures conditions pour être atteint. Une mère, une nourrice, une garde peuvent exercer ainsi sur les nourrissons qui sont entre leurs mains de grands ravages et réaliser les conditions d'une véritable pseudo-hérédité. Comme nous l'avons déjà dit, le jeune âge ne confère pas, pour la tuberculose, l'immunité qu'il présente vis-à-vis des maladies éruptives. A mesure que l'enfant grandit, qu'il se détache de ses parents, la tuberculose des ascendants deviendra pour lui de moins en moins menaçante.

---

[1] Une belle observation de tuberculose par ingestion a été publiée par MARFAN et APERT (*Rev. des mal. de l'Enfance*, 1896).

[2] LEGROUX, *Congrès de la tuberculose*, 1888.

[3] GEBHARDT, *Münch. med. Woch.*, 1889.

2º Anatomie pathologique. — En général, les lésions tuberculeuses chez l'enfant sont analogues à celles qu'on voit chez l'adulte avec cette différence qu'elles affectent une *grande diffusion*, aussi bien dans les formes chroniques que dans les formes aiguës. Cela est surtout vrai de la première enfance. A partir de la seconde dentition, la tuberculose infantile se modèle de plus en plus sur celle de l'adulte.

Un autre caractère de la tuberculose infantile, c'est que, aiguë ou chronique, elle présente toujours à côté des lésions parenchymateuses, une altération du système lymphatique se traduisant par *l'adénopathie trachéo-bronchique*, à peu près constante, *l'adénopathie mésentérique* et enfin le développement dans certains cas des *ganglions superficiels* (cervicaux, axillaires, inguinaux). Il semble que les premiers effets de l'infection tuberculeuse retentissent sur les ganglions lymphatiques des régions qui ont servi de porte d'entrée. L'absorption lymphatique est en effet très active dans le premier âge. Ce n'est que lorsque la défense par le système lymphatique a été vaincue que l'infection sanguine entre en jeu. Souvent le sang puise dans le système lymphatique les éléments de sa propre infection. Il est de règle, en effet, qu'à côté de granulations grises plus ou moins disséminées, on trouve des ganglions anciennement tuberculeux et déjà caséeux.

La *tuberculose pulmonaire* n'a pas, chez l'enfant, la même prépondérance que chez l'adulte, et cela tient à deux causes. Tantôt la tuberculose infantile est congénitale et pénètre l'économie par la veine ombilicale, amenée ainsi à s'attaquer d'abord au foie et aux organes abdominaux. Ou bien elle est acquise. Mais bien que la porte d'entrée se trouve dans la plupart des cas au niveau des bronches et des poumons, comme chez l'adulte, les bacilles sont pris par les lymphatiques pulmonaires et effectuent leur premier essai d'implantation dans les ganglions. Aussi est-on frappé dans les autopsies des lésions pulmonaires minimes comparées à la grosse altération des ganglions bronchiques. Parrot avait formulé la loi de coïncidence fatale entre les localisations ganglionnaires et les lésions du parenchyme pulmonaire. Pour la démontrer, il était obligé d'avoir recours à l'insufflation des poumons, tant la lésion pulmonaire échappe facilement. Au surplus NORTHRUP a observé des cas d'adénopathie primitive. La chose s'explique depuis les expériences de CORNET qui a vu des cultures de bacilles tuberculeux déposées sur des muqueuses, franchir celles-ci sans dégât et gagner les ganglions voisins. Chez l'enfant et en particulier lorsqu'il s'agit des bronches ou des poumons, les réseaux lymphatiques lacunaires qui entourent de tous côtés les alvéoles, les acini et les lobules sont libres et ne présentent pas cette teinte grise ou ardoisée qu'on voit chez l'adulte et qui est due à l'encombrement par des poussières atmosphériques. Aussi l'absorption y est-elle plus facile que chez l'adulte et de là vient la prédominance des altérations ganglionnaires dans les premières étapes de l'infection.

Les bacilles n'ont donc aucune tendance à demeurer sur place dans le tissu pulmonaire lui-même, à moins que des lésions banales ne les y fixent. C'est ainsi que les affections à déterminations bronchitiques ou broncho-pneumoniques (coqueluche, rougeole) mettent le poumon de l'enfant dans des conditions qui le rapprochent de celles qui existent chez l'adulte et font paraître chez lui des tuberculoses vulgaires. Mais en général, l'infection tuberculeuse prend sa source dans des foyers caséeux ganglionnaires et se répand par la voie sanguine dans les différents organes au prorata de leur mouvement nutritif et de l'activité de leur circulation. Aussi la méningite est-elle un des aboutissants les plus fréquents des tuberculoses infantiles.

Dans les *tuberculoses aiguës*, l'anatomie pathologique révèle des lésions analogues à celles qui existent chez l'adulte. A côté d'un foyer plus ou moins ancien (le plus souvent ganglions trachéo-bronchiques caséeux), on trouve des granulations grises dans les poumons, le foie, la rate, les reins, la pie-mère. Au niveau des poumons, les granulations sont semées dans un tissu sain ou sont entourées de lésions banales, congestion, splénisation, broncho-pneumonie, hépatisation pseudo-lobaire.

Il n'y a là rien de spécial à décrire chez l'enfant. La présence d'altérations pérituberculeuses serait due à l'association au bacille de Koch, d'autres microorganismes (streptocoques, pneumocoques, DUFLOCH et MÉNÉTRIER).

Parfois les *granulations tuberculeuses sont en petit nombre* (LANDOUZY) et font contraste avec l'intensité des symptômes présentés pendant la vie. Dans ce cas, il y a en plus des granulations de la congestion et du ramollissement de la rate, des altérations du foie, du poumon et des reins, semblables à celles qui existent dans toutes les maladies infectieuses.

Dans les *formes chroniques diffuses*, on observe des tubercules dans la plupart des organes. Mais au lieu d'être représentés exclusivement par des granulations grises, on remarque des formes indécises et de virulence variable, des tubercules miliaires, des nodules jaunes. Rares sont les lésions ulcéreuses. On rencontre çà et là des ulcérations folliculaires de l'intestin, exceptionnellement des cavernes pulmonaires qui ne se voient guère au-dessous de quatre ans.

Parmi les organes qui sont le siège d'élection de la tuberculose dans les formes chroniques, signalons le système lymphatique, avec ses adénopathies superficielles et profondes, et la rate.

Dans quelques cas nous avons remarqué une prédominance *notable des lésions caséeuses*. On trouve des masses caséeuses dans le péritoine et une transformation de même nature dans les ganglions mésentériques, bronchiques, cervicaux, axillaires. Il y a là comme une forme de *tuberculose caséeuse, généralisée, chronique*, à laquelle répondrait assez justement l'expression de *caséie*.

Dans ces cas, on trouve, en dehors de la caséification massive des produits tuberculeux, une dégénérescence graisseuse des viscères et particulièrement du foie. Pendant la vie les enfants présentent une pâleur extrême, une émaciation très notable et sont généralement apyrétiques.

Notons enfin qu'il y a une certaine corrélation entre les localisations prédominantes de la tuberculose et les différentes périodes de l'enfance. A tout âge, et chez l'enfant, plus que chez l'adulte, on voit se développer des infections générales à marche aiguë. A tout âge, chez l'enfant moins souvent que chez l'adulte, on rencontre des tuberculoses pulmonaires ou localisées en d'autres points, à tendance ulcéreuse. Mais si on considère les formes lentes de l'infection, on remarque que dans les premières années ce sont les manifestations ganglionnaires qui dominent.

dans la seconde enfance les manifestations sur les séreuses, et ce n'est que chez les grands enfants qu'on voit apparaître communément les localisations viscérales. Il y a comme trois étapes de la marche des tuberculoses lentes : une étape lymphatique, une étape séreuse, une étape viscérale.

3° Symptômes. — La tuberculose se montre tantôt sous l'aspect d'une maladie générale aiguë ou chronique, évoluant sans localisation précise ou sans prédominance symptomatique. Tantôt au contraire, elle frappe en apparence exclusivement les poumons, l'abdomen, les méninges. Quand elle affecte une forme localisée, elle doit être décrite comme maladie d'organes. Quand elle évolue à la façon d'une maladie générale, elle rentre dans le cadre des maladies infectieuses. C'est cette dernière modalité que nous décrirons ici. La tuberculose généralisée est aiguë ou chronique :

A. TUBERCULOSE GÉNÉRALISÉE AIGUË. — Elle revêt deux types différents, bien décrits par LANDOUZY et AVIRAGNET : la forme granulique et la forme typho-bacillaire.

a. *Granulie*. — L'enfant présente les symptômes d'un *embarras gastrique* ou d'une *fièvre typhoïde* plus ou moins intense avec quelques nuances d'une appréciation difficile.

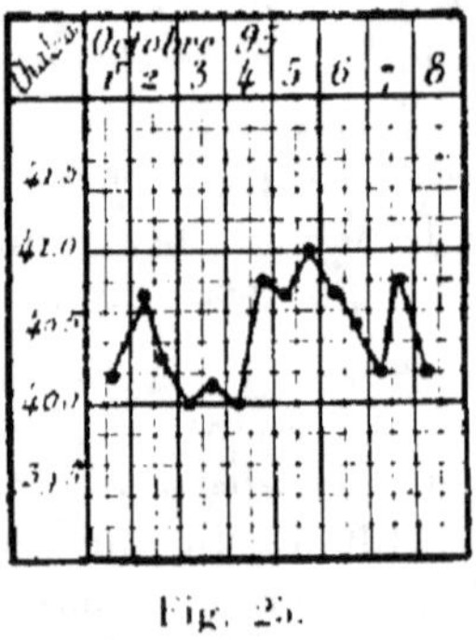

L'état typhique est moins accusé que dans la dothiénentérie, les oscillations thermiques plus grandes, le pouls plus rapide. Les taches rosées manquent. La rate est hypertrophiée. Les symptômes digestifs sont variables, souvent assez accusés, il y a de l'anorexie, de la diarrhée. L'amaigrissement est rapide. Au bout de quelques jours apparaissent des symptômes de localisation. L'enfant tousse, il présente des râles sonores diffus au niveau de la poitrine, ou bien des plaques de râles fins avec respi-

Fig. 25.

Granulie à forme typhoïde.

ration soufflante et submatité. La dyspnée s'installe et aboutit à l'asphyxie dans un délai qui varie de quelques jours à deux ou trois semaines.

La dyspnée peut exister d'emblée. l'affection rappelle la *broncho-pneumonie* ; elle a une marche rémittente et se distingue de la broncho-pneumonie simple par le peu de mobilité des signes physiques. qui ne présentent pas ces oscillations si caractéristiques de l'affection dans sa forme classique.

La granulie peut se juger aussi par l'apparition de quelques symptômes *méningés* : assoupissement, torpeur, contractures, convulsions. Il n'est pas rare de voir la méningite évoluer dès le début pour son propre compte et absorber à son profit toute la symptomatologie de la granulie.

Sur 44 autopsies de méningite tuberculeuse, dans lesquelles j'ai recherché les lésions tuberculeuses siégeant en dehors de l'encéphale. j'ai trouvé 24 fois des granulations miliaires abondantes dans la plupart des viscères, et 4 fois des granulations miliaires en petit nombre dans les poumons. la rate, les reins. On peut donc dire que dans plus de la moitié des cas, la ménin-

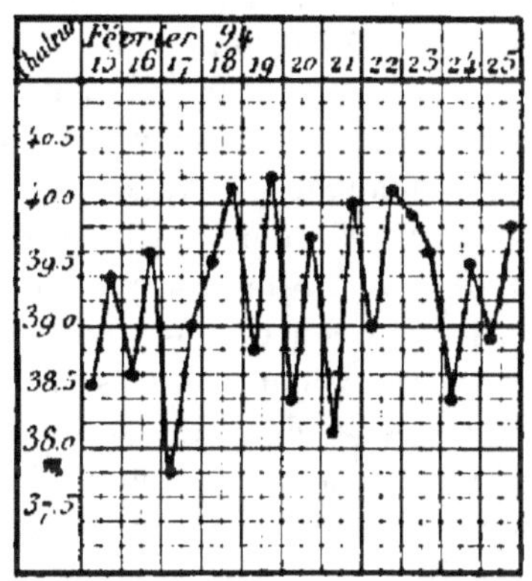

Fig. 26.

Tuberculose aiguë. Forme bronchitique.

gite ne constitue qu'une des formes cliniques de la granulie. Il est même très vraisemblable que dans les cas de méningite tuberculeuse non associée à une éruption de granulations dans les autres organes. il existe cependant une infection tuberculeuse du sang, une sorte de septicémie bacillaire sans localisations viscérales. qui rentre dans le cadre de la typho-bacillose.

b. *Typho-bacillose*. — LANDOUZY a, le premier. mis en lumière cette forme intéressante qui se caractérise au point de vue anatomique par des lésions banales d'infection avec quelques rares granulations tuberculeuses : au point de vue clinique, par des symptômes généraux sans phénomènes de localisation, au point de vue pronostique, par sa curabilité.

L'expérimentation a montré que l'infection tuberculeuse peut tuer sans produire de granulations (STRAUSS et GAMALÉIA). DO- LÉRIS (Ac. de méd., 1899) a démontré cliniquement l'existence d'une septicémie tuberculeuse sans granulations, chez deux femmes tuberculeuses, emportées rapidement à la suite d'une couche. L'autopsie ne révélait que des lésions anciennes du poumon, incapables d'expliquer la marche rapide des phéno- mènes. Par contre, quelques gouttes de sang provenant de ces tuberculeuses, inoculées à des cobayes, produisaient une tuber- culose expérimentale typique. La typho-bacillose serait une *phase prégranulique* de la tuberculose (LANDOUZY). On peut encore la comparer, avec cet auteur, à une variole discrète, la granulie correspondant à la variole confluente.

La description de LANDOUZY a été confirmée par JEANNEL et AVIRAGNET[1]. Elle se rapproche de la granulie, moins les locali- sations. A côté de symptômes généraux rappelant plus ou moins la fièvre typhoïde, on est frappé de l'absence du catarrhe des bronches ou de l'intestin, d'albuminurie, de taches rosées. La rate est grosse, la température est oscillante, les symptômes nerveux sont peu marqués. L'enfant est rarement aussi abattu que dans la fièvre typhoïde. La quinine n'a aucune action sur la température qui est au contraire très sensible à l'antipyrine.

La maladie a une durée de quatre à cinq semaines.

La convalescence n'est pas franche. Peu après, on voit se pro- duire une méningite, ou une pleurésie. La maladie récidive fréquemment et il est vraisemblable que nombre de dothiénen- téries récidivantes doivent être attribuées à la typho-bacil- lose.

B. TUBERCULOSE GÉNÉRALISÉE CHRONIQUE. — C'est la forme la plus fréquente de la tuberculose infantile au-dessous de deux ans. Elle se voit jusqu'à la seconde dentition (CADET DE GASSI- COURT). Elle a été décrite par AVIRAGNET sous le nom de *tuber-*

[1] AVIRAGNET, Th. de Paris, 1892.

culose chronique diffuse, par MARFAN sous celui de *tuberculose généralisée chronique apyrétique*.

La tuberculose chronique diffuse revêt les traits de l'*athrepsie* ou de l'*atrophie* (HENOCH). L'enfant prend l'apparence classique du petit vieux. Les téguments trop lâches se rident et se plissent. La peau est sèche, squameuse. L'œil seul garde une expression de vie au milieu de la face pâle et décharnée. La maigreur devient effrayante. Et cependant les troubles fonctionnels n'expliquent pas la gravité de l'état général. Il y a souvent des vomissements, de la diarrhée, mais ces symptômes peuvent manquer (AVIRAGNET) et il y a quelque chose de paradoxal à voir des enfants qui s'alimentent bien et ont parfois de la boulimie fondre à vue d'œil. Aux poumons, il y a quelques râles, parfois un foyer de submatité, mais pas de dyspnée, pas ou peu de toux. La fièvre fait défaut (MARFAN) excepté à la période terminale.

Dans cet état de cachexie progressive, les seuls signes de diagnostic sont l'*augmentation de volume du foie*, de la *rate* et la *polyadénite généralisée* (LEGROUX, HUTINEL, MIRINESCE); elle consiste en la présence de petits ganglions durs, en grains de plomb, roulant sous le doigt, dont la valeur est assez discutée (POTIER).

La maladie marche progressivement et le sujet s'éteint dans la cachexie ou est emporté par une méningite terminale.

PASCAL et LESAGE [1] ont décrit une forme exceptionnelle de tuberculose chronique caractérisée par une tuberculose généralisée à tous les ganglions lymphatiques sans participation des viscères. Elle se traduit par de la micro-polyadénie, de l'amaigrissement et de la cachexie.

4° Diagnostic. — Le diagnostic découle des symptômes que nous venons de signaler. Lorsque l'enfant est *apyrétique* le diagnostic peut être posé au moyen d'injections de tuberculine (HENOCH, EPSTEIN, HUTINEL). En injectant un vingtième de milligramme et augmentant la dose jusqu'à deux dixièmes, trois dixièmes, quatre dixièmes de milligramme de tuberculine

---

[1] PASCAL et LESAGE. *Polyadénite primitive du premier âge.* Arch. génér. de méd., 1893.

ancienne de Koch on provoque la réaction fébrile et les fluxions pérituberculeuses. Hutinel a même vu les injections sous-cutanées d'eau salée à 7 p. 1000 déterminer une réaction analogue. injectées à la dose de 10 centimètres cubes, deux à trois fois par jour.

La broncho-pneumonie *chronique simple* aboutit parfois à un état de marasme qui rappelle la tuberculose diffuse. Le diagnostic en est assez difficile.

Dans l'*athrepsie proprement dite*. le début est plus brusque, les ganglions sont normaux. il n'y a pas d'hypertrophie du foie ou de la rate, les troubles digestifs prédominent.

La *syphilis* provoque parfois chez les nourrissons et les jeunes enfants des troubles du développement qui rappellent l'athrepsie (HEUBNER). Lorsque la phase athrepsique de la syphilis infantile a été précédée des manifestations cutanées et muqueuses caractéristiques. le diagnostic ne comporte aucune difficulté. Dans les cas. au contraire. où les éruptions ont fait défaut. il est de règle d'attribuer les troubles profonds de la nutrition, soit à une affection digestive. soit à la tuberculose. Ces athrepsies spéciales ont été décrites surtout par KATZENSTEIN, qui les classe dans les maladies parasyphilitiques. Elles sont justiciables du traitement spécifique.

Le diagnostic de la *forme aiguë* est difficile, tant qu'il n'y a pas un symptôme de localisation. broncho-pneumonie. méningite. C'est un état fébrile avec grosse rate. Elle se distingue de la *fièvre typhoïde* par les oscillations de la température, le pouls rapide. l'absence des taches rosées, la modération des symptômes nerveux. l'absence de réaction de Widal.

L'*embarras gastrique* et la *grippe* ont une évolution beaucoup plus rapide.

On voit parfois des états fébriles rémittents liés à l'*éruption des dents*. s'accompagnant d'amaigrissement du sujet. J'ai observé un cas où la fièvre a duré dix-sept jours et a cédé au moment de la sortie simultanée de quatre dents chez un bébé de dix mois.

La *granulie* se distingue après quelques jours par les phénomènes locaux qui arrivent à prendre rang au milieu des symptômes généraux. Il n'en est pas de même pour la *typho-bacillose* qui n'est souvent reconnue qu'après coup, lorsque après la défervescence éclatent une méningite ou une pleurésie. Au surplus, elle constitue une forme encore discutée de la tuberculose, et elle échappe souvent pour n'avoir pas été recherchée. Pour ma part, je l'ai nettement observée.

5° Pronostic. — La tuberculose diffuse de l'enfant est souvent précédée de lésions latentes au niveau des ganglions profonds. Ces lésions peuvent ne pas s'éveiller. Mais, quand la généralisation est produite aiguë ou chronique, le pronostic est fatal, sauf pour cette forme atténuée décrite sous le nom de typhobacillose

6° Traitement. — Le traitement est surtout *prophylactique*. L'enfant né de parents tuberculeux doit être soustrait au voisinage de sa famille (EPSTEIN, HELLER). Si on le garde, les parents s'astreindront rigoureusement aux prescriptions hygiéniques des tuberculeux, destruction des crachats, non cohabitation dans le lit et la chambre, abstention des baisers, etc.

L'allaitement artificiel est contre-indiqué. L'enfant doit être confié non à la mère, mais à une nourrice. Les maladies accidentelles, troubles intestinaux, bronchite, rougeole, coqueluche, sont surtout la cause occasionnelle de l'éveil d'une tuberculose latente, d'où la nécessité d'éviter les contagions, en s'abstenant de l'école, en évitant les refroidissements, les écarts de régime. Proscrire les études précoces, les efforts intellectuels par crainte de la méningite.

Augmenter la résistance du terrain par l'endurcissement progressif, au moyen de l'hydrothérapie froide, le séjour dans les altitudes, l'huile de foie de morue.

Le lait étant parfois l'agent infectant, on ne le prendra que bouilli. Les aliments dérivés du lait, beurre, crème, peuvent renfermer le bacille de Koch.

S'il y a une tuberculose locale, arthrite, éviter les traumatismes ou les interventions sanglantes qui produisent parfois des accidents de généralisation.

Le *traitement proprement dit* est impuissant contre les formes diffuses de la tuberculose. J'ai employé sans succès les badigeonnages avec le gaïacol qui ont donné quelques résultats heureux chez les adultes entre les mains de BARD et COURMONT. On se bornera à faire un traitement symptomatique.

ARTICLE IX

MALARIA

L'impaludisme est une infection due à un parasite spécial du sang qui traduit sa présence par des accès de fièvre *intermittente* ou *rémittente*, aboutissant parfois à des troubles graves de divers organes (*perniciosité*) ou à une *cachexie spéciale*.

1° Étiologie. — Tous les auteurs admettent, comme agent

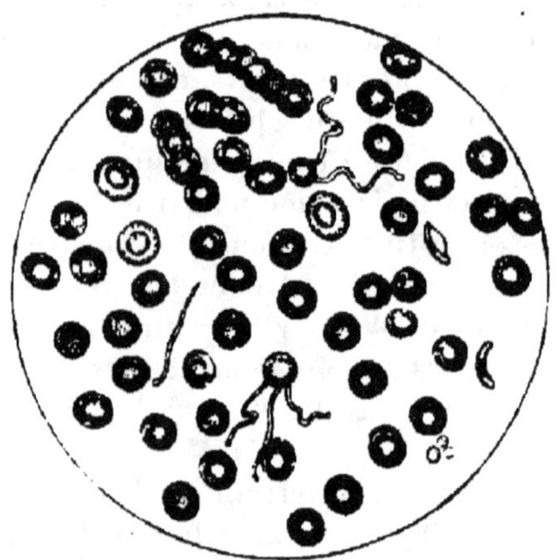

Fig. 27.

Hématozoaires du paludisme (d'après LAVERAN).

spécifique du paludisme, l'hématozoaire décrit par LAVERAN en 1880. Il se présente sous quatre formes, les *corps sphériques*, les *flagella*, les *corps en croissant*, les *corps en rosace*. L'hématozoaire s'attaque au globule rouge qu'il détruit et auquel il emprunte le pigment, la mélanine, qui est incorporé dans le parasite lui-même, dans les leucocytes phagocytaires, dans les cellule des organes (système nerveux, foie, rate).

La malaria *n'est pas contagieuse*. Elle est *inoculable* par injection du sang de l'homme malade à l'homme sain (BACCELLI). Une opinion récente fait jouer un rôle important aux *moustiques* dans le développement de l'affection. Le parasite se développe dans les pays marécageux, dans les climats chauds. Il se répand dans l'air et est absorbé par les voies respiratoires, quelquefois par la voie digestive (eau infectée). Il n'est pas prouvé que l'allaitement puisse transmettre la maladie. Par contre, on admet que le fœtus peut être contaminé par sa mère et qu'il présente alors des lésions caractéristiques (hypertrophie de la rate, mélanémie).

La malaria, dans les pays palustres, atteint les enfants. MONCORVO l'a surtout observée dans la première année, BOUX de deux à sept ans. CONCETTI[1] croit qu'on a exagéré la fréquence de la malaria dans l'enfance. Il ne considère comme démonstratifs que les cas dans lesquels l'examen du sang a fait reconnaître la présence du parasite.

2° Symptômes. — La malaria chez l'enfant revêt les deux formes connues chez l'adulte : aiguë et chronique.

A. FORME AIGUË. — Elle présente, comme chez l'adulte, les variétés simple, pernicieuse, larvée :

a. *Forme simple.* — Dans la seconde enfance, la malaria rappelle les caractères qu'elle a chez l'adulte. Chez le nourrisson, elle revêt une allure spéciale, pendant l'accès, et dans l'intervalle des accès, par l'adjonction des *troubles intestinaux.*

L'accès n'a pas ses trois périodes si tranchées chez l'adulte. Le frisson manque, il est remplacé par le refroidissement des extrémités, de la cyanose ou un accès convulsif. Le stade de la sueur fait défaut également. L'élévation thermique très variable comme intensité se traduit par des symptômes nerveux,

[1] CONCETTI, *Malaria*, in Traité des maladies de l'enfance.

agitation ou somnolence, vomissements, malaise, parfois du délire ou des convulsions.

Après l'accès, la température ne revient pas tout à fait à la normale qu'elle dépasse de 1 2 à 1 degré 1,2. Il persiste de l'abattement, et souvent il y a de la diarrhée avec tympanisme abdominal, langue chargée. Parfois, les évacuations alvines revêtent le caractère dysentérique. La diarrhée peut survivre à la fièvre malarique.

En fait, celle-ci affecte le type rémittent plutôt qu'intermittent. Les paroxysmes sont *quotidiens, tierces, quartes,* ou *irréguliers.* Ils ne surviennent pas le matin, mais plutôt le soir ou la nuit, et à des heures variables. Aussi faut-il attacher une grande importance à l'hypertrophie de la rate, qui est constante et qui se développe rapidement, et à la coloration sale des téguments.

b. *Forme pernicieuse.* — La fièvre malarique se transforme brusquement par l'adjonction ou l'exagération de certains symptômes. Chez l'enfant on a surtout noté le *coma* avec températures excessives, *l'éclampsie*, les *diarrhées profuses cholériformes*, la *dysenterie grave*, la *broncho-pneumonie*. La mort est souvent la conséquence de la perniciosité.

c. *Formes larvées.* — Les plus fréquemment observées sont les *formes intestinales* (MONCORVO, FILATOW). Ce sont des diarrhées qui surviennent assez régulièrement, sont indépendantes du régime et guérissent par la quinine. Le trouble revêt plus rarement l'*apparence dysentérique*.

Le système nerveux est rarement en jeu, les *névralgies* sont exceptionnelles. On a signalé une *toux nerveuse*, revenant à heures régulières ; des éruptions, *érythème simple, noueux, urticaire* (MONCORVO).

B. FORME CHRONIQUE. — Elle succède à la fièvre malarique ou s'installe d'emblée. Elle est apyrétique ou accompagnée de mouvements fébriles irréguliers. Le tableau est celui de la cachexie paludique : peau terreuse, aspect athrepsique du nourrisson qui est amaigri et ridé, avec développement de l'abdomen dû à l'hypertrophie considérable de la rate, du foie, au tympanisme.

La diarrhée est presque constante, la digestion troublée. Il y a
un arrêt de développement général. L'enfant meurt dans le
marasme avec des hydropisies, du purpura, des lésions ulcéreuses de la peau ou des muqueuses des orifices, du purpura ;
parfois il est emporté par une broncho-pneumonie ou des convulsions.

3° Diagnostic. — Le diagnostic est basé sur la connaissance
de l'endémie palustre, sur la recherche de l'hématozoaire, l'aspect de la peau, l'efficacité de la quinine, le gonflement de la
rate.

Les *diarrhées*, les *troubles digestifs* des nourrissons qui se
présentent sous forme paroxystique, sans qu'il y ait de faute de
régime, peuvent relever de la malaria.

Dans la *tuberculose des nourrissons*, la fièvre, la splénomégalie, la diarrhée, l'amaigrissement rappellent assez certaines
formes de malaria.

L'*anémie pseudo-leucémique* sera reconnue à la décoloration
rapide des téguments et à l'absence d'accès.

Dans les formes *rémittentes* ou *subcontinues* de la malaria, le
diagnostic sera fait avec les *infections intestinales*, la *méningite*.

4° Pronostic. — Le pronostic est plus grave chez l'enfant
que chez l'adulte. La guérison est habituelle, si on institue à
temps le traitement.

5° Traitement. — C'est la quinine qui est le médicament
spécifique. On l'emploie sous forme de sulfate, de chlorhydrate,
de bromhydrate. La dose est de 25 à 50 centigrammes, suivant l'intensité de la maladie, chez les nourrissons. Dans la
seconde enfance, on peut aller jusqu'à un ou deux grammes par
jour, si le cas est grave. On l'administrera de préférence par
la *bouche* en solution sucrée, et si l'enfant le refuse ou le
rejette, on emploiera la *voie hypodermique*. Le bichlorhydrate
sera associé à l'antipyrine qui en favorise la dissolution. L'injection doit être faite dans les flancs, avec une asepsie rigoureuse. La dose doit être moitié moindre que par la bouche.

BACCELLI a proposé l'*injection intra-veineuse* pour les *formes pernicieuses*.

Dans les *cas bénins*, on peut employer le *suppositoire*, mais si la situation est sérieuse, on ne peut pas suffisamment compter sur l'absorption rectale.

En ingestion, la quinine est donnée à *doses fractionnées*, la marche rémittente de la maladie ne donnant pas des indications aussi précises que chez l'adulte.

Dans les formes graves, on donne des *doses massives*.

La quinine agit contre les *formes larvées* aussi bien que dans les cas francs. Certaine diarrhées cèdent rapidement à la quinothérapie. MONCORVO a préconisé aussi les antiseptiques intestinaux et en particulier le salol.

La *forme chronique* est justiciable du traitement employé chez l'adulte : soustraction au climat paludéen, arsenic, extrait de quinquina, fer.

La *prophylaxie* n'a rien de spécial chez l'enfant. Les paludéens cachectiques ont des enfants frappés de *dégénérescence*, avec arrêt de développement général.

LIVRE III

MALADIES DYSTROPHIQUES

Sous le nom de maladies dystrophiques, nous comprenons des troubles de la nutrition générale ou des nutritions locales, développées sous l'influence d'un changement dans la composition des humeurs, d'une lésion de certains tissus ou de certains organes, sans qu'il intervienne, en général, de processus infectieux. Les affections dystrophiques ont une évolution lente, chronique. Elles ne se transmettent ni par contagion directe, ni par contagion médiate. Quelques-unes peuvent relever de l'hérédité. Nous les diviserons en trois chapitres : les *dystrophies générales*, les *dystrophies osseuses*, les *dystrophies sanguines et lymphatiques*.

CHAPITRE PREMIER

DYSTROPHIES GÉNÉRALES

Les dystrophies générales comprennent des états morbides dans lesquels on observe des altérations ou des troubles fonctionnels de toute l'économie. Nous décrirons dans ce chapitre la scrofule et le lymphatisme, le diabète sucré.

ARTICLE PREMIER
SCROFULE ET LYMPHATISME

La scrofule et le lymphatisme ne sont pas à proprement parler des maladies, mais relèvent d'une conformation spéciale des tissus et des humeurs qui modifient sensiblement la physionomie et l'allure des maladies qui s'y développent accidentellement.

1° Pathogénie et symptômes. — Quand on parle d'un enfant scrofuleux, on le représente avec une figure pâle, bouffie, une lèvre supérieure tuméfiée, un nez large, à ailes épaisses, des traits grossiers. Le scrofuleux, dès les premières années, souffre de dermatites, d'érythèmes faciaux au moment de l'éruption des dents, de feux au visage, de croûtes de lait, d'impétigo; plus tard, il a des conjonctivites phlycténulaires à répétition, du coryza chronique, des otites suppurées; plus tard encore apparaissent les suppurations plus profondes, sous-cutanées ou ganglionnaires. C'est à peine si on ose mentionner encore les affections chroniques des jointures, les tumeurs blanches, les péritonites chroniques, les phtisies torpides, car la tuberculose a définitivement conquis tout cet ancien domaine de la scrofule. Le bacille de Koch a été rencontré dans toutes ces lésions profondes de même que dans un grand nombre d'adénopathies et d'abcès sous-cutanés. D'autres micro-organismes pathogènes, tels que les streptocoques, les staphylocoques, etc., paraissent également réclamer le rôle prépondérant dans le développement des lésions superficielles, l'impétigo, la conjonctivite, etc. De la sorte, la scrofule paraît devoir être dépouillée de plus en plus de toutes les manifestations qu'on lui attribuait. Et cependant, le terme persiste avec l'idée clinique qu'on y attachait. C'est qu'en réalité, les lésions spécifiques, tuberculeuses, érysipélateuses ou banales, les suppurations, les ulcérations, les inflammations simples, qu'on rencontre chez les sujets dits scrofuleux, ont comme un air de famille qui suppose une paternité commune. Toutes ces lésions ont une tendance manifeste à la chronicité. Elles déterminent peu de réaction locale ou générale. La fièvre fait défaut ou ne s'élève que difficilement. L'inflammation locale est peu intense; on ne constate qu'un faible degré de rougeur, de chaleur, de douleur. Les dermatoses ne sont pas ou sont faiblement prurigineuses. Il n'y a aucune tendance, même pour les affections spécifiques telles que la tuberculose, à se généraliser. De même pour les érysipèles à répétition, si communs à la puberté des filles, qui évoluent à froid, sans fièvre.

Tous ces caractères impriment à la lésion, quelle que soit sa nature, tuberculeuse, érysipélateuse, banale, une apparence spéciale qui devait évoquer fatalement l'idée d'une cause commune. Cette cause commune existe en réalité, c'est le *terrain scrofuleux*. La scrofule n'est pas une maladie, c'est une manière d'être spéciale de l'organisme. Cette manière d'être est réalisée accidentellement au niveau des membres inférieurs œdématiés des cardiaques, qui deviennent avec une facilité remarquable le siège d'érythèmes, d'érysipèles, d'ulcérations interminables

En fait, l'analogie est plus étroite qu'il ne paraît au premier abord. Le scrofuleux n'a pas d'œdèmes sanguins, mais il présente une sorte d'infiltration lymphatique qui rappelle l'œdème vrai. Il y a comme une stase de la lymphe. De là résulte une vulnérabilité très grande des épithéliums qui se laissent entamer par les saprophytes de la peau et des cavités muqueuses superficielles. Les lésions produites sont torpides, parce qu'elles évoluent dans des tissus mal nourris, mal irrigués, dans une espèce de marécage lymphatique. C'est la même raison qui fait qu'elles n'ont pas de tendance à guérir, ni à se généraliser. Les extrémités nerveuses ont une sensibilité émoussée, la circulation vasculaire est peu active, l'absorption et la pénétration des germes sont ralentis. Au surplus, les ganglions des régions primitivement touchées sont souvent transformés par la sclérose et la suppuration et forment autant de barrières infranchissables pour les germes et les poisons.

Rien n'est plus instructif à cet égard que l'histoire des érysipèles faciaux à répétition. J'ai observé plusieurs fois que les premières atteintes de l'érysipèle étaient fébriles, alors que la troisième, la quatrième et les suivantes ne l'étaient plus. C'est que les premières avaient laissé derrière elles des adénopathies oblitérantes dont les effets locaux se développaient en quelque sorte sous l'œil : tuméfaction persistante de la face, en particulier de la lèvre supérieure, en d'autres termes réalisation du faciès scrofuleux par un véritable phénomène de stase lymphatique accidentelle. Et sur ce terrain partiellement scrofuleux, les érysipèles ultérieurs évoluaient suivant le type scrofuleux.

Cette conception nous permet d'admettre à côté d'une *scrofule générale*, des *scrofules partielles*, dont le type le plus fréquent est la scrofule faciale avec ses impétigos, ses conjonctivites, ses coryzas.

Il est vraisemblable que ce sont des conditions analogues qui dans les organes profonds, poumon, intestin, articulations, impriment l'allure torpide, scrofuleuse aux lésions infectieuses et surtout tuberculeuses nées dans leurs tissus. Les **adénopathies** mésentériques, trachéo-bronchiques ne sont pas rares **chez les** scrofuleux.

Il est de toute évidence aussi que nombre de sujets **naissent** lymphatiques sans qu'on puisse trouver dans des altérations de leurs ganglions, la raison de cette bouffissure **blanche** qui couvre tout leur corps. Il est probable qu'il s'agit là d'un vice de conformation généralisé à tous les réseaux périphériques du système lymphatique. C'est le *lymphatisme proprement dit* qui conduit à la *scrofule générale*, par opposition au *lymphatisme partiel* qui crée la *scrofule partielle*.

D'après cela, nous n'avons pas à décrire les manifestations de la scrofule. Elles relèvent de lésions dues aux germes ordinaires de l'inflammation, de la suppuration, de la caséification, se reproduisant avec un grande facilité, à cause de la **vulnérabilité** du terrain, évoluant lentement, sans réaction locale ou générale, et n'ayant aucune tendance à se généraliser.

Les qualités spéciales du terrain ne sont pas seules **en jeu**, dans la pathogénie des lésions scrofuleuses. On conçoit très bien que des tissus peu résistants se laissent entamer **par des** germes, impuissants dans les conditions normales. Il n'y a donc aucune contradiction à admettre à côté de la nutrition défectueuse de l'organisme, une atténuation de la virulence des micro-organismes pathogènes. ARLOING a démontré, **en effet**, que les produits de la tuberculose scrofuleuse, ne produisaient expérimentalement l'infection que chez le cobaye, à l'exclusion du lapin, alors que l'inoculation de la tuberculose ordinaire aboutissait aux mêmes résultats positifs dans les deux espèces.

2° Étiologie. — Toutes les causes de misère physiologique préparent le terrain scrofuleux : tuberculose, syphilis, alcoolisme des parents, mauvaises conditions hygiéniques du sujet, mais je signalerai en particulier les troubles digestifs du nourrisson qui donnent souvent des chairs molles, lymphatiques, et par les éruptions et les dermatoses qui les accompagnent, retentissent plus ou moins sur le système des ganglions lymphatiques.

3° Pronostic. — Le pronostic varie avec la nature de la lésion. On ne peut guère en formuler, quand il s'agit de l'indiquer à propos de lésions disparates comme l'impétigo et une tuberculose locale.

La scrofule provoque parfois, même à l'occasion d'une lésion bénigne, des suites fâcheuses, kératite profonde, tache sur la cornée. Dans ses rapports avec la tuberculose, elle exerce sur le bacille de Koch une véritable attraction, mais le limite dans ses effets, en ce sens qu'elle ne laisse créer que des tuberculoses locales. Celles-ci sont d'ailleurs susceptibles de guérir: dans certaines conditions, même chez un scrofuleux, elles peuvent devenir infectantes.

4° Traitement. — Exciter les éléments anatomiques engourdis, voilà l'indication générale à remplir. On la réalise par la vie au grand air, dans la montagne, au bord de la mer.

L'air marin, aidé par les bains, exerce une influence très favorable, qui a été démontrée par les hôpitaux maritimes de Berk-sur-Mer, de Gien. La stations chlorurées-sodiques et froides, Salins, Salies, les stations thermales, Bourbonne, Bourbon-l'Archambault, Montiers, les chlorurées-sulfurées telles que Challes, les sulfurées (Pyrénées), modifient favorablement la nutrition et accélèrent la circulation. Entre les cures, on aura recours aux bains salés chauds, aux frictions générales, au massage, aux douches. Comme médicaments, on prescrira les préparations iodées, sirop d'iodure de fer, vin iodo-tannique, iodure de potassium, l'huile de foie de morue qui aura l'avantage de prévenir la tuberculose et la médication tonique en général. Localement, on combattra chaque lésion par les moyens appropriées, en tenant compte de leur allure torpide et en recourant à la médication substitutive (astringents, cathérétiques) plutôt qu'aux antiphlogistiques.

ARTICLE II

DIABÈTE SUCRÉ

Le diabète sucré est une affection caractérisée chez l'enfant par les symptômes habituels observés chez l'adulte, glycosurie, polydipsie, polyphagie, amaigrissement, mais en plus par sa marche rapide et sa gravité.

1° Étiologie. — Le diabète est rare chez l'enfant. Les statistiques totales donnent à peine 1 enfant pour 100 adultes.

Le diabète est exceptionnellement congénital (1 cas de STERN) : il se montre dans la première année 9 fois sur 225 cas (STERN[1] et WAEGELI[2]). La fréquence va en augmentant jusqu'à la puberté.

Les filles sont aussi souvent atteintes que les garçons, contrairement à ce qui s'observe chez l'adulte.

L'hérédité similaire (diabète chez les parents ou dans la famille) est représentée par des chiffres variables. Wegeli sur 108 cas publiés trouve le diabète chez les parents 7 fois ; mais sur 28 cas observés par lui, le diabète héréditaire est noté 7 fois. Parfois le diabète atteint plusieurs enfants d'une même famille.

L'hérédité de transformation est représentée chez les **parents** par de la névropathie, de l'hystérie, l'aliénation mentale, l'arthritisme, la goutte. Sur **28** cas, l'hérédité nerveuse est **notée** 5 fois par WEGELI.

Les causes occasionnelles sont les *traumatismes* portant surtout sur le crâne (11 fois sur 108 cas, WEGELI). On a signalé exceptionnellement la peur, la narcose chloroformique.

Le diabète est parfois survenu à la suite de l'impaludisme.

[1] STERN. *Cent. B. f. Klin. Med.*, 1890.
[2] WEGELI. *Arh. f. Kindh.*, 1895.

d'une fièvre typhoïde, d'une scarlatine. On a aussi incriminé l'abus des pâtisseries et des sucreries.

2º Anatomie pathologique. — Les lésions très variables rappellent toutes celles qui ont été observées chez l'adulte.

3º Symptômes. — Ce sont ceux d'un diabète grave chez l'adulte. Tantôt l'attention est attirée par des *symptômes généraux* tels que l'amaigrissement, la perte des forces, l'apathie, la paresse cérébrale et physique, une anémie intense, tantôt ce sont les *symptômes urinaires* qui paraissent au premier plan. L'enfant urine souvent, toutes les deux heures, toutes les heures. Il est obligé de se lever la nuit ou bien présente, sans motifs appréciables, de l'incontinence nocturne d'urine. La *quantité d'urine* est variable, 3 ou 4 litres par jour, souvent davantage, 10 litres, 12 litres. L'urine est claire : sa densité oscille de 1.040 à 1.070. La quantité de sucre est toujours notable. On trouve facilement 300 à 400 grammes de sucre par jour, souvent plus. Dans un cas rapporté par WEGELI, la quantité était de 1.240 grammes par jour.

L'urée est souvent en proportions très fortes. Il y a rarement de l'albumine, 13 fois sur 118 cas (WEGELI), elle apparaît généralement peu de temps avant la mort. La présence d'acétone et d'acide acétique est considérée comme l'indice d'une forme grave. L'élimination d'une grande quantité d'ammoniaque, la présence dans l'urine de cylindres courts et gros, hyalins ou granuleux, présagent le *coma* à brève échéance (WEGELI).

La polyurie entraine la *polydipsie*. L'enfant boit constamment, mais il urine plus qu'il ne boit. Chez le nourrisson, la polydipsie entraine rapidement des troubles digestifs, en raison de la quantité de lait qu'il ingère. Plus tard on peut distinguer à côté de la polydipsie une véritable *polyphagie* avec fringales impérieuses. De là aussi des troubles gastriques, presque constants et qui modèrent peu à peu l'appétit.

Les signes de *déshydratation* se manifestent rapidement. L'enfant s'amaigrit, la peau se sèche, les muqueuses, privées d'eau, ne fournissent plus leurs sécrétions habituelles : d'où la constipation, la dyspepsie gastrique, l'état vernissé de la langue, les lésions accidentelles par diminution de résistance vis-à-vis des infections secondaires : stomatite, chute des dents, etc. Le système nerveux trahit sa souffrance par l'apathie, la crainte du mouvement, la paresse, l'abolition des réflexes tendineux.

4° Marche. — Le début est tantôt rapide, tantôt insidieux. La marche est continue, progressive ou entrecoupée de rémissions.

Les *complications* les plus fréquentes sont la broncho-pneumonie, la pneumonie, le coma acétonémique. Parfois la mort survient par cachexie progressive. La tuberculose pulmonaire est rare (Redon, Leroux), de même que les anthrax et la gangrène.

La *durée* varie de quelques semaines à deux ou trois ans.

5° Pronostic. — Sur 108 cas, Wegeli compte 69 morts (mortalité 64 p. 100), et sur 29 cas au-dessous de 5 ans 20 morts, soit 69 p. 100 de mortalité. La guérison n'a été notée que 6 fois, le sucre avait disparu pendant une période d'observation qui a varié de deux à quinze ans. Le pronostic est donc excessivement grave et le diabète de l'enfant, même dans ses formes les plus légères et les mieux tolérées, doit être redouté, car **il se transforme** rapidement en diabète grave. On ignore les raisons de la gravité du diabète infantile. Lancereaux [1] l'attribue à des lésions constantes des pancréas. Ces lésions sont en effet fréquentes, mais elles manquent parfois. Moussous (*J. de méd. de Bordeaux*, 1893). Wegeli rapportent chacun deux cas sans lésions pancréatiques.

6° Diagnostic. — Le diagnostic est difficile chez le nourrisson. La rareté du diabète dans la seconde enfance le fait longtemps méconnaître. On confond le diabète avec *l'incontinence nocturne d'urine*, la *cystite*, le *diabète insipide*, qui s'en rapproche d'ailleurs beaucoup, avec la réserve que l'urine émise en grande quantité ne renferme pas de sucre et a une densité très faible.

En général, dès qu'on aura songé à examiner l'urine, la maladie sera reconnue. Il faut cependant ne pas conclure au dia-

[1] Thèse de Mlle Bielooussoff, Paris, 1894.

bète dans les cas de glycosurie passagère qui surviennent dans
le cours de certaines maladies (diphtérie); ou chez les nourrissons dont l'urine renferme souvent des corps réducteurs
de la liqueur de Fehling et dérivés probablement du lactose
(BINET).

L'*intoxication acétonémique* est une terminaison fréquente du
diabète infantile. Elle se caractérise comme chez l'adulte par
une brusque diminution de la polyurie et de la glycosurie, par des
vomissements, des douleurs abdominales, de l'hypothermie, de
l'angoisse, de la dyspnée et un coma progressif précédé ou non
d'agitation, de convulsions. La mort survient en quelques
heures, un ou deux jours. Dans l'intoxication acétonémique,
l'haleine et l'urine émettent souvent une odeur de pomme reinette ou de chloroforme qu'on retrouve très souvent chez les
nourrissons à l'occasion de troubles digestifs variés[1].

Le *coma acétonémique*, s'il n'a pas été précédé de symptômes
appréciables de diabète peut être confondu avec toutes les variétés du coma infantile (méningite, urémie, etc.).

7° Traitement. — Chez *les enfants d'un certain âge*, le traitement comprendra comme chez l'adulte, le *régime* : suppression du sucre, diminution des féculents, usage de viandes, de
graisses, de légumes verts, d'œufs. Le lait, dans certains cas,
diminue la glycose (CHARRIN), dans d'autres l'augmente.

Comme médicaments *toniques* on aura recours à l'arsenic, au
fer.

Comme *alcalins* on prescrira les bicarbonates, lactates, tartrates de soude, l'eau de Vichy, de Vals, le benzoate de lithine.

Comme *nervins* on recommandera le bromure de potassium,
l'antipyrine, l'opium.

Chez le *nourrisson et l'enfant en bas âge*, on ne peut supprimer
le lait ; mais si l'allaitement est artificiel, on n'ajoutera pas
de sucre au lait, et plus tard on ne donnera pas les nombreuses
farines recommandées au sevrage. Plus le diabète est précoce,

[1] Voy. VERGELY, *Gastro-entérite avec acétonurie chez les enfants*.
Rev. des mal. de l'Enf., 1898.

plus il faut redouter le coma, et appliquer la seule médication préventive et curative que l'on connaisse, les alcalins.

Chez l'enfant au sein, donner quelques cuillers d'eau de Vichy, soit avant les tétées, soit dans leur intervalle.

Dans l'allaitement artificiel, on peut ajouter de l'eau alcaline au lait.

CHAPITRE II

DYSTROPHIES OSSEUSES

Dans ce chapitre nous décrirons les affections qui troublent la nutrition du système osseux. La plus importante est le rachitisme, qui se complique parfois de scorbut. Cette association a reçu le nom de maladie de Barlow.

ARTICLE PREMIER

RACHITISME

Le rachitisme est une affection qui frappe le système osseux des enfants, particulièrement dans les premières années de la vie, et y provoque un ramollissement suivi de déformations temporaires ou permanentes.

1° Etiologie. — L'étiologie du rachitisme comprend des causes prédisposantes et des causes efficientes.

A. CAUSES PRÉDISPOSANTES. — Elles sont relatives à l'âge, à l'hérédité et aux conditions extérieures.

a. *Age.* — Le rachitisme est exceptionnel chez le *fœtus*. Jules Guérin l'a observé trois fois sur 346 cas. Dans les premiers mois, il est rare. En Allemagne, on admet sa fréquence relativement grande, en se basant sur le ramollissement des os du crâne (SCHWARTZ, FEYERABEND) ou sur l'état des fontanelles (COMBY). Pour ceux qui ne tiennent compte que des signes classiques de la maladie, elle se montre surtout à partir de six mois.

présente son maximum de fréquence de un à deux ans (COMBY a noté 1.268 cas de cette catégorie sur 1.662 rachitiques), puis décroît rapidement les années suivantes. Cette prédilection étroite du rachitisme pour les deux premières années tient à ce que, dans cette période, le système osseux subit un accroissement rapide qui se ralentit vers l'âge de trois ans. A l'adolescence, il se forme une nouvelle poussée de croissance, et c'est à cette dernière que correspond un *rachitisme tardif*, à physionomie spéciale, qui le plus souvent, n'est que le réveil d'un rachitisme infantile guéri (OLLIER), mais parfois constitue la première atteinte rachitique du sujet [1].

b. *Hérédité.* — L'hérédité directe est discutée. COMBY la nie. On voit cependant exceptionnellement le rachitisme se développer chez tous les enfants d'une même famille alors que les conditions pathogènes ordinaires font défaut. L'hérédité indirecte est admise. Toutes les dystrophies des parents contribuent à augmenter la susceptibilité des enfants vis-à-vis des causes du rachitisme.

c. *Conditions extérieures.* — Il est unanimement reconnu que la vie au grand air préserve du rachitisme. Cette considération domine toute la question des climats et des saisons. Si le rachitisme est inconnu dans les zones tropicales, s'il présente son maximum de fréquence à la fin de l'hiver et son minimum en automne, c'est parce que les climats froids, les saisons froides conduisent à la vie de réclusion. Celle-ci est aggravée par l'encombrement, l'humidité, le défaut d'aération, la misère.

B. CAUSES EFFICIENTES. — Aux causes efficientes se rapportent l'alimentation défectueuse et les maladies infectieuses.

a. *Alimentation défectueuse.* — L'allaitement artificiel, au biberon, l'allaitement mixte, surtout lorsqu'on a ajouté au lait maternel, de bonne heure, de la soupe et des aliments grossiers, le sevrage prématuré, sont des conditions souvent réalisées chez les rachitiques.

L'allaitement naturel n'en préserve pas, si la nourrice a un

[1] Voy. DEYDIER, *Rachitisme tardif*, th. de Lyon, 1895.

lait insuffisant, si elle doit nourrir deux enfants (rachitisme gémellaire), ou si elle suralimente son nourrisson. On a incriminé aussi la grossesse chez la nourrice. Que l'aliment soit difficile à digérer par sa qualité, comme dans l'alimentation précoce ou l'allaitement artificiel mal surveillé, ou par sa quantité comme dans la répétition sans mesure des tétées, le résultat sera le même.

b. *Maladies infectieuses.* — PARROT a soutenu la nature *syphilitique* du rachitisme. C'est là une doctrine qui est abandonnée. GALLIARD et COMBY ont observé une syphilis acquise par des parents après la naissance de leurs enfants qui étaient rachitiques. COLRAT a vu un enfant de treize mois rachitique avec un chancre de la lèvre. La syphilis n'agit que comme cause dystrophiante générale (FOURNIER, BROCA). KASSOWITZ admet que toutes les maladies infectieuses sont susceptibles de provoquer la lésion rachitique (rougeole, pneumonie, fièvre intermittente, syphilis). Est-ce par une action directe ou par une modification générale de la nutrition ? la question n'est pas tranchée. Expérimentalement CHARRIN et GLEY en soumettant les générateurs à des injections de toxines (pyocyaniques, diphtériques), etc., sont arrivés à reproduire avec précision le rachitisme chez les descendants. L'élément toxi-infectieux joue donc un rôle indépendant de l'alimentation vicieuse.

2º Anatomie pathologique. — Le rachitisme s'attaque à tous les os, mais principalement à ceux dont l'accroissement est le plus rapide (os longs) et dans les régions où l'accroissement s'opère (près des cartilages de conjugaison). A ce niveau, se produisent des tuméfactions localisées, nouures des membres, chapelet costal, pendant que les diaphyses, diminuant de consistance, subissent une série de déformations que nous exposerons dans la symptomatologie. Les os plats et courts sont également atteints (os du crâne, épiphyses).

A. OS LONG. — Dans l'os long, voici les modifications subies par les trois centres d'ossification normale : cartilage de conjugaison, périoste, moelle.

a. *Cartilage de conjugaison.* — A l'état normal, il existe entre le cartilage et l'os une couche transversale, translucide, gris-bleu, d'un millimètre d'épaisseur, à bords nets, parallèle au cartilage. C'est la couche *chondroïde* de Broca dans laquelle les cellules cartilagineuses multipliées, forment dans leurs capsules allongées, des séries linéaires, longitudinales (*boyaux*) séparées par des travées de substance fondamentale (*rivières* calcifiées. Dans l'os rachitique, la couche chondroïde est grise, ou violacée, friable, son épaisseur augmentée peut aller jusqu'à plusieurs centimètres. Les bords ne sont plus parallèles, mais sinueux. Quelques îlots s'en sont détachés et siègent dans la couche sous-jacente.

Histologiquement, c'est le processus normal, mais amplifié et irrégulier. Les multiplications cellulaires sont nombreuses et les cellules volumineuses.

A l'état normal les vaisseaux venus de l'os pénètrent dans les boyaux et édifient autour d'eux des lamelles osseuses concentriques qui constituent les systèmes de Havers. Dans l'os rachitique, ils n'exercent pas d'action de ce genre. On voit des alvéoles irréguliers formant un système caverneux rempli par une moelle rouge. Ils persistent en l'état et constituent le *tissu spongyoïde* de Broca. Cette couche se montre sous forme d'une zone spongieuse, rouge, qui rappelle un os normal ramolli par un acide

b. *Périoste.* — Sous le périoste se déposent des amas de tissu *ostéoïde* (Virchow): il est composé de faisceaux fibreux infiltrés d'osséine, renfermant dans leurs interstices des éléments médullaires, mais incapables d'édifier les lamelles osseuses des systèmes de Havers.

Le tissu compact de l'os situé entre la moelle et le tissu ostéoïde s'est raréfié : les vaisseaux et la moelle ont augmenté de volume, comme dans l'inflammation. L'os a perdu de sa densité et de sa consistance. De là les incurvations fréquentes.

c. *Moelle osseuse.* — La moelle est rouge violacée. Le canal médullaire a subi un étranglement dans sa partie moyenne, un évasement à ses extrémités. Le tissu aréolaire disparaît, la moelle arrive au contact du tissu spongyoïde.

B. Os plats. — Les os plats sont altérés comme la diaphyse des os longs. Entre deux couches de tissu ostéoïde sous-périostique le tissu osseux a pris la disposition feuilletée, la moelle a bourgeonné.

C. Os courts. — Dans les os courts, les points d'ossification sont plus nombreux qu'à l'état normal; on trouve dans les parties ossifiées comme dans les épiphyses des perles cartilagineuses. Autour des noyaux ossifiés, on voit une couche de tissu spongoïde et des vaisseaux nombreux et volumineux.

Ce qui domine, c'est la proportion notablement augmentée des éléments organiques par rapport aux matériaux inorganiques, ceux-ci ne s'étant pas constitués ou ayant disparu par résorption. Aussi la quantité de chaux est-elle trois fois moindre qu'à l'état normal (BAGINSKY).

Dans des cas exceptionnels, les lésions rachitiques ne se réparent pas : l'état spongoïde persiste en s'aggravant, la moelle subit la dégénérescence graisseuse, c'est la *consomption rachitique* de GUÉRIN.

Le plus souvent, l'ossification reprend dans ce tissu enflammé et se fait avec une activité telle que les lamelles osseuses envahissent toutes les régions de l'os, aboutissant à une **véritable** *éburnation*. D'ordinaire, les nodures, les dépôts sous-périostiques se résorbent, parfois les déformations persistent. Souvent, il y a arrêt de développement consécutif, par suite de l'épuisement des zones d'accroissement de l'os.

3 Physiologie pathologique. — Les doctrines relatives à la pathogénie du rachitisme peuvent se grouper autour de trois chefs: troubles chimiques de la nutrition osseuse; altération organique d'origine toxique, altération organique d'origine infectieuse.

a. *Troubles chimiques de la nutrition osseuse.* — Pour les uns, le rachitisme est un *trouble chimique de la nutrition :* la chaux diminue notablement dans l'os rachitique; elle y est amenée en trop faible quantité, ou n'y reste pas fixée.

L'existence reconnue du rachitisme chez les animaux a permis d'instituer un certain nombre d'expériences destinées à élucider ce problème. Les résultats en ont été trop variables pour permettre d'en tirer une conclusion.

Chossat rendait des animaux rachitiques en les privant de sels calcaires, mais ce fait n'a pas été confirmé.

D'autres auteurs ont admis que le tissu osseux se décalcifiait, par suite de l'acidité du sang, rapportée à différentes substances, mais particulièrement à l'acide lactique. En faisant ingérer de l'acide lactique aux animaux, Heitzmann et Baginsky auraient provoqué le rachitisme. Teissier augmente, par l'administration de l'acide lactique, la proportion des phosphates dans l'urine.

Les deux hypothèses peuvent s'allier, d'après Bouchard.

Les phosphates sont assimilés à l'état de glycéro-phosphates. Il faut un estomac acide pour dissoudre les phosphates, un intestin alcalin pour dédoubler les graisses, d'où la nécessité d'une bonne digestion, et l'influence nocive de l'alimentation défectueuse.

D'un autre côté, le ralentissement de la nutrition caractérisée par le défaut d'alcalinité du sang empêche la combinaison stable des phosphates avec la matière organique.

Delcourt[1] incrimine l'action des sels de potasse avec lesquels il aurait reproduit expérimentalement le rachitisme.

Auguste Pollosson[2] attribue la part prépondérante dans le développement du rachitisme à l'usage prématuré de la pomme de terre. Il se base sur ce que l'importation de la pomme de terre a précédé de dix ans l'apparition du rachitisme, maladie nouvelle de la moitié du XVII° siècle, ainsi que cela ressort des travaux de Glisson en 1650. Il fait remarquer que l'animal qui contracte le plus fréquemment le rachitisme, le porc, est aussi celui qui mange le plus de pommes de terre. La salive dans la première année de la vie ne produit pas l'inversion des amidons et des fécules de la même façon que chez les enfants de deux ans. De là des troubles intestinaux, provoqués par l'ingestion des féculents, dyspepsie toxi-infectieuse et atteinte du tissu osseux.

b. *Altérations organiques d'origine toxique.* — Dans une autre

____

[1] Delcourt, *Le rachitisme et sa pathogénie.* Thèse de Bruxelles, 1899.

[2] A. Pollosson, *Lyon médical,* 1898, t. III.

doctrine, le rachitisme serait une *altération organique du tissu osseux* (KASSOWITZ, MARFAN). L'étude des lésions nous a montré le caractère inflammatoire du rachitisme. Cette inflammation serait suscitée par des substances toxiques fabriquées dans un tube digestif troublé dans son fonctionnement. La fréquence des phénomènes dyspeptiques, de la dilatation de l'estomac (COMBY), de la gastro-entérite et de l'intestin allongé (MARFAN) rapprochés de l'influence cliniquement établie d'un régime non approprié à l'enfant, donnent à cette opinion un appui très solide. C'est le mécanisme qui préside à la majorité des cas de **rachitisme**.

c. Altérations organiques d'origine infectieuse. — Il est rationnel d'invoquer, dans une autre catégorie de faits, une *origine infectieuse*. Cliniquement, le rachitisme se développe parfois, à l'état aigu, à la suite de maladies générales. CHARRIN et GLEY les ont produites expérimentalement par injection de toxines chez les ascendants. CHAUMIER, de Tours, a observé chez les jeunes porcs, de véritables épidémies de rachitisme. L'infection peut agir soit par des produits toxiques, soit par des micro-organismes dont certains auteurs (HAGENBACH-BURKHARDT) vont jusqu'à admettre la spécificité.

4° Symptômes. — Nous admettrons des signes physiques et des symptômes généraux.

A. SIGNES PHYSIQUES. — Le rachitisme se développe régulièrement de la tête aux membres (BOUVIER). Dès les premiers mois de la vie, la *tête* présente une conformation spéciale : elle est volumineuse, avec saillies des bosses frontales (*front olympien*), temporales (*crâne natiforme*). De bonne heure on constate un ramollissement de l'occipital (*cranio-tabes* d'ELSASSER). Les fontanelles et particulièrement la fontanelle antérieure sont développées, augmentent jusqu'à neuf mois (COHN), ne s'ossifient qu'à partir de deux ans. A cet âge, elles ont déjà disparu à l'état normal ; chez le rachitique elles ne se ferment qu'à trois ou quatre ans. Au niveau de la fontanelle antérieure, on observe parfois un souffle céphalique (ROGER). L'éruption des dents est *retardée* ; la première dent, au lieu de paraître dans le milieu de la première année, se montre à la fin ou au commencement de la seconde. Ce retard se poursuit pour la plupart des dents de lait. Les dents sont naines, ou se carient et tombent facilement. Les *maxillaires* ont un développement lent, et dans la suite, les dents définitives confinées dans un espace étroit chevauchent.

Le *tronc* est *rétréci à sa partie supérieure* par le tassement des clavicules qui rapprochent les épaules, *élargi à sa partie inférieure* par la prédominance de la respiration abdominale et le développement du foie et de l'estomac, *creusé à sa partie latérale*, par la pression atmosphérique qui tend à déprimer les régions mal soutenues, *saillant* aux extrémités de son diamètre antéro-postérieur, par suite de la projection en avant du sternum, dû à l'aplatissement latéral des côtes et dessinant la poitrine en carène. La colonne vertébrale figure parfois une *cyphose* dorsale à grands rayons. A ces déformations dues au défaut de résistance du thorax vis-à-vis des pressions qui s'exercent à sa surface, s'en ajoutent d'autres qui sont le fait de néoformations pathologiques : telles sont les tuméfactions de l'extrémité antérieure des côtes que l'inclinaison des cartilages costaux fait encore mieux ressortir et qui, échelonnés le long des angles costaux, dessinent le *chapelet rachitique*, un des meilleurs signes de l'affection.

Le *bassin*, dans les formes intenses, présente une sorte de tassement vertical, dû aux pressions de haut en bas qu'il subit. Le sacrum tombe en avant et les fosses iliaques se déjettent en dehors. Cette configuration a des conséquences obstétricales graves. D'une façon générale, le bassin est déformé en sens inverse du thorax.

Entre ces deux régions se trouve l'*abdomen* qui suit la tendance générale du refoulement en avant. Le ventre est globuleux, proéminent, aplati latéralement, comme dans l'ascite. Les viscères, dans l'espace restreint qui leur est réservé, accentuent la gêne par leur volume anormal. L'estomac est dilaté (COMBY), la masse intestinale allongée et gonflée de gaz (MARFAN), le foie souvent hypertrophié.

Les *membres* présentent trois ordres de déformations :

a. Les *nouures épiphysaires*, sortes de bourrelets qui entourent les extrémités des membres, particulièrement au niveau du poignet et du cou-de-pied. Elles sont dues à la formation prédominante du tissu spongoïde en ces points.

b. Les *inflexions* qui existent à tous les membres mais particulièrement aux membres inférieurs, plus exposés aux pressions : le fémur est convexe en avant et en dehors, le tibia aplati latéralement, convexe en avant, présente la forme en *lame de sabre*. Les deux membres inférieurs interceptent un ovale allongé, qui s'étrangle en son milieu, si les genoux sont rapprochés (genu valgum) de façon à dessiner un X ; l'un des côtés devient rectiligne, si l'affection est unilatérale et dessine la corde d'un arc.

Le col fémoral rapproché du corps du fémur quitte la cavité cotyloïde et produit la *luxation en bas et en dedans* (NÉLATON).

Aux membres supérieurs, les déformations moins accusées consistent en concavités des os de l'avant-bras, en convexité externe de l'humérus, en accentuation des courbures et de la clavicule.

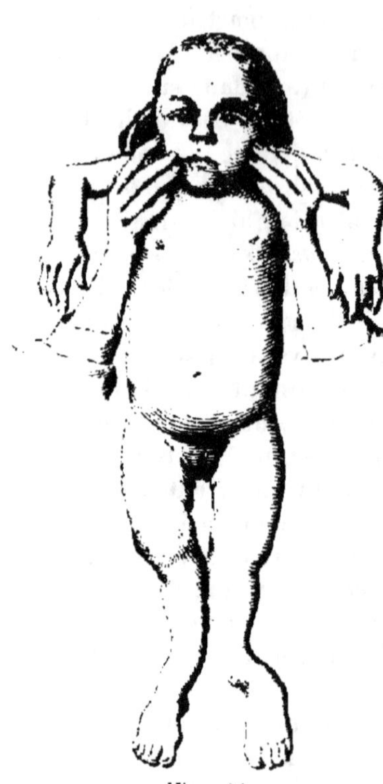

Fig. 28.
Rachitisme.

c. Les *fractures* passent inaperçues. Elles sont sous-périostées, ne s'accompagnent ni de chevauchement ni de crépitation. Elles peuvent donner lieu à des déformations angulaires qu'on confond avec les déviations rachitiques. Elles se consolident bien, parfois avec un cal exubérant. Elles se produisent spontanément, par les tiraillements musculaires ou à l'occasion de traumatismes insignifiants.

I. PHÉNOMÈNES GÉNÉRAUX. — Dès le début, l'enfant devient paresseux, ménage ses mouvements, garde volontiers la position horizontale. Il crie quand on lui donne le sein ou à l'occasion des mouvements. Il a en effet des douleurs plus ou moins intenses. La marche est retardée. Habituellement, la digestion est troublée, il y a des régurgitations, parfois des vomissements, souvent de la diarrhée ou des alternatives de diarrhée ou de constipation. L'abdomen est tympanisé, l'examen révèle de la dilatation gastrique (COMBY).

Si l'enfant a déjà commencé à marcher, il suspend ses efforts ou avance en se dandinant. L'état général se modifie. L'enfant est pâle et bouffi, ou sec avec un amaigrissement notable. Il a des sueurs céphaliques et cervicales, quelques mouvements fébriles, une urine trouble chargée de sels de chaux, est triste, apathique, paraît souffrir par intervalles. Souvent, il est agité, dort mal, présente une grande susceptibilité du système nerveux.

5º Marche. — Le rachitisme survient à différentes périodes de la première enfance. Dans les premiers mois, il occupe surtout le crâne (crânio-tabes). Dans la seconde moitié de la première année, il s'attaque aux épiphyses et produit les nouures, le chapelet costal. Plus tard, sous l'influence de la marche et des efforts musculaires il détermine les déviations des membres et les fractures. Il existe enfin un rachitisme *tardif* ou des *adolescents*, généralement localisé, se traduisant par le genu valgum ou les déviations vertébrales.

Tantôt le rachitisme paraît lentement, progressivement, succédant aux troubles dyspeptiques engendrés par un régime alimentaire défectueux ; tantôt il se montre avec une certaine rapidité, à la suite d'une maladie infectieuse ou d'une gastro-entérite aiguë.

Son évolution est lente, quelquefois rapide. Dans la plupart des cas, elle doit se compter par mois.

Dans la *forme aiguë* les douleurs sont vives, l'amaigrissement rapide, la fièvre et les sueurs habituelles, le marasme survient, l'enfant peut succomber en deux ou trois mois.

Dans la *forme lente*, la plus commune, la durée dépend du traitement. Dans les cas abandonnés à eux-mêmes, la consolidation ne se fait qu'au bout de trois à quatre ans. Dans les cas traités rapidement, elle se fait avant la période des déviations.

6° Terminaisons. — La mort ne se produit que dans les formes aiguës ou à l'occasion d'une complication. La guérison est la règle. Elle peut être complète, les nouures, les déviations disparaissant peu à peu, ou laisse persister des déformations du thorax, de la colonne, des genoux. De là les genu valgum, les cyphoses, les dos ronds, etc.

Si le cartilage de conjugaison s'ossifie de bonne heure, il y a arrêt de développement consécutif et nanisme. Les rayons X peuvent être appliqués au diagnostic de cette grave complication.

7° Rechutes. — Le rachitisme peut procéder par poussées, si les premières causes de l'affection se reproduisent. Le rachitisme tardif survient généralement chez d'anciens rachitiques (OLLIER).

8° Complications. — Les complications sont surtout d'ordre nerveux. L'*éclampsie*, le *spasme de la glotte*, la *tétanie* ont été rapportés par certains auteurs au rachitisme. Ils en sont plutôt les associés et relèvent de la même cause, l'auto-intoxication d'origine digestive.

Les déformations rachitiques ont des conséquences *mécaniques* multiples. Celles du thorax produisent la gêne des poumons et du cœur. Les *poumons* sont petits, emphysémateux, atélectasiés en certains points. Les bronchites, les broncho-pneumonies, la tuberculose s'y développent volontiers. Le *cœur* refoulé se contracte avec effort, parfois il y a des déviations de *grands vaisseaux* et une étroitesse congénitale et généralisée des artères avec dilatation des veines (LANNELONGUE). L'hypertrophie cardiaque ne se voit guère qu'avec la *sclérose rénale* qui coexiste parfois avec le rachitisme (POTAIN).

Le *tympanisme abdominal* provoque l'éventration, la hernie ombilicale.

Les *déformations épiphysaires* déterminent l'allongement des ligaments, la laxité articulaire.

L'*anémie des rachitiques* se complique parfois de leucocytose avec *splénomégalie*. Quant à l'augmentation de volume du foie, elle est assez fréquente pour constituer un symptôme.

9° Diagnostic. — Le diagnostic peut être fait avant ou après les déformations.

A. AVANT LES DÉFORMATIONS. — L'état de langueur dans lequel se trouvent les enfants, font songer à une maladie générale, à une *méningite imminente*.

Les douleurs de la forme aiguë rappellent le *rhumatisme*.

La paresse, l'impotence voulue dans le début peuvent être prises pour une *paralysie* (pseudo-paralysie rachitique).

B. APRÈS LES DÉFORMATIONS. — Le diagnostic varie suivant que les déformations prédominent à la tête, à la colonne vertébrale, à la hanche, aux membres.

a. *Tête*. — Le diagnostic sera fait avec l'hydrocéphalie ; dans celle-ci, la tête a une forme plus régulière, son volume est plus notable.

b. *Colonne vertébrale*. — La déformation du mal de Pott est plus brusque, plus angulaire.

c. *Hanche*. — LEVRAT a décrit[1] une *pseudo-coxalgie* rachitique qui guérit avec quelques semaines de repos pendant que les épiphyses se gonflent.

d. *Membres*. — Le *tibia syphilitique* (LANNELONGUE) n'est pas incurvé, aplati, mais bosselé par des gommes ou des ostéophytes.

Dans quelques pays du Nord, on a signalé au milieu d'un appareil symptomatique qui rappelle le rachitisme aigu, des gonflements multiples diaphysaires en même temps que de la tuméfaction et du saignement des gencives : c'est le *scorbut infantile* ou *maladie de Barlow*, dû à l'usage exclusif des conserves. Les tuméfactions osseuses sont dues à des épanchements sanguins. Nous donnerons une description spéciale de cet état.

[1] LEVRAT. *Cong. de chirurgie*, 1892.

10° Pronostic. — Le pronostic est peu grave par lui-même. Il dépend des affections coexistantes, troubles digestifs, éclampsie, etc., des conditions sociales du sujet, de la précocité du traitement. Il laisse parfois à sa suite des déformations sérieuses. Celles du thorax aggravent les maladies broncho-pulmonaires intercurrentes qu'elles favorisent dans leur apparition. Celles du bassin sont un danger pour l'avenir. Enfin le rachitisme est responsable de certains cas de nanisme ou de troubles fonctionnels des membres (luxation de la hanche, genu valgum).

11° Traitement. — Le traitement comprend l'étude de la prophylaxie, de l'hygiène, de la thérapeutique, des adjuvants et le traitement chirurgical.

a. *Prophylaxie.* — Elle est tout entière dans l'alimentation du nouveau-né : allaitement naturel avec tétées régulièrement espacées ; allaitement artificiel aseptique ; sevrage tardif lent et surveillé. Éviter la suralimentation ou l'usage d'alibiles indigestes.

b. *Traitement hygiénique.* — Il consiste à fournir au rachitique de l'*air*, de la *lumière*, et, si on le peut, une *atmosphère saline*. Le traitement marin réalise toutes ces conditions, et suffit à guérir le rachitisme, à condition qu'il soit appliqué dès l'apparition des déformations et employé pendant un temps suffisamment long, deux ans et plus (LEROUX). COMBY insiste sur la nécessité du séjour continu au bord de la mer, sans interruptions. Le même auteur admet la guérison habituelle des déformations tant que l'éburnation ne s'est pas produite, c'est-à-dire pendant un intervalle de deux à quatre ans à partir de leur apparition. Aussi avec la plupart des auteurs ne conseille-t-il l'intervention chirurgicale qu'après un essai de cure marine. Si celle-ci n'arrive pas à faire disparaître la déviation elle aura toujours pour effet certain d'améliorer la nutrition, de favoriser la croissance et le développement. Les jeunes nourrissons prennent des bains de mer chauffés ; plus âgés, des bains de lame courts, deux à trois minutes. Ils sont exposés sur la plage le plus possible, avec les précautions convenables contre le refroidissement.

À défaut de cure marine, le rachitique doit vivre à la campagne et vivre à l'air le plus possible. On remplacera l'eau marine par des bains de sel de 33 à 35° pendant dix à quinze minutes chaque jour.

Les stations chlorurées-sodiques (Salies de Béarn, Salins-Moutiers, Salins-du-Jura, etc.) sont une sorte de moyen terme entre les deux méthodes précitées.

c. *Traitement pharmaceutique*. — Il comprend l'emploi de *l'huile de foie de morue et des préparation phosphorées*.

L'huile de foie de morue est le remède par excellence du rachitisme. On l'emploiera sous forme d'*huile brune* (COMBY) qui renferme au complet tous les principes constitutifs, corps gras, alcaloïdes d'ARMAND GAUTIER et MOURGUES, métalloïdes. La dose est de une à quatre ou cinq cuillerées à café par jour. Elle doit être administrée pendant des mois, avec suspension pendant la saison chaude. Parfois, l'huile de foie de morue n'est pas tolérée : en ce cas on s'adressera soit au phosphore, soit aux phosphates.

Le *phosphore* a été considéré par KASSOWITZ comme le spécifique du rachitisme. Il le prescrit à la dose de 1 2 à 4 milligramme par jour, dans un véhicule gras, huile de foie de morue, d'amandes douces, crème, beurre. COMBY, sans le repousser, ne lui trouve aucune supériorité sur les autres préparations phosphorées. Par contre, on a signalé, à plusieurs reprises des accidents qui nous engagent à déconseiller l'emploi de ce médicament.

Les *phosphates* sont administrés en solution simple ou gazeuse, en sirop, sous forme de biphosphate de chaux, de chlorhydrophosphate, lacto-phosphate, glycéro-phosphate, deux à trois cuillerées à café par jour pour les jeunes enfants. On a reproché aux phosphates minéraux d'être peu assimilés et on leur a substitué des aliments riches en phosphates organiquement combinés, jaune d'œuf, petits potages au gruau d'avoine, à la farine jaune, au blé vert, à la farine de lentilles, etc. Si l'enfant est plus âgé, on donne des cervelles, des laitances de poissons.

d. *Adjuvants*. — Le *fer* et quelquefois l'*arsenic* sont employés concurremment avec les phosphates ou l'huile de foie de morue. On use aussi de frictions stimulantes sèches ou pratiquées avec un liniment alcoolisé ou térébenthiné.

e. *Traitement chirurgical*. — Le traitement chirurgical ne doit intervenir qu'après la guérison du rachitisme et pour **combattre** directement les déformations définitives par l'ostéoclasie ou l'ostéotomie. Ce n'est donc qu'à partir de quatre ou cinq ans qu'il y a lieu de l'appliquer. Pendant toute la période active **du rachitisme**, c'est par le repos des parties menacées de déviation qu'il faut agir.

Si la colonne vertébrale s'incurve, c'est le repos en position horizontale qu'il faut prescrire, si ce sont les membres inférieurs qui se courbent, c'est la marche qu'il faut empêcher, **si c'est le** thorax qui est menacé, il faut éviter les vêtements **serrés, le** décubitus latéral, les mouvements violents, les efforts qui mettent en jeu les muscles respirateurs accessoires, ou exigent des contractions fortes des muscles propres de la respiration. La plupart des chirurgiens, et Broca a encore récemment **insisté** sur ce point, repoussent tout appareil orthopédique. Celui-ci ne peut avoir qu'un effet temporaire, si la reprise de la **marche et** des mouvements ramène les conditions de déviation. Il est au moins inutile, si le repos fonctionnel est observé, car la **plupart** des déviations disparaissent spontanément dans ces cas. **Cepen**dant, pour les fortes déviations, pour les déformations angulaires par fractures, le redressement manuel et les tractions sont indiquées.

ARTICLE II

MALADIE DE BARLOW

La maladie de Barlow est caractérisée par des hémorragies sous-périostiques, chez des nourrissons habituellement rachitiques.

1° Symptômes. — Les symptômes rappellent ceux du rachitisme aigu. L'enfant présente une sensibilité excessive de ses os, surtout au niveau des membres inférieurs. Elle entraîne une véritable impotence fonctionnelle qui condamne le patient à l'immobilité. C'est la douleur seule qu'il faut incriminer, car elle se manifeste par les cris de l'enfant, dès qu'on s'approche de lui pour le prendre. Cette *pseudo-paralysie* qui prédomine toujours à un haut degré au niveau des membres inférieurs s'associe à un gonflement non inflammatoire fréquent au niveau des régions juxta-épiphysaires.

Le gonflement relève d'une *hémorragie sous-périostée*. On l'observe aussi au niveau des os plats, scapulum, iléon, des os du crâne, de l'orbite où sa présence détermine un épaississement de la paupière supérieure et de l'exorbitisme, enfin des côtes.

Parfois il y a disjonction épiphysaire, au niveau des membres inférieurs et des côtes, et légère crépitation.

Les hémorragies ont une tendance élective pour le tissu osseux. Rarement on observe des ecchymoses cutanées, des hémorragies rénales, des épistaxis : la gingivite hémorragique ne se montre pas tant que l'enfant est dépourvu de dents, elle apparaît au contraire en même temps que celles-ci et avec une intensité proportionnelle à leur nombre.

L'état général est touché. Il y a une anémie marquée, des mouvements fébriles légers, du rachitisme plus ou moins intense.

2º **Marche**. — L'affection débute assez rapidement.

Elle affecte plusieurs degrés relativement à l'intensité et au nombre de ses manifestations.

Elle dure de trois à six mois, se modifie rapidement sous l'influence du traitement et aboutit quelquefois à la mort dans les cas non traités.

3º **Anatomie pathologique**. — Les lésions consistent en épanchements sanguins sous-périostés, juxta-épiphysaires, localisés de préférence au niveau des membres inférieurs, accessoirement en pétéchies ou hémorragies viscérales.

4º **Étiologie. pathogénie**. — La maladie de Barlow survient chez les nourrissons à partir du cinquième mois jusqu'au dix-huitième mois, parfois au delà de ces limites. Plus fréquente en Angleterre et en Amérique qu'en France où elle est exceptionnelle, elle paraît surtout liée à une alimentation vicieuse, et en particulier à l'usage des laits de conserve et des diverses farines lactées dont l'industrie a multiplié le nombre dans ces dernières années. NETTER a même été jusqu'à incriminer le lait stérilisé, mais cette opinion a été très combattue.

BARLOW considère la maladie qu'il a décrite comme un *scorbut infantile*, spécialisé par ses localisations presque exclusivement osseuses (en raison du développement physiologique du système osseux renforcé dans ses appels par le rachitisme habituellement. mais non toujours, coexistant), par la rareté des lésions gingivales. FÜRAT, ASHBY, AUSSET en font un *rachitisme hémorragique*.

5° **Diagnostic**. — La maladie de Barlow paraît devoir absorber à son profit tous les faits décrits autrefois sous le nom de *rachitisme aigu*. Elle peut être confondue avec les *pseudoparalysies syphilitiques* de PARROT.

6° **Pronostic**. — Le pronostic est moins grave, depuis qu'on connaît la nature de la maladie et les moyens de la traiter.

7° **Traitement**. — Alimentation au sein ou avec du lait de vache frais et complet, sans dilution. Jusqu'à plus ample informé. la stérilisation n'est pas interdite. On peut ajouter du jus de viande. du jus d'orange ou de raisin. au moment du sevrage de la purée de pommes de terre ou même des légumes verts en petite quantité.

Aération et ensoleillement fréquents, repos dans une gouttière. Les améliorations sont en général très rapides par ce traitement antiscorbutique.

CHAPITRE III

DYSTROPHIES SANGUINES ET LYMPHATIQUES

Sous le nom de dystrophies sanguines et lymphatiques nous comprendrons des affections à localisation prédominante dans les systèmes sanguin et lymphatique se développant sans l'intervention d'agents infectieux ou ne présentant avec l'infection que des rapports discutables. Elles comprennent les différentes variétés d'anémies, la leucocythémie et l'adénie.

ARTICLE PREMIER
ANÉMIES

L'enfant présente comme l'adulte des modifications dans la composition de son sang, liées à des causes multiples : hémorragies, infections aiguës ou chroniques, diminution des apports nutritifs due à l'inanition ou au défaut d'assimilation engendré par les troubles digestifs, exagération des dépenses : diarrhée, vomissements, albuminurie, etc. Dans la plupart des cas, le sang se comporte de la même façon, quel que soit l'âge du sujet, avec cette différence qu'il est plus vulnérable dans les premiers temps de la vie et qu'il se répare plus facilement pendant tout le cours de l'enfance, grâce à l'activité des organes hématopoïétiques. Il est cependant un certain nombre d'anémies qui empruntent aux conditions mêmes, inhérentes au jeune âge, quelques traits particuliers : nous distinguerons les *anémies des nourrissons* de celles de la *seconde enfance*.

§ 1. — ANÉMIES DES NOURRISSONS

Les anémies des nourrissons comprennent différentes variétés que nous ferons ressortir à propos de la description des symptômes.

1° Etiologie. — Nous relevons comme facteurs spéciaux aux nourrissons : la *dyspepsie gastro-intestinale* si fréquente à la suite des erreurs de régime ; les *poussées aiguës* du côté du tube digestif avec leurs évacuations abondantes et leurs propriétés intoxiquantes ; le *rachitisme* dont l'action s'exerce à la fois par les troubles digestifs qui le provoquent et l'accompagnent et par le trouble de la fonction hématopoïétique dévolue au système osseux ; la *syphilis héréditaire* avec ses lésions multiples viscérales ; la *tuberculose diffuse* apyrétique, la *malaria* (EPSTEIN).

Dans quelques cas, la cause échappe, l'anémie est *essentielle.*

2° Symptômes. — Luzet[1] distingue trois ordres de faits : l'anémie sans mégalosplénie ; l'anémie avec mégalosplénie : l'anémie pseudo-leucémique infantile.

a. *Anémie sans mégalosplénie.* — L'enfant est pâle, bouffi, parfois amaigri. Il est peu vivace, indolent.

Le nombre des globules rouges tombe à 3 millions, 1.300.000 et dans un cas à moins de 1 million. La valeur globulaire reste normale ou se modifie peu, 0,75 à 0,90. Dans un cas, elle s'est abaissée à 0,35.

Les globules blancs sont en proportion physiologique ou légèrement augmentés de nombre (leucocytose).

On observe parfois dans le sang des globules rouges nucléés ou cellules rouges. Elles sont en petit nombre, leur noyau est petit, se colore fortement, ne présente pas trace de division ni de figures kariokynétiques. Ce sont des éléments vieillis. On ne les trouve d'ailleurs pas au delà de cinq mois (Luzet).

L'anémie par elle-même ne produit d'autres troubles que la dépression nerveuse. Les autres symptômes, troubles digestifs, fièvre, sont dus aux affections pathogènes.

Les souffles cardiaques inorganiques ne se montrent pas avant quatre ou cinq ans : par contre les souffles veineux du cou ont été notés à neuf mois, un an[2].

L'anémie survient rapidement quand elle succède à une entérite aiguë, elle procède lentement quand elle dépend du rachitisme ou de la syphilis.

Elle guérit dans un grand nombre de cas, à moins que la permanence des affections qui l'ont produite n'amène peu à peu la cachexie, et dans ces cas c'est souvent une poussée d'entérite ou de broncho-pneumonie qui emporte le malade.

b. *Anémie avec mégalosplénie.* — Elle se distingue de la précédente par la tumeur splénique, qui déborde les fausses côtes.

---

[1] Luzet. Thèse de Paris, 1891.
[2] Voy. Weill. *Traité des maladies du cœur chez l'enfant.*

occupe l'hypocondre gauche et descend quelquefois jusqu'à la
crête iliaque. Le foie est rarement augmenté de volume. Les parties tuméfiées ne sont pas sensibles. L'anémie est plus marquée
que dans la forme précédente et se traduit par de la pâleur, de
la bouffissure, de l'œdème des membres. Nombre des globules :
1 à 2 millions ; valeur globulaire abaissée ; cellules rouges dans
le sang, la plupart vieillies, quelques-unes jeunes, avec noyaux
bourgeonnants ou figures karyokinétiques. Leucocytose habituelle, 20.000 globules blancs par millimètre cube de sang.

Fièvre irrégulière ou apyrexie.

Marche lente : guérit avec résolution de la tumeur splénique
ou aboutit à la mort par cachexie progressive en l'espace de
quelques mois à un ou deux ans.

c. *Anémie pseudo-leucémique infantile.* — Elle se développe
insidieusement, sans cause actuellement connue, d'après LUZET ;
elle relèverait de la même étiologie que les autres anémies des
nourrissons, d'après EPSTEIN. Elle se caractérise par une anémie
grave, avec augmentation de volume de la rate et du foie, par
la présence dans le sang d'un grand nombre de cellules rouges,
jeunes, en activité proliférative, quelques-unes présentant des
phénomènes de karyokinèse, et par une augmentation modérée
du nombre des globules blancs. — Pâleur de cire, splénomégal-
lie, tels sont les deux phénomènes qui frappent au premier
abord, avec une asthénie nerveuse marquée. L'évolution est
relativement rapide, quelques mois, un an. La mort arrive par
cachexie progressive, précédée d'œdèmes, de pétéchies, d'épistaxis ; la guérison est possible.

3° Anatomie pathologique. — La rate pèse de 200 à
450 grammes, le chiffre normal étant 25 et présente des lésions
de périsplénite. On ne constate ni sclérose, ni développement
des corpuscules de Malpighi. On y trouve des éléments hémo-
globinifères petits, sans tendance à la multiplication.

La moelle des os et le foie présentent une modification d'autant plus marquée qu'on les considère dans des anémies plus
intenses, et surtout dans la forme pseudo-leucémique. Ce qui
les caractérise, c'est le retour à l'état embryonnaire : la moelle

est rouge ; de plus on y trouve de grandes cellules à noyaux multiples ou à noyau unique bourgeonnant avec indices de segmentation, caractéristiques de leur fonction hématopoïétique.

4° Pathogénie. — Ce qui distingue l'anémie des nourrissons, c'est sa gravité, due pour une part à l'influence des maladies coexistantes, c'est la fréquence des lésions viscérales propres, augmentation de volume de la rate, du foie, retour de la moelle à l'état fœtal, c'est enfin la présence dans le sang, en nombre variable, de cellules rouges. La plupart des auteurs tendent à considérer ces deux derniers phénomènes comme exprimant une réaction très vive des organes hématopoïétiques, destinée à compenser la déglobulisation du sang. Chez l'adulte, elle existe également, à titre de phénomène ultime, dans les anémies mortelles. L'apparition des cellules rouges chez l'adulte constitue un indice fatal (HAYEM). Chez le nourrisson, il n'en est pas de même. L'apparition des cellules rouges signifie un simple retour à l'état fœtal, d'autant plus aisé et moins redoutable, qu'on se rapproche davantage de la naissance. A l'état normal, il existe encore dans le sang quelques cellules rouges dans les premiers jours qui suivent la sortie de l'utérus. Mais très rapidement les globules rouges se montrent à l'exclusion des cellules rouges, et la rénovation du sang se fait aux dépens des hématoblastes (HAYEM), dont l'origine est encore discutée. Pendant la vie fœtale, l'hémoglobine se fixe sur deux ordres d'éléments : des globules rouges fournis par certains éléments du tissu conjonctif, cellules vaso-formatives de RANVIER et RENAUT, et des cellules rouges qui viennent successivement du foie, de la rate, de la moelle des os, où elles se forment aux dépens d'éléments spéciaux, à noyaux multiples ou bourgeonnants. C'est cette dernière fonction qui cesse à la naissance, et qui tend à reprendre dans les premiers temps de la vie, lorsque la réparation des pertes sanguines par les hématoblastes est en souffrance. On comprend dès lors l'enchaînement des phénomènes. Y a-t-il lieu de séparer nettement les anémies simples, de celles qui s'accompagnent de spléno-mégalie, et parmi ces dernières faut-il faire une place à part à l'anémie pseudo-leucémique.

Jacksch et Hayem qui ont décrit simultanément ce syndrome, puis Luzet qui en a fait une monographie remarquable, la considèrent comme une véritable entité. Epstein l'envisage comme un syndrome dépendant de causes multiples. En Italie, Cardarelli, puis Mya et Trambusti en font une maladie infectieuse. Cette affection qui confine d'une part aux anémies simples, se rattache, d'autre part, par une série d'intermédiaires, à la leucémie vraie. La leucocytose modérée au début peut progresser. Jacksch et Luzet ont cité des cas où l'anémie pseudo-leucémique paraît être une forme initiale de la leucémie. Ce sont là des questions encore discutées, et provisoirement on pourrait considérer toutes ces anémies comme des variétés d'une même espèce.

Dans un premier groupe se rangeraient les anémies sans réaction des organes hématopoïétiques : pas d'hypertrophie splénique, pas ou peu de cellules rouges dans le sang. Il s'agit tantôt d'anémies aiguës, tantôt d'anémies peu marquées, tantôt d'anémies survenant chez des sujets cachectiques ou atteints de lésions profondes des viscères : syphilis du foie, de la rate.

Un second groupe comprendrait les anémies à réaction hématopoïétique moyenne : spléno-mégalie, peu de cellules rouges dans le sang, leucocytose variable. La réaction est faible, soit à cause du mauvais état général, soit parce que la déglobulisation est peu intense.

Le troisième groupe réunirait les anémies pseudo-leucémiques : réaction vive de tout le système hématopoïétique : hypertrophie du foie, de la rate, nombreuses cellules rouges, leucocytose pouvant aller jusqu'à la leucémie. La rate, les ganglions lymphatiques anormalement excités, déversent dans le sang les diverses variétés de leucocytes ou bien ceux-ci se multiplient sur place.

Marfan[1] a donné une interprétation plus simple et plus clinique de l'anémie avec splénomégalie et hypertrophie de la rate. La tuméfaction des viscères abdominaux serait due à un processus infectieux, plus ou moins bien défini, tel que la fièvre

[1] Marfan, *Arch. de méd. infantile.* 1898.

typhoïde, la malaria, la syphilis, une dyspepsie gastro-intestinale antérieure ou encore en activité. L'anémie ne serait qu'un aboutissant de ces différents états morbides.

5° Diagnostic. — Le diagnostic consiste :.

1° A rechercher la cause, dyspepsie, tuberculose, malaria, etc.

2° A distinguer les différents types d'anémie avec ou sans spléno-mégalie, avec cellules rouges nombreuses ou discrètes, avec leucocytose prononcée ou modérée. Dans les cas où le nombre des globules blancs augmente progressivement, le pronostic s'aggrave. La leucémie est constituée quand il y a 70.000 globules blancs par millimètre cube de sang.

3° L'anémie avec spléno-mégalie se différenciera de toutes les maladies qui s'accompagnent de tuméfaction de la rate : paludisme, syphilis, suppurations, cancer, dégénérescence amyloïde, rate infectieuse.

6° Pronostic. — Toutes les formes d'anémies que nous avons décrites peuvent guérir. L'anémie pseudo-leucémique est cependant la plus grave, les autres formes cèdent habituellement. La mort est, dans la plupart des cas, le fait d'une complication.

7° Traitement. — Le traitement comprend les indications suivantes :

1° *Combattre la maladie pathogène :* troubles digestifs, syphilis, malaria, etc.

2° *Donner une alimentation réparatrice,* des substances riches en phosphates : gruau d'avoine, farines lactées, phosphatine.

3° *Prescrire des reconstituants : huile de foie de morue ; liqueur de Fowler* une goutte par jour diluée et fractionnée ; *arseniate de soude,* par dixième de milligramme, 1 à 4 fois par jour, suivant l'âge ; *eau de la Bourboule.*

Fer : sirop d'iodure de fer, une cuillerée à café par jour, en deux ou trois fois.

Sirop d'hémoglobine, une à deux cuillerées à café par jour.

Phosphate de soude : 5 à 10 centigrammes par jour, en lavements ou en injection sous-cutanée.

Frazer et Drummond, Combe, Audeoud recommandent l'extrait aqueux de *moelle osseuse* fraiche de veau : une cuiller de moelle triturée dans trois cuillers d'eau, on filtre et on ajoute le liquide au lait. Combe a eu deux succès par ce procédé.

§ 2. — Anémies de la seconde enfance

Ces anémies ne méritent qu'une simple mention, car elles ne représentent dans la période infantile que des affections qu'on retrouve le plus souvent chez l'adolescent et l'adulte. Nous distinguerons l'anémie symptomatique, la chlorose, l'anémie pernicieuse.

A) Anémie symptomatique

L'anémie symptomatique, comme son nom l'indique, se rattache à une cause précise.

1º Étiologie. — Elle succède à toutes les causes banales de misère physiologique : inanition, surmenage, encombrement, maladies aiguës, etc. Un certain nombre de conditions concernent spécialement cette période de la vie : telle est la croissance ; or celle-ci, bien qu'elle s'étende sur toute la durée de l'enfance, présente cependant deux poussées brusques, l'une dans les premières années, l'autre au moment de la puberté. C'est donc surtout chez le nourrisson et l'adolescent qu'il faudrait établir un rapport entre cette fonction et les états anémiques. Pour ce qui concerne la croissance de la puberté, elle joue sans doute un rôle dans la chlorose, mais on ne peut songer à la considérer comme exclusif ou prédominant, la prédilection de la chlorose pour le sexe féminin trahissant trop ouvertement l'influence des fonctions utéro-ovariennes.

L'action de la croissance rapide chez le nourrison relativement à l'anémie, ne peut être établie sur des faits. Ce n'est qu'une hypothèse, contredite souvent par l'état stationnaire ou la diminution du poids de l'enfant, quand l'anémie se déclare. Si la croissance ne semble pas être la cause provocatrice importante des anémies qui correspondent aux périodes de la vie où elle se mani-

13.

feste avec le plus d'intensité, il est peu vraisemblable qu'elle acquière une grande valeur pathogénique, quand son activité se ralentit. Aussi croyons-nous devoir donner un rang modeste à ce facteur étiologique, sans le rejeter complètement. L'enfant, qu'on le considère dans les périodes de croissance rapide ou lente, a besoin à la fois d'une ration d'entretien et d'une ration de développement. L'effet des causes anémiantes est par ce seul fait accentué chez les jeunes sujets.

Une autre condition particulière à l'enfance, c'est l'*anémie physiologique* qu'elle présente. En effet, le nombre des globules rouges qui augmentent les deux ou trois premiers jours de la naissance, diminue ensuite jusqu'au sixième mois. De six mois à six ou sept ans, il reste stationnaire, ne dépassant pas le chiffre de 4 millions et demi (POTAIN et DELABOST). A partir de la seconde dentition il augmente peu à peu et arrive au chiffre de 5 millions à la puberté. Cette anémie physiologique, quoique peu marquée, constitue une réelle prédisposition.

2° Symptômes. — Ce sont ceux d'une anémie moyenne : Quelques auteurs rapportent à cette anémie les palpitations et un état spécial du cœur, dit *hypertrophie de croissance*, ainsi qu'une céphalée tenace, qualifiée de *céphalée de croissance*. Nous avons combattu après beaucoup d'autres l'hypertrophie de croissance [1] qui reconnaît comme facteurs la dyspepsie, le nicotisme, les vers intestinaux POTAIN, la tuberculose latente, (HUCHARD), les déformations du thorax (OLLIVIER), des troubles réflexes d'origine utéro-ovarienne, le nervosisme (COMBY). Quant à la céphalée, son mécanisme n'est pas encore élucidé. Elle tient souvent à une affection des organes des sens, en particulier à l'hypermétropie, parfois à l'hystérie ou à la neurasthénie.

Ce qui caractérise l'anémie de la seconde enfance, c'est la rareté des souffles inorganiques du cœur au-dessous de quatre à cinq ans. A partir de cet âge, ils s'observent de plus en plus fréquents à mesure qu'on se rapproche de la puberté.

[1] WEILL. *Maladies acquises de l'appareil circulatoire*, in Traité des maladies de l'enfance.

La marche, le diagnostic, le pronostic, le traitement ne présentent rien de spécial.

B) Chlorose

La chlorose est une maladie non de l'enfance, mais de l'adolescence. Elle devance parfois l'âge réglementaire chez les filles **précoces,** mais en réalité appartient à la pathologie commune

C) Anémie pernicieuse progressive

C'est un complexus symptomatique caractérisé par une anémie excessive, des hémorragies et des dégénérescences graisseuses. Signalée par Perroud en 1856 sous le nom de polystéatose viscérale, elle reçut sa dénomination définitive après les recherches de Biermer et Immermann (1868-1872). On l'a surtout étudiée chez l'adulte, mais elle existe aussi chez l'enfant.

1° Étiologie. — D'Espine et Picot en ont réuni 19 cas, Audeoud 25 cas, qui se répartissent ainsi : 4 dans les deux premières années, 12 de trois à dix ans, 9 de dix à quinze ans. Tantôt l'affection se développe sans cause appréciable, *forme primitive*, tantôt elle est *secondaire* et succède à la syphilis, au rachitisme, à la malaria, à des troubles digestifs graves, à la présence de parasites intestinaux (bothriocéphale, ascarides, ankylostomes).

2° Symptômes. — Anémie extrême, pâleur de cire, bouffissure du visage, asthénie profonde, palpitations, dyspnée d'effort, souffles vasculaires, souffles cardiaques à partir de quatre ans, fièvre irrégulière, quelques troubles digestifs, à une période avancée hémorragies multiples sous forme de pétéchies, d'hémorragies nasales, intestinales, d'épanchements dans la rétine, etc., tel est l'aspect que présente le malade.

L'examen du sang révèle une diminution notable du nombre de globules rouges qui peuvent tomber à 1 million et au-dessous, 300.000 dans un cas (Hayem). La richesse en hémoglobine baisse également et ne représente plus qu'un tiers, qu'un quart, parfois qu'un dixième de la proportion normale. La charge hémoglobinique de chaque globule, loin de baisser, augmente (Lépine et Mouisset). La valeur globulaire dépasse l'unité. Cela tient à ce que l'hémoglobine diminue proportiellement moins que le nombre des globules, et à ce que ceux-ci se montrent avec des dimensions exagérées (érythrocites géants). A côté des grands globules, il en existe de moyens, de petits : quelques-uns sont déformés, irréguliers, présentent des caractères de la poykilocytose. D'autres sont dégénérés. Il en est qui, au contact du bleu de méthylène, montrent des granulations colorées en bleu. Ces derniers seraient caractéristiques de l'anémie pernicieuse (LEYDEN, LITTEN). Plus le sujet est jeune, plus fréquemment on note la présence de cellules rouges. Elles ne sont jamais aussi nombreuses que dans l'anémie pseudo-leucémique. Les hématoblastes diminuent dans la même proportion que les globules rouges. Il n'y a pas de leucocytose.

L'anémie pernicieuse marche rapidement. La durée est de quelques semaines. Elle peut atteindre quelques mois et dans ce cas présente des rémissions.

3° Anatomie pathologique. — Les lésions des glandes lymphatiques sont rares. La rate n'est pas augmentée de volume dans la plupart des cas. Elle est pâle ou rouge, renferme quelques cellules rouges. La moelle osseuse est de couleur rouge, augmentée de quantité, présente des cellules rouges et de grands éléments à noyaux multiples. Le foie présente, d'après HUNTER, une lésion spéciale : présence de pigment sanguin ferrugineux dans les cellules de la périphérie des lobules, les cellules centrales étant le siège d'une dégénérescence graisseuse. Aussi le foie renferme-t-il une quantité de fer supérieure à celle qui existe dans les autres anémies.

Les lésions des autres organes sont plutôt la conséquence de l'anémie : telles sont la pâleur et la dégénérescence graisseuse du myocarde, des reins, des autres viscères, l'atrophie ou la dégénérescence de la muqueuse gastrique, les hémorragies interstitielles en différentes régions.

4° Pathogénie. — On a voulu établir la nature infectieuse de l'anémie pernicieuse, en se basant sur quelques recherches bactériologiques (BERNHEIM, PETRONE, HENROT, PERLS).

D'autres auteurs ont admis une auto-intoxication continue, par une substance dissolvante de l'hémoglobine, qui serait sécrétée dans le tube digestif. Tantôt ce sont des affections gastro-intestinales inflammatoires qui la produisent, tantôt ce sont des parasites. L'expulsion de bothriocéphales, d'ascarides, d'ankylostomes, peut amener la guérison d'une anémie pernicieuse. La substance toxique absorbée détruit les globules dans la veine porte, l'hémoglobine infiltre les cellules hépatiques et donne lieu à la production du pigment ferrugineux (HUNTER). Pour HAYEM, l'anémie pernicieuse est un aboutissant de beaucoup d'états, lorsque la rénovation du sang par les hématoblastes ou les organes hématopoïétiques ne se fait plus. Elle est à l'anémie ce que l'asystolie est aux troubles de la circulation cardiaque.

5° Diagnostic. — Le diagnostic se base sur l'absence de tumeur de la rate, d'adénopathies, de leucocytose, ce qui la différencie des autres anémies décrites.

L'augmentation de la valeur globulaire (LÉPINE et MORISSET), la présence de cellules à granulations, sensibles au bleu de méthylène, sont des signes différentiels directs.

6° Pronostic. — Le pronostic est mortel dans le plus grand nombre de cas : échappent seuls ceux qui relèvent d'une affection primitive sans gravité, telle que l'helminthiase.

7° Traitement. — Donner un anthelminthique: s'il n'y a pas de vers intestinaux, donner des antiseptiques. Les médications employées ont échoué dans la plupart des cas, le fer n'agit plus. L'arsenic, les injections de sérum physiologique, la transfusion peuvent être tentés. On a eu recours à l'extrait de moelle osseuse, avec quelques succès, chez l'adulte.

ARTICLE II

LEUCOCYTHÉMIE

La leucocythémie[1] est une affection caractérisée par une aug-

___

[1] Voy. BONNET, Th. de Paris, 1895. AUDÉOUD. *Leucémie*, in Traité des maladies de l'enfance.

mentation notable et permanente des globules blancs du
sang.

1° Etiologie. — La leucocythémie est rare dans l'enfance,
elle a été observée chez le nouveau-né, le nourrisson, dans la
seconde enfance.

Ses causes sont aussi mal connues que chez l'adulte.

On a pu invoquer dans de rares cas l'hérédité, une influence
familiale, la malaria, la syphilis, la fièvre typhoïde, la grippe,
le rachitisme, le traumatisme. Les recherches bactériologiques
ont donné des résultats variables.

2° Symptômes. — Nous les grouperons en phénomènes
locaux, phénomènes de retentissement, phénomènes généraux.

a. *Phénomènes locaux.* — Les leucocytes sont en grand
nombre. Leur proportion par rapport aux globules rouges est de
1 sur 15, sur 10, et même sur 2. Leur nombre absolu est de 70.000
ou davantage par millimètre cube de sang. Tantôt ce sont les
lymphocytes qui dominent, tantôt les grands globules à noyaux
multiples, tantôt les deux variétés sont mêlées en proportion normale. Souvent les globules à granulations éosinophiles abondent

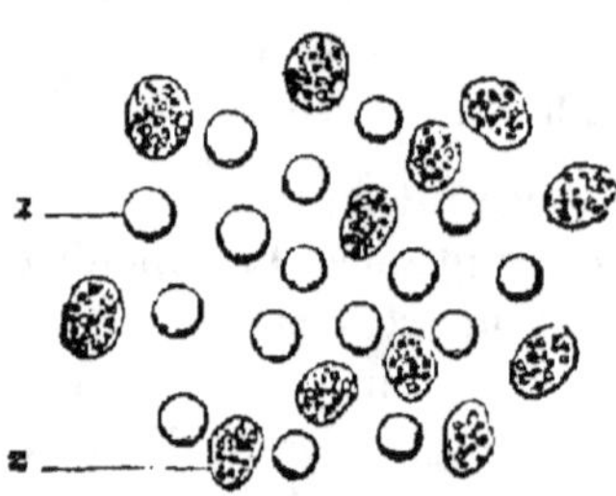

Fig. 29.

Sang dans la leucocythémie

1. globules rouges. — 2. globules
blancs chargés de granulations (d'a-
près Collet).

(Ehrlich) : parfois ce sont les leucocytes sans granulations (globules hyalins de Renaut et Mayet)
ou bien chargés de granulations
graisseuses. Les noyaux présentent des traces de division directe
(Renaut) ou indirecte, ce qui indique que les leucocytes peuvent se
multiplier dans le sang.

Les globules rouges, l'hémoglobine sont en diminution comme
dans les anémies moyennes ou
graves. On voit quelques globules
rouges à noyaux.

Les albuminoïdes du plasma diminuent de moitié, le sang se
coagule mal. Il renferme des cristaux de leucine qu'on observe
aussi dans l'urine.

b. *Phénomènes de retentissement.* — La leucocythémie s'accompagne habituellement chez l'enfant comme chez l'adulte d'une spléno-mégalie notable. La rate remplit plus ou moins rapidement tout le côté gauche de l'abdomen et déborde même la ligne médiane. Dans ces cas, la leucocythémie prend le nom de *liénale.* Elle s'associe souvent à une tuméfaction du foie.

Plus rarement, avec ou sans spléno-mégalie, il se produit une tuméfaction des ganglions lymphatiques rétro-maxillaires, cervicaux, inguinaux. C'est la *leucémie adénique.* Certaines localisations de cette dernière au niveau des ganglions trachéo-bronchiques, mésentériques, entraînent quelques variétés symptomatiques dont on a, à tort, fait des formes.

La *leucémie myélogène* est une forme purement anatomique, dans laquelle la moelle des os présente exclusivement ou d'une façon prédominante les lésions lymphomateuses. Cliniquement, elle se traduirait par les douleurs osseuses et la multiplication des cellules éosinophiles (EHRLICH); mais le fait est discuté.

Il y a souvent association de ces différentes altérations chez le même sujet.

c. *Phénomènes généraux.* — L'enfant est anémique, se décolore, est faible, abattu, maigrit. De temps à autre, il présente de la fièvre par accès ou plusieurs jours de suite. Il a suivant les localisations des lésions, des troubles respiratoires ou digestifs, diarrhée, dyspepsie, etc. Un des symptômes les plus constants c'est la tendance aux hémorragies, épistaxis, stomatorragies, hémoptysie, hématurie, etc. Souvent, elle se traduit par du purpura, des ecchymoses, des hémorragies rétiniennes, cérébrales, auriculaires (LANNOIS). La plupart se font au niveau d'amas blancs qui ne sont autre chose que des accumulations de leucocytes faisant fonction d'infarctus. Les hémorragies, suivant leur siège, entraînent de l'amblyopie, de la surdité, du coma. Elles aggravent l'anémie et favorisent la cachexie progressive qui ne tarde pas à survenir avec ses hydropisies multiples, à moins qu'un épisode aigu, hémorragie cérébrale, laryngisme, etc., ne brusque les événements. Il est à remarquer que les maladies intercurrentes comme l'érysipèle produisent une diminution notable du nombre des leucocytes dans le sang

(FRAENKEL) sans qu'il y ait amélioration réelle. **La leucolyse** semble plutôt être un phénomène préagonique.

3º Marche. — On distingue deux formes de la leucocythémie : 1º une forme *chronique* qui dure plusieurs mois, parfois plusieurs années ; 2º une *forme aiguë* signalée par EPSTEIN qui ne dépasse pas quelques semaines et peut tuer en quelques jours.

La mort est la terminaison habituelle, on a signalé cependant quelques cas de guérison.

4º Anatomie pathologique. — Outre les lésions reconnues au sang, la leucocythémie se caractérise par l'accumulation dans tous les organes, rate, foie, follicules intestinaux, **ganglions lymphatiques, rétine, et même dans la peau**, de cellules lymphoïdes tantôt ramassées en petites tumeurs, tantôt **diffuses** le long des vaisseaux, dans les espaces conjonctifs des organes. Ce sont de véritables infarctus lymphatiques qui édifient dans les points qu'ils occupent du tissu adénoïde et créent ainsi de petits lymphomes. C'est autour de ces amas que se font les hémorragies. On observe aussi la plupart des lésions des anémies graves, en particulier la dégénérescence graisseuse des viscères.

5º Pathogénie. — Si les causes de la leucocythémie sont ignorées, sa pathogénie est loin d'être élucidée. Deux opinions principales sont en présence. Pour la plupart des auteurs, le point de départ de l'affection est dans les organes hématopoïétiques : rate, ganglions lymphatiques, moelle des os. Suivant que l'altération prédomine en l'un ou l'autre de ces systèmes, la proportion des différents leucocytes variera.

BARD[1] considère la leucocythémie comme une maladie primitive du sang, comme un cancer du sang. Les lésions des organes hématopoïétiques sont secondaires. Cette hypothèse très ingénieuse rend compte de la gravité extrême de la maladie, de sa tendance à créer dans toute l'économie des foyers secondaires. Elle cadre mieux avec les faits (FLEISCHER et LEUBE)[2] dans les-

---

[1] BARD, *Lyon médical*, 1888.

[2] FLEISCHER et LEUBE, cités par FRANKEL, *Sem. méd.*, 1895, p. 174.

quels il n'y a aucune altération des organes hémato-poiétiques, enfin avec la moindre altération de ceux-ci, dans les cas de leucémie aiguë. Les maladies intercurrentes faisant disparaître brusquement la leucocythémie (FRANKEL) rappellent l'action exercée sur certains cancers apparents.

6° Diagnostic. — La leucocythémie se distinguera des leucocytoses par le nombre plus grand des leucocytes, les formes anormales de ceux-ci, la gravité de l'état général. C'est encore l'examen direct du sang qui permettra de la différencier d'avec les affections ganglionnaires (adénie, scrofule, syphilis), spléniques (spléno-mégalie, anémie pseudo-leucémique) qui ont avec elle quelque analogie. On tiendra grand compte des hémorragies précoces et en particulier des taches et des hémorragies rétiniennes.

7° Pronostic. — La mort survient après quelques semaines (forme aiguë), après quelques mois (forme chronique). Il y a parfois des rémissions. On a même signalé des guérisons, mais cela est exceptionnel.

8° Traitement. — On a employé diverses médications. Les uns croyant à une maladie infectieuse ont donné des antiseptiques. MOSLER aurait obtenu une guérison par le sulfate de quinine.

La plupart, supposant une maladie primitive des organes hématopoiétiques, agissent directement sur ceux-ci : emploi de l'iode, de l'iodure de potassium, injections parenchymateuses de liqueur de Fowler, applications d'onguent napolitain, douches locales sur la rate, galvanisation, ablation de la rate, etc.

D'autres traitent la leucocythémie comme une anémie avec le fer, l'arsenic, la transfusion dans les cas d'hémorragie grave. On a tenté la stimulation de l'hématopoïèse au moyen des injections de solutions salées ou par la médication organothérapique : moelle des os, extrait de rate. Des injections d'extrait de rate ont donné à GOLDSCHEIDER deux améliorations, mais temporaires seulement. En fait, il n'y a pas de traitement efficace.

ARTICLE III

ADÉNIE

L'adénie se caractérise par une hypertrophie progressive et généralisée des ganglions lymphatiques sans augmentation du nombre des leucocytes, sans suppuration. Malgré ce caractère négatif, on a réuni l'adénie et la leucocythémie dans un même groupe désigné par JACCOUD et LABADIE-LAGRAVE, sous le nom de diathèse lymphogène et par RANVIER sous celui de lymphadénie. La leucocythémie ne serait dans cette opinion qu'un fait accessoire. Nous admettons avec BARD[1] qu'il faut maintenir la distinction entre l'adénie, maladie du système lymphatique ganglionnaire, et la leucocythémie, maladie primitive du sang. Les lésions ganglionnaires et spléniques qu'on observe dans la leucocythémie ne sont pas semblables à celles de l'adénie. Celle-ci, en effet, est due à une infection spéciale des ganglions, se traduisant par la formation d'îlots caséeux qui ne sont ni tuberculeux, ni syphilitiques (BARD). Les adénopathies de la leucocythémie sont formées par un tissu adénoïde, qui se rapproche du lymphome ou du cancer ganglionnaire.

Dans cette conception de l'adénie, maladie infectieuse, spéciale, peut-être spécifique du système ganglionnaire, il faut distraire de son étude les tumeurs primitives des ganglions (lymphomes ou lymphosarcomes) qui, dans la plupart des descriptions (HODGIN, TROUSSEAU, BONFILS), sont confondues avec elles, de même certaines adénopathies progressives scrofulotuberculeuses ou syphilitiques, dont le rapprochement avec l'adénie explique les succès thérapeutiques obtenus dans cette dernière affection.

L'adénie est donc pour nous une infection spéciale du système ganglionnaire lymphatique, distincte des autres inflammations

---

[1] Voy. GUILLERMET, *De l'adénie, sa nature infectieuse*, Th. de Lyon 1890, et BARD, *Lyon médical* (1888).

spécifiques connues (syphilitique, tuberculeuse, pyogène), distincte des tumeurs primitives (lymphadénome, lymphosarcome), distincte de la leucocythémie simple ou accompagnée d'adénopathies multiples.

1° Etiologie. — Les recherches bactériologiques faites dans le sang, la rate, les ganglions, ont donné tantôt des résultats négatifs, tantôt des résultats positifs variables : streptocoques, staphylocoques (LANNOIS et ROUX), bacille de Koch, microorganismes innommés de Kelsch, Delbet. Il faut en conclure qu'il s'agit ou d'infections secondaires des ganglions adéniques, ou d'une propriété accidentelle acquise par des microorganismes divers, qui leur permet de s'implanter dans les ganglions lymphatiques de même qu'on voit nombre de microbes devenir pyogènes ou purpurigènes.

L'adénie semble favorisée par une lésion préexistante de la peau ou des muqueuses (TROUSSEAU) : coryza chronique, suppuration des voies lacrymales, otorrhée, traumatisme. Malgré la fréquence de ces conditions chez l'enfant, l'adénie-infantile ne représente que 16 p. 100 de la totalité des cas publiés (AUDEOUD).

Les autres conditions relevées, hérédité, état général mauvais, etc., sont banales.

2° Symptômes. — Le début se fait par un petit ganglion placé à l'angle de la mâchoire, plus rarement dans l'aisselle ou dans l'aine. Quelques semaines après, on assiste à une véritable explosion de tumeurs ganglionnaires (TROUSSEAU).

Il se dessine une chaine de gros ganglions formant une tumeur dure, bosselée, non adhérente à la peau, qui s'étend de la mâchoire à la clavicule. La même hypertrophie atteint les ganglions axillaires, inguinaux, trachéo-bronchiques, mésentériques, avec les tissus adénoïdes annexés aux muqueuses, tels que les amygdales, etc.

De là des déformations du cou, de la racine des membres, des troubles par compression mécanique, rappelant les uns l'adénopathie trachéo-bronchique, les autres le carreau, d'autres les cancers ganglionnaires du cou et de l'aisselle.

L'envahissement ganglionnaire s'accompagne de poussées fébriles rémittentes (BARD). PEL, EPSTEIN, RENVERS, ont décrit chez les enfants une forme de fièvre intermittente chronique.

La rate s'hypertrophie *secondairement*. L'état général **devient** mauvais, la digestion se trouble, il y a parfois de l'albuminurie, et les sujets meurent cachectiques, en l'espace de quelques semaines (*forme aiguë*) ou de quelques mois (*forme chronique*). Le sang ne présente pas de leucocythémie et on n'observe **ni les** hémorragies, ni les taches rétiniennes de cette **affection.**

3° Anatomie pathologique. — BARD a observé sur un ganglion enlevé pendant la vie, une dégénérescence caséeuse en ilots qui rappelle, sans se confondre avec elles, les dégénérescences tuberculeuse et syphilitique.

4° Diagnostic. — Envahissement progressif de tous les ganglions, sans suppuration, sans leucocythémie, avec fièvre rémittente, tels sont les caractères qui distinguent l'adénie de la fièvre ganglionnaire, des adénopathies scrofuleuses et syphilitiques, des lymphosarcomes, de la leucocythémie.

5° Pronostic. — L'adénie se termine habituellement par la mort.

6° Traitement. — Une adénite limitée qui résiste doit être enlevée chirurgicalement, à cause de sa transformation possible (BARD, PONCET).

Si l'infection a gagné plusieurs ganglions ou des ganglions profonds, on aura recours à l'iodure de potassium, aux injections interstitielles d'arsenic, de teinture d'iode, et à la médication tonique. On a publié nombre de guérisons ou d'améliorations qui sont peut-être dues à de simples confusions cliniques.

LIVRE IV

MALADIES DU TUBE DIGESTIF

Les maladies du tube digestif constituent une des parties les plus importantes de la pathologie infantile, et particulièrement de celle du nourrisson. L'appareil gastro-intestinal du bébé ne peut s'accommoder que d'une alimentation exclusivement lactée. Or si le problème de l'allaitement est simple en théorie, pratiquement il se heurte à des difficultés sans nombre, dont une des principales réside dans la nécessité de l'allaitement artificiel. Les vices de régime et leurs conséquences désastreuses étaient fatals avant qu'on connût d'une façon précise les altérations auxquelles le lait était exposé et les moyens de les prévenir. Encore aujourd'hui les erreurs d'hygiène sont fréquentes et compromettent la vie de l'enfant ou sa santé dans l'avenir. Il ne faudrait pas supposer que l'hygiène alimentaire soit seule en cause dans le développement des affections gastro-intestinales du nourrisson. Son intestin est, en effet, sujet à des affections qui lui sont, en quelque sorte, spéciales, qu'on pourrait même qualifier de spécifiques, et qui sévissent pendant les chaleurs de l'été, atteignant parfois les sujets placés dans d'excellentes conditions d'hygiène.

La bouche et le pharynx de l'enfant sont moins sensibles que l'intestin au choix de l'alimentation. Leur vulnérabilité chez l'enfant tient à leur situation superficielle, à leur activité comme lieu de passage pour l'air et les aliments, à leur sensibilité vis-à-vis de nombreuses infections, muguet, diphtérie, aphtes, etc., qui ont une véritable affinité pour les tissus jeunes, à la richesse de leurs organes lymphatiques qui se prennent avec une facilité remarquable dans le jeune âge.

Nous diviserons les maladies du tube digestif en trois chapitres : maladies de la bouche, maladies du pharynx, maladies du tube gastro-intestinal.

CHAPITRE PREMIER

MALADIES DE LA BOUCHE, STOMATITES

Les stomatites aiguës comprennent plusieurs variétés : les unes ont une spécificité nettement établie, comme la stomatite diphtérique, celle du muguet : d'autres, dont l'agent pathogène est inconnu, ont une évolution clinique qui suffit à les distinguer : telles la stomatite ulcéro-membraneuse, le noma, la perlèche.

D'autres se caractérisent par la prédominance des lésions érosives : de ce nombre sont les localisations buccales de la fièvre aphteuse, de l'herpès fébrile, de l'impétigo, et les aphtes qui naissent sous l'influence d'une irritation d'ordre purement local. Nous réunirons tous ces faits dans une description commune sous le nom d'aphtes.

Enfin, il existe des inflammations plus ou moins étendues, dans lesquelles on trouve parfois des érosions ou des produits pseudo-membraneux, mais ceux-ci ne prédominent pas, c'est l'inflammation catarrhale qui joue le principal rôle : nous les décrirons sous le nom de stomatites simples.

Nous distinguerons donc : la *stomatite simple*, la *stomatite aphteuse*, la *stomatite ulcéro-membraneuse*, le *muguet*, le *noma*, la *desquamation épithéliale de la langue*, la *perlèche*.

ARTICLE PREMIER

STOMATITES SIMPLES

Les stomatites simples constituent une inflammation de la muqueuse buccale, superficielle, catarrhale, sans lésion spécifique.

1° Étiologie. — La stomatite est due à des causes d'irritation locale, dont la principale est l'*éruption dentaire*. Les incisives sortent en général facilement ; les canines, les seules dents enclavées de la première dentition, donnent souvent lieu, au moment de leur éruption, à des accidents locaux et généraux. La dent qui pousse est serrée entre le fond de l'alvéole et la gencive qui en recouvre l'orifice. Elle comprime la gencive qui s'enflamme.

Les autres causes de la stomatite sont rares dans l'enfance. On a signalé cependant le nettoyage de la bouche (Grosz) qui dispose d'ailleurs au muguet, l'irritation produite par l'emploi d'une tétine en caoutchouc trop dure ou mal tenue, par des hochets.

La stomatite par brûlures, par ingestion de substances chimiques, par intoxication mercurielle est exceptionnelle. On sait que chez le nourrisson, non pourvu de dents, la stomatite mercurielle, scorbutique et ulcéro-membraneuse n'existe pas.

La stomatite n'est souvent que la localisation d'une maladie générale. Les fièvres éruptives provoquent un véritable énanthème, piqueté du voile palatin dans la rougeole, érythème dans la scarlatine. Les infections digestives, typhoïdes, donnent lieu à de la sécheresse avec fuliginosités des lèvres, enduits gingivaux, linguaux, qui représentent le travail d'une infection secondaire.

On a signalé, enfin, chez le nouveau-né, des cas exceptionnels de stomatite gonorrhéique (Rosinski, Leyden).

2° Anatomie pathologique. — La stomatite se traduit par une congestion de la muqueuse avec rougeur, prolifération des cellules épithéliales qui, suivant les cas, figurent des enduits adhérents (langue), des productions opalines (gencives), des produits pultacés (muqueuse des lèvres et des joues). Dans quelques cas, l'inflammation s'étend au tissu sous-muqueux qui est infiltré de cellules embryonnaires, comme dans la stomatite mercurielle ; ou bien il se produit des lésions érosives.

3° Symptômes. — Au moment d'une *poussée dentaire*, l'ourlet de la gencive s'aplatit, la gencive s'élargit, se tuméfie, prend une teinte opaline, puis bleuâtre, parfois ecchymotique. Elle se recouvre dans quelques cas d'une ulcération superficielle. La bouche est rouge, chaude, l'enfant salive, refuse de prendre le sein, a souvent à ce moment quelques érythèmes cutanés désignés sous le nom de feux, quelques troubles digestifs, parfois même présente des accidents fébriles et nerveux dont on a exagéré la fréquence.

Il ne convient cependant pas de les nier. Nombre d'enfants cessent d'augmenter de poids, au moment de la poussée dentaire ; d'autres ont une intolérance gastrique notable et rejettent tous les ingesta ; d'autres enfin ont de la diarrhée simple, lientérique ou muqueuse. Généralement ces accidents cèdent quand la dent a fait éruption. Ils peuvent se reproduire à chaque poussée dentaire.

Ce sont là d'ailleurs des phénomènes associés à la stomatite dont ils ne dépendent pas. La stomatite disparaît rapidement après l'éruption dentaire.

Les *stomatites éruptives* sont surtout intéressantes par leur valeur diagnostique. COMBY a signalé pendant l'éruption rubéolique une stomatite érythémateuse avec enduits pultacés, qui me paraissent représenter le produit de desquamation précoce de la muqueuse en état d'éruption, de même que la langue framboisée de la scarlatine témoigne de la chute d'une couche épaisse de cellules épithéliales.

4° Diagnostic. — Le diagnostic consiste à rechercher la cause.

5° Pronostic. — Le pronostic est bénin ; dans la stomatite de la dentition, il dépend des phénomènes coexistants, agitation, insomnie, nervosité.

On a signalé dans quelques cas des adénopathies.

6° Traitement. — Dans les stomatites à desquamation, faire quelques lavages antiseptiques, avec de l'eau boriquée, tiède, et enlever les enduits.

Dans la gingivite de la dentition, on touche la gencive douloureuse avec une solution de cocaïne ou d'orthoforme ; parfois on débride la gencive, ce qui amène la sédation de tous les accidents liés à l'éruption dentaire.

ARTICLE II

STOMATITES APHTEUSES OU APHTES

La stomatite aphteuse est un syndrome qui comprend des affections très disparates.

1° Étiologie. — Nous diviserons les aphtes en primitifs et en symptomatiques :

a. *Aphtes primitifs*. — Chez le *nouveau-né*, on observe au niveau du palais des épaississements suivis d'érosions ou d'ulcérations torpides qui sont dues à la pression linguale pendant la succion, au nettoyage de la bouche (BAUM), à la susceptibilité de la muqueuse buccale qui desquame, susceptibilité aggravée souvent par un mauvais état général. Ce sont les aphtes de BEDNAR, les ulcérations ptérygoïdiennes de PARROT.

Chez le *nourrisson*, les aphtes se montrent surtout sur la langue, la face interne des lèvres et des joues. Ils sont la conséquence d'une irritation produite par la fermentation des résidus lactés, coïncident avec des troubles digestifs et récidivent facilement.

Au moment des poussées dentaires, on en observe souvent sur la crête gingivale.

Dans la *seconde enfance*, ils se montrent dans le cours des éruptions dentaires, d'embarras gastriques, après l'ingestion de noix, de pâtisseries et de sucreries en grande quantité. Plus tard, ils naissent sous l'influence du tabac.

Dans cette première catégorie de faits, nous retrouvons toujours une influence locale chimique ou mécanique, à laquelle s'ajoute souvent une action des saprophytes de la bouche, augmentés de virulence. STOOSS a isolé un diplo-streptocoque qu'il considère comme pathogène.

b. *Aphtes symptomatiques*. — L'aphte est exceptionnellement le produit d'un *zona*, plus souvent d'un *herpès fébrile*. Il existe aussi un *herpès aphteux* non fébrile qui peut récidiver au niveau de la bouche, comme au niveau des organes génitaux. L'aphte peut dépendre d'un *impétigo facial* propagé à la muqueuse buccale (*stomatite impétigineuse*). Dans ce cas, les ulcérations en petit nombre, siègent dans le vestibule de la bouche, à la face interne des lèvres, se recouvrent parfois de plaques blanches ou jaunes, qui renferment des staphylocoques (SEVESTRE et GASTOU) et coïncident avec une éruption impétigineuse cutanée. Ce sont souvent les attouchements de l'enfant qui produisent l'inoculation de la bouche.

Enfin, l'aphte peut constituer l'élément éruptif d'une maladie générale, la *fièvre aphteuse*, qui n'est autre que la cocotte de l'espèce bovine et qui se transmet à l'espèce humaine directement par contact aux trayeurs, peut-être par inoculation, mais surtout indirectement par l'intermédiaire du lait non bouilli, lorsque des vésicules se montrent au niveau du pis de la vache (GALTIER). De là des épidémies de fièvre aphteuse signalées par SAGAR, HERTWIG, WEISSENBERG, CHAUVEAU, OLLIVIER [1], coïncidant avec des épidémies de cocotte. C'est surtout l'infection par le lait qui propage la fièvre aphteuse. On ne connaît pas son microorganisme pathogène.

CHAUMIER a observé (congrès de Nancy 1896), de petites épidémies familiales d'aphtes simples. S'agit-il de formes atténuées de la fièvre aphteuse, ou doit-on admettre que l'aphte primitif est susceptible de se transmettre par contagion comme l'angine simple ?

2° Anatomie pathologique. — L'aphte primitif débute par une apparence papulo-vésiculeuse, constituée par l'exsudation sous-épithéliale d'un produit liquide ou pâteux, clair, jaunâtre, qui s'élimine rapidement, découvrant une érosion grosse comme une tête d'épingle, une lentille, qui disparaît rapidement.

Les aphtes de BEDNAR se réunissent souvent et forment une grande ulcération allongée.

L'érosion se creuse parfois : ainsi des ulcérations dentaires, des ulcérations de la fièvre typhoïde.

[1] Voy. DAVID, *La fièvre aphteuse*. Arch. génér. de méd., 1887.

Les aphtes symptomatiques ont un processus vésiculeux franc. Dans le zona, l'herpès, ils ont une répartition spéciale, par bouquets. Dans la fièvre aphteuse, ils gagnent les orifices des muqueuses et se développent parfois, comme chez l'animal, au **niveau des membres**.

3º Symptômes. — L'aphte primitif se montre à l'état de santé, ou associé à des troubles digestifs peu marqués. En général il s'agit d'érosions superficielles, rapidement détergées et cicatrisées au bout de trois à quatre jours. Chez le nouveau-né, dans ses localisations palatines, l'aphte dure plus longtemps et peut aboutir à une ulcération véritable. Chez le nourrisson, il siège sur la langue, la face interne des lèvres, la crête dentaire, parfois au niveau du pharynx. L'aphte est généralement assez douloureux et gêne un peu l'ingestion des aliments. L'aphte guttural provoque parfois un véritable ténesme du pharynx. J'ai vu plusieurs fois le refus des aliments.

L'aphte évolue sans troubles généraux. Il est parfois associé à une stomatite plus ou moins intense et à de l'embarras gastrique.

L'aphte symptomatique rappelle tantôt la fièvre herpétique, tantôt la cocotte atténuée. La fièvre aphteuse se caractérise par une invasion fébrile suivie au bout de deux ou trois jours de l'apparition de vésicules, dans la bouche, sur les lèvres, dans les cas graves sur les membres. Les vésicules sont remplacées par des ulcérations accompagnées de stomatite et de salivation ; la cicatrisation est faite au bout d'un ou deux septénaires.

Souvent, il y a des adénopathies et une convalescence un peu traînante. Les cas graves sont exceptionnels dans l'espèce humaine.

4º Marche, pronostic. — L'aphte primitif évolue rapidement, sans symptômes généraux. Il se comporte parfois comme un herpès récidivant, et constitue alors une affection très rebelle. J'ai constaté dans plusieurs cas de ce genre une acidité constante de la bouche. L'aphte infectieux s'accompagne dans quelques cas de fièvre intense et d'accidents nerveux.

5° Diagnostic. — L'aphte primitif se confond difficilement avec la stomatite ulcéro-membraneuse, la stomatite diphtérique.

L'aphte symptomatique est d'un diagnostic aisé quand on connaît la provenance du lait ingéré par l'enfant. Il est difficile de distinguer la fièvre aphteuse de l'herpès fébrile buccal : ce dernier s'accompagne en général de vésicules péribuccales et procède par poussées successives.

6° Traitement. — L'aphte primitif est d'un traitement très simple : supprimer les causes, employer le lait stérilisé, combattre les troubles digestifs. Localement, faire l'asepsie de la bouche, toucher les aphtes avec une solution de cocaïne ou d'orthoforme avant les repas, cautériser légèrement avec une solution de borate de soude, de nitrate d'argent à 2 p. 100.

L'aphte symptomatique comporte une prophylaxie précise : changer la source du lait, employer le lait toujours bouili, faire une asepsie rigoureuse de la bouche, combattre les phénomènes généraux et la fièvre.

Dans l'aphte récidivant, déterger la bouche après chaque repas, avoir recours à des collutoires alcalins, éviter l'ingestion de substances irritantes, de liquides trop chauds ou trop froids.

ARTICLE III

STOMATITE ULCÉRO-MEMBRANEUSE

La stomatite ulcéro-membraneuse est une affection spécifique, contagieuse de la bouche, confondue autrefois avec la diphtérie et la gangrène, dont BERGERON l'a nettement séparée.

1° Etiologie. — La stomatite ulcéro-membraneuse a diminué de fréquence, depuis les progrès réalisés dans l'hygiène buccale. — Elle a été surtout observée chez les soldats et les enfants à la période de scolarité. Elle est contagieuse pour BERGERON, non contagieuse pour COLIN et LAVERAN.

La contagiosité paraît faible. Elle exige des contacts répétés, la cohabitation dans un lieu confiné, d'où l'influence plusieurs fois signalée de l'encombrement. Elle a été observée dans des familles où, d'après BERGERON, l'enfant communique son mal à l'entourage par les baisers ou par la communauté des verres, des cuillers.

MOUSSU a vu une épidémie propagée dans une caserne par la pipe, le bidon.

Elle se montre surtout chez les sujets débilités. Non signalée chez les nourrissons, elle paraît, comme la stomatite mercurielle, ne se montrer qu'après l'apparition des dents.

Le germe de la maladie est inconnu. NETTER a isolé des spirilles, mais n'a pu inoculer la maladie.

2° Anatomie pathologique. — L'examen microscopique montre que la plaque grisâtre, caractéristique de l'affection, n'est pas le produit d'une exsudation comme la fausse membrane diphtérique : elle est constituée par la muqueuse et le derme mortifiés ; on y trouve des fibres conjonctives et élastiques plus ou moins altérées, séparées par des granulations, des globules de pus, des graisses, des microorganismes divers.

3° Symptômes. — L'affection débute par une congestion généralisée de la bouche, plus marquée au niveau de la zone qui va s'ulcérer. L'ulcération est précédée d'une vésicule au niveau des gencives, d'une plaque jaune, d'apparence pustuleuse, dans les autres points de la cavité buccale (BERGERON), puis l'ulcération paraît. Elle siège le plus souvent au niveau des gencives, dans la zone des incisives, des canines et des premières molaires.

Elle débute par le bord libre de la gencive, acquiert rarement de grandes dimensions. Le fond est grisâtre, piqueté de points rouges, les bords livides, la muqueuse voisine tuméfiée et violacée. Elle se recouvre de pus, de sang et de tartre, c'est la maladie buccale qui développe le plus le tartre dentaire (BERGERON).

L'ulcération se montre aussi sur la muqueuse jugale, au niveau de l'espace interdentaire. Elle affecte à ce niveau une forme oblongue, allongée parallèlement à la ligne interdentaire. Sa sécrétion est plus fluide, on n'y voit pas de tartre,

14.

mais parfois une membrane grisâtre, adhérente au centre, détachée sur les bords.

Le processus ulcéreux se montre encore au niveau de l'espace intermaxillaire, rarement à la face interne des lèvres, au palais, où il continue l'ulcération de la partie profonde des gencives, plus rarement encore à la langue et au gosier où il donne lieu à des lésions profondes et anfractueuses.

La stomatite ulcéreuse s'accompagne de salivation intense, d'une fétidité spéciale et repoussante de l'haleine, d'adénopathies sous-maxillaires qui ne suppurent jamais. La douleur, très vive, gène l'alimentation; il n'y a jamais de contracture des masséters.

La température est normale ou peu élevée, l'état général bon : parfois cependant la déglutition des produits septiques entraîne de la diarrhée, des nausées, de l'anorexie, de la pâleur, de l'abattement.

La *durée* peut être de plusieurs semaines, de plusieurs mois, s'il n'y a pas de traitement. En ce cas, les ulcérations se transforment en crevasses à bords indurés. Avec le traitement, la maladie disparaît en quelques jours, les ulcères se détergent et se réparent.

4° Pronostic. — Le pronostic est en général bénin, les dents ne se déchaussent pas, les complications locales (gangrène) sont exceptionnelles.

5° Diagnostic. — Le diagnostic est facile avec la diphtérie, le noma qui s'accompagne d'une infiltration œdémateuse de la joue : il doit surtout être fait avec les ulcérations dues aux dents cariées, à la dent de sagesse, avec celles de la stomatite mercurielle.

6° Traitement. — BERGERON a recommandé comme spécifique le chlorate de potasse à la dose de 1 à 2 grammes par jour dans la seconde enfance.

La guérison se fait en quelques jours.

On peut la hâter par des gargarismes répétés ou des lavages avec de l'eau boriquée, une propreté minutieuse de la bouche, l'avulsion des dents cariées. MARFAN recommande des attouchements avec du chlorure de chaux sec, d'autres avec des solutions de permanganate de potasse à 1 p. 200, de nitrate d'argent à 3 p. 100.

Éviter les contaminations possibles par l'intermédiaire du linge, des verres, des cuillers.

ARTICLE IV

MUGUET

Le muguet ou blanchet est une stomatite parasitaire provoquée par un champignon, assez mal défini, considéré par les uns comme un oïdium, par les autres comme un ferment sous le nom de saccharomyces albicans. LINOSSIER et ROUX l'ont rangé dans les moisissures et l'ont rapproché du mucor.

1° Etiologie. — Le muguet affecte de préférence les nourrissons, particulièrement dans les premiers jours de la vie. Il se montre d'ailleurs, mais avec une fréquence beaucoup moindre, à toutes les autres périodes. Il s'attaque surtout, en dehors de la première enfance, aux sujets débilités par une maladie aiguë ou une cachexie chronique : son apparition, dans ces conditions, est toujours un indice grave. Sa signification est moins redoutable chez les nourrissons, et bien qu'il s'adresse de préférence à ceux qui sont atteints de débilité congénitale ou à ceux qui présentent une dyspepsie gastro-intestinale, il se montre également, surtout dans les premiers temps qui suivent la naissance, chez des enfants relativement sains. Il semble que l'alimentation purement lactée joue un rôle dans son développement. Cela peut tenir à deux causes : ou bien le lait, même stérilisé, même fourni par une nourrice, abandonne dans la bouche des éléments de fermentation acide : or l'acidité buccale est une condition presque toujours observée en pathologie (GUBLER), lors même que les cultures expérimentales sont possibles en milieu alcalin ; ou bien c'est l'allaitement artificiel, avec ses contaminations accidentelles, et le cortège des troubles digestifs qu'il provoque, qui confère la disposition au muguet. Ce qui est bien établi, c'est que le muguet est plus commun dans l'allaitement artificiel que dans l'allaitement naturel, et qu'il tend à disparaître après le sevrage, comme si le régime lacté par lui-même exerçait une action.

Le muguet pénètre dans la bouche par infection ou contact. Les champignons qui flottent dans l'atmosphère des crèches se déposent sur la muqueuse buccale. Souvent c'est par l'intermédiaire des biberons, des cuillers, que se fait la propagation. Le sein même de la nourrice peut être infecté et transmettre le champignon. Ce sont ces deux procédés, l'infection et le contact, qui expliquent les épidémies observées dans certaines collectivités d'enfants et qui peuvent durer des mois et même des années (deux ans à la clinique d'accouchements de Budapesth, Grosz[1]). De là les inconvénients de l'encombrement, du manque d'aération ; de là aussi des indications au point de vue prophylactique.

En général, le muguet est préparé par une lésion antérieure de la bouche. Chez le nouveau-né c'est la desquamation physiologique de l'épithélium buccal (Grosz) qui favorise l'implantation du champignon. Chez le nourrisson plus âgé, ce sont les dyspepsies gastro-intestinales qui s'accompagnent si souvent de sécheresse de la bouche, de troubles nutritifs de sa muqueuse ou de stomatite érythémateuse, c'est l'éruption des premières dents qui agissent dans le même sens.

Dans les maladies graves et les cachexies, la bouche est toujours plus ou moins touchée. Strüss a fait remarquer d'ailleurs qu'il y avait toujours, dans les bouches atteintes de blanchet, multiplication des streptocoques et autres microorganismes qui semblent ainsi préparer le terrain.

2° Anatomie pathologique. — La lésion élémentaire est constituée par un point blanc, rappelant un caillot de lait, formé par des cellules épithéliales, des filaments étroits, allongés, composés de divers articles et des spores de 6 à 8 μ. On y rencontre aussi quelques microorganismes (streptocoques et staphylocoques). Les points blancs se déposent d'abord sur la

[1] Grosz. *Jahrb. f. Kindheilk.*, 1896.

pointe et les bords de la langue, la face interne des lèvres, des
joues, se réunissent, forment des plaques, et dans les types confluents, dessinent de véritables lames. Le muguet envahit le
palais, le pharynx, l'œsophage, et bien qu'il affecte de préférence les muqueuses à épithélium pavimenteux stratifié, il peut
se localiser dans le tube gastro-intestinal, les voies respiratoires.
Parrot avait déjà signalé le muguet dans l'estomac, l'intestin
grêle, le gros intestin, dans le poumon. On en a observé dans
le larynx, la trachée, les bronches, dans le cerveau (Zenker,
Guidi), dans les reins (Schmorl), dans un ganglion lymphatique (Guidi), dans la parotide, dans l'oreille moyenne. Ce
sont là des faits exceptionnels. Le muguet n'a pas dans ces
diverses localisations le même aspect que dans la bouche ou le
pharynx. Au niveau de la muqueuse gastrique ou intestinale,
il forme de petites nodosités miliaires jaunes ou roses, rappelant
la folliculite, parfois il provoque de véritables ulcérations très
petites. Dans les parenchymes, il crée des abcès ou des noyaux
rappelant la gomme, qui renferment les filaments et les spores.

La généralisation se fait par extension progressive, dans
la parotide à travers le canal de Stenon, dans l'oreille par
la trompe d'Eustache, par inhalation (muguet des voies respiratoires), par déglutition (muguet de l'estomac). Dans un cas de
lavage de l'estomac, Guidi a ramené des spores et des filaments.

Le muguet peut aussi pénétrer dans les voies lymphathiques
et sanguines. Charrin, par injection, a déterminé une infection
généralisée. Au niveau du rein, il y avait un véritable feutrage
constitué par les filaments. Le muguet, dans ses formes infectieuses, agit, d'après cet auteur, mécaniquement, et non par
des produits toxiques. C'est ce qui le distingue des infections
microbiennes. Cependant Roger a pu vacciner l'animal par des
injections de petites doses de culture et a montré que le sérum
des animaux vaccinés cultivait mal le champignon. L'expérimentation a donc établi le mécanisme des localisations viscérales du muguet.

Heller sur 33 examens de muqueuses ou d'organes envahis par le muguet, a vu celui-ci s'étendre dans la moitié des
cas au tissu conjonctif qui était proliféré, et dans un tiers

des cas pénétrer dans les vaisseaux qui étaient thrombosés, ce qui explique la rareté des métastases. Le muguet s'infiltre à travers les couches épithéliales sans les altérer.

Les premières descriptions du muguet attribuaient à celui-ci une symptomatologie très chargée. Plus tard, on considéra les troubles digestifs et généraux comme dus exclusivement aux maladies primitives, diarrhées, gastro-entérites, dont le muguet n'était qu'une complication. Il y a peut-être lieu, en raison des divers travaux que nous avons signalés, de refaire cette étude et de rechercher si dans les muguets étendus, les troubles généraux ne peuvent pas être rapportés en partie au muguet lui-même.

3° Symptômes. — Les symptômes se réduisent à la constatation de points, de plaques blanchâtres, isolés ou confluents, siégeant dans les différentes parties de la cavité buccale et se prolongeant dans les cas graves jusqu'au pharynx et à l'œsophage.

Ils ont l'apparence de fragments de caséine, sont friables, légèrement adhérents au début, puis se détachent facilement, sans laisser d'érosions, et se reproduisent rapidement. Entre les plaques de muguet, la muqueuse est rouge, sèche. Cet état précède même le développement du muguet. Parfois, on observe au niveau du palais des érosions, des ulcérations (ulcérations ptérygoïdiennes de Parrot) qui sont le fait de l'athrepsie plutôt que du muguet. La réaction buccale est acide. Dans les cas légers, l'enfant continue à boire. Dans les formes intenses, la déglutition est gênée, douloureuse, l'enfant refuse le sein, fait des mouvements répétés de contorsion avec les lèvres et la langue. Il est impossible de décrire les symptômes gastro-intestinaux et généraux du muguet. Celui-ci, en effet, survient souvent chez des enfants atteints d'infections digestives aiguës, avec diarrhée, érythèmes fessiers, amaigrissement, fièvre. On ignore ce que le muguet ajoute à ce tableau. Tout ce qu'on peut penser, c'est qu'il contribue par l'inanition plus ou moins marquée qu'il provoque dans ses formes étendues, à assombrir le pronostic. Il est vraisemblable que lorsqu'il se généralise à l'intestin, celui-ci est déjà gravement atteint par sa lésion antérieure.

Il peut cependant, par exception, produire des métastases viscérales, et provoquer alors des suppurations ou figurer des scènes qui rappellent la pneumonie, la méningite (Grun).

4° Diagnostic. — La plupart des exsudations buccales, stomatite pultacée, diphtéroïde, diphtérique, aphteuse, diffèrent du muguet par leurs caractères, les conditions pathogènes, l'âge du sujet. Au reste, la recherche du champignon lèvera tous les doutes. Dans les premiers temps de la naissance, on trouve parfois au niveau du palais des épaississements opalins, dus à la prolifération épithéliale, des érosions ou des ulcérations par desquamation, de petites saillies miliaires blanchâtres, adhérentes à la muqueuse (kystes de Guyon et Thierry).

Toutes ces lésions n'ont rien de commun avec le muguet.

5° Pronostic. — Le muguet est une affection bénigne par elle-même. Survenant chez des enfants bien portants, elle ne comporte aucun danger. Elle partage le pronostic des affections gastro-intestinales qu'elle accompagne. Aussi attribuait-on autrefois un rôle au muguet dans la grande mortalité observée dans les épidémies de diarrhée infantile. L'allaitement naturel, l'usage du lait stérilisé ont diminué la fréquence et la gravité des infections gastro-intestinales comme aussi du muguet qui les accompagne. Le muguet n'a d'importance par lui-même que dans les formes étendues où il gêne l'alimentation et dans les cas très exceptionnels à métastase. Chez l'adulte, il indique une altération profonde de l'état général.

6° Traitement. — Le traitement comprend la prophylaxie et le traitement proprement dit.

a. *Prophylaxie*. — Le muguet se transmettant par l'atmosphère, il faut assurer une bonne ventilation dans les crèches. Il faut aussi éviter la propagation par les biberons, les cuillers, le sein de la nourrice qui doit être aseptisé avant et après la tétée. On a employé parfois le lavage aseptique de la bouche de l'enfant, comme moyen prophylactique. Gnosz repousse cette pratique, car elle tendrait à favoriser le muguet par les lésions mécaniques qu'elle provoque. Cet auteur a pu arrêter une épi-

démie de muguet en faisant préventivement un badigeonnage
de la cavité buccale avec une solution de nitrate d'argent à
1 p. 100. L'hygiène des maladies digestives en général (règles
de l'alimentation) se confond avec celle du muguet.

b. *Traitement proprement dit.* — Souvent, il suffit d'alcali-
niser la bouche. Chez les enfants d'un certain âge, on peut user
de gargarismes, de pastilles de Vichy. Chez les nourrissons, un
procédé très pratique consiste à maintenir dans la bouche un
nouet qu'on trempe de temps à autre dans une solution :

Eau	200	cent. cubes.
Saccharine	0,20	centigr.
Bicarbonate de soude	10	grammes.

Il faut en effet s'abstenir de collutoires au sirop et au miel
qui favorisent les fermentations acides.

Si les enduits membraneux gênent la succion, on les enlèvera
avec un petit tampon d'ouate ou au moyen d'une irrigation à
l'eau tiède, et on appliquera deux fois par jour un topique
cathérétique : badigeonnages avec un collutoire au borate de
soude dans l'eau saccharinée ou la glycérine (1 p. 10), résorcine
1 p. 10, benzoate de soude (1 p. 10), nitrate d'argent 2 à 3 p. 100.
Ce traitement est surtout dirigé contre la stomatite concomitante. L'alcalinisation de la bouche suffit contre le muguet. Il
faut lui adjoindre le traitement des troubles dus à l'infection
gastro-intestinale.

ARTICLE V

NOMA

Appelé encore *cancer aqueux, gangrène de la bouche, stoma-
race,* le noma est une affection gangréneuse de la bouche qui se
voit surtout dans les milieux hospitaliers.

1° Étiologie. — Le noma est exceptionnel chez le nouveau-
né et le nourrisson. Il frappe les enfants surtout à partir de
deux à sept ans, pendant toute la durée de la première dentition.
On en a signalé des cas chez l'adulte et même chez le vieillard.

Les filles paraissent plus prédisposées que les garçons.

Les pays froids et humides, la pauvreté, l'inanition, l'encombrement, toutes les circonstances anémiantes et débilitantes en favorisent l'apparition. Autrefois le traitement antiphlogistique rigoureux (diète, saignée, usage des mercuriaux) constituait une circonstance adjuvante, car depuis qu'on y a à peu près renoncé, le noma est devenu plus rare. Il est vrai que les conditions générales d'hygiène se sont améliorées simultanément.

Le noma *primitif* est exceptionnel. Il est habituellement *secondaire* et succède aux maladies infectieuses, parmi lesquelles la rougeole compte pour la moitié des cas, 110 fois sur 226 cas (RILLIET et BARTHEZ). Viennent ensuite la scarlatine, la coqueluche, la variole, la fièvre typhoïde, la bronchopneumonie, la diarrhée, la dysenterie, la fièvre intermittente. Chose curieuse, la tuberculose ne figure pas dans les causes du noma.

Les causes prédisposantes locales jouent un certain rôle. La carie dentaire, les énanthèmes buccaux (rougeole, scarlatine), les fuliginosités, les amas de débris épithéliaux (fièvre typhoïde), l'herpès, l'impétigo, toutes les circonstances qui diminuent la résistance de l'épithélium buccal et provoquent des processus de putréfaction sont dans ce cas. La stomatite ulcéromembraneuse peut se transformer en gangrène, de même que la stomatite mercurielle (BRETONNEAU, TOURDES), d'où le précepte d'éviter l'administration du calomel aux enfants misérables, convalescents des maladies infectieuses.

Le noma n'est pas contagieux. Il peut paraître épidémique à cause de l'épidémicité des maladies favorisantes.

2° Symptômes. — Nous les diviserons en symptômes locaux, troubles fonctionnels et symptômes généraux.

a. *Symptômes locaux.* — Le début a lieu d'un côté, par la muqueuse buccale, au niveau de la lèvre, de la joue, le plus souvent sur la gencive, au collet d'une dent. Il se fait par une petite plaque grisâtre, ulcérée, précédée ou non d'une phlyctène. L'ulcère muqueux prend rapidement un aspect putrilagineux. Sa surface devient gris-noirâtre, se recouvre d'une pulpe filamenteuse. Il s'étend, s'inocule aux parties voisines, à la joue, à la lèvre, et s'il a débuté par les **gencives**, au sillon gingivo-pariétal, à la muqueuse palatine. Les dents, à ce niveau, sont déchaussées et englobées à leur point d'implantation dans une bouillie gris-noirâtre. Lorsque l'ulcération a atteint la lèvre ou la joue, il se fait très rapidement au point correspondant une tuméfaction rappelant par son aspect celle que provoque une chique de tabac. D'abord molle, œdémateuse, **elle** prend une consistance dure. La peau tendue est le premier jour rouge, luisante; elle devient ensuite violacée, noire, et montre du troisième au sixième jour une eschare qui s'étend sur les parties voisines, pouvant couvrir la joue, la lèvre, **arriver** jusqu'à l'orbite et au cou.

Parfois l'eschare se limite, s'entoure d'un sillon de séparation, s'élimine après quelques jours en laissant une perte de substance qui donne accès dans la cavité buccale et par où s'écoulent de la salive, des débris gangrenés. Dans ces conditions, les bords œdémateux et grisâtres de la solution de continuité se détergent, s'accollent et aboutissent à une cicatrisation complète ou à la formation d'une fistule.

b. *Troubles fonctionnels*. — Le sujet atteint de noma répand autour de lui une odeur fétide, dont il n'est d'ailleurs pas impressionné. La douleur est exceptionnelle. J'ai cependant vu un cas de noma signalé avant et pendant son évolution par des élancements très vifs. La parole, la mastication, la déglutition sont peu gênées. Il est rare qu'il y ait de la contracture. La tension et la tuméfaction n'opposent qu'une gêne mécanique. Lorsque le noma guérit, il se produit souvent des adhérences très serrées entre les lèvres et le maxillaire, la joue et le maxillaire, en raison des pertes de substance occasionnées par la maladie et de la cicatrisation consécutive. Ces symphyses ont pour effet de gêner l'ingestion des aliments, et de troubler l'articulation des mots.

c. *Symptômes généraux*. — Ils contrastent par leur faible développement avec la gravité de l'état local. La température est peu élevée, à moins d'affection concomitante, quelquefois abaissée. L'agitation, les symptômes nerveux sont exceptionnels. L'appétit est conservé, la soif vive, le visage est pâle. Rien de plus saisissant que cet enfant avec ce masque hideux couvrant particiellement son visage, répandant autour de lui une odeur fétide, assis sur son lit, détachant lui-même, avec un stoïcisme apparent, des filaments gangréneux de l'intérieur de sa bouche.

3° Complications. — Cependant, cette tolérance n'est que passagère. Bientôt paraît une diarrhée colliquative due à l'absorption des matières septiques provenant de la bouche et qui aboutit rapidement au marasme. Ou bien la gangrène s'étend au pharynx, aux poumons, et le patient meurt de septicémie. Parfois, il y a d'autres localisations lointaines de la gangrène, au niveau des téguments et surtout de la vulve. On a cité des cas d'hémorragie par une ouverture d'un vaisseau de calibre.

4° Marche. — On peut distinguer trois formes suivant l'évolution du noma : une *forme moyenne*, dans laquelle l'eschare cutanée se produit au bout de quelques jours et qui tue par marasme vers le dixième jour.

Une *forme foudroyante* dans laquelle l'eschare apparaît de bonne heure, s'étend avec rapidité sur une grande étendue des téguments de la face.

Une *forme subaiguë* dans laquelle l'eschare se limite et s'élimine. C'est la seule qui puisse guérir, en laissant derrière elle des difformités. C'est dans ces cas qu'on a vu les dents tomber, une partie du maxillaire être expulsée, et plus tard s'établir une symphyse génio-maxillaire. D'ailleurs, les rechutes sont assez fréquentes. Les bords de la solution de continuité sont repris par la gangrène. RILLIET et BARTHEZ citent un cas où il y eut cinq rechutes. J'ai vu un cas où le patient mourut au dixième mois d'une quatrième rechute.

5° Anatomie pathologique. — Il y a un véritable contraste, au début, entre la lésion muqueuse et celle des parties voisines. Alors que la première se borne à une petite plaque grisâtre limitée, on trouve déjà, comme j'ai pu le vérifier dans trois cas d'intervention hâtive [1], le périoste décollé sur une grande éten-

---

[1] WEILL, Le *noma*, Médecine moderne, 1897. Voir DEYROLLE, *Contribution à l'étude du noma*, Th. de Lyon, 1897.

due, le tissu sous-muqueux de la joue envahi par une substance putrilagineuse qui dépasse de beaucoup les limites de la plaque superficielle, les muscles et les tissus sous-cutanés infiltrés par une sérosité grisâtre, très loin de l'eschare superficielle. De là l'indication que j'ai formulée d'une intervention chirurgicale hâtive et large.

L'envahissement gangréneux se fait ensuite de proche en proche atteignant les os, et toute la substance de la joue et de la lèvre.

Rilliet et Barthez ont signalé l'oblitération artérielle, veineuse. Sostrat la périnévrite. On trouve souvent de la bronchopneumonie, de la gangrène du poumon, de la vulve. Le sang est liquide et noir.

6° Pathogénie. — Le noma ne paraît pas être dû à un organisme pathogène spécial. On retrouve dans l'œdème de la joue toutes sortes de microbes. Netter a trouvé des spirilles, Samson des vibrions qui existaient également dans le sang. Schimmelbusch a décrit un bâtonnet court. Dans deux cas j'ai trouvé une fois des streptocoques, une fois un microorganisme non déterminé.

On a décrit des micrococoques isolés, des zooglées.

Ces microorganismes paraissent provenir de la bouche dont ils sont les hôtes à l'état physiologique. Ils acquièrent sans doute, dans les conditions que nous avons signalées, à propos de l'étiologie, des propriétés nécrotiques spéciales favorisées par les altérations de la muqueuse. Ils pénètrent dans sa substance par les points faibles, collet de la dent, vésicule d'impétigo, etc., et continuent leurs ravages dans la profondeur des tissus.

L'infection antérieure, la dépression des forces exercent sur leur développement une grande influence.

7° Diagnostic. — La *stomatite ulcéro-membraneuse* se caractérise par une ulcération grisâtre, fétide, sans gangrène, sans extension à la paroi buccale, ni au périoste.

La *pustule maligne* débute toujours par la peau.

Les autres *stomatites ulcéreuses* (mercurialisme, aphtes) n'ont rien de commun comme aspect avec le noma dont une des marques apparentes est fournie par le noyau d'œdème génial.

8° Pronostic. — Le pronostic est mortel dans la forme rapide, presque toujours mortel dans la forme moyenne; il est moins grave dans la forme limitée. La guérison s'est montrée 20 fois sur 103 cas (Rilliet et Barthez). Dans ces cas il reste une fistule ou une cicatrice difforme avec gêne des fonctions buccales. Le pronostic est moins sombre si on se décide à une intervention rapide (Weill).

9° Traitement. — Deux conditions paraissent dominer la genèse du noma : une infection générale avec dépression des forces, des modifications locales se traduisant par des fermentations de la bouche et une effraction de l'épithélium en un point donné de la muqueuse.

a. *Traitement prophylactique.* — Le traitement prophylactique comprend l'emploi de la médication tonique, alimentation forcée. lait, thé de bœuf, œufs, jus de viande, alcool, extrait de quinquina, dans la convalescence des maladies infectieuses. Il faut éviter l'encombrement, assurer l'aération des salles. Il faut enfin, chaque fois que l'haleine sera fétide, que des débris épithéliaux s'accumuleront sur la langue. les gencives, les lèvres, faire un nettoyage minutieux de la cavité par des frictions exercées au moyen d'un linge rude. par des lavages répétés avec des solutions boriquées à 4 p. 100, au sublimé à 0,5 p. 1000, au permanganate à 0,5 p. 1000. Le gargarisme est insuffisant. C'est le lavage avec un jet assez fort qui doit être utilisé.

b. *Traitement proprement dit.* — Lorsque le noma a fait son apparition, on conseille de faire la cautérisation de l'ulcère gangreneux avec des caustiques variés. acide chlorhydrique. nitrate acide de mercure, chlorure de zinc, fer rouge. Je n'hésite pas à dire que c'est là une pratique insuffisante. J'ai fait à plusieurs reprises le traitement par la cautérisation au fer rouge. sous anesthésie, sans arrêter la marche de la maladie. En général, lorsque la plaque gangréneuse a paru. l'envahissement des couches sous-jacentes est déjà fait et sur une étendue bien plus considérable que ne semblerait l'indiquer la lésion superficielle. Dans un cas, j'ai pu intervenir dès la première heure. Il y avait au niveau du collet de la première molaire supérieure un ulcère gangreneux de la dimension d'une tête d'épingle en verre. L'incision au bistouri montra un décollement du périoste ramolli et sur le point de tomber en détritus sur une étendue de 5 centimètres. En face de l'ulcère gingival, sur la joue, on trouvait une ulcération plus petite encore. Le tissu sous-muqueux à l'incision se présentait sous forme d'une plaque noire, putrilagineuse, ayant les dimensions d'une pièce de cinq francs. Déjà une sérosité grisâtre infiltrait les tissus de la joue dans un rayon de plus de 5 centimètres. Toutes les parties touchées furent excisées, et les bords de la plaie ainsi que la surface du maxillaire vernissées au fer rouge. La perte de substance fut considérable, mais la malade guérit. Dans deux autres cas l'intervention chirurgicale faite au bout de deux ou trois jours seulement fut impuissante, une grande partie des maxillaires étant déjà touchée.

Le point essentiel du traitement est d'intervenir le plus tôt possible, en faisant de larges incisions sur la joue et les lèvres pour découvrir tous les points touchés par la gangrène, périoste, couche sous-muqueuse, paroi de la joue. Tout ce qui est suspect doit être très largement excisé. Il est inutile d'enlever les portions qui sont le siège de l'œdème. L'infiltration séreuse tend à s'échapper par les lèvres de la plaie. Du côté des os, il ne faut pas craindre de faire sauter les dents, de visiter les alvéoles, de réséquer toute portion compromise. Pour parfaire, on promène le fer rouge sur toutes les surfaces mises à nu. A ce prix seul, l'intervention sera efficace. Ce qu'on peut lui objecter, c'est qu'elle ne tient pas compte des formes limitées. Mais, il est difficile de savoir d'avance quelle sera la marche de la gangrène, et si on attend, on perd une grande partie des chances de succès, pour ce qui concerne les formes progressives. Au surplus, la perte de substance produite par le bistouri n'a pas plus d'inconvénients que la perforation naturelle. Elle est bien plus apte à fournir une réparation convenable. On a cité des cas de gangrène restée superficielle et s'éliminant en ne produisant qu'une perte de substance de la muqueuse. Ce sont là des cas exceptionnels.

ARTICLE VI

DESQUAMATION ÉPITHÉLIALE DE LA LANGUE

Cette affection désignée encore sous le nom de *glossite exfoliatrice marginée* (FOURNIER et LEMONNIER), *d'état lichénoïde* (GÜBLER), de *syphilide desquamative* (PARROT), est constituée par une desquamation de la langue, sans réaction inflammatoire.

1° Etiologie. — La desquamation épithéliale de la langue s'observe surtout chez les enfants de un à quatre ans, devient exceptionnelle à partir de six ans, bien qu'on l'ait signalée chez l'adulte (LEMONNIER). Elle parait assez fréquente. GUINON en a réuni 44 cas, Comby 28 cas en quelques mois. PARROT en faisait à tort une affection syphilitique. Elle ne présente aucun rapport avec les dermatoses. Elle se montre aussi bien chez les sujets bien portants que chez les débiles. COMBY a signalé sa fréquence plus grande dans l'allaitement artificiel, cependant l'allaitement naturel n'en préserve pas. On tend à la considérer comme une affection parasitaire : le microorganisme pathogène n'a pu être isolé. GUINON a trouvé de grosses spores, mais n'a pu démontrer leur action pathogène. L'aspect et la marche de l'affection sont en faveur de sa nature parasitaire.

2° Symptômes. — L'affection procède comme l'herpès circiné, par une petite plaque épithéliale blanc grisâtre qui s'élargit rapidement, desquame sur une grande partie de son étendue, découvrant ainsi une muqueuse congestionnée, couverte de papilles saillantes qui se relie insensiblement à la muqueuse saine. Elle est limitée par un liséré saillant, blanchâtre, qui se déplace à mesure que la desquamation l'atteint, et qui parait être une zone d'envahissement à la façon du bourrelet de l'érysipèle. Le liséré s'arrête soit sur le dos de la langue, soit aux bords, il ne pousse jamais à la face inférieure de celle-ci. Il disparait à un moment donné par desquamation, comme le reste de la plaque.

Le produit de raclage de la langue montre à côté de cellules saines des cellules déformées et granuleuses (GUINON) et des spores.

Les plaques de desquamation sont souvent multiples, siégeant sur les bords, la pointe, dans la région médiane de la langue. Elles sont d'âge différent. Les lisérés ont une forme arquée et en se rejoignant déterminent des contours sinueux ou polycycliques, parfois ils dessinent des lignes concentriques.

La marche envahissante de la desquamation dure pour chaque plaque de huit à dix jours. On a vu des langues dépouillées en cinq jours. La partie desquamée, d'abord rouge, recouverte de saillies papillaires, se recouvre à nouveau d'épithélium, mais la guérison n'est souvent que temporaire, l'affection se reproduit pendant des mois et des années.

Elle ne s'accompagne d'ailleurs d'aucun trouble fonctionnel, douleur, salivation, fièvre, ce qui est en rapport avec le processus purement épithélial. On n'a pas, en effet, trouvé en dehors de la prolifération épithéliale, de lésions dermiques ou vasculaires CASPER, GUINON).

La desquamation épithéliale affecte plusieurs formes : 1° celle que nous venons de décrire, desquamation en aires, *glossite exfoliatrice marginée* ; 2° la desquamation à *découpures nettes* (GUINON), *langue en carte de géographie* de GAUTIER ; les bords de la plaque sont à pic, sinueux, très irréguliers, sans tendance à l'envahissement ; la réparation est plus lente et dure trois à quatre semaines. 3° Dans une *troisième forme* décrite par Guinon, il n'existe qu'une plaque centrale, allongée d'avant en arrière, sans limites nettes, sans bords saillants, avec simple amincissement épithélial comme si on s'était contenté de racler la langue à ce niveau.

3° **Diagnostic**. — Le diagnostic est facile. On distinguera la desquamation des syphilides.

4° **Pronostic**. — C'est une affection insignifiante.

5° **Traitement**. — Il se réduit à quelques soins aseptiques.

à des attouchements avec une solution de sublimé, d'acide salicylique.

ARTICLE VII

PERLÈCHE

La perlèche est une petite lésion des commissures labiales, sans gravité, se transmettant par contagion.

1° Symptômes. — Décrite par LEMAISTRE de Limoges, la perlèche est caractérisée par un épaississement opalin, occupant symétriquement les deux commissures labiales, sans tendance à l'extension, sans douleur, sans gêne fonctionnelle. La commissure est comme calleuse, blanchâtre, rappelle l'empreinte produite par le mors chez les chevaux, d'où le nom de *bridou*. L'enfant y passe doucement sa langue, de là l'expression de *perlèche*. Il y porte aussi ses doigts, arrache la pellicule blanchâtre, et détermine ainsi des érosions. Parfois il s'y développe des fissures.

La perlèche disparaît spontanément au bout de quelques semaines, se reproduit volontiers. Parfois elle devient chronique (COMBY).

2° Etiologie. — La perlèche est une affection contagieuse, se développant sous forme d'épidémies dans les écoles, les salles d'hôpital, les familles (LEMAISTRE, COMBY, RAYMOND). La transmission se fait par les baisers, la communauté des linges de toilette, des verres, des cuillers. LEMAISTRE attribue la perlèche à un streptocoque à chaînettes entrelacées (streptococcus plicatilis), RAYMOND à des staphylocoques associés à d'autres microorganismes.

3° Diagnostic. — On doit distinguer la perlèche de l'herpès labial, de l'impétigo et surtout des plaques muqueuses.

4° Traitement. — La perlèche est une affection sans gravité aucune, on ne lui connaît pas de complications.

Sa contagiosité impose quelques mesures d'hygiène : recom-

15.

mander à l'entourage de ne pas se servir des objets que l'enfant porte à sa bouche. Le meilleur topique, pour COMBY, serait la teinture d'iode appliquée tous les deux jours. D'autres auteurs recommandent l'acide lactique, le sulfate de cuivre.

CHAPITRE II

MALADIES DU PHARYNX

Les maladies du pharynx sont remarquables par le rôle prédominant que jouent les formations lymphoïdes si développées à la surface de la muqueuse gutturale. Nous décrirons les angines aiguës, à l'exclusion de l'angine diphtérique déjà traitée, les abcès rétropharyngiens et les angines chroniques.

ARTICLE PREMIER

ANGINES AIGUËS

Les angines aiguës sont importantes à étudier en raison de leur fréquence et de l'intérêt très grand qui s'attache à leur distinction d'avec l'angine diphtérique. Nous les diviserons au point de vue symptomatique en *angines érythémateuse, pultacée, herpétique, membraneuse, suppurée*.

1° Etiologie. — Le pharynx est une des régions les plus susceptibles de l'économie. Il est situé au confluent des fosses nasales et de la bouche. Les premières, à l'état normal, le protègent contre le contact d'un air sec, froid, chargé de poussières ou de germes qu'elles arrêtent au passage au moyen de leurs replis ou détruisent par les propriétés bactéricides de leurs sécrétions. Les affections du nez, si fréquentes dans l'enfance, suppriment cette influence bienfaisante et la respiration buccale provoque des angines au même titre que des bronchites.

Les rapports du pharynx avec la cavité buccale le mettent

en contact fréquent avec les nombreux microorganismes qui habitent celle-ci à l'état de saprophytes (VIGNAL), de sorte que même dans les conditions physiologiques on en a retrouvé (**par exemple, des streptocoques**) à la surface et même dans la profondeur de l'amygdale (WIDAL et BESANÇON). Ces microorganismes constituent une menace perpétuelle qui aboutit, lorsque leur virulence s'exalte ou que des troubles circulatoires ou autres modifient la résistance de la muqueuse pharyngée. De par sa fonction mécanique le pharynx est exposé à des frottements, des violences répétées, principalement au niveau de l'isthme, région rétrécie, à la surface de laquelle le bol alimentaire exerce une pression excentrique au moment de sa déglutition.

Ces conditions défavorables du pharynx sont surtout marquées dans les points de passage aux fosses nasales et à la bouche et sont en quelque sorte soulignées par la présence, en ces deux zones, d'un appareil spécial de protection, l'amygdale pharyngée qui se développe en face de l'orifice postérieur des fosses nasales et l'amygdale palatine qui marque l'entrée du pharynx buccal. Dans le reste du pharynx, on trouve un tissu adénoïde diffus ou dessiné sous forme de follicules clos. Le développement d'un système lymphatique spécial, ayant rôle de sentinelle avancée dans la défense du pharynx fait comprendre la fréquence des lésions adénoïdiennes dans la pathologie de cette région. Ajoutons que dans la région sousmaxillaire le pharynx est mal protégé extérieurement contre les causes de refroidissement par la faible épaisseur de ses parois.

Les angines sont fréquentes chez les enfants, mais il y a des distinctions à établir. Il existe, en effet, des *angines spécifiques*, celles de la diphtérie, de la fièvre typhoïde, de l'érysipèle, du rhumatisme, des maladies éruptives, qui ne font que traduire sur le pharynx la fréquence respective de ces diverses maladies générales. D'autres *angines non spécifiques* relèvent de microorganismes banals, qui existent physiologiquement dans la cavité bucco-pharyngée, à l'état de saprophytes et ne deviennent pathogènes qu'éventuellement : streptocoques, pneumocoques, pneumobacilles, coli communis, coccus Brisou, staphylocoques, etc.

Ces divers microorganismes existent aussi bien chez l'adulte que chez l'enfant et leur rôle considéré au point de vue de l'âge, est assez mal défini. Il semble qu'aux deux extrêmes de la vie, leur action soit discrète, chez le nourrisson, parce qu'il est soumis à une alimentation spéciale, liquide, qui préserve le pharynx des traumatismes de la déglutition, chez le vieillard parce que son pharynx, talé par la répétition même de ces traumatismes, a contracté une grande résistance, dont témoignent l'atrophie progressive de ses systèmes vasculaires et lymphatiques.

C'est dans la seconde enfance et dans l'adolescence que l'angine simple, non spécifique, apparaît avec son maximum de fréquence. C'est aussi la période des refroidissements, des imprudences de régime, absorption de liquides froids ou chauds, des contagions : car si la contagion est admise d'une façon absolue pour les angines spécifiques, elle ne laisse pas que de s'appliquer dans quelques cas aux angines simples. Cette contagion, très nette dans quelques épidémies (LANDOUZY, DUBOUSQUET-LABORDERIE, etc...), peut être comparée, comme degré de fréquence, à celle de la pneumonie, d'autant qu'elle procède par petits foyers (RICHARDIÈRE), à l'instar de celle-ci. L'analogie peut être poussée plus loin, car l'angine est une maladie à répétition, qui récidive facilement après une première atteinte, avec plus de facilité encore que la pneumonie, presque aussi aisément que l'érysipèle. La contagion peut s'expliquer par une virulence particulière des microorganismes pathogènes due à des conditions atmosphériques mal définies; elle peut être due à un affaiblissement du terrain, provoqué par des conditions communes d'hygiène, dans une famille, dans une collectivité, école, hôpital.

Aux causes prédisposantes qui concernent le jeune âge, ajoutons l'influence de la respiration exclusivement buccale motivée par les nombreux cas d'obstruction nasale chez les jeunes sujets.

2° Symptômes. — Il n'y aurait guère à insister sur les symptômes de l'angine infantile qui ressemblent absolument à ceux de l'âge adulte, si la fréquence de l'angine diphtérique chez les enfants n'obligeait à discuter journellement le diagnostic d'une angine. C'est de ce point de vue qu'il faut envisager la description des angines. La précision gagnée par le diagnostic à la faveur de l'examen bactériologique devrait dispenser de tout autre moyen d'investigation, s'il était toujours applicable, car il est acquis qu'il n'y a pas de relation absolue entre la forme anatomique et la nature de l'angine. La diphtérie, par exemple, peut figurer exceptionnellement à côté des angines membraneuses, des aspects érythémateux ou herpétiformes. Néanmoins, c'est là l'exception, et comme le diagnostic bactériologique n'est pas toujours possible, il est utile de différencier cliniquement les formes tranchées de l'angine. Nous distinguerons des signes physiques, des troubles fonctionnels, des symptômes généraux.

a. *Signes physiques.* — L'angine est *érythémateuse, pultacée, herpétique, membraneuse, suppurée.*

L'*angine érythémateuse* se traduit par une rougeur diffuse avec gonflement marqué au niveau des amygdales et sécrétions muqueuses.

L'*angine pultacée* qui se combine souvent avec la précédente a, comme caractéristique, la présence d'enduits crémeux, plus ou moins vite altérés dans leur couleur, débutant au niveau des cryptes de l'amygdale, faciles à détacher et s'effritant rapidement lorsqu'on les plonge dans l'eau.

L'*angine herpétique* se traduit au début par la présence de groupes de vésicules très éphémères qu'il est difficile d'observer à temps. Elles se transforment rapidement en ulcérations qui se recouvrent de produits membraneux à contours polycycliques répartis, sous forme d'éléments éruptifs d'âge différent, en plusieurs points séparés les uns des autres par des ponts de muqueuse rouge, gonflée, sans enduit véritable ; souvent il y a coexistence d'herpès labial.

L'*angine membraneuse* non diphtérique rappelle localement celle de la diphtérie ; l'examen bactériologique et l'évolution peuvent seuls les différencier.

L'*angine suppurée* siège surtout dans l'amygdale. Précédée ou non d'une angine diffuse, l'amygdale devient volumineuse, saillante : elle s'entoure d'un véritable œdème collatéral qui envahit les piliers, la partie correspondante du voile. Au bout de quelques jours, le pus s'échappe par ulcération spontanée ou après intervention, souvent aussi, l'amygdalite s'accompagne de périamygdalite suppurée, surtout dans sa région supérieure ; dans ce cas le gonflement plus marqué encore au niveau des piliers est sensible extérieurement au niveau de l'angle du maxillaire. L'ouverture de l'abcès se fait généralement à la partie supérieure du pilier antérieur et l'enfant soulagé crache une certaine quantité de pus.

b. *Troubles fonctionnels*. — Ce sont les mêmes que chez l'adulte : déglutition douloureuse des aliments, des boissons, de la salive hypersécrétée ; douleurs irradiées à l'oreille, en cas de propagation au pharynx supérieur et à la trompe, voix nasonnée, reflux des liquides par le nez, contractures réflexes des masséters (surtout dans les formes suppurées) ou des muscles du cou (torticolis, principalement dans la forme rhumatismale).

c. *Symptômes généraux*. — Ils rappellent ceux d'une maladie infectieuse : frissons, courbature, céphalée, parfois chez les jeunes sujets délire et même convulsions, élévation thermique à 39°-40°, état gastrique.

Le caractère infectieux de la maladie se révèle par la participation fréquente des ganglions rétro-maxillaires, l'albuminurie assez souvent observée, et dans les cas graves, les arthropathies, les éruptions, la splénomégalie. Mais ce sont là des formes exceptionnelles. Le plus souvent tout se réduit à une fièvre cyclique qui disparaît par défervescence rapide au bout de trois à quatre jours, à de la tuméfaction ganglionnaire, de l'embarras gastrique. Habituellement, il reste de la dépression des forces et de la pâleur. L'angine herpétique donne lieu aux réactions les plus franches et les plus fébriles ; l'angine phlegmoneuse aux frissons, aux lancées qui annoncent la suppuration, suivis d'une accalmie qui annonce la collection du pus.

3° **Marche**. — L'angine aiguë est une affection qui évolue en quelques jours. Les phénomènes généraux et locaux cèdent rapidement, les produits pultacés ou membraneux se détergent, n'ont aucune tendance à se reproduire.

Parfois, il y a rechute, la maladie reprenant son évolution avec le même cortège de symptômes sur les parties intactes du pharynx, en général sur l'amygdale saine. Dans de rares cas (NICOLAS, *Arch. de méd. expér.*, 1898), on a vu les fausses membranes non diphtériques se reproduire pendant plusieurs mois.

4° Pronostic. — Le pronostic est le plus souvent bénin. Les complications des angines simples se bornent à de l'otite simple ou suppurée, des tuméfactions ganglionnaires plus ou moins persistantes de la région cervicale, exceptionnellement de l'albuminurie durable. L'angine se reproduit avec une certaine facilité, et chaque poussée contribue à créer une hypertrophie chronique de l'amygdale.

Les formes suppurées peuvent aboutir exceptionnellement à des fusées purulentes étendues et à de la pyohémie, plus rarement encore voit-on se produire la gangrène du pharynx.

5° Diagnostic. — Il importe de distinguer les différentes angines membraneuses de celle de la diphtérie (voir au chapitre de la diphtérie), et les angines simples d'avec les localisations pharyngées des maladies éruptives ou générales. Ce point a déjà été traité à propos de chacune de celles-ci.

6° Pathogénie. — La nature infectieuse des angines qui ressort de leur évolution cyclique, de leur contagiosité observée de temps à autre, a reçu une confirmation de par les recherches bactériologiques. Les enduits, les produits pultacés, les fausses membranes, le pus sont riches en microorganismes, dont les plus fréquemment observés sont les différentes variétés de streptocoques. Les fausses membranes en particulier sont provoquées par le streptocoque (WURTZ et BOURGES), plus rarement par le staphylocoque, le bactérium coli, le pneumocoque (JACCOUD et MÉNÉTRIER), le coccus Brison, etc. La plupart de ces microorganismes préexistent dans la cavité bucco-pharyngée et ne deviennent pathogènes que dans certaines conditions.

7° Traitement. — Le traitement comprend la prophylaxie, le traitement local, le traitement général.

a. *Prophylaxie*. — Dans les cas qui semblent se propager par contagion, isoler le malade. Dans ceux qui récidivent fréquemment, détruire les foyers chroniques d'où partent les germes infectieux hypertrophie de l'amygdale, végétations adénoïdes).

b. *Traitement local*. — Localement, combattre la douleur au moyen de gargarismes émollients, de pulvérisations chaudes. Les compresses froides ou les cravates de glace soulagent et parfois abrègent la durée de l'inflammation.

Il est inutile de faire souffrir les enfants, en essayant de déterger les produits pultacés ou pseudo-membraneux qui disparaissent spontanément.

On fera quelques lavages aseptiques avec de l'eau boriquée tiède, s'il y a de la fétidité de l'haleine.

Dans l'abcès amygdalien ou périamygdalien, l'évacuation se fait souvent spontanément au bout d'un septénaire. Si les douleurs sont vives, on peut inciser.

c. *Traitement général*. — Les lavages et l'asepsie bucco-pharyngée modèrent les processus toxi-infectieux de la gorge : on les fera difficilement accepter aux jeunes enfants.

On traitera les différents symptômes, céphalée, frissons, fièvre, phénomènes nerveux par les moyens appropriés : quinine, antipyrine, salicylate de soude, bains tièdes.

Pendant la convalescence, traitement tonique.

ARTICLE II

ABCÈS RÉTRO-PHARYNGIENS

L'abcès rétro-pharyngien est une affection qu'on rencontre surtout chez les nourrissons et qui se caractérise par une inflammation suppurative des ganglions lymphatiques de la paroi postérieure du pharynx.

1° Étiologie. — L'abcès rétro-pharyngien est une affection rare. HENOCH n'en a observé que 50 cas. BOKAI[1] en trente-neuf ans en a réuni 614 cas à Budapesth, représentant 0,2 p. 100 de la morbidité. On les observe surtout dans la première année. Ils sont exceptionnels après 4 ans.

La prédilection de l'abcès rétropharyngien pour le nourrisson est attribuée à la présence de ganglions lymphatiques dans le tissu cellulaire rétropharyngien, plus constants et plus volumineux à cet âge. BOKAI, GILETTE considèrent en effet l'abcès rétropharyngien comme lié à une adénite avec ou sans périadénite suppurée.

Ces ganglions forment trois groupes : supérieur ou rétropharyngien, moyen ou pharyngien, inférieur ou rétro-laryngé. Ils se prennent dans les lésions inflammatoires ou infectieuses des muqueuses dont ils reçoivent les lymphatiques : coryza, otites, stomatites, angines : c'est sans doute par l'intermédiaire de pareilles lésions qu'agissent les maladies éruptives ou les maladies générales, fièvre typhoïde, lorsqu'elles provoquent l'abcès retro-pharyngien. La scrofule, le lymphatisme en ruinant la résistance des ganglions par des altérations diverses, favorisent leur suppuration et constituent des causes prédisposantes d'un autre genre.

Parfois ce sont des actions directes qui provoquent la formation de l'abcès : corps étranger, angine gangréneuse, carie vertébrale. Mais dans ces cas, il s'agit ou de phlegmons à marche plus ou moins rapide, ou d'abcès froids extra-ganglionnaires.

2° Anatomie pathologique. — L'abcès rétropharyngien proprement dit débute généralement par les parties latérales du pharynx et tend à gagner la partie médiane de la cavité.

Parfois il se porte en dehors et vient au niveau de la région mastoïdienne, de l'angle de la mâchoire ou sur les côtés du larynx. La position externe de l'abcès rend le diagnostic plus difficile et gêne l'intervention, car l'ouverture par la bouche

---

[1] BOKAI, Traité des maladies de l'enfance de GRANCHER, COMBY et MARFAN.

expose dans ce cas à la blessure du paquet vasculo-nerveux.

L'abcès est habituellement collecté, mais il peut donner lieu à des phlegmons par diffusion qui fusent jusque dans le médiastin.

Le pus est d'ordinaire bien lié, fétide, sauf dans les cas d'abcès par congestion ou de phlegmons primitifs. Il renferme les microbes pyogènes classiques et surtout le streptocoque.

Le volume de l'abcès varie de celui d'une noisette à celui d'un œuf.

Les lésions accessoires sont les adénopathies rétro-maxillaires, cervicales, l'inflammation de la muqueuse pharyngée, la laryngite, l'œdème de la glotte, et en cas de complications la bronchopneumonie, les suppurations pleuro-péricardiques, la phlébite de la jugulaire.

3º Symptômes. — Nous distinguerons des symptômes généraux et locaux :

a. *Symptômes généraux.* — Le début est insidieux. L'enfant est inquiet, refuse le sein ou fait des tentatives de tétée qu'il abandonne rapidement. On croit à un coryza, l'enfant ronfle en dormant. Au bout de quelques jours, apparait une dyspnée progressive continue, avec accès de suffocation surtout si on veut faire boire l'enfant. La voix est modifiée, rappelle celle du canard (LABRIC), prend un timbre nasonné, parfois rauque. On observe du tirage, même du cornage, un peu de cyanose, le tableau rappelle celui du croup. Cependant quelques traits l'en distinguent. La tête est rigide, renversée en arrière ou sur le côté, immobilisée par la douleur. La dysphagie est extrême. Les boissons sont repoussées, ou si l'enfant les ingère, refoulées par la bouche ou le nez à la suite d'une quinte de toux. La fièvre peu marquée au début est assez vive à ce moment.

b. *Symptômes locaux.* — L'examen local est caractéristique. À la vue, on observe de l'angine, ou une projection de l'amygdale en avant, parfois une saillie de la paroi postérieure du pharynx. Le toucher seul permet de préciser. Le doigt introduit rapidement dans la bouche doit être promené sur les différents segments du pharynx supérieur, moyen, inférieur. Il rencontre une tumeur de volume variable, plus ou moins tendue, lisse.

La fluctuation est perçue en imprimant une secousse de refoulement à la partie saillante qui revient d'elle-même sur le doigt. On peut aussi, dans quelques cas, employer un doigt placé extérieurement pour aider le doigt introduit dans la bouche.

4° Marche. — L'abcès rétropharyngien est aigu, subaigu, chronique. Il se forme en quelques jours, quelques semaines, quelques mois même, avec des différences de réaction fébrile et de troubles fonctionnels en rapport avec les évolutions diverses. Il reproduit à ce point de vue les variétés des adénopathies suppurées superficielles.

5° Complications. — On a signalé des hémorragies mortelles par ouverture d'une branche de la carotide (CARMICHAEL, ERICHSEN), la mort subite (AVIRAGNET), par compression du pneumogastrique, la suffocation par compression laryngée, œdème de la glotte ou irruption du pus dans celle-ci ; des phénomènes de pyohémie dans les cas de fusées purulentes étendues au médiastin, des pneumonies suppurées par aspiration du pus (TÉMOIN) ; de l'éclampsie ou du coma dans la période asphyxique de la maladie.

6° Formes. — On distingue l'*abcès simple*, du *phlegmon diffus* ou du *phlegmon par diffusion*.

Suivant le siège en hauteur, on doit séparer l'*abcès supérieur* qui produit surtout la gêne de la respiration nasale, de l'*abcès moyen* qui provoque davantage la dysphagie et de l'*abcès inférieur* dans lequel prédominent les phénomènes dyspnéiques.

7° Diagnostic. — C'est le toucher digital qui est son meilleur instrument. L'abcès rétropharyngien peut être confondu au début avec une angine simple, un coryza, une amygdalite, plus tard avec le croup, l'œdème de la glotte, qui d'ailleurs peut coïncider avec lui. On a signalé des cas d'*adénite simple rétropharyngienne*, terminés par résolution et ayant déterminés à un moment donné de le dyspnée et de la dysphagie (HERZ).

L'abcès rétropharyngien d'origine vertébrale se reconnaît à sa marche lente, aux douleurs sous-occipitales.

8° Pronostic. — Le pronostic dépend, pour les abcès non symptomatiques, de la rapidité du diagnostic et de l'intervention. La plupart des cas non traités meurent. GAUTIER, sur 91 cas, en a relevé 25 non reconnus et tous morts. Sur 66 cas diagnostiqués, il y eut 16 morts, dont 8 dus à l'abstention, 4 à une ouverture incomplète, 4 à une complication gangreneuse.

SCHMITZ, sur 16 cas traités, n'a eu que 13 guérisons.

BOKAI sur 317 cas n'a eu que 14 cas de mort, soit 4,4 p. 100. L'ouverture spontanée est rare (13 p. 100 des cas). **La mort arrive par asphyxie, subitement, par septicémie. Elle est d'autant plus à redouter que l'enfant est plus jeune.**

9° Traitement. — L'incision par la bouche, au moyen d'un bistouri dont la pointe seule est libre, le reste de l'instrument étant garni de diachylon, conduit le long de l'index gauche qui sert d'indicateur, tel est le procédé classique, à la portée de tous les médecins. Il expose rarement à l'aspiration du pus dans le larynx (TÉMOIN), si, dès l'incision faite, on penche la tête de l'enfant en avant et en bas. Il donne des résultats incomplets dans les abcès placés bas et qui se vident mal. — Il peut être dangereux dans les abcès placés latéralement. Dans les cas où il est contre-indiqué on aura recours à l'incision externe (BURKHARD) associée au drainage. — L'incision interne sera toujours suivie de lavages, de manœuvres expressives, renouvelées si le pus se reforme.

ARTICLE III

ANGINES CHRONIQUES

VÉGÉTATIONS ADÉNOÏDES DU PHARYNX NASAL,
HYPERTROPHIE DE L'AMYGDALE, ANGINE GRANULEUSE

L'étude des angines chroniques démontre encore mieux que celle des angines aiguës le rôle prépondérant du tissu adénoïde sous-muqueux dans la pathologie du pharynx. La participation de la muqueuse, de ses glandes, au processus est en effet insignifiante comparée à l'importance que prennent les lésions lymphatiques proprement dites. Celles-ci affectent en effet trois formes symptomatiques, souvent associées, parfois pures : 1° *Hypertrophie de l'amygdale pharyngée, ou végétations adénoïdes du pharynx nasal ;* 2° *Hypertrophie de l'amygdale palatine ;* 3° *Hypertrophie des follicules clos ou angine granuleuse.*

1° Etiologie. — Ce sont les mêmes causes qu'on retrouve dans ces différentes localisations d'une même affection : Rares chez les nourrissons, elles se montrent surtout dans la seconde enfance. Elles peuvent être congénitales, héréditaires, familiales, affectent surtout les enfants lymphatiques, scrofuleux, issus d'arthritiques. Elles sont souvent précédées de poussées aiguës du côté du pharynx, du nez, et semblent mises en train par des infections successives, spécifiques ou banales, dont à leur tour elles favorisent la répétition. Elles subissent une loi commune de régression à partir de l'adolescence, et on les voit en effet disparaître peu à peu chez le jeune homme ou l'adulte, exception faite pour l'hypertrophie des follicules clos qui représentent l'ultimum moriens des appareils lymphatiques du pharynx.

2° Anatomie pathologique. — Le tissu lymphoïde du pharynx dessine une sorte d'anneau (WALDEYER) dont le plan serait rempli par les *follicules clos isolés* de la paroi postérieure du pharynx, et dont les extrémités seraient occupées, la supérieure par *l'amygdale pharyngée de Luschka,* l'inférieure par *l'amygdale palatine.* L'amygdale pharyngée est une amygdale étalée, située à la voûte du pharynx, entre les orifices des trompes d'Eustache auxquels elle envoie un prolongement *(amygdale tubaire).* Elle correspond à la partie supérieure de l'orifice postérieur des fosses nasales.

L'amygdale palatine est un tissu adénoïde ramassé en forme de pelote. Elle est unie à sa congénère par un amas de follicules qui tapissent la base de la langue *(amygdale linguale).* Chaque amygdale est recouverte de la muqueuse pharyngée, qui décrit à son niveau des plis et de petites anfractuosités rudimentaires dans l'amygdale pharyngée, très marquées dans l'amygdale palatine où ils prennent le nom de lacunes. Des glandes nombreuses prennent part à la constitution de ces tissus.

Les lésions inflammatoires sont identiques dans les divers groupements lymphoïdes que nous venons d'énumérer : hypertrophie des follicules clos, infiltration embryonnaire entre les follicules, prolifération des glandes muqueuses, vascularisation plus ou moins marquée, de temps à autre poussée aiguë avec gonflement (adénoïdite, amygdalite aiguë). Les lacunes plus développées de l'amygdale palatine se remplissent souvent de petites masses concrètes, blanc grisâtre, caséeuses, produits de sécrétion accumulés et altérés des glandes muqueuses périlacunaires. Les rapports anatomiques seuls établissent quelque différence. L'amygdale palatine se développe surtout latéralement, de dehors en dedans, elle ne peut guère s'accroître dans d'autres directions : elle acquiert le volume d'une noisette, parfois d'une cerise. L'amygdale pharyngée se développe de haut en bas, et trouvant devant elle une cavité spacieuse, elle flotte en quelque sorte librement dans celle-ci, poussant des végétations qui lui donnent l'aspect lobé. Suivant les cas, l'hypertrophie des amygdales varie d'une simple intumescence à une tumeur volumineuse qui remplit l'espace qui sépare les piliers (amygdales palatines) qui remplit le cavum, oblitère l'orifice postérieur des fosses nasales, l'orifice tubaire, comprime les veines pariétales et produit la congestion chronique de la pituitaire (amygdales pharyngées). Les poussées aiguës rayonnent sur les tissus du voisinage, trompe d'Eustache, fosses nasales, pharynx buccal, suivant le point de départ de l'inflammation.

Peu à peu avec les progrès de l'âge, les tissus enflammés, d'abord mous, congestionnés, deviennent durs, la sclérose se substituant à l'infiltration embryonnaire du début.

Une infection accidentelle, comme la tuberculose, peut envahir l'une ou l'autre des amygdales (DIEULAFOY, LERMOYEZ).

Au surplus, il n'est pas rare de voir l'association des diverses amygdalites. CUVILLIER sur 885 enfants ayant des lésions du tissu lymphatique pharyngien, a trouvé 334 cas dans lesquels il y avait hypertrophie simultanée des amygdales supérieure et inférieure, c'est la *pharyngite diffuse hypertrophique*.

3° Symptômes. — Le siège de l'hypertrophie amygdalienne exerce une telle influence sur le tableau clinique que nous ferons une description séparée de chaque localisation :

A. HYPERTROPHIE DE L'AMYGDALE PHARYNGÉE. — Cette affection, décrite par MEYER de Copenhague, constitue un des chapitres les plus importants de la médecine infantile.

Elle est commandée dans ses traits principaux par la suppression fonctionnelle des fosses nasales. Nous distinguerons à côté de celle-ci les phénomènes auriculaires, les phénomènes à distance, les phénomènes de voisinage, les signes physiques.

a. *Troubles de la respiration nasale.* — Ceux-ci entrainent un véritable *arrêt de développement du squelette des fosses nasales et des parties molles correspondantes* pendant que les autres régions faciales, bouche, maxillaire inférieur, continuent à croître. De là un contraste entre les parties supérieures et inférieures de la face. Le *nez* est aplati, en lame de couteau, les pommettes sans relief ; la *voûte palatine* s'élargit par le développement de la bouche, gênée par la résistance du maxillaire supérieur, s'infléchit en son milieu du côté des fosses nasales et dessine une ogive souvent très élevée. Le *maxillaire inférieur* déborde de tous côtés le maxillaire supérieur, les dents de chaque mâchoire sont aussi sur des plans différents, l'enfant ressemble à un animal prêt à mordre. Les dents supérieures s'allongent comme celles

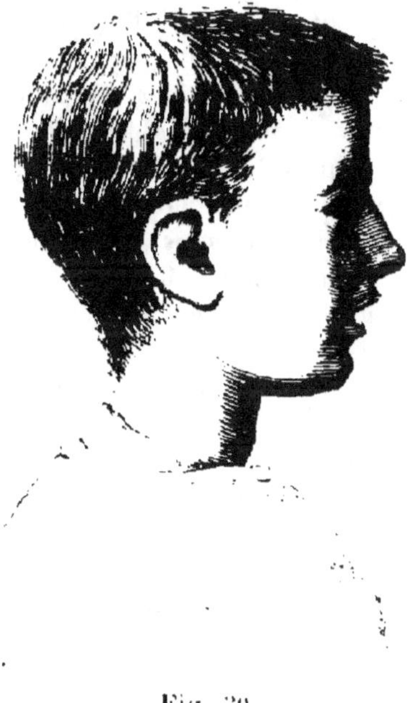

Fig. 30.

Végétations adénoïdes du pharynx nasal ; aspect de figure.

des rongeurs pour aller à la rencontre des inférieures, la lèvre supérieure ne suit pas le mouvement, elle paraît retroussée. Ajoutons que l'enfant, pour mieux respirer, tient la *bouche entr'ouverte*, ce qui lui donne un masque rappelant celui de l'idiot. La confusion est encore plus facile quand il existe en même temps des troubles de l'audition.

Le *thorax* est étroit, aplati et même déprimé dans la zone qui correspond aux attaches du diaphragme, c'est-à-dire la partie inférieure du sternum et latéralement la ligne d'union des deux tiers supérieurs et du tiers inférieur du thorax. Ce phénomène est dû à une sorte de tirage chronique, par insuffisance de la circulation aérienne.

La *dyspnée* est en effet constante. Peu marquée au repos, elle s'exagère sous l'influence de la course ou de l'ascension, les adénoïdiens ont peu d'entrain. La dyspnée prend parfois la forme *paroxystique*, surtout la nuit chez les jeunes sujets, et produit de véritables accès de suffocation qui rappellent les spasmes de la glotte ou la laryngite striduleuse. Cette dyspnée est provoquée par une action réflexe ou par un jetage intermittent de mucosités qui tombent dans le larynx.

L'obstruction de l'orifice postérieur des fosses nasales supprime le rôle de ces cavités dans l'*articulation* et la *phonation* : les *m* et *n* sont prononcés *b* et *d*, les voyelles suivies d'un N, *an, on, un*, sont prononcées comme voyelles simples : *a, o, u* ; la voix est souvent faible et sourde.

Enfin, pendant le sommeil, le voile du palais inerte est balancé régulièrement par le courant de la respiration buccale, d'où *ronflement*.

Chez le *nourrisson*, les végétations adénoïdes sont bien plus oblitérantes que dans la seconde enfance. Aussi tous les phénomènes précédemment décrits sont-ils plus accusés, particulièrement la dyspnée et le ronflement. L'alimentation est gênée comme dans le coryza, mais d'une façon prolongée, et tous ces troubles survenant dans une période de nutrition très active provoquent de véritables arrêts de développement général et comme une sorte d'*athrepsie* (LUBET-BARBON).

b. *Phénomènes auriculaires.* — A côté des troubles relevant de la suppression fonctionnelle des fosses nasales, s'en montrent d'autres commandés par *l'obstruction de l'orifice de la trompe d'Eustache*. Il se peut même que l'amygdale tubaire soit lésée d'une façon prédominante. Dans ce cas, l'adénoïdien présente surtout des troubles de l'audition. La plupart des *surdités acquises* dans l'enfance doivent faire songer aux végétations adénoïdiennes. La surdité varie comme degrés ; un de ses caractères est d'être intermittente, l'intermittence étant réglée par les poussées aiguës qui viennent de temps à autre déterminer un gonflement brusque des produits adénoïdiens.

Si la surdité se montre de bonne heure, elle peut engendrer la *mutité*. Les lésions auriculaires sont tantôt scléreuses, tantôt suppurées.

c. *Phénomènes à distance*. — Les adénoïdiens sont sujets à des phénomènes nerveux : toux quinteuse, nocturne, périodique, se reproduisant aux mêmes heures, deux ou trois fois la nuit, s'effaçant ou diminuant le jour, accès de laryngisme, d'asthme, agitation, somnambulisme, terreurs nocturnes. La plupart de ces phénomènes, surtout observés la nuit, sont dus à des actions réflexes, à un commencement d'asphyxie, à des sécrétions qui excitent le pharynx ou la glotte. Exceptionnellement, on a noté de l'épilepsie, des convulsions, de l'incontinence urinaire. La nutrition générale est modifiée, les adénoïdiens sont débiles, pâles, en retard.

d. *Phénomènes de voisinage*. — La tumeur adénoïdienne détermine dans les régions voisines des lésions secondaires, coryza chronique, hypertrophie de la muqueuse des cornets, pharyngite, laryngite, bronchites à répétition, pouvant être attribuées à une propagation inflammatoire, mais relevant surtout de la respiration buccale. L'adénoïdien peut être comparé, au point de vue de sa fonction respiratoire, à un trachéotomisé. Enfin, la tumeur adénoïdienne est un lieu d'appel constant pour les infections, et des inflammations aiguës s'y produisent par moments comme au niveau de l'amygdale palatine.

e. *Signes physiques*. — Les végétations adénoïdiennes sont constatées au moyen de la rhinoscopie antérieure et postérieure, cette dernière difficile à appliquer chez les jeunes sujets. Mais c'est surtout le toucher digital pratiqué au-dessus du voile du palais qui permettra de percevoir les masses molles, comme fongueuses, du pharynx, et d'en ramener quelques parcelles.

B. HYPERTROPHIE DE L'AMYGDALE PALATINE. — Les signes physiques tiennent la première place. La bouche ouverte laisse voir deux saillies rouges ou pâles, lisses, ovalaires, de la grosseur d'une noisette, tendant à se rejoindre sur la ligne médiane de l'isthme guttural et séparées par un petit intervalle, suffisant pour ménager les fonctions de l'isthme. La respiration n'est pas gênée, la déglutition s'opère convenablement. Les seuls inconvénients de l'hypertrophie amygdalienne sont de donner une sensation de corps étranger, qui provoque une certaine gêne, parfois des nausées, parfois une toux quinteuse, due à l'irritation réflexe ou à l'action des sécrétions muqueuses dont elle est le siège. Ces sécrétions sont dans certains cas accumulées dans les cryptes et forment des points ou des tâches blanchâtres, qui s'altèrent et peuvent donner une certaine fétidité à l'haleine. On a attribué pendant longtemps (DUPUYTREN, ROBERT) à l'hypertrophie amygdalienne la plupart des symptômes fonctionnels et généraux qui appartiennent aux végétations adénoïdiennes du pharynx nasal. Aujourd'hui, la symptomatologie de la première se réduit à bien peu de chose. Exceptionnellement, on a signalé des accès de suffocation, des troubles de l'audition. Plus souvent, on constate des modifications dans l'articulation : la voix est sourde, facilement enrouée, les mots ont une consonance nasale due à la gêne du voile du palais.

L'amygdale palatine, comme celle du pharynx, se prête volontiers aux inflammations récurrentes, et c'est là son vrai danger, en raison de leur nature souvent infectieuse.

C. ANGINE FOLLICULAIRE. — L'angine folliculaire coexiste souvent avec les formes précédentes. Le pharynx présente de petites saillies visibles surtout sur sa face postérieure, grosses comme des têtes d'épingles, grises, rouges dans les poussées inflammatoires. Souvent il y a aussi quelques mucosités provenant d'un catarrhe concomitant. Il y a une sensation de sécheresse ou de corps étrangers du gosier, un besoin de rejeter qu'on satisfait par une sorte d'expiration raclante (hem), ou bien, si les lésions siègent plus haut, par une inspiration exécutée avec rapprochement du voile du palais et de la paroi postérieure du pharynx, de façon que le courant d'air agisse en couche mince, lancée avec force contre la paroi pharyngée. Il n'y a rien là de spécial à l'enfant.

4° Marche. — L'angine chronique, quelle que soit sa localisation, a une marche lente, insidieuse, soumise à des exacerbations aiguës qui aggravent chaque fois la maladie initiale.

Elle provoque facilement des lésions sur les muqueuses voisines. Elle tend à disparaître après la puberté : cela est surtout vrai des amygdalites palatines ou pharyngées, l'angine granuleuse persistant chez l'adulte et se compliquant chez lui de varices pharyngées et de catarrhe.

5° Diagnostic. — On croit que les sujets atteints d'angine chronique, quelle que soit la localisation, souffrent de la *coqueluche*, de la *tuberculose*, en raison de la toux quinteuse ou de l'expectoration striée de sang.

Les adénoïdiens sont souvent pris pour des patients atteints *d'affection primitive de l'oreille*.

Parfois ils sont traités comme purement nerveux : *terreurs nocturnes*, *énurésis nocturne*. Chaque fois que chez un jeune sujet, on se trouvera en présence d'un phénomène paroxystique, *asthme*, *spasme glottique*, il faudra songer à l'influence possible de l'amygdalite pharyngée, plus rarement de l'amygdalite palatine. Si celle-ci est observée par l'examen, on ne doit admettre son rôle pathogène, qu'après l'exclusion complète des végétations adénoïdes, lesquelles, en effet, commandent la plupart des troubles attribués autrefois aux autres localisations.

On doit distinguer les végétations adénoïdes de *l'adénoïdite aiguë* qui produit les mêmes symptômes fonctionnels, mais évolue d'une façon aiguë avec fièvre, céphalée, adénopathie et dure peu. Elle peut exister en même temps que l'angine et le coryza aigu. Le traitement médical suffit dans ces cas.

6° Pronostic. — Toutes les hypertrophies lymphoïdes du gosier ont comme caractères communs d'exposer aux poussées aiguës infectieuses et de propager l'inflammation aux muqueuses voisines. Toutes ont une durée très longue et produisent des malaises pendant la période infantile. Les végétations adénoïdes seules comportent un pronostic sérieux : chez le nourrison elles disposent à l'athrepsie et à la surdi-mutité. Plus tard, elles arrêtent le développement des voies respiratoires et par là même celui de l'organisme tout entier. Le traitement est tout-puissant pour prévenir ces désordres.

7° Traitement. — Les angineux chroniques sont des lymphatiques, des scrofuleux, des arthritiques, d'où l'indication d'un traitement général : huile de foie de morue, iodure de fer, cures marines, cures salines.

La lésion une fois formée ne se prête à un traitement médical qu'à ses débuts : lavages du pharynx, des cavités nasales avec de l'eau boriquée, salée, suivies d'applications topiques : glycérine iodée à 1 p. 50, à 1 p. 20 sur les amygdales, les granulalations pharyngées, les végétations du pharynx que l'on atteint au moyen d'un porte-tampon recourbé. On peut employer le chlorure de zinc, 1 p. 20, la résorcine, etc. Pour les végétations on a recours à des instillations d'huile mentholée à 2 à 4 p. 100 dans chaque narine, à des préparations antiseptiques (parties égales de talc et d'acide borique, avec un peu de menthol, aristol, salol, etc.).

Lorsque la lésion est développée, le traitement topique devient insuffisant. Cependant MARAGE prétend guérir les végétations au moyen d'attouchements répétés cinq ou six fois avec une solution de résorcine à 50 ou 100 p. 100. En général, on a recours pour les granulations à la galvano-puncture ; pour l'hypertrophie de l'amygdale palatine à l'amygdalotomie ou à la cautérisation galvanique ou au thermocautère. Dans les cas d'amygdalite lacunaire il faut faire la discission du tissu et ouvrir toutes les loges. Dans les végétations adénoïdes, la pratique aujourd'hui courante est d'enlever la plus grande partie de la tumeur avec une pince recourbée à cuillers coupantes (pinces de

Lœwenberg, de Chatelier). On termine par un curettage avec des couteaux spéciaux (couteau de Schmidt). L'intervention se fait par la bouche, après anesthésie locale ou générale, et en s'entourant de précautions aseptiques. Les résultats sont en général immédiats, il y a une véritable transformation du malade, dont le développement se fait normalement, à partir de l'intervention.

CHAPITRE III

MALADIES DU TUBE GASTRO-INTESTINAL

Dans ce chapitre nous étudierons successivement les troubles digestifs des nourrissons, ceux de la seconde enfance, l'appendicite, la dysenterie, l'invagination intestinale, la tuberculose gastro-intestinale, les vers intestinaux et la constipation.

ARTICLE PREMIER

TROUBLES DIGESTIFS DES NOURRISSONS

Les troubles digestifs des nourrissons constituent un chapitre très spécial de la pathologie infantile.

Il existe entre les différents départements du tube digestif une solidarité telle que la plupart des troubles morbides qui touchent un point du système tendent à se généraliser. Cela tient à la circulation rapide des substances alibiles, à la faible capacité de l'estomac qui ne retient les aliments que pendant une heure et demie à deux heures et ne remplit pas encore complètement le rôle de réservoir qu'il aura plus tard ; aussi n'a-t-il pas encore de cul-de-sac et sa direction est-elle verticale. D'autre part, le tube digestif est adapté fonctionnellement à une nourriture exclusive, le lait. L'absence de dents, le développement lent du ferment saccharifiant dans les glandes salivaires et surtout dans le pancréas écartent la possibilité de toute autre alimentation. La digestion du lait est rapide, son ingestion **se renouvelle** toutes les deux ou trois heures: l'absorption **des produits** de la digestion s'opère avec une grande facilité par les **chylifères** et les veines de l'intestin; on sait combien les **voies lymphatiques** sont riches et libres dans l'enfance. Toutes ces conditions réunies rendent compte de la propagation facile d'une influence pathologique étendant ses effets d'un segment à l'autre du tube digestif. Nous ne ferons donc pas de chapitre isolé pour la pathologie de chacun d'eux et nous les étudierons en commun, en nous réservant de signaler les prédominances symptomatiques qui se révéleraient dans les cas particuliers.

Les troubles digestifs chez le nourrisson présentent des degrés qui vont de la simple indigestion à la dyspepsie chronique avec altération des organes, d'une diarrhée passagère au choléra infantile. Entre les cas extrêmes s'échelonnent une série de faits intermédiaires qui gênent singulièrement la distinction en formes tranchées. Néanmoins, pour la commodité de la description, nous établirons des divisions. A l'exemple de la plupart des auteurs contemporains, nous ne les baserons pas sur les lésions. Celles-ci, en effet, sont discordantes avec les désordres observés. Les formes les plus graves de la diarrhée infantile peuvent s'allier à des lésions minimes. Nous ne nous adresserons pas davantage à la notion étiologique. Tout en reconnaissant que suivant le mode d'alimentation naturel, mixte, artificiel avec lait stérélisé ou non stérilisé, les maladies digestives varient de forme et de fréquence, nous ne pensons pas que cette seule influence domine l'affection. Deux enfants nourris dans des conditions d'hygiène très différentes peuvent présenter les mêmes symptômes. La pathogénie elle-même qui a contribué si efficacement à la connaissance des affections digestives, et à leur traitement, ne paraît pas suffisamment avancée pour qu'on puisse rattacher à un germe donné, seul ou associé, un ensemble de symptômes constants. La pathogénie a substitué à l'ancienne notion du catarrhe et de l'entérite celle de l'infection et de l'intoxication, au point que beaucoup d'auteurs désignent quelques-uns des troubles les plus caractérisés sous le nom d'*infections du tube digestif, maladies toxi-infectieuses* (SEVESTRE, MARFAN, HUTINEL)

C'est là une désignation heureuse, en ce sens qu'elle fait ressortir le rôle de l'intoxication et de l'infection à propos des symptômes généraux qui accompagnent l'affection digestive. Mais lorsqu'on veut aller plus loin dans cette voie et préciser l'influence spécifique de tel ou tel microorganisme, on se heurte à des incertitudes, des obscurités et des confusions dans la description. Aussi tout en accordant à la toxi-infection la grande importance qu'elle mérite, croyons-nous devoir baser notre classification sur les symptômes et l'évolution de la maladie.

Nous admettrons des troubles *aigus* et *chroniques* entre lesquels prennent place des *troubles aigus récidivants*.

Dans les formes aiguës, nous distinguerons les cas à symptômes exclusivement locaux sous le nom de *dyspepsie aiguë* ou *d'indigestion gastro-intestinale* et les cas à symptômes généraux, que l'on désigne sous le nom de *gastro-entérite aiguë fébrile, infection aiguë gastro-intestinale, maladie toxi-infectieuse du tube digestif*. Celle-ci affecte deux types, l'un avec *symptômes typhiques*, l'autre avec *symptômes cholériques*.

Nous décrirons l'ensemble des troubles chroniques sous le nom de *dyspepsie gastro-intestinale chronique*.

Un court chapitre sera consacré aux *troubles digestifs de la seconde enfance* et à *l'athrepsie*.

§ 1. — TROUBLES DIGESTIFS AIGUS

Les troubles digestifs aigus des nourrissons ont comme caractéristique de créer dans le milieu gastro-intestinal de véritables foyers d'infection dont les produits, germes et toxines, ne se contentent pas d'agir sur les parois digestives, mais ont une tendance marquée à l'envahissement de tout l'organisme.

1º Étiologie. — L'étiologie comprend l'étude des causes prédisposantes et des causes déterminantes.

A. Causes prédisposantes. — Les troubles digestifs se montrent de préférence chez le *nouveau-né*, dans les premiers mois de la vie et à l'époque du *sevrage*, surtout si ce dernier est *prématuré*. Chaque *poussée dentaire* favorise également l'apparition de la diarrhée ou des vomissements, les molaires et les canines présentent à cet égard une influence très nette. La *débilité congénitale*, la *naissance avant terme*, les *affections congénitales* (syphilis, etc.) favorisent la dyspepsie.

L'action de la *chaleur* est une des plus importantes. Tous les auteurs s'accordent à reconnaître le grand nombre de diarrhées, leur développement épidémique en été. La chaleur agit sans doute en favorisant les altérations du lait, mais elle semble modifier aussi directement les fonctions intestinales (**Lesage**). Les diarrhées augmentent de nombre en juin et diminuent en septembre. La continuité de la chaleur est, d'après **Seibert**, le facteur pathogène le plus important.

B. **Causes déterminantes** — On peut les grouper sous quatre chefs : causes biologiques, chimiques, toxi-infectieuses, mécaniques.

a. Causes biologiques. — L'aliment exclusif du nourrisson est le lait. L'allaitement est *naturel*, pratiqué par la mère, une nourrice, ou *artificiel*, réalisé par l'ingestion d'un lait animal, le plus souvent il s'agit du lait de vache.

Le lait humain diffère du lait de vache en ce qu'il est plus riche en beurre et en sucre, moins chargé en caséine. **Duclaux**[1] a trouvé 10 grammes de caséine dans le lait humain, par litre, 40 grammes dans le lait de vache ; dans le premier 40 grammes de beurre, 77 grammes de sucre, dans le second 32 grammes de beurre, 50 grammes de sucre. D'autres chimistes ont obtenu un chiffre plus élevé de caséine dans le lait humain, mais il est toujours sensiblement inférieur à celui du lait de vache. En dehors de cette différence dans la composition chimique, les deux laits se distinguent encore par la façon dont se coagule la caséine ; coagulum épais, dense, en un bloc dans le lait de vache, coagulation en flocons petits, multiples dans le lait de femme, d'où pour le dernier coagulum l'avantage d'une digestibilité plus grande.

Enfin le lait de femme est retiré en quelque sorte *vivant* de la

---

[1] **Duclaux**, *le Lait*.

glande mammaire. Les premières gouttes sont souvent contaminées par des saprophytes de la peau (staphylocoques. streptocoques)[1], mais ceux-ci s'arrêtent dans les parties superficielles des conduits galactophores (GENOUD)[2], n'agissent pas sur la composition du lait, qui peut être considéré dans la pratique comme aseptique, à moins de maladie du sein, telle que abcès. galactophorite (DAMOURETTE)[3]. Pour toutes ces raisons. le lait de femme est préférable au lait de vache. dont le plus grand inconvénient est la difficulté de sa stérilisation.

Certaines nourrices ne conviennent pas à un enfant alors qu'un autre enfant s'accommode d'elles. Il en est de même d'ailleurs pour certains laits de vache. L'explication de ces faits n'a pu être trouvée.

b. *Causes chimiques*. — Le lait tant de la femme que de la vache peut être altéré par la présence de substances chimiques plus ou moins bien définies. On a observé des diarrhées chez le nourrisson, lorque la nourrice est réglée, à l'époque de la menstruation, ou même si elle n'est pas réglée, à l'époque présumée (LESAGE). Agissent dans le même sens. un changement de régime trop brusque de la nourrice, la substitution d'une alimentation carnée au régime végétarien, l'ingestion de choux, de fromages fermentés, de moules, de vin en grande quantité ou d'eau-de-vie, de substances médicamenteuses, antipyrine, quinine, etc. Boissard).

Le lait de vache, indépendamment de ses altérations fermentatives, peut également devenir toxique sous l'influence d'une alimentation vicieuse. ROSKAM[4] a montré le danger des drêches, des résidus de brasserie qui renferment une certaine proportion d'acide acétique. Parfois dans la nourriture de l'animal se trouvent des plantes vénéneuses, colchique, euphorbes, renoncules, etc. On sait combien le lait de vaches nourries avec du fourrage sec est préférable au lait des vaches qui sont au vert.

[1] COHEN et NEUMANN, CHARRIN. 1894.
[2] GENOUD, Th. de Lyon, 1894.
[3] DAMOURETTE, Th. de Paris, 1893.
[4] ROSKAM. *Ann. de la Soc. med. chir. de Liège*, 1895.

c. Causes toxi-infectieuses. — Le lait de vache, beaucoup plus rarement le lait humain peuvent transmettre des maladies qu'ils empruntent à l'organisme d'origine (tuberculose). Nous laisserons de côté les contaminations de cette nature qui ne concernent pas spécialement le tube digestif et nous étudierons les altérations fermentatives du lait indépendantes de l'état de santé de la bête nourricière. Nous ne mettrons d'ailleurs en cause que le lait de vache, car c'est lui qui est le plus souvent, par ses altérations, le point de départ de maladies digestives du nourrisson. Nous avons vu en effet que le lait de femme pouvait être considéré comme aseptique. Il en est de même du lait de vache dans la mamelle : mais on le présente à l'enfant, un temps souvent assez long après la traite, à l'état de *cadavre* et suivant le temps écoulé, la température, les conditions de septicité dans lesquelles se sont trouvés les objets avec lesquels il a été en contact, surface extérieure du pis de la vache, main du trayeur, réservoirs dans lesquels il a été récolté et depuis transvasé, qualité de l'eau dont on l'a additionné, il subira un certain nombre de fermentations très importantes dans la pathogénie des troubles digestifs.

Ces fermentations sont *primitives, secondaires* ou *accidentelles.* Les *fermentations primitives* sont très nombreuses : nous n'en retiendrons que deux : la *fermentation lactique* (PASTEUR) due à l'action du *bacillus lacticus* de Pasteur, du *bacterium aerogenes* d'Escherich et du *coli communis* ; elle consiste dans la transformation partielle ou totale de la lactose en acide lactique et en précipitation de la caséine, si la proportion d'acide lactique est suffisamment élevée ; la *fermentation de la caséine* (DUCLAUX) est réalisée par les *tyrothrix*, le *bacillus subtilis* qui sécrètent des diastases dont les unes précipitent la caséine, dont les autres la peptonisent.

Les ferments sont en général des saprophytes peu nocifs pour l'intestin : cependant ils comprennent des espèces susceptibles de devenir virulentes dans certaines conditions (bacillus coli communis). Même à l'état de saprophytes, ils créent dans le lait l'apparition de substances toxiques, leucine, tyrosine, ammoniaque, dérivées de la peptone caséine, acides organiques dérivés de la fermentation lactique. VAUGHAN[1] a isolé une substance cristallisée, le *tyrotoxicon*, auquel quelques auteurs ont attribué la production du choléra infantile.

La pratique de la stérilisation conjure les dangers dus aux fermentations du lait. Toutefois il existe des *fermentations secondaires*, c'est-à-dire s'opérant sur un lait stérilisé par la régénération d'un germe. FLÜGGE et MARFAN ont cité des faits d'infection digestive dus au développement de spores des ferments de la caséine qui avaient résisté à une chaleur de 100° et avaient germé ultérieurement dans un lait stérilisé à 100° et bouché.

Enfin un lait stérilisé à 115° peut, exposé à l'air, dans un milieu contaminé, se *réinfecter*. C'est ce qu'a observé LESAGE[2] dans une salle où se trouvaient plusieurs cas de diarrhée.

Les *épidémies* de diarrhée infantile, devenues beaucoup plus rares depuis la pratique de la stérilisation du lait, subsistent cependant encore. Elles s'expliquent par l'ingestion d'un lait en fermentation, ou si le lait a été stérilisé, par la fermentation secondaire ou enfin, comme l'a indiqué LESAGE, par une réinfection accidentelle du lait.

Toutefois, on doit faire intervenir encore l'*infection endogène* provenant de la pullulation des germes contenus à l'état normal dans le tube digestif, indépendamment des qualités du lait ingéré.

Au surplus, il faut tenir compte dans l'appréciation des causes pathogènes, des propriétés toxiques de certains laits stérilisés. On sait, en effet, que si la stérilisation est pratiquée sur un lait déjà infecté, et le fait est fréquent en été, quand la stérilisation ne suit pas immédiatement la traite, le lait, quoique dépourvu de germes, renferme des produits de fermentation susceptibles d'agir par eux-mêmes ou de mettre en train des processus d'infection endogènes.

d. *Causes mécaniques.* — L'ingestion de substances autres que le lait, féculents, œufs, viande, dans les premiers mois de la naissance, aboutissent à une indigestion vraie, qui peut en-

----

[1] VAUGHAN, Congrès de Washington, 1887.
[2] LESAGE, Soc. méd. des hôp., 1892.

traîner à son tour des infections secondaires. Il en est de même pour le lait le mieux garanti au point de vue de son asepsie, lorsqu'il est administré en trop grande quantité et surtout à des intervalles trop rapprochés.

Dans ces conditions, le surmenage mécanique provoque à la longue des perturbations digestives de nature chimique ou infectieuse.

2° Symptômes. — Nous décrirons la dyspepsie gastro-intestinale aiguë et l'infection aiguë gastro-intestinale, cette dernière affectant deux formes, la forme typhique, la forme cholérique.

A. DYSPEPSIE GASTRO-INTESTINALE AIGUË. — Il s'agit d'une simple indigestion qui dure de un à quelques jours. L'enfant rend au bout d'un quart d'heure, d'une demi-heure après l'ingestion du lait, des grumeaux blanc-grisâtres de caséine nageant dans un liquide séreux, louche, mélangé de mucosités ou teinté de bile. Plus souvent, c'est la diarrhée qui paraît, jaune, mélangée de grumeaux ou verte. Les évacuations peuvent atteindre le chiffre de 4 à 5 par jour.

Les troubles fonctionnels sont variables : douleur épigastrique, effort, contorsions avant le vomissement, coliques précédant la selle, dans les cas intenses, nausée avec pâleur, abattement, ou bien cris avec agitation. L'état général n'est pas touché. Pas ou peu de fièvre, pas d'amaigrissement. Cessation rapide des accidents par le traitement.

B. INFECTION AIGUË GASTRO-INTESTINALE. — Elle présente deux types très distincts, la forme typhique, la forme cholérique.

a. *Infection à forme typhique.* — L'infection à forme typhique se développe d'emblée ou consécutivement à des troubles légers. Localement, ce sont encore des vomissements et de la diarrhée, mais celle-ci plus fréquente, 6 à 10 fois par jour, fétide, jaune ou verte, si l'enfant n'a pris que du lait, brunâtre s'il a consommé d'autres aliments, liquide ou mélangée de grumeaux, de mucosités, parfois striée de sang. L'abdomen est ballonné, les cuisses repliées sur le ventre, la palpation de celui-ci douloureuse, les coliques fréquentes.

La diarrhée est acide, parfois alcaline. Elle irrite au passage les téguments des fesses, des bourses, des membres inférieurs qui rougissent et s'excorient. L'urine devient rare, albumineuse; le foie, la rate augmentent de volume.

Cependant l'enfant maigrit rapidement, sa figure s'altère, les yeux sont cernés; la langue saburrale, rouge sur les bords, se sèche, la soif est intense, augmentée par les vomissements qui suivent facilement l'ingestion des boissons. La peau est chaude, le pouls petit à 100, 110, 120, la température s'élève à 39-40°. Elle n'est pas continue comme dans la dothiénentérie, mais décrit des oscillations de 1 à 2 degrés. L'enfant, d'abord agité, devient abattu, somnolent. L'évolution qui n'a rien de régulier se fait en quelques jours. La mort est fréquente, mais la guérison n'est pas exceptionnelle. Parfois, la rechute se reproduit au bout de quelques jours, ou bien il persiste de la dyspepsie chronique.

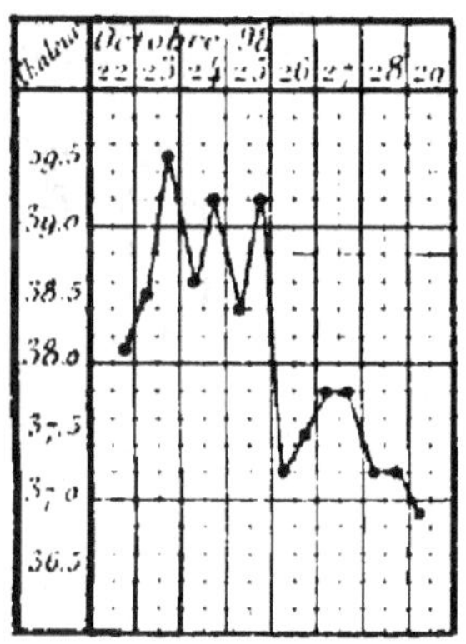

Fig. 31.

Diarrhée à forme typhoïde.

Les complications sont fréquentes : *congestion pulmonaire* mobile suivant un développement parallèle à celui des troubles digestifs (SEVESTRE), marchant par poussées successives, se traduisant par des signes stéthoscopiques minimes, quelques râles fins disséminés, de l'accélération de la respiration, le jeu des ailes du nez : *broncho-pneumonie* plus rare : *bronchite : thrombose de l'artère pulmonaire avec apoplexie pulmonaire* (PARROT et HUTINEL : *thrombose de la veine rénale* (HUTINEL) avec apoplexie du rein : *néphrite infectieuse* avec anurie et éclampsie urémique : *phénomènes méningés* déjà décrits par RILLIET et affectant la *forme convulsive ou comateuse*, les deux ordres de symptômes alternant et s'associant à de la raideur de la nuque, de la dilatation pupillaire, de l'irrégularité de la respiration.

Les *téguments*, outre l'érythème fessier dû au contact des selles irritantes, présentent souvent des érythèmes infectieux du tronc, rubéoliformes, scarlatiniformes, ou des lésions suppuratives.

b. *Infection à forme cholérique*. — Elle survient primitivement, ou bien dans le cours d'une diarrhée ordinaire ou même à la suite d'une infection à forme typhique. Elle s'annonce par un changement brusque dans le caractère des déjections ou des vomissements. Ceux-ci deviennent séreux, aqueux, abondants, plus souvent c'est la diarrhée qui prend ces caractères. Le liquide sort par jet de l'anus comme s'il y avait une miction.

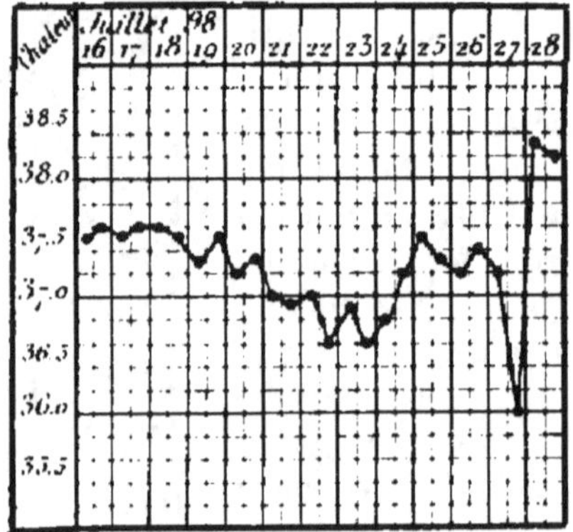

Fig. 32.

Entérite simple ; choléra infantile terminal.

L'évacuation se répète un grand nombre de fois. Ce liquide séreux, souvent incolore ou simplement trouble, n'est pas fétide et ne contient pas de grains riziformes comme dans le choléra vrai.

Très rapidement, s'opère une rétraction générale des tissus, surtout sensible à la face et à l'abdomen. L'enfant maigrit en quelques heures, les yeux se retirent en arrière, le nez se pince, les lèvres se collent contre les arcades dentaires, les commissures tirées en arrière donnent à la physionomie une expression angoissée. L'abdomen s'aplatit et s'excave, même s'il était tympanisé. L'élasticité des téguments disparaît et la peau du ventre se laisse pincer comme un chiffon (RILLIET et BARTHEZ).

La déshydratation fait sentir ses effets sur le cœur dont les battements s'affaiblissent et tombent de **80** ou **100** à **60**, **50** par minute. Le pouls est filiforme. Les extrémités, les oreilles, les paupières se cyanosent, dessinant autour des yeux un cercle violacé. Une pâleur de cire envahit le tronc, la racine des membres, le cou, la face.

Bientôt la dessiccation donne de la rigidité aux muscles. La raideur envahit ceux-ci de la périphérie au centre, l'enfant est comme soudé. Les paupières immobilisées ne recouvrent plus les globes oculaires qui sont noyés par une sécrétion muco-purulente. La langue rétractée, desséchée, parfois recouverte de muguet, perd de sa mobilité. Les mouvements respiratoires deviennent difficiles, se font avec effort, la voix s'enroue et s'éteint; enfin la peau elle-même devient le siège d'un sclérème dur.

L'urine est rare, sédimenteuse et renferme de l'albumine.

La température centrale d'abord fébrile ou subfébrile s'abaisse progressivement sans aller au-dessous de la normale; souvent aussi elle s'élève au moment de l'apparition des phénomènes cholériformes, ainsi qu'en témoignent les deux tracés ci-contre. La température périphérique, au contraire, diminue brusquement pour tomber à 36, 35° et en deçà.

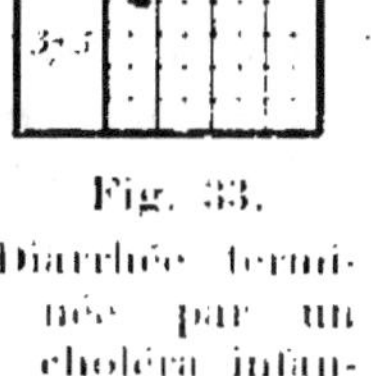

Fig. 33.
Diarrhée terminée par un choléra infantile mortel.

L'enfant d'abord agité, plaint, imprime à sa tête, à ses membres des mouvements plus ou moins automatiques, puis il tombe dans le collapsus et l'immobilité.

La vie s'éteint peu à peu et la mort survient au bout de deux à trois jours, parfois davantage.

Dans quelques cas, on a observé une élévation de la température centrale préagonique qui se continue *post mortem* (LESAGE).

Parfois, l'algidité cesse, la réaction se fait, les selles perdent leur caractère séreux pour redevenir jaunes ou vertes, les vomissements s'arrêtent, l'urine qui était rare, sédimenteuse, et renfermait de l'albumine, redevient claire, la diarrhée dure quelques jours encore, puis le rétablissement est complet. Les rechutes sont à redouter.

Les mêmes complications que nous avons citées à propos de la forme typhique se montrent dans la forme cholérique de l'infection intestinale : érythèmes, furoncles, abcès cutanés, congestions pulmonaires, symptômes nerveux tels qu'assoupissement, coma, alternant avec des convulsions partielles ; l'œil plafonne, la pupille se dilate, les extrémités se raidissent, la figure grimace.

L'albuminurie est la règle, les urines sont rares, chargées, parfois elles se suppriment.

3° Marche et pronostic. — La *dyspepsie aiguë* a une évolution très variable, suivant la rapidité de l'intervention thérapeutique. Elle n'est dangereuse qu'en été, surtout dans les milieux contaminés, crèches, hospices, car elle conduit facilement aux formes infectieuses.

L'infection à forme typhique guérit souvent. Elle est plus grave dans les premiers mois de la vie, en été, elle peut aboutir à l'infection cholérique ou à la dyspepsie chronique. Sa durée est de quelques jours. Comme signes de gravité, indiquons par ordre croissant : la fièvre, l'albuminurie, les râles fins de la base des poumons, l'agitation nerveuse, l'éclampsie, le coma.

L'infection cholériforme est très grave. La mortalité est dans les statistiques les plus heureuses (WIDERHOFER) de 50 p. 100. La mort arrive d'une façon foudroyante, ou au bout de deux ou trois jours. On a observé comme dans le choléra de l'adulte des *formes sèches*, sans déjections, qui aboutissent d'emblée à l'algidité.

Même quand les diarrhées infectieuses ne tuent pas rapidement par la toxémie ou les complications, elles aboutissent souvent dans les premiers mois de la vie à une dépression des forces et à une *cachexie athrepsique* qui conduit à la mort après quelques semaines.

4° Diagnostic. — Le diagnostic est facile pour la dyspepsie simple. *L'infection à forme typhique* ne sera pas confondue avec une fièvre typhoïde, en raison des oscillations de la température, de la rapidité de la marche, de l'absence de séro-réaction. Le diagnostic doit surtout s'appliquer à distinguer les complications, congestions pulmonaires, phénomènes méningés, et à les rattacher à leur véritable cause.

L'infection cholériforme peut être confondue avec le *choléra asiatique* dont elle se distingue par l'absence d'épidémie chez l'adulte, *l'absence de grains riziformes* et de bacilles virgules dans les selles.

5° Pathogénie. — Les travaux contemporains ont enlevé toute valeur aux doctrines de *l'irritation réflexe* ou de *l'inflammation gastro-intestinale*, qui ne permettent pas, en effet d'interpréter l'ensemble des symptômes observés dans le cours des affections aiguës du tube digestif chez le nourrisson. Tous les auteurs sont d'accord pour attribuer une influence presque exclusive aux processus toxi-infectieux qui se développent dans le tube digestif. Tantôt les germes pathogènes sont apportés par un lait plus ou moins altéré *(origine exogène)*, tantôt ce sont les parasites habituels de l'intestin qui, à la faveur d'un trouble digestif, pullulent et deviennent virulents *(origine endogène)*. ESCHERICH explique par ce dernier mode les diarrhées graves survenues malgré l'emploi d'un lait aseptique.

Il n'existe aucun microorganisme spécifique qu'on puisse incriminer et rattacher à l'une quelconque des formes cliniques que nous avons mentionnées. On a trouvé dans les matières fécales un développement exclusif ou prédominant du bacillus coli communis, de streptocoques, de staphylocoques, de bacilles pyocyaniques, de tyrothrix, des associations coli-streptococciennes (NOBÉCOURT). Les plus fréquemment observés, parmi ces germes, sont le coli communis (LESAGE), le streptocoque (ESCHERICH). Ils agissent par intoxication et infection. On a pu expérimentalement isoler de leurs cultures des produits toxiques pyrétogènes ou hypothermisants. Leur action infectieuse est démontrée par les septicémies qu'ils engendrent et par leur colonisation en foyers dans la rate, les poumons (SEVESTRE, LESAGE), les méninges (SEVESTRE et GASTOU).

On a pensé trouver dans le phénomène de l'*agglutination* produit par le sérum d'un enfant malade sur une culture de microbes retirés de ses propres selles, un caractère de différenciation des diverses espèces bactériennes et comme une preuve de leur action spécifique dans un cas donné (LESAGE. TEMPLIER). Les recherches d'ESCHERICH. de WIDAL. NOBÉCOURT. HUTINEL ont montré que l'agglutination était un phénomène inconstant et variable.

Ajoutons que les produits toxiques peuvent être absorbés tout préparés, par exemple dans un lait altéré ou stérilisé tardivement, ou naître des fermentations subies dans l'intestin par le lait et les sécrétions des parois: la fermentation du sucre de lait est peu redoutable, mais la putréfaction des matières albuminoïdes crée des poisons plus nocifs (FLÜGGE).

On a essayé de préciser la pathogénie de quelques symptômes. LESAGE attribue *certaines diarrhées vertes* à l'action d'une variété de coli-bacille qui secrète un pigment vert. L'*algidité* a été attribuée au tyrotoxicon de Vaughan ou à des produits mal définis contenus dans les cultures de différents microorganismes et exerçant une action hypothermisante. En fait, on ne peut donner actuellement qu'un aperçu pathogénique des diarrhées infectieuses. Tel quel, il suffit à expliquer les phénomènes généraux : fièvre, algidité, les complications de toutes sortes. Il suffit à faire comprendre les résultats variables et contradictoires fournis par l'examen des lésions et surtout à guider la thérapeutique dans une voie rationnelle.

6 Anatomie pathologique. — Plus la marche de la maladie est rapide, moins les lésions sont intenses. Dans le *choléra infantile*, l'intestin est souvent pâle, comme lavé. La muqueuse est friable, desquamée en certains points, avec quelques arborisations vasculaires en d'autres. En général, j'ai toujours observé une décoloration plus marquée dans la dernière portion de l'intestin grêle.

Dans l'*infection à forme typhique*, la congestion est habituellement plus marquée, accompagnée parfois de pointillé hémorragique et aussi d'érosions au niveau de la muqueuse et des organes lymphoïdes. Ceux-ci sont tantôt augmentés de volume, tantôt sans modification apparente, sans qu'on puisse saisir de lien entre l'état des plaques de PEYER, des follicules clos et les symptômes. Les ganglions mésentériques sont augmentés de volume, congestionnés ou pâles.

Dans les autres viscères, foie, rein, on observe de la congestion ou de l'anémie, avec des points de dégénérescence graisseuse. Les foyers d'infection secondaire se traduisent par des congestions méningées, pulmonaires, des thromboses veineuses.

Histologiquement, le tube digestif présente une transformation muqueuse ou vitreuse des cellules épithéliales ou des cellules glandulaires superficielles et une infiltration plus ou moins marquée, généralement légère, des espaces interglandulaires et de la sous-muqueuse par des lymphocytes (HECBNER). On trouve des microorganismes dans la paroi intestinale (ESCHERICH), les organes internes et surtout les foyers de congestion pulmonaire (SEVESTRE).

7° Traitement. — Le traitement comprend le traitement des troubles digestifs proprement dits et celui des symptômes généraux.

A. TRAITEMENT DES PHÉNOMÈNES LOCAUX. — Nous avons déjà mentionné à propos de l'étiologie l'importance prophylactique de l'usage d'un lait aseptique humain ou animal.

Chaque fois qu'un trouble digestif paraîtra, la première règle à poser est de prescrire la *diète*. Celle-ci sera *relative* s'il s'agit d'accidents épisodiques, transitoires, sans phénomènes généraux. Si l'enfant est au sein, on espacera les tétées de trois à quatre heures; s'il est allaité artificiellement, on coupera le lait avec 1 4, 1/3, 1/2 d'eau bouillie.

Les *vomissements* répétés sont combattus par la glace, le lait glacé, la *diarrhée* par le sous-nitrate de bismuth, 50 centigrammes à 1 gramme par jour, le tannigène, 25 à 50 centigrammes par jour. Si les selles sont acides, on administre des alcalins : une ou deux cuillers à soupe d'eau de Vichy, d'eau de chaux seconde par biberon, ou une dose semblable à prendre avant la tétée.

Dans les potions, je conseille de s'abstenir de sirop ou de sucre qui peuvent fermenter et d'employer la saccharine, 5 centigrammes pour 100 centimètres cubes de véhicule.

S'il y a des *coliques*, on a recours aux applications chaudes sur l'abdomen, cataplasmes, compresses chaudes, à de petits lavements chauds. On ne prescrira qu'exceptionnellement l'opium, dont on connait le danger chez le nourrisson ; une goutte de laudanum devra être diluée dans une potion de 80 à 100 centimètres cubes, donnée par cuillers à café toutes les heures, de façon à fractionner les effets.

B. Traitement des phénomènes généraux. — Le traitement des phénomènes généraux comprend celui de l'infection intestinale, de la fièvre, de l'algidité, du collapsus et les soins consécutifs.

a. *Traitement de l'infection intestinale.* — Il comporte l'emploi de la diète, des désinfectants mécaniques et des désinfectants médicamenteux.

1° *Diète.* — Dès que les signes d'infection sont imminents ou apparaissent, selles fétides, tympanisme, fièvre, dépression des forces, il faut supprimer tout aliment susceptible de fournir aux germes des matériaux de fermentation : le lait lui-même doit être suspendu et remplacé par la *diète hydrique*, eau bouillie, eau d'Evian, eau de Pougues, glacées au besoin pour combattre les vomissements. On en donnera de petites quantités souvent répétées pour calmer la soif ardente de l'enfant. On peut ajouter du thé simple ou légèrement alcoolisé. La diète hydrique sera maintenue suivant les cas, quelques heures, un jour, jusqu'à deux jours. Si l'amélioration se produit, on donnera comme premiers aliments, d'après Hutinel, quelques cuillers d'eau albumineuse (un blanc d'œuf pour 1 2 litre d'eau) ou de bouillon de poulet dégraissé et glacé. Au bout de quelques jours on ajoute de temps à autre du lait très étendu d'eau, puis peu à peu on reviendra à l'allaitement pur.

2° *Désinfection mécanique.* — Elle est réalisée par l'*entéroclyse* et le *lavage de l'estomac*. L'entéroclyse proposée par Monti a pour but de faire pénétrer dans tout le gros intestin et même jusque dans l'intestin grêle une certaine quantité de liquide. Pour qu'elle soit efficace, il faut atteindre le chiffre de 300 à 500 centimètres cubes. Cette quantité n'est tolérée que si la pénétration est lente, faite sous pression douce, et si le liquide est à une température qui n'excite pas trop les contractions intestinales, 30 à 38°. Il importe peu que ce liquide soit antiseptique, car ce qu'on demande à l'entéroclyse, c'est le simple lavage de l'intestin, aussi l'eau bouillie suffit-elle en général, on peut y ajouter un peu d'huile qui diminue les contractions intestinales.

Le lavage sera répété suivant les cas une à plusieurs fois par jour.

Le lavage de l'estomac se fera également avec de l'eau bouillie ou alcaline ; il combat avec succès les vomissements répétés et la rétention dans l'estomac de produits nocifs.

3° *Désinfectants médicamenteux.* — Ce sont les purgatifs et les désinfectants proprement dits.

Parmi les purgatifs, le plus employé est le *calomel* : on le donne à la dose de 5 centigrammes dans les premiers mois, 10 centigrammes à un an ; on l'emploie aussi à la dose de 1 centigramme répété trois ou quatre fois par jour à quelques heures d'intervalle. L'*huile de ricin* agit également bien.

Parmi les désinfectants nous comptons des agents insolubles et solubles. Les premiers sont le *naphtol*, le *benzonaphtol*, le *salol*, le *salicylate de bismuth*. Ils sont susceptibles de pénétrer jusque dans les dernières portions de l'intestin grêle, mais leur action est trop lente (HUTINEL) et doit être réservée pour les troubles subaigus ou chroniques de la digestion. L'entéroclyse leur est préférable dans les cas pressants. La désinfection de l'estomac et des premières portions de l'intestin grêle peut être assuré par des *désinfectants solubles*, tels que le *benzoate de soude*. Mieux vaut s'adresser à l'*acide lactique* ou *chlorhydrique*. Ce dernier arrête les fermentations de l'estomac et secondairement une partie de celles de l'intestin. On peut en donner une goutte diluée dans un petit verre à eau-de-vie d'eau saccharinée, répétée quatre à cinq fois par jour, de préférence après la tétée. L'acide lactique aurait une action spécifique sur certaines diarrhées vertes bacillaires (HAYEM, LESAGE). On en prescrit 1 à

2 grammes dans une potion de 200 grammes, une cuiller à café ou à dessert toutes les heures.

b. *Traitement de la fièvre*. — En général, il faut repousser l'emploi des antipyrétiques, quinine, antipyrine, mal tolérés par un tube digestif en souffrance. Le procédé le plus simple est de donner des bains tièdes ou frais, à 33, 30, 28°, en tenant compte de l'effet consécutif. S'il y a tendance au refroidissement, au collapsus, le bain sera court, cinq minutes au plus, accompagné de frictions sur les membres, et suivi d'enveloppements chauds et de frictions générales.

c. *Traitement de l'algidité*. — Une part importante revient, dans sa production, à la faiblesse de la circulation résultant de la perte abondante de liquides.

L'indication est de relever la tension artérielle et de reconstituer l'eau des tissus. A cet effet, on peut encore user de lavages intestinaux avec la solution physiologique de chlorure de sodium à 7 p. 1000, dans l'espoir qu'il s'en absorbera une partie. Il est plus prudent de recourir d'emblée aux injections sous-cutanées de la même solution stérilisée ou du sérum de HAYEM :

Sulfate de soude.	10 grammes.
Chlorure de sodium	5 —
Eau distillée.	1 000 —

L'injection se fait dans les flancs, la fesse, après aseptisation. HUTINEL, THIERCELIN injectent 10 centimètres cubes à la fois, répétés plusieurs fois par jour. On peut injecter une plus grande quantité d'emblée, en poussant l'injection très lentement. Le meilleur instrument est un flacon stérilisé dont les tubulures supérieures sont bouchées avec du coton et qui est muni d'une tubulure inférieure reliée à l'aiguille par un tube de caoutchouc. La hauteur du flacon au-dessus de la région à injecter règle la rapidité de l'injection qui se fait sans à-coup.

En même temps, on a recours aux enveloppements chauds, aux bouillottes, aux frictions générales, aux bains sinapisés.

d. *Traitement du collapsus*. — Qu'il y ait de la fièvre ou de l'algidité, il est parfois urgent de parer rapidement à la défaillance cardiaque. On a recours aux procédés habituels : injections sous-cutanées d'éther, d'huile camphrée, de caféine, administration de stimulants diffusibles, alcool, éther, acétate d'ammoniaque.

e. *Traitement des complications*. — Le méningisme, les convulsions, l'oppression, l'anurie, les érythèmes infectieux réclament un traitement approprié qui sera étudié à propos de chacun de ces syndromes.

f. *Soins consécutifs*. — Un intestin qui a été touché par une infection pyrétogène ou cholériforme, ne reprend pas son équilibre immédiat, après la suppression des phénomènes infectieux locaux et généraux. Il reste sensible, continue à digérer imparfaitement, est exposé à se réinfecter facilement. Aussi ne faut-il revenir au lait qu'avec prudence, par petites quantités très espacées de lait coupé. La diarrhée, redevenue un accident local, sera traitée comme dans la dyspepsie simple par les poudres absorbantes ou astringentes, sous-nitrate de bismuth, tannigène, talc auxquelles on ajoutera par crainte d'infections nouvelles, du benzonaphtol. Si le lait entretient la dyspepsie, on se bornera à l'eau albumineuse, aux bouillies de féculents, à des potages clairs, à la crème de riz. Dans quelques cas, TROUSSEAU, BOUCHUT, HUTINEL administrent à la période de convalescence avec diarrhée persistante la viande crue, finement hachée.

§ 2. — TROUBLES DIGESTIFS CHRONIQUES. DYSPEPSIE GASTRO-INTESTINALE CHRONIQUE

La dyspepsie gastro-intestinale chronique se relie à la forme aiguë parce qu'elle est souvent le point de départ d'accidents à marche rapide ou subaiguë qui se répètent avec une grande facilité.

1º Etiologie. — Elle est à peu près analogue à celle des troubles digestifs aigus, et comprend des causes prédisposantes et déterminantes.

a. *Causes prédisposantes*. — La fonction gastro-intestinale s'accomplit avec peine, soit en raison de la débilité générale du sujet (débilité congénitale, naissance avant terme), soit en raison de lésions viscérales réalisées dès la naissance (syphilis, paludisme), soit en raison d'un vice héréditaire (arthritisme, névropathie des ascendants) qui rend l'intestin vulnérable au même titre que d'autres tares héréditaires créent la prédisposition aux affections cutanées, soit enfin parce que dès la naissance, l'intestin cultive facilement de nombreux germes de fermentation.

b. *Causes déterminantes.* — Les troubles aigus paraissent surtout dus à des infections ou à des intoxications venues du dehors. Les troubles chroniques relèvent plutôt d'infections nées sur place (infections endogènes d'ESCHERICH et THIERCELIN) : c'est le milieu intestinal qui fournit les ferments, l'aliment n'apporte que le milieu de culture. Aussi le lait humain y dispose-t-il moins que le lait de vache, celui-ci, quand il est stérilisé, moins que les autres aliments. En général, c'est l'excès d'alimentation ou l'ingestion d'un aliment non en rapport avec la spécialisation de la fonction digestive du nourrisson, qui entraîne les troubles morbides. Dans les deux circonstances, il reste dans le tube digestif de véritables corps étrangers fermentescibles : caséine, fécule, etc.

Les trois facteurs qui sont à incriminer dans la majorité des cas, sont :

Un allaitement naturel, mal réglé, les tétées étant **irrégulières, trop rapprochées.**

Un allaitement artificiel, avec les mêmes errements : mais en plus, lors même qu'il serait réglé, il présente un inconvénient qui lui est personnel, c'est l'abondance de la caséine, sa précipitation en un caillot volumineux, compact, d'où la nécessité des coupages avec de l'eau dans les premiers mois, au moins.

Enfin *un serrage prématuré.*

Ce sont là des dyspepsies *primitives.* Fréquemment aussi elles succèdent à des infections aiguës du tube digestif ou à des maladies générales à déterminations gastro-intestinales (fièvre typhoïde, rougeole, etc.), et constituent alors les *dyspepsies secondaires.*

2° Symptômes. — Les troubles digestifs chroniques n'ont

pas la diffusion absolue des troubles aigus. Bien que leur tendance soit extensive, ils n'en ont pas moins des localisations ou des prédominances symptomatiques dans les différents segments du tube digestif, estomac, intestin grêle, gros intestin.

Les enfants élevés au sein débutent plus volontiers par les troubles intestinaux, les allaités artificiellement par les troubles gastriques (HUTINEL).

Nous décrirons des symptômes locaux, des troubles fonctionnels, des signes physiques, des symptômes généraux.

a. *Symptômes locaux.* — Ce sont des *vomissements* d'abord espacés, puis se produisant régulièrement, entraînant des fragments de lait caillé au milieu d'un liquide grisâtre, mêlé de bile et de mucosités, de réaction acide. L'appétit fait défaut, ou est au contraire exagéré. Souvent il est irrégulier.

Les *selles* augmentent de fréquence. Elles sont liquides, jaunes ou vertes, brunes ou panachées. On y trouve des mucosités, des grumeaux blancs. Leur réaction généralement acide peut-être neutre ou alcaline. Dans les cas d'allaitement artificiel, avec surcharge alimentaire, elles sont parfois blanches, graisseuses. Cette apparence ne doit pas être attribuée à l'hypocholie (GILLET, MARFAN), mais à un excès de matières grasses.

Dans les cas de sevrage prématuré, les selles sont particulièrement putrides, brunes, et renferment des débris alimentaires non digérés.

La diarrhée est d'abondance variable. Au lieu de deux selles jaunes par jour, l'enfant en présente 4, 5 ou 6, qui se répètent régulièrement pendant des semaines. Parfois, surtout dans l'allaitement artificiel et après le sevrage, il y a des alternatives de constipation et de diarrhée ; les selles, dans ces cas, renferment souvent des mucosités et même des pseudo-membranes (*entérite muqueuse*).

b. *Troubles fonctionnels.* — Les vomissements s'accompagnent de perte d'appétit, parfois de nausées avec pâleur du visage, de douleurs.

Les coliques sont plus fréquentes, précédant la selle diarrhéique. Parfois, comme dans les colites, il y a des faux besoins aboutissant à l'expulsion de quelques mucosités et des brûlures consécutives. C'est dans ces cas qu'on voit se produire le plus volontiers la chute du rectum.

c. *Signes physiques*. — L'abdomen devient volumineux, mou, flasque *ventre de batracien*. Il est par moments dur, tympanisé, l'enfant a des éructations ou des émissions gazeuses. L'ampliation de l'abdomen produit l'*éventration médiane* (écartement des deux droits), favorise les hernies, la chute du rectum.

Le développement abdominal est dû à la distension, soit du gros intestin, soit de l'intestin grêle (ANGERANT). MARFAN a observé un *allongement total de l'intestin* qui peut égaler 9 à 12 fois la longueur de la taille, au lieu de 7 à 8 fois, chiffre normal.

L'augmentation de volume du foie, la flaccidité de la paroi abdominale, l'hypotension abdominale contribuent à produire le développement du ventre. La *dilatation de l'estomac*, bien qu'existant chez le nourrisson, se montre surtout après le sevrage et dans la seconde enfance. Elle se produit lentement, progressivement dans la surcharge alimentaire. Elle se traduit comme chez l'adulte par un bruit de clapotage perçu au-dessous de la limite normale de l'estomac, l'enfant étant à jeun et après absorption de liquide. On peut confondre ce bruit avec le clapotage colique (MALIBRAN, LESAGE).

Un autre signe, c'est la persistance dans l'estomac de résidus alimentaires quelques heures après le repas (THIERCELIN). Le liquide gastrique est acide, l'acidité est due aux *acides organiques*, avec ou sans acide chlorhydrique libre.

d. *Symptômes généraux*. — La *nutrition* est généralement troublée. Dans les formes légères, chez les enfants nourris au sein, le développement continue à se faire, malgré les troubles digestifs ; plus souvent, et surtout en cas d'allaitement artificiel, l'enfant maigrit, il devient pâle, bouffi, ou bien la peau se ride, l'enfant a l'aspect sénile. L'amaigrissement contraste avec l'appétit souvent exagéré, boulimique du sujet et avec le développement du ventre. Si l'enfant est très jeune, il tourne à l'athrepsie, plus tard il devient rachitique. C'est surtout ce qui se voit après le sevrage.

Beaucoup de tissus ou d'organes sont intéressés dans le cours de la dyspepsie chronique.

La *peau* présente deux ordres de lésions : d'une part, des

érythèmes par contact des selles ou de l'urine au niveau des fesses, des cuisses, des talons, avec tendance ulcéreuse favorisée par le frottement mécanique des membres ; d'autre part, des éruptions à distance : eczéma, strophulus, suppurations miliaires disséminées, furoncles.

Les *muqueuses* témoignent leur participation par l'apparition du muguet, d'aphtes, d'ulcérations buccales, de plaques ptérygoïdiennes, de coryzas, de conjonctivites, de bronchites chroniques. L'enfant a la langue chargée, une haleine forte, la poitrine grasse. Tous ces phénomènes sont dus à des infections secondaires provoquées par l'abaissement de la vitalité des tissus.

Parmi les viscères, les poumons sont le plus souvent atteints et la mort arrive assez fréquemment à la suite d'une *broncho-pneumonie* (MARFAN et MAROT). Là encore, il s'agit d'infections se produisant soit par la voie intestinale (*coli communis*), soit par inhalation (streptocoques).

Des microorganismes ont été rencontrés dans un grand nombre de viscères en apparence sains (MARFAN et MAROT) comme s'il y avait eu septicémie. De là la formation des thromboses veineuses signalées par PARROT et HUTINEL.

La *température* n'est pas en général influencée par la dyspepsie chronique. De temps à autre, il y a une poussée subfébrile. D'ailleurs, il faut savoir qu'elle s'élève difficilement chez les nourrissons débiles dans les premiers mois de la vie.

3° Marche, pronostic. — Dans les trois premiers mois de la vie, la dyspepsie chronique aboutit le plus souvent à une *cachexie athrepsique*.

Plus tard, l'enfant résiste mieux, il présente des alternatives d'amélioration et d'aggravation.

Parfois, la maladie revêt une allure aiguë (surtout en été) et aboutit aux diarrhées infectieuses fébriles ou algides.

Dans d'autres circonstances, c'est une broncho-pneumonie qui juge la maladie digestive.

Ailleurs, ce sont des suppurations qui se répètent indéfiniment au niveau des téguments, abcès, furoncles, et aboutissent à une sorte de pyohémie.

Quelquefois la mort se produit d'une façon inattendue (MARFAN et MAROT), sans que l'autopsie l'explique.

Lorsque le dyspeptique échappe aux complications, il peut se remettre sous l'influence d'un régime et d'une hygiène sévère, mais il est rare qu'il ne devienne pas rachitique.

4° Diagnostic. — Suivant les cas, les troubles fonctionnels ou les lésions dominent dans l'estomac, l'intestin grêle, le côlon. Nous avons déjà parlé de la *dilatation de l'estomac.* — La *colite*[1] se voit surtout après deux ans. Elle se traduit par des alternatives de diarrhée et de constipation, la présence dans les selles de mucosités qui peuvent se concréter au point de constituer de fausses membranes. Le gros intestin, surtout l'S iliaque sont ballonnés, indolores ou sensibles à la pression. L'état général est mauvais, le sujet maigrit, pâlit, est nerveux.

Toutes les formes de dyspepsie chronique aboutissent, en dehors de leurs épisode aigus, à deux syndromes : la *cachexie maigre* ou la *cachexie grasse* (MARFAN). La première se confond volontiers avec la *tuberculose progessive des nourrissons* ou avec une *tuberculose intestinale.* La seconde frappe surtout par le développement de l'abdomen et fait croire à un *carreau* ou à une *péritonite tuberculeuse.* D'une façon générale, la diarrhée chronique liée à de simples troubles digestifs doit être distinguée des diarrhées sous la dépendance d'affections congénitales, telles que tuberculose, syphilis, impaludisme.

5° Anatomie pathologique. — Les affections aiguës du tube digestif laissent d'autant moins de traces, qu'elles ont évolué plus rapidement. Aussi les lésions sont-elles d'une observation plus fréquente dans le cours des dyspepsies chroniques, bien qu'elles puissent, même dans ces conditions, faire défaut (LEGENDRE, RILLIET et BARTHEZ). En général, le tube digestif présente une dilatation avec allongement de tous ses segments. Suivant l'âge, l'allongement prédomine au niveau de l'intestin ou de l'estomac. Chez le nourrisson c'est l'intestin qui s'allonge (MARFAN), de façon à représenter 9 à 12 fois la

[1] GUINON *Les colites de l'enfant.* Congrès de Pédiatrie. Marseille, 1898.

taille de l'enfant au lieu de 7 à 8 fois (chiffre normal. La distension peut porter sur l'intestin grêle, plus souvent sur le gros intestin. L'estomac se dilate plutôt après le sevrage, la plupart des autopsies, où on a rencontré l'ectasie gastrique, concernent des enfants de plus de deux ans.

La muqueuse gastrique est pâle, gonflée, parfois avec quelques ecchymoses ou des érosions. Dans une période initiale, il y a une inflammation, une multiplication des cellules glandulaires qui reviennent à l'état embryonnaire et une infiltration par des lymphocites des espaces interglandulaires. A une période plus avancée, l'infiltration embryonnaire a abouti à la formation d'une nappe fibreuse avec atrophie de la muqueuse, des glandes, productions kystiques, etc. (MARFAN).

L'intestin présente une muqueuse, tantôt pâle, tantôt semée de plaques congestives ou même d'ecchymoses. Elle est boursouflée ou amincie. Les follicules clos isolés et les plaques de Peyer sont tantôt de dimensions normales, tantôt augmentées de volume. On a attribué une importance excessive au gonflement des follicules qui, pour certains auteurs, suffirait à désigner une forme clinique spéciale de la dyspepsie, l'*entérite folliculaire* BAGINSKY, UNGER). Il est vrai qu'elle s'associe souvent à une infiltration des espaces interglandulaires, de la sous-muqueuse et à un catarrhe muqueux des glandes. Quand la folliculite prédomine dans le gros intestin, on donne à l'affection le nom de *colite*. Les follicules sont gris, rosés, parfois ulcérés. L'entérite folliculaire peut être aiguë, le plus souvent elle constitue un syndrome subaigu qui se répète un certain nombre de fois.

6° Traitement. — La plupart des dyspepsies gastro-intestinales chroniques sont habituellement le fait d'une surcharge mécanique du tube digestif. La première indication est donc de *réduire la quantité d'aliments*. Si l'enfant est au sein, on espacera et on raccourcira les tétées. Si l'allaitement est mixte, on supprimera le lait de vache. Si l'allaitement est artificiel, tout en espaçant les prises, on coupera le lait au quart, au tiers. Le mieux serait de le remplacer par l'allaitement naturel.

Si cela est impossible, on aura recours au lait d'ânesse ou au lait humanisé.

Si l'enfant est sevré prématurément, on reviendra à l'alimentation exclusive par le lait.

Bien que les fermentations soient moins saisissantes que dans les troubles aigus, il faudra en tenir compte ; en effet, de temps à autre éclatent des poussées aiguës et d'autre part, les symptômes à distance, éruptions, bronchites, rachitisme ne font pas défaut. De là l'indication des *antiseptiques*.

L'acide chlorhydrique, administré à la dose de cinq à six gouttes par jour, modifiera les fermentations acides de l'estomac.

Pour la désinfection de l'intestin, on aura recours au benzonaphtol, au salicylate de bismuth ; pour celle du côlon, à l'entéroclyse.

De temps à autre, on donnera un purgatif, calomel, 5 à 10 centigrammes, huile de ricin, magnésie.

L'*atonie gastro-intestinale* réclame l'intervention de procédés mécaniques, tels que le massage. On peut aussi soutenir l'abdomen au moyen d'une ceinture qui a encore pour effet de prévenir les hernies.

Les symptômes pris en particulier relèvent de médications variées. Les *fermentations acides de l'estomac ou de l'intestin*, les selles irritantes pour la peau, sont traitées par les alcalins, eau de chaux seconde, bicarbonate de soude, eau de Vichy, magnésie, craie préparée. L'acide chlorhydrique est encore un des meilleurs agents contre le développement des acides organiques de l'estomac.

Contre la diarrhée, on aura recours aux poudres absorbantes, sous-nitrate de bismuth, craie, talc, ou aux astringents, tels que ratanhia, tannigène, tannalbène. Ces derniers médicaments nous paraissent rendre de grands services.

Parfois la diarrhée résiste. La viande crue peut alors être employée.

Enfin, on peut essayer d'agir localement par des lavements modificateurs, s'il s'agit d'une *colite*. On se sert, dans ces cas, d'une solution de nitrate d'argent à 0,50 centigrammes à 1 gramme p. 1000.

Dans les cas de *lientérie*, ou de selles succédant rapidement aux repas, l'opium peut être utilisé aux doses prudentes que nous avons indiquées. On peut aussi l'employer contre la douleur, en ajoutant les enveloppements chauds du ventre.

§ 3. — ATHREPSIE

L'athrepsie est une cachexie spéciale, survenant à la suite de troubles digestifs, dans les trois ou quatre premiers mois de la vie. A cette période, comme plus tard, les processus toxi-infectieux développés dans le tube digestif déterminent des lésions multiples sur la muqueuse gastro-intestinale, le foie qui présente des taches infectieuses, les reins qui sont dégénérés. Ces lésions en raison de l'âge du sujet, de leur intensité troublent profondément la nutrition, de sorte qu'elles constituent même après la guérison des troubles digestifs proprement dits, une cause persistante de cachexie.

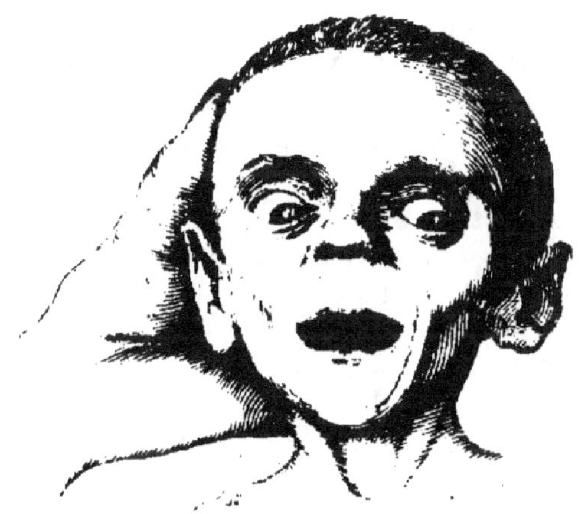

Fig. 34.
Athrepsie.

1° Symptômes. — La peau se sèche, devient écailleuse, le panicule adipeux fond, les fontanelles s'affaissent, les os du crâne chevauchent les uns sur les autres, la figure est ridée, l'enfant a l'aspect d'un singe ou d'un vieillard. Sa vitalité s'abaisse peu à peu, la circulation se ralentit, les extrémités se refroidis-sent, se cyanosent, l'intolé-rance de l'estomac devient absolue, les urines diminuent. L'enfant tombe dans une sorte de coma entrecoupé de crises de rigidité ou de convulsions, la température centrale tombe au-dessous de 36°, de 37° et l'enfant s'éteint peu à peu.

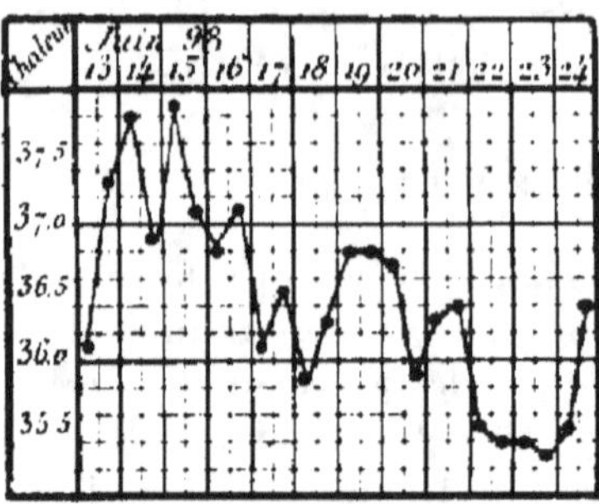

Fig. 35.

Athrepsie, hypothermie.

2° Anatomie pathologi-que. — Comme pour les affec-tions digestives mieux définies qui ont été décrites précédemment, il n'y a pas de rapport entre les troubles symptomatiques et les lésions du tube digestif.

Parrot décrivait des gastropathies ulcéreuses ou diphtéroïdes Baginsky a signalé l'atrophie de la muqueuse, Jurgens, Blachsko la dégénérescence de plexus de Meissner, Marfan des lésions irritatives à des degrés variables; Feel a noté l'absence fré-quente de toute lésion de quelque importance.

3° Etiologie et pathogénie. — En réalité, c'est le facteur toxi-infection qui met en train, par son retentissement plus ou moins lointain, le trouble profond de la nutrition, que l'intestin soit ou non lésé au passage. L'athrepsique subit à un haut degré les infections secondaires que nous avons déjà décrites dans l'infection digestive : muguet, pyodermies, broncho-pneumo-nies, thromboses, etc. L'athrepsie mériterait à peine une men-tion spéciale, si elle n'avait été entourée d'un grand prestige par les remarquables travaux de Parrot qui en a fait une des-cription clinique très saisissante, mais qui a eu le tort de lui attribuer le rang d'une maladie autonome. En réalité, l'athrepsie n'est que la conséquence d'une infection digestive. Ce sont les causes déjà mentionnées à propos de la dyspepsie gastro-intes-tinale, qui président à son développement : débilité congénitale, alimentation vicieuse, etc. C'est le même traitement qu'il faut lui opposer au début. Le seul trait saillant de ce syndrome, c'est qu'il ne survient que dans les premiers mois de la vie. Il se reconnait au début, à l'état stationnaire, puis à la diminution du poids, et surtout à ce que, malgré la suppression de la diarrhée et des vomissements, l'enfant continue à maigrir et à pâlir. Le trouble nutritif est d'origine très complexe à ce moment, car il relève d'altérations sanguines, hépatiques, nerveuses, est émancipé de sa cause première et continue à évoluer pour son propre compte. L'enfant arrive en l'espace de trois semaines à trois mois à un état de décrépitude extrême.

4° Diagnostic. — Il importe de distinguer l'athrepsie des autres cachexies infantiles. Dans la *tuberculose chronique progressive*, on observe de la mycropolyadénite. La *cachexie syphilitique* a été annoncée en général par des lésions cutanées et muqueuses. Parfois elle se borne à de l'anémie avec gonflement du foie, de la rate et à des troubles intestinaux qui ont comme caractères particuliers de résister au traitement classique. HEUBNER, KATZENSTEIN, attribuent à la syphilis un certain nombre de cas qualifiés d'athrepsie.

5° Traitement. — De là, des indications thérapeutiques, spécifiques, lorsqu'il y a des antécédents, soit chez les parents soit même chez les grands parents (KATZENSTEIN). En dehors de ce cas, on traitera l'athrepsique d'après les règles posées à propos des infections digestives du nourrisson : régime, antisepsie intestinale, réchauffement par les enveloppements, par la couveuse si l'enfant est débile à la naissance, injections salines (HUTINEL), asepsie de la peau, etc.

ARTICLE II

TROUBLES DIGESTIFS DE LA SECONDE ENFANCE

Parmi ces troubles, les uns ne sont que la continuation de ceux que nous avons signalés dans la première enfance, dilatation de l'estomac, colite chronique. A partir d'un certain âge, ils n'ont plus les mêmes conséquences immédiates sur l'économie, les fermentations perdent de leur virulence ou se heurtent à un organisme plus résistant. Néanmoins ils peuvent poursuivre leur œuvre sourde à travers l'enfance entière et préparer pour la vie de l'adulte les futures dyspepsies, les entérites muco-membraneuses, les dilatations de l'estomac.

D'autres naissent dans la seconde enfance et particulièrement pendant la vie scolaire. Il y a une pathologie spéciale du tube digestif dans la période des études.

Les troubles digestifs de la seconde enfance ont des localisations plus précises que chez le nourrisson. Nous admettrons des *troubles gastriques* et des *troubles intestinaux*.

§ I. — TROUBLES GASTRIQUES

Les troubles gastriques dans la seconde enfance comprennent : l'indigestion, l'embarras gastrique, la dyspepsie chronique.

A) INDIGESTION

L'indigestion est fréquente, elle est due à l'ingestion de crudités, de fruits verts en grande quantité, de pâtisseries, à l'usage accidentel de boissons alcooliques ou de tabac. Les autres causes d'indigestion sont celles que l'on retrouve chez l'adulte.

L'indigestion est d'autant plus facile, que l'estomac aura déjà souffert dans le premier âge.

Les *symptômes locaux* n'ont rien de spécial : état nauséeux, douleur épigastrique, vomissements avec rejet d'aliments non digérés, suivis de coliques avec diarrhée fétide, parfois diarrhée sans vomissements. L'indigestion disparaît rapidement ou est suivie d'un embarras gastrique avec ou sans fièvre.

Les *symptômes généraux* diffèrent chez l'enfant et l'adulte. Chez l'enfant, il y a parfois des *convulsions*, du *délire*, de la *somnolence* qui signalent l'arrêt de la digestion. Dans ces cas, l'indigestion est larvée et peut donner lieu à des confusions avec des maladies cérébrales. L'exonération de de l'intestin jugent ordinairement ces phénomènes inquiétants.

L'indigestion doit être distinguée des *vomissements* qui surviennent si volontiers chez les enfants au début des affections fébriles, au point qu'ils semblent remplacer le frisson (pneumonie, scarlatine, érysipèle, fièvre intermittente). Il s'agit souvent d'un véritable arrêt de la digestion provoqué par l'affection générale et dont on ne décèle l'origine que par la suite, lorsque d'autres symptômes sont venus éclairer le médecin.

L'indigestion simple est un accident sans gravité, qui ne devient intéressant que par sa répétition, auquel cas il implique une dyspepsie chronique ou des écarts de régime continuels.

Le *traitement* se réduit à l'emploi d'un émèto-cathartique, ipéca et scammonée, 25 à 50 centigrammes de chaque dans un peu d'eau sucrée. Si les vomissements ont déjà eu lieu, on se contentera de boissons glacées et le lendemain on administre un purgatif, huile de ricin, calomel. L'enfant sera à la diète un ou deux jours.

B) Embarras gastrique

L'embarras gastrique n'a rien de spécial à l'enfant, si ce n'est sa fréquence qui est en rapport avec celle des écarts alimentaires et des indigestions proprement dites.

Les *causes* sont celles qu'on rencontre chez l'adulte. Il y a aussi analogie des *symptômes*, sauf les réactions nerveuses plus intenses, plus fréquentes : somnolence, délire, agitation, parfois éclampsie.

De là certaines *difficultés diagnostiques*, en particulier avec la *méningite tuberculeuse*. Il est surtout malaisé de distinguer l'embarras gastrique de la *fièvre typhoïde*. J'ai observé plusieurs cas de fièvre typhoïde bénigne apyrétique [1] chez des enfants. Depuis, j'ai rencontré des faits relativement fréquents de fièvres typhoïdes se traduisant par une fièvre oscillante de quelques

---

[1] WEILL et PIÉRY, *Proc. méd.*, 97.

jours et des symptômes d'embarras gastrique. Ces deux ordres de faits se rapportent à des enfants âgés de trois à huit ans, venus d'un milieu dans lequel il y avait une véritable épidémie de dothiénentérie. Le diagnostic reposé sur les conditions d'épidémicité et sur la séroréaction.

Le *traitement* est le même que chez l'adulte. En plus il est indiqué d'agir contre les phénomènes nerveux par l'hydrothérapie, bains tièdes ou frais, draps mouillés.

C) DYSPEPSIE CHRONIQUE

La dyspepsie chronique de l'enfant se distingue de celle de l'adulte par son caractère parfois latent, par ses expressions symptomatiques très spéciales, par l'influence qu'elle exerce sur le développement de l'organisme.

1° Etiologie. — *Prédisposent* à la dyspepsie, les maladies du tube digestif, l'arthritisme, la goutte, la gravelle, les névropathies des parents. Une autre prédisposition résulte de troubles antérieurs, de l'allaitement artificiel, de maladies telles que la fièvre typhoïde qui ont touché le tube gastro-intestinal.

Les *causes déterminantes* sont particulières à cette période de la vie. L'enfant mange goulûment, soit pour satisfaire un appétit impérieux, soit parce qu'il est pressé de jouer. Il mastique mal. A l'occasion, il se bourre de pâtisseries, de sucreries. S'il est pensionnaire, il ingère des aliments plus ou moins grossiers; il fait abus de pain et souvent de pain frais qui fermente dans l'estomac. A ces influences s'ajoutent aussi celles de la claustration, du surmenage intellectuel à propos des examens, des concours, celle de la sédentarité interrompue parfois par des exercices physiques exagérés. Il n'est pas rare que l'estomac subisse le contre-coup de pressions fréquemment répétées sur la région épigastrique par le bord des tables de travail, en raison de l'attitude vicieuse du sujet qu'entraînent les défectuosités du mobilier scolaire, la myopie, les éclairages insuffisants. L'influence prépondérante de la vie scolaire a permis de donner à la plupart de ces manifestations le nom de dyspepsie des collégiens (LEGENDRE) [1].

2° Symptômes. — Parfois, ce sont des troubles gastriques qu'accuse le malade, revêtant la forme *hypochlorhydrique* ou *hyperchlorhydrique*.

Dans le premier cas, l'appétit diminue, la langue est chargée, la bouche pâteuse, amère, les repas sont suivis au bout d'une demi-heure, d'une heure, d'une gêne épigastrique avec tension, ballonnement de l'estomac, d'éructations insipides ou nidoreuses, d'inaptitude au travail; le tout dure une ou deux heures. Les selles sont irrégulières, fétides, la constipation alterne avec la diarrhée.

Dans d'autres circonstances, surtout à la veille des examens, ce sont des douleurs tardives, assez intenses, qui se réveillent à l'épigastre, trois ou quatre heures après les repas. L'appétit est exagéré, la soif est vive, la langue rouge, l'ingestion des aliments calme les douleurs, la constipation est opiniâtre : il s'agit d'hyperchlorhydrie.

Le plus souvent, les troubles digestifs sont *latents*. Ce sont les phénomènes ectopiques qui dominent, affectant des types variés : *anémique, neurasthénique, céphalalgique, cardiaque, cutané*.

Parmi les enfants, les uns sont pâles, bouffis ou amaigris; d'autres ont de la fatigue rapide, traînent, se font traiter d'indolents ou de paresseux; un certain nombre de *céphalées* et *d'hypertrophies cardiaques* dites *de croissance* relèvent de l'élaboration vicieuse des aliments. À la même cause se rattachent chez les enfants plus jeunes les cauchemars, les terreurs nocturnes, chez les plus âgés l'insomnie. Les acnés tenaces, l'eczéma, l'urticaire, les furoncles s'associent fréquemment à la dilatation de l'estomac.

Les *signes physiques* sont insignifiants, ou traduisent la dilatation gastrique. Le chimisme révèle le plus souvent l'hypo-

---

[1] LEGENDRE, *Dyspepsie chez les collégiens*, Congrès de Marseille. 1898.

chlorhydrie, parfois l'hyperchlorhydrie (COMBY). Le gros ventre du rachitique a en général disparu ainsi que les déformations rachitiques elles-mêmes.

Les complications les plus fréquemment observées sont les poussées de fermentation intestinale avec embarras gastrique, les indigestions, l'ictère.

3° Marche, pronostic. — La dyspepsie chronique a une durée indéfinie, si le traitement n'intervient pas. Elle se poursuit jusqu'à l'âge adulte. Elle est en général bien tolérée, est compatible avec une activité suffisante. Elle constitue néanmoins un état fâcheux, en ce sens qu'elle contrarie le développement physiologique et qu'elle enlève à un organisme en croissance une partie des matériaux nécessaires à sa nutrition si active. Il y aurait à chercher si on ne pourrait pas rattacher à la dyspepsie chronique un certain nombre de *scolioses* dites *essentielles* de l'adolescent. Elle prédispose aux maladies infectieuses, en particulier à la fièvre typhoïde. Elle prépare le terrain pour l'évolution des futures maladies de l'estomac chez l'adulte.

4° Diagnostic. — La grande difficulté consiste à rattacher aux troubles digestifs les divers symptômes, anémie, céphalalgie, palpitations que nous avons signalés. On observe assez souvent chez des enfants déjà grands ou adolescents, des *vomissements nerveux* qui durent quelques jours, quelques semaines, récidivent facilement et ne s'accompagnent d'aucun trouble de la santé générale. Ces vomissements n'ont aucun rapport avec la dyspepsie, ils sont le fait d'une véritable névrose de l'estomac.

5° Traitement. — Le régime en est l'élément principal. Espacer convenablement les repas, leur accorder un temps suffisant, faire mastiquer les sujets, éviter dans l'alimentation les crudités, les graisses, les fritures, les fromages forts, le gibier, le pain en excès. Réduire la quantité de boissons.

La vie de pension nuit aux dyspeptiques.

On diminuera les heures d'étude, on multipliera les marches, les promenades.

En cas d'hypochlorhydrie, on a recours à l'acide chlorhydrique, un verre à Madère ou à Bordeaux de la solution à 2 à 4 p. 1000, une demi-heure après les deux principaux repas. S'il y a des crises d'hyperchlorhydrie, on usera d'alcalins, eau de Vichy, bicarbonate de soude, magnésie, eau de chaux, à prendre plusieurs fois par jour, trois ou quatre heures après les repas. En même temps, la constipation sera combattue par les laxatifs, les lavements, le massage abdominal, la diarrhée par les poudres absorbantes, les astringents.

De temps à autre, on donnera des purgatifs, des antiseptiques, salol, benzonaphtol, salicylate de magnésie.

On s'adressera à chacun des symptômes dominants, céphalalgie, neurasthénie, etc...., par les moyens appropriés.

§ 2. — TROUBLES INTESTINAUX DE LA SECONDE ENFANCE

On retrouve, dans la seconde enfance, quelques-uns des syndromes que nous avons décrits chez les nourrissons, entérite cholériforme, diarrhée chronique sans fièvre ou avec paroxysmes aigus. La seule différence à signaler, c'est que ces troubles intestinaux, pas plus que les phénomènes gastriques qui leur sont souvent associés, n'aboutissent au rachitisme. Ordinairement, l'enfant est cependant un ancien rachitique, car ces diarrhées chroniques de la seconde enfance se voient surtout chez les sujets allaités au biberon et qui ont souffert de la digestion dans les premières années.

Il est une forme d'entérite plus particulière à la seconde enfance, c'est l'entérite *folliculaire* des *auteurs allemands*, l'*entéro-colite muco-membraneuse* (COMBY), la *colite* (GUINON).

Cette affection se montre à l'état aigu ou chronique.

1° **Colite aiguë**. — Elle existe parfois chez le nourrisson. Elle diffère des autres diarrhées infectieuses de cet âge, par les caractères des selles, qui, à côté de matières liquides, montrent des mucosités plus ou moins striées de sang, dont l'expulsion est précédée de coliques, de faux besoins et suivie de ténesme.

Le *tableau* se rapproche souvent de celui de la dysenterie sporadique. Il y a de la fièvre, de l'abattement, de la soif, un état général qui rappelle celui des diarrhées toxi-infectieuses.

Dans la seconde enfance, la maladie est ordinairement *subaiguë*, sans grande réaction générale.

2° Colite chronique. — La colite aiguë se répète volontiers et aboutit à la *colite chronique*. Celle-ci peut naître d'emblée, elle n'existe qu'à partir de deux ans. Ses causes sont celles de la dyspepsie chronique agissant chez des sujets nerveux, issus d'arthritiques ou de dyspeptiques.

En général, il s'agit de constipation opiniâtre interrompue de temps à autre par des crises diarrhéiques ou des débâcles de glaires et de membranes, quelquefois on trouve dans les selles du sable intestinal. Tantôt c'est une diarrhée glaireuse continue, tantôt ce sont les fausses membranes qui dominent, faisant croire à la présence d'un tænia. J'ai vu une fille de quatorze ans qui, depuis plusieurs années, évacuait toutes les semaines de gros paquets de fausses membranes, sans présenter d'ailleurs de symptômes généraux inquiétants. De temps à autre, il s'ajoute à ces troubles locaux des épisodes d'embarras gastro-intestinal avec redoublement des coliques, apparition de stries sanguines dans les selles, ou même d'hémorragies véritables. D'après GUINON, les enfants atteints de colite chronique sont pâles et se développent mal. Ils présentent la plupart des troubles nerveux ou cutanés observés dans la dyspepsie chronique. Une des complications les plus fréquentes est l'appendicite J. SIMON, COMBY, MARFAN, GUINON). On a signalé la cystite (ESCHERICH, THIEMP, HUTINEL).

La colite chronique est une affection sérieuse, car son évolution est longue, elle expose à des infections d'autant plus à redouter que l'enfant est plus jeune. Elle conduit plus tard à la neurasthénie, à l'hypocondrie. Enfin, elle s'associe à une altération plus ou moins durable de la paroi intestinale.

Le *traitement* des colites se confond avec celui des dyspepsies aiguës ou chroniques : régime, désinfection intestinale, eupeptiques. Toutefois, pendant les poussées aiguës, on combattra plus spécialement la douleur au moyen de compresses chaudes, de cataplasmes, d'opiacés à petites doses. Le lavement d'eau de 45 à 48° calme d'une façon remarquable les faux besoins et le ténesme (TUFFIER). J'ai fait céder un ténesme atroce chez un enfant de trois ans par le toucher rectal qui fut très douloureux, mais amena, séance tenante, la cessation définitive de la souffrance par le mécanisme de la dilatation. La constipation sera combattue par les laxatifs, l'huile de ricin, une cuiller à café tous les matins. J'ai obtenu de bons résultats dans un cas qui avait résisté jusque-là, en faisant ingérer tous les soirs un verre à Bordeaux d'huile d'olive chez une fille de quatorze ans.

Il y a enfin indication à combattre l'inflammation locale, au moyen de révulsifs, teinture d'iode, pointes de feu, appliquées sur le trajet du côlon ou dans la fosse iliaque gauche, si l'inflammation prédomine au niveau de l'S iliaque. On alternera la révulsion avec l'enveloppement du ventre par une couche d'ouate recouverte de toile cirée. On établit ainsi une sudation continue et on prévient le refroidissement local.

On peut aussi user de lavements exerçant une action topique, avec la ratanhia ou le nitrate d'argent (1 p. 1000).

Enfin, on peut recommander les cures de Plombières, de Châtel-Guyon.

ARTICLE III

APPENDICITE

Appendicite, péri-appendicite, ont détrôné les termes de *typhlite* et de *pérityphlite* qu'ALBERT DE BONN avait fait passer dans l'usage, par une interprétation inexacte des faits. Les interventions précoces des chirurgiens américains ont permis d'accorder un rôle prépondérant à l'appendice, dans les lésions de la région ilio-cæcale.

L'appendice se trouve placé à la partie déclive et interne du cæcum, c'est-à-dire dans une région où les matières alibiles, ayant abandonné à l'absorption par l'intestin grêle tous les éléments nutritifs qu'ils renferment, commencent à présenter le caractère fécaloïde et à subir les processus de putréfaction physiologique. La situation déclive de l'appendice, sa terminaison en cul-de-sac, l'étroitesse de son calibre, l'exposent au contact prolongé de parcelles provenant des résidus de la digestion, de corps étrangers, de produits septiques de toute nature. Sa défense est assurée, comme celle du cæcum, par le développement de son système lymphatique. La muqueuse appendiculaire représente en effet une grande plaque de Peyer enroulée sur elle-même en forme de tube. De là des inflammations fréquentes dont on retrouve les analogues dans tous les points où le tissu adénoïde occupe les plans superficiels des muqueuses : amygdale palatine, pharyngée, etc. BLAUD SUTRON appelle l'appendice une amygdale abdominale. Aussi a-t-on pu comparer l'appendicite à l'amygdalite, non seulement au point de vue de la pathogénie de ses lésions, mais encore à celui de leur évolution et de leurs complications : l'appendicite aiguë, la péri-appendicite avec leurs formes locales et leurs formes infectieuses, l'appendicite chronique avec ses poussées aiguës récidivantes et sa terminaison par l'hypertrophie de l'appendice, rappellent exactement l'amygdalite, la péri-amygdalite aiguë, l'amygdalite chronique, l'hypertrophie de l'amygdale.

1° Anatomie pathologique. — L'appendice présente des aspects divers :

a. Il est gonflé, allongé, a les dimensions d'une cigarette, d'un porte-cigarettes. Sa cavité renferme souvent (DIEULAFOY), mais non toujours, un corps allongé, formé de couches concentriques d'une substance brune composée en partie de phosphates de chaux ; parfois c'est un pépin de fruits, un noyau de cerise, une parcelle métallique. La muqueuse est rouge, congestionnée, avec de petits abcès ou des ulcérations superficielles, au niveau des follicules. La teinte de la muqueuse peut être aussi grise, verdâtre. A l'examen histologique, on trouve une infiltration embryonnaire étendue à toute la muqueuse et s'étendant plus ou moins en dehors, dans la musculeuse.

b. Souvent, il y a en un point situé en bas ou en haut, une perforation, due à un abcès ou à une gangrène locale.

c. Parfois, il existe une gangrène généralisée à tout l'appendice.

L'appendice est entouré d'un repli du péritoine qui lui laisse une certaine mobilité et le tient flottant dans la grande cavité péritonéale. Cette disposition permet de comprendre l'extension de l'appendicite au péritoine plutôt qu'au tissu cellulaire sous-péritonéal et de la fosse iliaque.

L'inflammation modérée de l'appendice tend à produire des adhérences entre les parties voisines du péritoine. Ces adhérences limitent souvent une cavité qui se remplit de pus (*péritonite suppurée partielle*). La suppuration se produit parfois sans perforation, mais elle est constante si l'appendice se perfore ou se gangrène, et dans ces cas, le pus, sanieux, fétide, renferme des matières fécaloïdes, le corps étranger qui était dans l'appendice, un fragment de l'appendice lui-même détaché par la gangrène.

Une inflammation suraiguë, rapidement perforante, ne laisse pas au péritoine le temps de faire des adhérences et aboutit en quelques heures, à une péritonite suraiguë généralisée, septique et purulente.

Dans des cas plus rares, la suppuration péri-appendiculaire se fait dans le tissu cellulaire sous-péritonéal et il s'établit alors des phlegmons de la région périnéphrétique ou de la fosse iliaque.

On a signalé des cas dans lesquels l'infection d'origine appendiculaire ne se fait plus par contiguïté, mais à distance par l'intermédiaire des veines ou des lymphatiques : on constate alors des péritonites partielles, éloignées de l'appendice, des abcès de la paroi abdominale, des abcès viscéraux, en particulier des abcès du foie.

Dans les formes graves de l'inflammation appendiculaire, l'appendice mortifié se détache spontanément, sur une partie de sa longueur ou en totalité ;

Dans les formes catarrhales, l'appendice reste volumineux, hypertrophié, comme une grosse amygdale, exposé à chaque instant à des reprises de l'inflammation aiguë ; parfois aussi il se sclérose et s'atrophie.

2° Pathogénie. — L'appendicite, comme la plupart des inflammations portant sur les organes lymphoïdes, est le produit d'une infection. Dans le pus de la cavité appendiculaire, dans les parois de l'appendice, dans les péritonites ou les abcès qui s'y rattachent, on trouve toujours un ou plusieurs microorganismes virulents, coli-bacille, streptocoque et autres agents. Ces germes pathogènes habitent, à l'état normal, la cavité intestinale, à l'état de saprophytes. Pour qu'ils deviennent virulents, il faut des conditions spéciales, dont quelques-unes ont été précisées. TALAMON, et surtout DIEULAFOY ont insisté sur la théorie du *vase clos*. Lorsqu'un corps étranger, qu'il vienne du cæcum (TALAMON), qu'il se forme sur place (DIEULAFOY), oblitère la lumière de l'appendice, il se produit dans la cavité close qu'il détermine dans le fond de l'appendice une exaltation dans la virulence des germes présents. Ce fait, démontré expérimentalement, rend compte de l'envahissement des parois et des régions voisines par les saprophytes devenus pathogènes. Souvent aussi le corps étranger manque et c'est un bouchon muqueux ou une coudure de l'appendice qui réalise le vase clos. Mais il existe aussi des faits d'appendicite infectieuse, dans lesquels un pareil mécanisme ne semble pas devoir être réalisé (LAVERAN, PONCET, BROUX). Nous admettons avec LEGUEU [1], que l'extension d'une inflammation de voisinage (typhlite, colite, avec TRIPIER et PAVIOT, qu'une infection générale se localisant sur l'appendice arrivent au même résultat. C'est ainsi qu'on voit des appendicites tuberculeuses, typhiques, grippales.

Au reste, la nécessité absolue d'une lésion de la paroi ressort encore bien mieux de ce fait que dans les diarrhées les plus infectieuses des nourrissons, malgré l'exaltation de la virulence des germes contenus dans l'intestin, la péritonite septique ne se voit pas, tandis qu'au contraire elle se développe à la suite d'une contusion de l'intestin, sans effraction des tuniques, alors qu'il ne peut s'agir de modifications dans les propriétés pathogènes de la flore intestinale. La lésion des parois, un simple

[1] LEGUEU, *De l'appendicite*, œuvre médico-chirurgicale. Paris, 1897.

trouble nutritif ou circulatoire jouent un rôle au moins aussi important que les variations de la virulence des microbes.

3° Étiologie. — L'étiologie comprend l'étude des causes prédisposantes et déterminantes.

a. *Causes prédisposantes.* — L'appendicite, comme l'amygdalite, est fréquente chez les enfants et les jeunes gens. Sur 228 cas, Fitz en compte 173 de la naissance à 30 ans, dont 65 de 10 à 20 ans. Les garçons sont plus prédisposés que les filles. L'*hérédité* joue un rôle certain. Talamon l'explique par des malformations de l'appendice, Dieulafoy par la diathèse calculeuse.

b. *Causes occasionnelles.* — On a invoqué la constipation, la diarrhée, les troubles digestifs, la dilatation gastrique, la colite chronique muco-membraneuse, les écarts de régime, l'ingestion de pépins de fruits, de noyaux de cerises. J'ai vu une appendicite suppurée succéder à l'ingestion de sept œufs durs chez un garçon de dix ans. Enfin les maladies infectieuses, tuberculose, fièvre typhoïde, produisent parfois des appendicites. La péritonite typhique relève parfois de cette lésion (Dieulafoy). J'ai observé un cas qui confirme cette opinion. Tripier et Paviot ont insisté sur l'appendicite secondaire aux maladies générales.

4° Symptômes. — Nous décrirons successivement la colique appendiculaire, la péri-appendicite simple, la péri-appendicite suppurée, la péritonite.

a. *Colique appendiculaire.*—Dans toute appendicite, on observe un certain nombre de troubles fonctionnels à peu près constants. Brusquement, ou à la suite de quelques malaises digestifs, éclate dans l'abdomen une vive douleur analogue à celle de la colique hépatique ou néphrétique. Elle est rapportée à la fosse iliaque droite, parfois mal localisée. Elle s'accompagne de nausées, de vomissements, de constipation. Ce syndrome, qu'on peut appeler avec Talamon la *colique appendiculaire*, constitue parfois la seule manifestation de l'appendicite. Il disparaît rapidement, au bout d'un ou deux jours, pour se reproduire de temps à autre. J'ai vu deux enfants qui présentaient de semblables accidents environ tous les mois, pendant une période de un à deux ans. La crise durait un jour au plus. Localement, on constate une sensibilité à la pression limitée ou prédominante au point dit de Mac Burney, qui se trouve au milieu de la ligne qui joint l'ombilic à l'épine iliaque antérieure et supérieure. Parfois on peut sentir un peu de tuméfaction. C'est dans cette forme qu'on observe surtout le passage à l'état *chronique*, lequel s'associe aussi aux lésions péri-appendiculaires localisées.

b. *Péri-appendicite simple*. — La colique appendiculaire simple est rare. Habituellement, il s'établit une inflammation péritonéale au voisinage de l'appendice, une péritonite partielle. C'est ce qu'on appelait autrefois la pérityphlite. A la douleur, se joignent alors quelques phénomènes généraux : la température monte à 38°, 38°5, 39°, oscille ; il y a de l'embarras gastrique, un péritonisme léger, des douleurs diffuses survenant par accès, un peu d'altération des traits, de l'accélération du pouls. La pression du point de Mac Burney est sensible. La palpation permet de sentir une tuméfaction plus ou moins diffuse sous forme de plastron : souvent, la résistance du sujet est telle que ce renseignement fait défaut. On est parfois obligé de faire l'exploration sous anesthésie. Il faut toujours pratiquer le *toucher rectal* qui permet quelquefois de sentir un empâtement, lorsque l'inflammation descend très bas. Au bout de quelques jours, il y a une détente, le ballonnement diminue, la constipation cède, il reste dans la région iliaque une douleur sourde et une tuméfaction qui disparaissent peu à peu.

c. *Péri-appendicite suppurée*. — Le plus souvent, la péri-appendicite *suppure*, la température est plus élevée, les phénomènes généraux persistent, on sent un empâtement profond dans la fosse iliaque, quelquefois en arrière, ou très bas. La collection péritonéale peut se résorber. Généralement elle se vide, soit à travers la peau, au-dessus de l'arcade de Fallope, dans ce cas il y a eu péritonite adhésive devant la collection, ou en arrière, ou dans l'intestin, le rectum, la vessie. Parfois, elle s'ouvre dans la grande cavité péritonéale et détermine une péritonite aiguë diffuse.

d. *Péritonite*. — La *péritonite généralisée* survient parfois très-rapidement après le début de l'appendicite. Tantôt elle est suppurée, tantôt non suppurée. La *péritonite suppurée* diffuse succède à la perforation de l'appendice et rappelle le tableau classique de la péritonite par perforation : douleur, ballonnement du ventre, constipation, vomissements porracés, altération des traits. Elle tue en l'espace de quelques jours.

La *péritonite non suppurée*, dite *septique*, est une véritable infection diffuse du péritoine sans réaction inflammatoire. Elle se reconnaît, d'après JALAGUIER, au contraste qui existe entre la discrétion des phénomènes abdominaux qui sont peu marqués et l'altération rapide des traits, le collapsus, l'angoisse, le pouls accéléré. Elle tue en deux ou trois jours.

5° Diagnostic. — L'appendicite se confond avec la *colique hépatique*, *néphrétique*, l'*obstruction intestinale*, l'*étranglement intestinal*, un *empoisonnement*. Dans ses formes fébriles, elle peut rappeler la *fièvre typhoïde* et la *pneumonie*. Il est important de reconnaître de bonne heure les complications, suppurations locales, péritonites septique ou purulente.

6° Pronostic. — Le pronostic est diversement apprécié, bénin d'après les médecins, grave d'après les chirurgiens. Ce qui paraît établi, c'est que l'appendicite guérit souvent par les simples soins médicaux, mais que dans un cas donné, il est difficile d'affirmer qu'il ne surviendra pas des complications redoutables.

7° Traitement. — Le traitement est médical et chirurgical :

a. *Traitement médical*. — Le traitement *médical* comprend l'immobilisation, la *médication antiphlogistique*, et *sédative*.

Les mouvements de l'intestin favorisent la perforation de l'appendice, la rupture des adhérences protectrices, la contamination septique de différentes parties du tube digestif. L'immobilisation est réalisée : 1° par une *diète rigoureuse* : on ne permet au malade que du lait, de la glace, quelques boissons glacées en petite quantité ; 2° *par l'opium*, à l'intérieur ou sous forme d'injections de morphine, qui combattent à la fois le péristaltisme et la douleur ; 3° *par le repos au lit*.

Il faut se préoccuper de tous les déplacements motivés par les vomissements, la miction, la défécation. La constipation est habituelle et doit être respectée, voire entretenue. Le sujet urinera étendu dans un bassin ou un réservoir *ad hoc*. On combattra activement les vomissments par la glace, la potion de Rivière, le menthol, etc.

Le lit du malade ne doit pas être fait dans les premiers temps. Il est bien entendu qu'on s'abstiendra de *purgatifs*, qui iraient à l'encontre du but.

Le *traitement antiphlogistique* comprend l'emploi de divers révulsifs, teinture d'iode, vésicatoires, sangsues, ventouses scarifiées, applications froides ou glacées.

L'indication sédative est remplie par l'opium.

On ne doit pas se hâter d'interrompre cette médication, même en cas d'amélioration. Il faut toujours attendre quelques jours avant d'évacuer l'intestin et de reprendre l'alimentation. Encore, pour rompre la constipation, usera-t-on de procédés peu violents, lavements huileux ou à la glycérine.

b. *Traitement chirurgical*. — Le traitement chirurgical consiste dans la laparotomie, pratiquée au-dessus de l'arcade de Fallope (procédé de Roux), l'évacuation des collections périappendiculaires et l'ablation de l'appendice, si cette partie de l'opération n'expose pas à des recherches trop longues ou à des manœuvres dangereuses. A ce point de vue, il faut établir une distinction radicale entre les interventions faites *à chaud*, pendant la période aiguë de l'appendicite, et celles qu'on pratique *à froid*, après la résolution. Dans les premiers cas il est souvent difficile de découvrir l'appendice, caché au fond d'un foyer plus ou moins anfractueux, très éloigné parfois de son siège habituel lorsqu'il occupe une position interne ou postérieure, masqué enfin par des adhérences intestinales. On risque de faire de grands dégâts et d'inoculer les différentes portions d'intestin qu'on déplace au contact du foyer morbide. Aussi croyons-nous que dans l'opération à chaud, si l'appendice ne se présente pas spontanément à l'opérateur il faut se contenter de donner issue à la collection purulente et d'assurer l'écoulement du pus en créant un trajet artificiel au milieu des anses intestinales au moyen du drainage dit de Mikulicz. Au contraire, dans l'opération à froid, l'appendice est beaucoup plus dégagé des parties voisines et les risques d'infection qu'on fait courir aux anses intestinales, à mesure qu'on les déplace, sont à peu près nuls. Le traitement chirurgical s'impose lorsqu'il y a des signes de septicémie ou de péritonite, mais alors il arrive souvent trop tard. Faut-il donc l'employer dans les cas de colique appendiculaire ou de péri-appendicite localisée? Parmi les auteurs, les uns sont interventionnistes à outrance, les autres conservateurs. Les premiers allèguent l'impossibilité de prévoir les complications graves et d'y parer une fois qu'elles sont réalisées ; les autres s'appuient sur la guérison fréquente par le seul traitement médical.

Il y a des formes à propos desquelles tous les auteurs paraissent d'accord pour l'intervention : la colique appendiculaire à répétition, le phlegmon qui a envahi la paroi, la péritonite commençante.

Il en est d'autres où le désaccord s'accuse : c'est lorsqu'il s'agit d'appendicite avec péri-appendicite localisée. Celle-ci peut se résorber, même quand elle est suppurée. Néanmoins on court les chances d'une rupture dans la grande cavité péritonéale ou de récidives. Tous les cas que j'ai vu opérer m'ont paru démonstratifs en faveur de l'intervention. Au surplus, le malade ne meurt jamais de l'opération, quand dans les interventions à chaud, on se contente d'ouvrir le foyer morbide sans essayer d'enlever l'appendice, il meurt quelquefois malgré l'opération, quand celle-ci est tardive ou appliquée à un cas suraigu.

On peut être interventionniste et hésiter entre l'opération immédiate ou consécutive. L'intervention à chaud, pendant la période fébrile et inflammatoire, a pour elle de parer sûrement aux complications, contre elle de ne pas conduire sûrement à l'ablation de l'appendice, masqué par des fausses membranes, et de favoriser l'éventration ultérieure. L'opération à froid échappe à ces objections, mais on n'est pas toujours sûr de pouvoir attendre la disparition de la période aiguë, et on risque d'être prévenu par une complication mortelle.

ARTICLE IV

DYSENTERIE

La dysenterie est une inflammation ulcéreuse, spécifique, contagieuse du gros intestin.

1° Etiologie. — L'étiologie est la même que chez l'adulte. La dysenterie apparaît surtout de deux à cinq ans (BARTHEZ et SANNÉ), plus souvent chez les garçons que chez les filles ; elle est favorisée par les grandes chaleurs ; rare dans les climats tempérés, elle se montre surtout dans les zones tropicales où elle règne à l'état endémo-épidémique.

Elle survient de préférence chez les sujets débilités, les paludéens, chez ceux qui ont des troubles digestifs ou encore à la suite des maladies aiguës (dysenterie secondaire).

Une indigestion ou une diarrhée provoquée par l'ingestion de fruits verts, d'aliments grossiers, d'eau glacée, par le refroidissement de l'abdomen resté découvert la nuit, précèdent souvent les symptômes proprement dits de la dysenterie. Celle-ci se propage de trois façons différentes :

1° La *contagion* qui est réalisée par la communauté des cabinets, des vases, des canules de lavement, peut-être des thermomètres.

2° L'*ingestion* d'aliments ou de boissons renfermant le germe pathogène : les épidémies d'origine hydrique ne sont pas rares.

3° L'*inhalation* de particules provenant de selles dysentériques qui ont contaminé des objets de literie, du linge, et se répandent dans l'atmosphère après dessiccation, de façon à créer un foyer infectieux. Ce mode de propagation n'est pas absolument démontré.

La dysenterie existe à l'état *sporadique* ou *épidémique*.

Le contage spécifique existe vraisemblablement, mais on n'a pas pu le reconnaitre d'une façon sûre : on a incriminé l'*anguillule stercorale* (Normand), l'*amœba coli* (Lœsch, Kartulis)[1], un bacille très petit (Chantemesse et Widal, un bacille mobile (Roger).

On n'a pas précisé encore si les formes foudroyantes, gangréneuses des pays chauds relevaient des mêmes agents ou des mêmes associations parasitaires que les dysentéries ulcéreuses des pays tempérés.

2° Anatomie pathologique. — Les lésions siègent dans le colon, s'étendent parfois à l'extrémité inférieure de l'intestin grêle. La muqueuse congestionnée, semée de points, de plaques, de bandes hémorragiques, infiltrée comme par un phlegmon en nappe, est recouverte d'ulcérations déchiquetées, irrégulières, grises et tapissée de mucosités sanglantes et de fausses membranes grisâtres. Dans les cas de guérison, les ulcérations peuvent donner lieu secondairement à une cicatrice sténosante (Henoch).

3° Symptômes. — Dans les cas légers, l'enfant a d'abord de la diarrhée, des selles liquides mêlées de résidus fécaloïdes anciens. Rapidement elles diminuent de quantité, se transforment, deviennent muqueuses, sanguinolentes. Chaque selle est précédée de coliques, de besoins douloureux dont le siège est localisé au niveau du rectum, épreintes et suivie d'une brûlure avec resserrement à la région anale (ténesme). Les selles se répètent toutes les heures, plus ou moins souvent ; elles sont peu copieuses et contrastent par leur petit volume avec les avertissements douloureux qui les précédent et les efforts qui accompagnent leur expulsion. Au bout de deux ou trois jours, les mucosités sont mêlées à des débris de la muqueuse, plus tard à des parcelles grisâtres, purulentes. L'état général reste

---

[1] Voir la revue de Mathieu et Soupault, in *Gazette des Hôpitaux*, 1896.

assez bon. La température est normale ou très peu élevée le matin, elle monte le soir à 38°,5, 39°. Il y a de l'anorexie, de la soif, une bouche pâteuse, de l'agitation, de l'inquiétude. Au bout de huit à dix jours, l'amélioration se déclare et la guérison survient laissant après elle une grande susceptibilité de l'intestin. La maladie peut se prolonger plusieurs semaines et se terminer par la mort.

Dans les cas graves, les selles se répètent toutes les demi-heure, tous les quart d'heure ; les débris membraneux, les parcelles solides, le pus se montrent en quantité plus notable, la température s'élève, il y a des vomissements. Rapidement, l'enfant prend le teint altéré, s'émacie, son ventre se rétracte, les extrémités se refroidissent, le pouls devient filiforme, le rectum se paralyse, l'anus béant laisse voir sans spéculum une partie de la muqueuse rectale (HENOCH) et la mort survient dans l'hypothermie au bout de quelques jours, d'une semaine.

Il existe chez l'enfant comme chez l'adulte des *troubles chroniques* qui survivent à la dysenterie aiguë. L'état général est bon, de temps à autre il y a des évacuations muqueuses ou pseudo-membraneuses, le tableau est celui de la colite chronique simple.

4° Pronostic. — Le pronostic est très redoutable dans les formes intenses et surtout dans la dysenterie épidémique ; les complications à distance (abcès du foie, etc.) n'ont pas été signalées chez les enfants dans les climats tempérés.

Les rechutes sont fréquentes.

5° Diagnostic. — La dysenterie ressemble tellement à la *colite aiguë simple*, que pour admettre la maladie spécifique chez un enfant, il faut s'appuyer sur l'intensité exceptionnelle des symptômes ou la coexistence des mêmes phénomènes chez l'adulte.

Le diagnostic est plus facile entre la dysenterie et l'invagination intestinale.

6° Prophylaxie et traitement. — La *prophylaxie* est la même que chez l'adulte.

Le traitement comporte les indications suivantes :

a. *Calmer la douleur.* — Les lavements d'eau de 45° à 50° réussissent parfois à diminuer les épreintes et le ténesme ; on peut les renouveler un certain nombre de fois. Enveloppements chauds du ventre ou application d'un sac de glace. Enfin, emploi de l'opium sous forme de laudanum, de morphine en injection rectale à la dose de 1 5 à 1 centigramme suivant l'âge, avec la canule de Condamin adaptée à la seringue de Pravaz.

b. *Combattre l'infection spécifique du gros intestin.* — Le médicament de choix est l'ipéca employé suivant la méthode Brésilienne : 1 gramme dans 200 grammes de véhicule, à donner par cuillers d'heure en heure. Si l'ipéca n'est pas toléré par la bouche, on l'administre en lavages intestinaux répétés plusieurs fois par jour : décoction de 2 à 4 grammes de racines d'ipéca dans un litre d'eau, faire tiédir ; on fait pénétrer 1 2 litre à 1 litre et on engage l'enfant à le garder le plus longtemps possible. A côté de l'ipéca, on se sert souvent de purgatifs, calomel, huile de ricin, purgatifs salins. Le calomel exerce une action à la fois évacuante et antiseptique. On le donne à doses massives ou fractionnées. Il a l'avantage de ne pas provoquer la nausée. Souvent, on fait précéder l'emploi de l'ipéca d'une purgation au calomel ou à l'huile ricin, pour évacuer les mucosités, les résidus fécaux et assurer le contact de l'ipéca intus ou en lavement avec la muqueuse malade.

c. *Médication topique.* — L'infection colique a disparu, laissant à sa suite des lésions inflammatoires ou ulcéreuses. C'est à la médication topique qu'il faut avoir recours : poudres insolubles, antiseptiques ou absorbantes, sous-nitrate de bismuth mêlé à du benzo-naphtol, salicylate de bismuth, etc. ; astringents : tanin, tanigène, ratanhia ; lavages du gros intestin avec une solution de nitrate d'argent à 1 2 ou 1 p. 1000, avec une solution d'alun, de ratanhia.

d. *Alimentation.* — L'alimentation doit se borner à du lait, de l'eau albumineuse, des boissons glacées légèrement alcoolisées.

En cas de collapsus, s'adresser aux moyens déjà décrits à propos des infections digestives.

ARTICLE V

INVAGINATION INTESTINALE

L'invagination intestinale est constituée par la pénétration d'un segment de l'intestin dans le segment voisin.

1° Anatomie pathologique. — L'invagination se fait dans le sens du courant fécal (*descendante*), plus rarement en sens inverse (*ascendante*). Elle est *simple*, exceptionnellement *double* ou même *triple*, la partie qui est le siège de l'invagination s'enfonçant tout entière dans un autre segment de l'intestin. On comprend la difficulté de la réduction dans ces cas.

L'invagination chez les enfants est le plus souvent *iléo-cœcale* (LEICHTENSTERN), l'iléon et le cœcum s'invaginant dans le colon. L'iléon peut s'invaginer seul dans le colon, le cœcum et la valvule de Bauhin restant en place (*variété iléo-colique*). Elle peut être purement *colique* ou *iléale*.

La longueur de la partie invaginée varie de quelques centimètres à un mètre et davantage. JALAGUIER cite un cas où la valvule de Bauhin fit issue à travers l'anus.

L'invagination est constituée par l'emboîtement de deux tubes : l'un externe, la *gaine*, dont l'orifice porte le nom de *collier*, l'autre interne, le *boudin*, dont l'orifice situé toujours au-dessous du collet porte le nom de *tête*.

Le raccordement de la tête au collier s'opère par un repli de l'intestin qui fait partie du boudin et qui est en contact par sa séreuse avec la séreuse du tube interne, exposé par conséquent à contracter des adhérences avec ce dernier sur toute sa longueur ainsi qu'au niveau du collier, répondant par sa face muqueuse à la muqueuse de la gaine. Avec le boudin pénètre dans la gaine une partie du mésentère qui limite sa descente et par ses tiraillements le recourbe en arrière. Toute l'évolution de la maladie dépend de l'action qui va s'exercer sur le boudin de la part de la gaine et particulièrement du collier. Le collier représente, en effet, un véritable anneau de compression et d'étranglement qui agit sur le mésentère du boudin et sur la circulation de cette portion de l'intestin. Dans la plupart des cas, il se produit rapidement de la congestion, de la stase veineuse, de l'œdème, des lésions inflammatoires, ulcéreuses ou gangréneuses du boudin. La gangrène en masse du boudin est parfois suivie de l'élimination complète du fragment invaginé.

C'est là un procédé de guérison, à condition qu'il y ait des adhérences solides entre le boudin et le collier, sinon il se produit une péritonite mortelle. L'étranglement du boudin produit souvent une inflammation septique de ses deux parois, avec tendances ulcéro-gangréneuses, qui se propage à la gaine et produit à son niveau des phénomènes de péritonite simple ou par perforation. Au-dessous de l'invagination, l'intestin est sain,

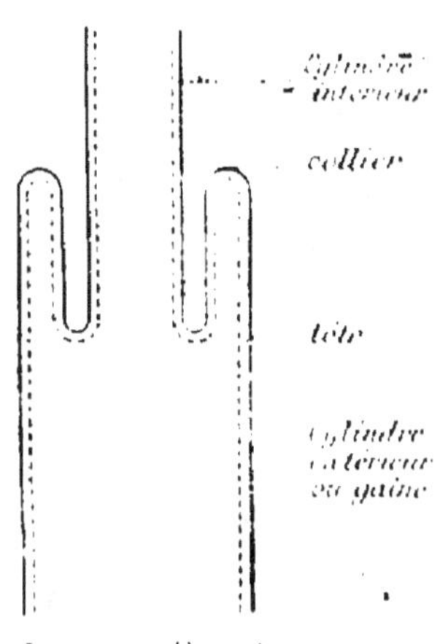

Fig. 35.

Schéma de l'invagination intestinale : on voit entre la tête et le collier l'adossement de deux séreuses (en lignes continues) et de deux muqueuses (en lignes pointillées).

affaissé, contient souvent du mucus et du sang, lequel provient des transsudations ou des ulcérations du boudin. Au-dessus l'intestin est souvent enflammé, rarement dilaté comme dans l'étranglement vrai, car la lumière du boudin n'est pas absolument oblitérée comme celle d'une anse intestinale étranglée.

Les chirurgiens ne sont pas d'accord sur le temps qui s'écoule entre l'invagination et l'apparition de la gangrène du boudin. JALAGUIER considère la gangrène comme probable au bout de trois à quatre jours. BROCA a vu l'intestin gangrené au bout de trente heures, FOCHIER (communication orale) au bout de deux jours. Par contre, RAFINESQUE a décrit des cas d'invagination susceptibles de durer plusieurs semaines et dont le boudin ne s'enflammait ou ne se gangrénait que tardivement.

2° Étiologie. — L'invagination est due à une propulsion d'une partie de l'intestin dans une autre partie relativement plus large et plus immobile.

Cette propulsion peut être réalisée par l'action de la pesanteur sous l'influence d'un bol fécal oblitérant, d'un polype, d'un gonflement de la muqueuse. Le plus souvent, c'est une action brusque exercée sur un segment de l'intestin qui détermine l'invagination : ainsi agissent l'augmentation soudaine de la tension abdominale dans les secousses de toux, les efforts ; ainsi agissent encore les pressions localisées, comme dans les chutes sur l'abdomen, la position couchée, le ventre de l'enfant reposant sur les bras des parents.

Parfois l'invagination est due à des contractions péristaltiques violentes, comme dans les secousses verticales imprimées à l'enfant (LEICHTENSTERN), les coliques, l'entéro-colite, les purgations.

On a signalé chez l'enfant, comme causes prédisposantes, une laxité plus grande du tissu péricœcal, une mobilité plus marquée du cœcum, la faiblesse des fibres musculaires de l'intestin, le relâchement fréquent du gros intestin chez les enfants nourris au biberon.

Toutes ces conditions expliquent la prédilection de l'invagination, surtout dans la variété iléo-cœcale, pour le nourrisson (LEICHTENSTERN, TRÉVES). On a cité des cas congénitaux, à quinze jours, mais c'est surtout dans les six premiers mois qu'on observe l'invagination. Elle se montre assez souvent jusqu'à cinq ans. Elle est plus fréquente chez les garçons que chez les filles.

3° Symptômes. — L'invagination dans la première enfance se traduit, d'après RILLIET, par une douleur vive, éclatant subitement, continue ou paroxystique, dans la région abdominale, par des vomissements muqueux, bilieux, parfois teintés de sang, *jamais ou presque jamais fécaloïdes, par des selles muco-sangui-*

violentes ou composées de *sang pur*, l'absence de constipation et de ballonnement du ventre et par l'apparition d'une tumeur caractéristique, mais inconstante (elle manque dans la moitié des cas). Elle est reconnue rarement dans l'hypochondre droit, généralement dans l'hypochondre gauche sous forme de saillie arrondie ou cylindrique. Dans quelques cas, c'est le toucher rectal qui conduit sur la tumeur, donnant la sensation du col utérin dans le vagin. Parfois enfin la tumeur, violacée, œdémateuse, à surface muco-sanguinolente ou gangrenée sort par l'anus. L'état général est rapidement touché : la faiblesse, le collapsus, l'algidité, la cyanose, succèdent à l'agitation du début ; la torpeur est souvent entrecoupée de convulsions.

La marche est rapide, la mort survient dans les premiers jours, parfois au bout de quelques heures.

Dans les formes moins aiguës, c'est la gangrène, la perforation de la gaine, la péritonite consécutive, ce sont les hémorragies lors du détachement d'une escarre qui entraînent la mort du malade. Le ballonnement du ventre, la constipation, sont des phénomènes redoutables, car ils se rattachent à la péritonite.

Dans la seconde enfance, les symptômes se rapprochent davantage de ceux observés chez l'adulte : il y a du ballonnement du ventre, de la constipation, la mort ne survient qu'après une semaine, parfois plus tard. C'est dans la seconde enfance qu'on observe surtout la forme *lente, chronique* RAFINESQUE dont les troubles fonctionnels et généraux sont très peu marqués et qui se traduit surtout par des signes physiques, tumeur dans l'hypochondre gauche ou dans le rectum. Elle procède par paroxysmes et tue en quelques semaines, parfois en quelques mois.

4° Pronostic. — Le pronostic est grave. La mort est la règle, s'il n'y a pas d'intervention. La guérison peut se faire par désinvagination spontanée (exceptionnelle), par élimination du boudin gangrené, par établissement d'une fistule stercorale. Mais même après l'évacuation du boudin, la mort survient habituellement, par rupture de l'adhérence du collier, par hémorragie, par entérite et épuisement secondaire, par rétraction fibreuse de l'intestin.

5° Diagnostic. — On trouve quelquefois à l'autopsie des invaginations sans lésion : elles sont *agoniques* et n'ont pas d'histoire clinique.

L'invagination aiguë peut être confondue avec *l'étranglement interne*, la *typhlite*, dont elle se distingue par les selles muco-sanguinolentes, avec la *dysenterie* qui ne s'accompagne pas de tumeur. Dans *l'invagination subaiguë* ou *chronique* le tableau rappelle celui de la *dysenterie*, de *l'entéro-colite muqueuse*, de la *péritonite tuberculeuse*, si on sent la tumeur.

Dans les invaginations avec issue du boudin à travers l'anus, le diagnostic doit être fait avec le *prolapsus rectal*.

6° Traitement. — Le traitement est médical et chirurgical.

a. *Traitement médical*. — Il comprend l'emploi de l'opium, du massage, des injections rectales.

1° *L'opium* calme la douleur, immobilise l'intestin, arrête par là même les progrès de l'invagination et sert de prélude aux moyens mécaniques, qui tous agissent en sens inverse des contractions péristaltiques.

2° Le *massage* consiste à saisir la tumeur, à l'immobiliser, à essayer de la réduire par des effleurages et des pressions pratiquées en sens inverse de l'invagination. Il faut procéder doucement, comme dans une hernie étranglée. Maiss de Brieg, Harder [1] ont cité trois cas de guérison par cette méthode. Le massage est souvent combiné aux procédés suivants :

3° Les *injections rectales* sont pratiquées au moyen de gaz, de liquides, ou sous forme de lavements électriques.

Dans les *injections gazeuses*, on injecte lentement de l'air ou de l'hydrogène (Senn) avec un soufflet ou des appareils qui permettent de graduer la pression. On s'est servi aussi de liquides effervescents, eau de seltz, potion de Rivière (Williams).

Les *injections liquides* se font avec de l'eau salée (Forest), glacée (Monti), tiède (Widerhofer), au moyen d'une seringue ou d'un bock tenu à une certaine hauteur. L'injection est poussée lentement. Sa quantité a beaucoup varié. Herz introduisait 3 à 4 litres. Jalaguier conseille avec Wigin de ne pas

[1] Harder. *Rev. des mal. de l'Enfance*, 1894.

dépasser un mètre de pression et 3 4 de litre comme quantité.

Dans l'administration des *lavements électriques*, on a employé le faradisme et le galvanisme. BOUDET DE PARIS recommande de remplir le rectum d'eau salée mise en communication par un mandrin recouvert d'une sonde isolante avec le pôle positif, le pôle négatif de la pile étant placé sur l'abdomen. BARTHEZ et SANNÉ rapportent quatre cas de guérison par ce procédé.

Le traitement médical ne peut être employé que dans les premières heures qui suivent l'invagination.

Les manœuvres qu'il comporte doivent être faites sous anesthésie, le patient étant inversé, c'est-à-dire placé de façon que l'abdomen ait une position élevée par rapport aux épaules et à la tête. Elles sont pratiquées sans brusquerie, sans violence. On a signalé, à leur sujet, des déchirures de l'intestin, des succès apparents avec persistance des phénomènes. Le traitement médical est impuissant contre les invaginations élevées et contre celles qui présentent des adhérences. Si on ne réussit pas rapidement, il fait perdre un temps précieux, car la gangrène du boudin est parfois rapide, trente heures (BROCA). S'il n'y a pas amélioration rapide, mieux vaut recourir d'emblée à l'intervention chirurgicale.

b. *Traitement chirurgical.* — Le traitement chirurgical comprend la laparotomie suivie de la *désinvagination*, si le boudin est en bon état et réductible, de la *résection* du *boudin*, s'il est irréductible ou déjà gangrené ou menacé de gangrène. Si la gaine est suspecte on opère la résection totale de l'invagination.

LOCKWOOD et GARVER font une entérorrhaphie circulaire pour rétablir la continuité de l'intestin.

SENN, après la résection, ferme l'extrémité de chaque intestin et établit une anastomose iléo-colique ou iléo-rectale.

Enfin on a parfois pratiqué un anus contre nature dans lequel viennent s'aboucher les deux bouts de la section intestinale après résection de l'invagination.

La mortalité par intervention chirurgicale est de 80 p. 100 (ALDIBERT)[1]. WIGIN a noté une mortalité de 84 p. 100 avant 1889.

[1] ALDIBERT, *Rev. des mal. de l'Enfance*, 1892.

et de 22 p. 100 depuis cette époque. ces résultats sont dus à la précocité de l'intervention. JALAGUIER a réuni depuis WIGIX cinq succès opératoires sur des enfants de moins d'un an. Le succès dépend, en effet, de l'asepsie parfaite de l'intervention, de sa précocité (elle doit être faite sans retard). de sa rapidité, les opérations longues produisant le shok.

ARTICLE VI

TUBERCULOSE GASTRO-INTESTINALE
ET DES GANGLIONS MÉSENTÉRIQUES

Nous réunissons dans une description commune la tuberculose gastro-intestinale et celle des ganglions mésentériques, en faisant remarquer que les adénopathies caséeuses du mésentère peuvent être associées à des lésions minimes de l'intestin, de façon à constituer une forme presque indépendante de la tuberculose abdominale.

1° **Anatomie pathologique**. — On retrouve dans le tube digestif les trois formes de tuberculose que nous avons signalées à propos des voies respiratoires : la forme granulique, la forme ulcéreuse et la forme ganglionnaire.

a. *Forme granulique*. — La forme granulique est caractérisée par la dissémination de granulations grises dans les méninges, les poumons, la rate, le foie, les reins, plus rarement sur la muqueuse digestive.

b. *Forme ulcéreuse*. — La forme ulcéreuse rappelle la phtisie commune des poumons : elle se traduit par les ulcérations classiques situées dans la région de l'intestin qui correspond au bord opposé au mésentère; ces ulcérations sont à direction transversale, à bords décollés, à fond grisâtre semé de granulations ou de tubercules crus; elles s'associent à une lymphangite sous-séreuse qui dessine de minces cordons blanchâtres à la surface péritonéale, et à une adénopathie mésentérique. Ces ulcérations sont rares dans l'estomac. la partie supérieure de l'intestin. elles se montrent surtout dans les derniers segments de l'iléon. Les ulcérations sont précédées de l'apparition de tubercules qui se ramollissent et occupent tantôt les follicules lymphatiques, tantôt la muqueuse.

c. Forme ganglionnaire. — Dans la forme ganglionnaire pure, analogue à l'adénopathie trachéo-bronchique, les ganglions mésentériques semés ou infiltrés de granulations se transforment ultérieurement en une masse blanc jaunâtre, caséeuse, homogène, opaque, qui arrive à s'infiltrer de sels calcaires. Les lésions intestinales sont parfois peu marquées ou même font défaut.

2º Étiologie. — La forme granulique est due à une infection aiguë du sang déterminée par l'absorption de bacilles virulents au niveau d'un vieux foyer (ganglions trachéo-bronchiques, tuberculose osseuse), etc. Elle est rare chez le nourrisson, se montre surtout à l'âge de la méningite ou de la granulie à forme typhoïde.

La tuberculose ulcéreuse est due, dans quelques cas, à une auto-infection provenant de la déglutition de crachats contenant des bacilles de Koch. Elle est alors associée à la phtisie pulmonaire et ne se montre guère, sous cette forme, que dans la seconde enfance. Souvent c'est un lait provenant d'une vache tuberculeuse, avec mammite spécifique, qui produit l'inoculation de l'intestin (voir à ce sujet la tuberculose en général). Dans ces cas, pour que la tuberculose se greffe sur la paroi digestive, il faut des conditions locales favorisantes : constipation, lésions antérieures de l'intestin. C'est l'analogue de ce qui se passe pour le poumon qui ne manifeste sa réceptivité qu'à la suite d'une rougeole ou d'une coqueluche.

Lorsque l'apport des germes tuberculeux ne se fait pas d'une façon continue ou en trop grande abondance, les bacilles sont absorbés par les lymphatiques et s'arrêtent dans les ganglions mésentériques (WEIGERT, COLNET). Nous avons vu un phénomène semblable se produire au niveau des bronches. La tuberculose ganglionnaire se montre aussi bien chez le nourrisson que chez l'enfant sevré, elle est toutefois plus rare chez le premier.

3º Symptômes. — Nous les étudierons dans les trois formes anatomiques que nous venons d'établir.

a. *Tuberculose granulique*. — La tuberculose granulique n'a pas de symptômes propres, elle fait partie du syndrome granulique ou méningitique.

b. *Tuberculose ulcéreuse*. — La tuberculose ulcéreuse survient chez un phtisique ou constitue la première localisation de la tuberculose. Secondaire, elle ajoute aux symptômes de la phtisie quelques troubles digestifs, diarrhée mêlée de pus, parfois striée de sang, coliques, intolérance des médicaments, amaigrissement plus rapide.

Primitive, elle est compatible avec un état général meilleur. C'est toujours d'une diarrhée qu'il s'agit, plus ou moins intense et durable suivant le nombre et l'étendue des ulcérations. Les selles renferment des bacilles de Koch appréciables à l'examen. Cette forme peut guérir, bien qu'elle aboutisse souvent à des complications : poussées de gastro-entérite, dégénérescence graisseuse du foie, granulie.

c. *Tuberculose ganglionnaire*. — Le forme ganglionnaire est souvent latente. Les voies lymphatiques ne sont pas oblitérées (CRUVEILHIER) et les bacilles restent souvent murés dans la coque fibreuse périganglionnaire. Aussi la nutrition n'est-elle pas touchée et n'y a-t-il de signes ni d'infection ni d'intoxication. Il va de soi que les ganglions du mésentère aussi bien que ceux des bronches peuvent, à un moment donné, provoquer l'explosion d'une granulie.

Les troubles fonctionnels sont beaucoup moins marqués que dans l'adénopathie trachéo-bronchique, car les ganglions mésentériques, disposant de larges espaces et contigus à des organes mobiles, n'ont aucune tendance à exercer de compression dans leur voisinage. Parfois cependant le ramollissement des ganglions peut donner lieu à des communications avec l'intestin ou avec le péritoine.

Les signes physiques sont également très effacés. A moins que la masse des ganglions n'atteigne un grand volume, on la sent difficilement à travers la paroi abdominale. On arrive quelquefois à la reconnaître par le toucher rectal.

L'adénopathie mésentérique, décrite autrefois sous le nom de *carreau*, était très largement dotée au point de vue symptomatique, car on rapportait à cette affection la tuberculose ulcéreuse de l'intestin, la péritonite tuberculeuse, le gros ventre des dyspeptiques rachitiques.

4° Diagnostic. — Le signe certain dans la tuberculose ulcéreuse est la constatation des bacilles de Koch dans les selles. Dans sa forme primitive, elle se confond souvent avec la *colite ulcéreuse du nourrisson.*

La localisation de la tuberculose au niveau de l'appendice crée une variété de cette affection, *l'appendicite spécifique* qui est associée souvent à de la péritonite localisée de même nature, et susceptible de débuter d'une façon aiguë comme une appendicite simple.

La tuberculose des ganglions mésentériques doit être distinguée de la *péritonite tuberculeuse,* dont les indurations sont plus superficielles, plus étalées, et qui s'accompagne d'ailleurs d'autres phénomènes caractéristiques. Toutes les tumeurs abdominales, *sarcomes du rein, tumeurs stercorales,* etc., s'en différencient très aisément.

5° Pronostic. — Le pronostic est fatal, dans la forme granulique, très grave dans la forme ulcéreuse secondaire à la tuberculose pulmonaire; grave, mais susceptible d'amélioration dans la forme primitive. Le pronostic, tout en étant relativement moins sérieux dans l'adénopathie mésentérique, doit toujours être réservé, en raison de la généralisation possible de l'infection.

6° Traitement. — C'est celui de la tuberculose en général, aussi bien au point de vue prophylactique qu'au point de vue thérapeutique proprement dit : toniques généraux, séjour au bord de la mer, à la montagne, médication iodo-tannique, arsenicale, phosphatée, à l'huile de foie de morue, s'il n'y a pas de diarrhée.

Si celle-ci existe, on aura recours au sous-nitrate de bismuth, au tannigène, à la poudre de talc à dose massive suivant la méthode de Debove. L'alimentation comprendra l'usage de viande crue, de blancs d'œuf, de riz ou de crème de riz.

On insistera sur la révulsion sous forme de badigeonnages iodés sur l'abdomen, de pointes de feu, de vésicatoires volants.

ARTICLE VII

VERS INTESTINAUX

On a rencontré chez les enfants les différents helminthes observés chez l'adulte : *tænia solium, mediocanellata, bothriocéphale*, le *tænia nana, l'ankylostome duodénal*. Nous n'en ferons pas l'étude, car ils produisent aux différents âges des symptômes analogues, sauf en ce qui concerne certains effets réflexes que nous retrouverons à propos des ascarides lombricoïdes. Le traitement est le même, il suffit de réduire la dose des médicaments. Les seuls parasites qui nous paraissent mériter une mention spéciale sont les ascarides lombricoïdes et les oxyures vermiculaires.

§ 1. — ASCARIDE LOMBRICOÏDE

1° Histoire naturelle. — Désigné sous le nom de *lombric*, d'*ascaris lombricoïde*, c'est un ver cylindrique, effilé aux extrémités : la femelle est longue de 20 à 30 centimètres, à extrémité caudale droite, la vulve est ventrale, située dans la région antérieure du corps. Le mâle a 15 à 20 centimètres de long ; son extrémité caudale est recourbée, garnie de deux spicules rigides. Tous deux sont striés, ont une bouche entourée de trois valves chitineuses. Il y a 3 à 4 fois plus de femelles que de mâles.

La femelle pond des œufs ronds, larges de 50 à 60 µ, granulés dans leur intérieur, munis d'une coque double et solide. Ils sont toujours entourés d'une enveloppe albumineuse, irrégulière, imbibée de matière colorante stercorale, qui la teint en brun ou en jaune. Les œufs sont nombreux, on en trouve toujours plusieurs dans une parcelle de fèces grosse comme une tête d'épingle (DAVAINE). L'œuf ne se développe pas dans l'intestin où il a été pondu, il est expulsé et peut résister un temps très long, plusieurs années (DAVAINE).

Généralement, s'il est dans de bonnes conditions d'humidité et de température, il donne naissance en cinq ou six mois à un embryon cylindrique, long de 1 à 4 millimètres. Cet embryon reste dans l'œuf jusqu'à ce qu'il trouve un milieu favorable à sa libération. Pour LEUKART, von LINSTOW, l'embryon ne devient libre que dans son passage à travers l'intestin d'un myriapode. Pour DAVAINE, GRASSI, cet intermédiaire est inutile. La larve se développe directement dans l'intestin humain. EPSTEIN l'a démontré par l'ingestion de ces larves à trois enfants qui ont présenté des œufs deux mois après. L'embryon libéré arrive rapidement à l'état adulte, sans qu'on connaisse bien les transformations subies.

2° Etiologie. — Les œufs pénètrent dans le tube digestif par l'eau de boisson, par les aliments crus arrosés d'eau contaminée ou en contact avec le sol contaminé, salades, navets, carottes, fraises. Parfois les enfants portent directement à la bouche des particules de terre, accidentellement en jouant ou volontairement, en cas de géophagie. GIARRÉ a observé une lombricose grave chez une fillette de deux ans, géophage. L'eau est le principal agent de transmission, elle provient souvent d'une source adultérée par la pénétration de matières fécales ou de poussières (eau des ruisseaux, des puits mal protégés contre les infiltrations des fosses d'aisances).

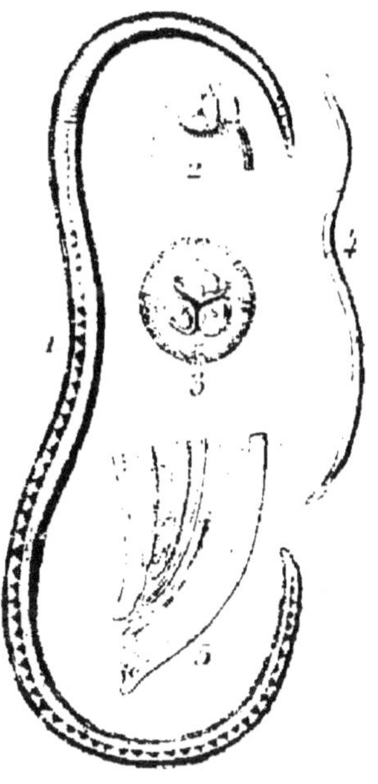

Fig. 37

1. 1. ascaride lombricoïde femelle. — 2. son extrémité antérieure grossie. — 3. la même vue de face, avec la bouche au centre, entourée de trois mamelons. — 4. ascaride mâle, grandeur naturelle. — 5. son extrémité postérieure grossie.

Ces données nous expliquent la rareté de la lombricose chez les nourrissons et chez les adultes, son maximum de fréquence de trois à douze ans, la proportion plus grande à la ville qu'à la campagne. Epstein a trouvé des œufs dans les selles d'enfants 2 fois sur 100 à la campagne, 4 fois sur 100 à la ville.

Les troubles digestifs favorisent le développement des œufs, surtout s'il y a de la diarrhée.

L'influence favorisante de la chaleur explique la fréquence des ascarides dans les pays chauds, de même que la transmission hydrique rend compte de certaines épidémies à la suite de grandes pluies d'inondations (épidémie de Vienne, en 1852).

3° Anatomie pathologique. — Les ascarides sont généralement peu nombreux : 2 à 6. Dans certains cas, on en a signalé des centaines. Giarré a vu expulser par son enfant géophage 300 ascarides en quelques jours. J'ai reconnu, à l'autopsie d'un vagabond mort de misère, que la cavité intestinale fourmillait d'ascarides qui avaient probablement contribué à la mort.

Les ascarides sont logés de préférence dans l'intestin **grêle**, mais depuis Davaine, on sait qu'ils peuvent émigrer, pénétrer dans le gros intestin, l'estomac, l'œsophage, d'où ils sont éliminés par la bouche, les fosses nasales, la trompe d'Eustache, les voies respiratoires. Parfois ils s'introduisent dans les canaux pancréatiques, plus souvent dans les voies biliaires, déterminant de l'angiocholite suppurée ou des abcès du foie. On a trouvé des ascarides dans des péritonites suppurées avec ou sans perforation intestinale, et dans des abcès dits *vermineux* de la paroi abdominale, particulièrement dans la région de l'ombilic.

On a tenté d'expliquer la présence de vers intestinaux dans des foyers sans communication avec l'intestin, en admettant qu'ils cheminaient à travers les parois intestinales sans laisser trace de leur passage. Davaine suppose qu'il y a toujours au préalable une lésion intestinale, laquelle peut disparaître après la formation de l'abcès vermineux. Il est vraisemblable que les ascarides par eux-mêmes peuvent déterminer des altérations inflammatoires ou nécrotiques de la paroi digestive, ainsi qu'en témoignent des observations récentes (Chauffard, Abrazés et Vidal, Variot, Zoloff).

4° Symptômes. — Nous admettrons de symptômes habituels, des accidents de migration, des accidents mécaniques, des accidents infectieux et réflexes.

a. *Symptômes habituels.* — On a chargé la symptomatologie de la lombricose, en lui rapportant tous les troubles dyspeptiques ou nerveux des enfants : inappétence, boulimie, coliques, irritabilité, insomnie, terreurs nocturnes. Le tableau classique pour le vulgaire est celui d'un enfant pâle, aux yeux cernés, aux pupilles dilatées, à l'haleine forte, qui a constamment les doigts dans le nez. En fait, les seuls signes certains sont fournis par l'examen des selles qui renferment toujours des œufs.

b. *Accidents de migration.* — La pénétration des ascarides dans l'*estomac* détermine des vomissements avec évacuation du corps du délit, précédés de douleurs et d'efforts violents.

La migration dans le *larynx* produit la mort par suffocation rapide (DAVAINE).

Les *suppurations, péritonite, abcès du foie, abcès de la paroi abdominale* sont rarement rapportées à leur véritable cause.

c. *Accidents mécaniques.* — BRETONNEAU a vu chez un enfant mort d'obstruction intestinale deux paquets de lombrics qui occupaient toute la lumière de l'intestin. Depuis on a signalé un certain nombre de cas semblables.

d. *Accidents infectieux.* — La présence d'ascarides en grand nombre est susceptible de produire un état rappelant la *fièvre typhoïde*, qui disparaît après l'expulsion de vers (CHAUFFARD). J'ai vu un cas semblable (voyez le tracé figure 38) à propos duquel on avait fait le diagnostic de la fièvre typhoïde et qui guérit par l'expulsion d'une cinquantaine de lombrics, après emploi de la santonine. Dans la plupart des états fébriles sérieux, les ascarides, s'il en existe, quittent l'intestin. Il ne faut pas confondre ces faits, très fréquemment observés, avec la fièvre due à la lombricose. SABRAZÈS et VIDAL ont publié des cas d'helminthiase à *forme dysentérique.*

e. *Accidents réflexes.* — On a rapporté à la suite de l'expulsion de lombrics, de nombreux faits de guérison d'états nerveux variables : terreurs nocturnes, convulsions, chorée, tétanie, troubles délirants ou hallucinatoires, amblyopie. Il s'agit certainement de sujets prédisposés, souvent hystériques. Peut-être faut-il faire une part à l'intoxication dans la genèse de ces phénomènes : CHAXSON [1] a fait remarquer que les naturalistes qui manipulent les ascarides ont souvent des conjonctivites, des coryzas, des éruptions.

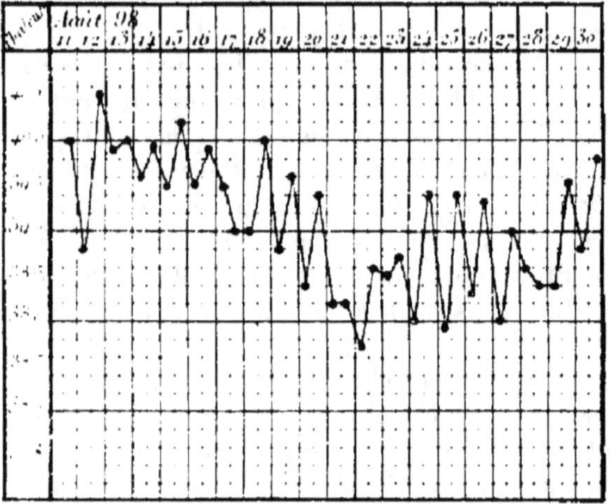

Fig. 38.
Lombricose à forme typhoïde.

5° **Pronostic**. — Le pronostic est en général, très bénin, sauf en cas de complications exceptionnelles.

6° **Diagnostic**. — Le diagnostic repose sur la recherche des œufs dans les selles ; c'est un signe décisif. Parfois c'est l'expulsion du ver qui éclaire le médecin.

7° **Traitement**. — Le *semen-contra* est constitué par les capitules non épanouis de certaines variétés d'artemisia. On le donne à la dose de 4 à 6 grammes, en cachets, dans de la confiture, en dragées, en sirop. Celui du codex renferme 1 gramme de poudre pour 24 de véhicule. Son goût amer et aromatique l'a fait délaisser.

On se sert aujourd'hui de son principe actif, la *santonine*

[1] CHAXSON. *J. de clin. et thér. inf.*, 1898.

qui s'y trouve dans la proportion de 1 à 2 p. 100. Les doses sont de 2 à 5 centigrammes au-dessous de trois ans; 5 à 20 centigrammes au-dessus. On l'a incorporée à des tablettes (CALLOUD) renfermant 25 milligrammes, des dragées de 25 milligrammes, des pastilles de chocolat et des biscuits qui en renferment 5 centigrammes. La santonine ne doit pas être administrée à jeun, il importe qu'elle passe dans l'intestin et qu'elle échappe à l'absorption de l'estomac. WEST la prescrit le soir et donne le lendemain matin de l'huile de ricin. En effet, la santonine étourdit l'ascaride qui passe dans le gros intestin dont l'expulse ensuite un lavement ou un purgatif.

L'emploi fréquent de la santonine, en dehors des prescriptions médicales, doit éveiller l'attention sur la possibilité d'intoxication : à dose thérapeutique, la santonine produit la xanthopsie (vision jaune), une coloration rouge ou jaune de l'urine suivant que celle-ci est acide ou alcaline. A dose plus forte, on note de la pâleur, du refroidissement, des vomissements, de la mydriase, de l'aphasie, des convulsions. DURBEC[1] a signalé plusieurs cas de mort. En général, la guérison a lieu rapidement. Le plus souvent les doses ont été excessives, soit de 20 à 30 centigrammes, mais on note des accidents avec 10 centigrammes, avec 6 centigrammes (BINZ, enfant de vingt-cinq mois), 5 centigrammes (DUCLAUX, enfant de trois ans; LAURE, enfant de trois ans).

L'élimination de la santonine par l'urine (coloration rouge ou jaune) est lente. Aussi croyons-nous bon pour éviter l'accumulation, de ne pas donner la santonine plusieurs jours de suite, mais de laisser un intervalle d'un ou deux jours entre les prises.

La santonine est le médicament de choix. Si l'enfant présente une susceptibilité particulière à son endroit, on aura recours au calomel, moins sûr.

§ 2. — OXYURES VERMICULAIRES

1° Histoire naturelle. — Les oxyures, de la même famille que les lombrics, sont filiformes, blancs. Le mâle, long de 2 à

---

[1] DURBEC, Th. de Lyon, 1887.

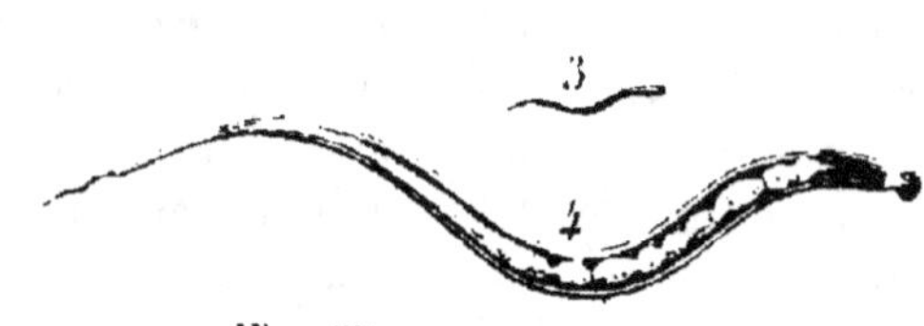

4 millimètres est enroulé en spirale, présente un seul spicule près de l'anus. L'extrémité caudale forme une espèce de cupule. La femelle, de 1 centimètre de long, a une queue aiguë, une vulve au tiers antérieur du corps. Dans les deux sexes, la tête ailée, est munie d'une bouche avec trois pièces comme l'ascaride lombricoïde. Il y a un mâle pour neuf femelles (LEUCKART). Les œufs ovoïdes,

Fig. 39.

1, oxyure vermiculaire mâle, grandeur naturelle. — 2, le même grossi avec son extrémité caudale contournée en spirale. — 3, oxyure femelle, grandeur naturelle. 4, la même grossie, avec son extrémité caudale rectiligne et effilée.

longs de 52 µ, ont un contenu granuleux entouré d'une coque. Les oxyures habitent le cœcum, le gros intestin, surtout sa partie terminale. C'est là qu'ils pondent. Les œufs n'éclosent pas dans le rectum. Il faut qu'ils repassent par les voies digestives supérieures, dont les sucs, suc gastrique, attaquent la coque. Il n'y a pas besoin de passage dans un autre animal. LEUCKART en avalant des œufs a retrouvé des oxyures dans ses selles.

2° Étiologie. — La transmission se fait comme pour les lombrics, par l'eau, la terre, les crudités. De plus, les sujets se réinfectent eux-mêmes, car le prurit anal provoqué par les oxyures détermine des grattages, la contamination des doigts et assez souvent par leur intermédiaire, la pénétration dans la bouche.

L'infection peut se produire d'un sujet à l'autre par la cohabitation, les attouchements, la communauté des linges. On observe souvent l'helminthiase chez plusieurs enfants de la même famille.

Les oxyures existent de préférence chez l'enfant et la femme. Ils habitent le rectum, mais peuvent envahir la vulve, le vagin, le prépuce, l'urèthre, exceptionnellement les voies digestives supérieures. Froelich[1] a signalé un abcès vermineux de la marge de l'anus dû aux oxyures.

L'intervalle entre l'absorption des œufs et l'apparition des oxyures est de quatorze jours (LEUKART).

Les oxyures persistent quelquefois pendant des années. Cruveilhier en a vu durer dix ans, quinze ans. J'ai observé une femme de trente ans, qui depuis son enfance souffrait d'oxyures et qui en avait des quantités énormes dans le rectum et le vagin, lequel était le siège d'une inflammation chronique. Le nombre des oxyures peut être en effet considérable.

3° Symptômes. — Le symptôme plus important est un prurit qui se montre surtout le soir, lorsque l'enfant se couche, sous l'influence de la chaleur du lit. Ce prurit est toujours intermittent et périodique.

Il entraîne souvent des lésions de grattage, prurigo périfessier, écorchures, furoncles ; souvent aussi il mène à l'onanisme, particulièrement chez les petites filles. On constate aussi des symptômes d'irritation de la muqueuse anale, rougeurs, érosions, avec sécrétions muqueuses, parfois striées de sang et exceptionnellement purulentes ; mêmes lésions du côté de la vulve. Ces altérations entraînent la production de quelques troubles intestinaux : sensation de corps étranger, élancements douloureux, faux besoins.

Il existe aussi des réactions nerveuses analogues à celles que nous avons signalées à propos des lombrics.

4° Diagnostic. — En écartant les plis de l'anus, on reconnaît souvent la présence d'un oxyure. Celui-ci se trouve aussi dans les selles, ainsi que ses œufs.

5° Pronostic. — Le pronostic est plus sérieux que celui des ascarides, à cause de la ténacité du mal, des réinfections faciles, des tendances à l'onanisme qu'il provoque.

6° Traitement. — Les oxyures occupent surtout la partie inférieure du gros intestin, mais ils se tiennent aussi dans le

[1] Froelich, *Revue des mal. de l'enf.*, 1887.

cœcum et parfois à la fin de l'intestin grêle. Aussi faut-il combiner la *désinfection descendante* avec la *désinfection ascendante*.

La première sera réalisée par les anthelmintiques, calomel, santonine ; la seconde par les lavements ou même l'entéroclyse. Différents liquides ont été employés : eau froide, eau salée, eau sucrée, cette dernière assez efficace, eau boriquée, eau sulfureuse, eau savonneuse, solution de sublimé à titre faible. L'important est de répéter ces lavements ou lavages tous les jours jusqu'à la disparition complète des œufs. Quelques auteurs ont recours à des suppositoires : quassia, asa fœtida. Les œufs logent parfois dans les plis de l'anus, sur la peau, dans les produits épidermiques dus aux lésions de grattage. Il faut donc désinfecter la région fessière par des lavages au sublimé, des applications d'onguent napolitain, des bains de siège quotidiens dans une solution de sublimé ou d'acide borique ; mêmes soins pour la vulve.

Les enfants atteints d'oxyure auront les ongles coupés ras, les doigts enduits d'une substance amère, comme le quassia (Nicholson) pour éviter le transport des œufs à la bouche.

Éviter la promiscuité avec d'autres enfants.

Schmitz[1] recommande le traitement suivant : Commencer par un purgatif, puis donner de la naphtaline pendant deux jours de suite ; laisser un intervalle de huit jours, reprendre la naphtaline deux jours. Dose de naphtaline : 4 paquets de 2 à 5 centigrammes suivant l'âge par jour, dans l'intervalle des repas, en tout 45 à 50 centigrammes chez les jeunes enfants, 1 gr. 20 chez les sujets plus âgés. Pas de graisse ni d'huile pendant que l'enfant prend la naphtaline, pour éviter l'absorption, la naphtaline se dissolvant dans les corps gras.

ARTICLE VIII

CONSTIPATION

La constipation est constituée par la rétention des matières fécales dans l'intestin, sans obstruction de ce dernier.

[1] Schmitz. *Jahrb. f. Kindh.* 1885.

1° Etiologie. — La constipation est *symptomatique* ou *essentielle* : la constipation essentielle dépend surtout d'erreurs de régime et de malformations congénitales du gros intestin.

A. CONSTIPATION SYMPTOMATIQUE. — La constipation symptomatique n'est qu'un phénomène accessoire dans un grand nombre de maladies générales ou locales.

On la voit au début des fièvres éruptives, la rougeole exceptée, elle est très marquée dans la variole, et d'un degré moyen dans les affections aiguës du poumon, dans l'embarras gastrique fébrile, dans certaines formes de fièvre typhoïde dites constipées, dans les affections des centres nerveux, hydrocéphalie : elle est notable dans la méningite tuberculeuse, dans tous les états pseudo-méningitiques qui se rencontrent parfois chez l'enfant à l'occasion des maladies aiguës.

La constipation se montre aussi dans certaines lésions qui frappent plus spécialement l'intestin. La fissure à l'anus, rare chez l'enfant, succède parfois à des diarrhées irritantes, souvent aussi elle n'est qu'un résultat de la constipation. Dans tous les cas elle aggrave et entretient ce symptôme. La constipation est de règle dans l'appendicite, dans la péritonite simple ou tuberculeuse : dans ce dernier cas, elle alterne généralement avec de la diarrhée.

Nous ne faisons pas rentrer dans la constipation les cas de rétention absolue des matières, dans l'imperforation de l'anus, dans les anomalies de l'intestin avec oblitération ou scission du tube digestif, dans l'étranglement interne, tout au plus pourrait-on la signaler dans l'invagination et l'obstruction par coprostase dont elle est souvent la cause première. C'est qu'en effet, dès qu'il y a suppression de la perméabilité de l'intestin en un point de son trajet, le tableau change : à la constipation s'ajoutent des phénomènes de retentissement nerveux, paralysie des parties situées au-dessus de l'obstacle, tympanisme, péritonisme, etc... qui n'ont rien de commun avec la constipation, telle que nous la comprenons.

B. CONSTIPATION ESSENTIELLE. — La constipation est dite essentielle, lorsqu'elle se montre indépendamment des causes que nous venons d'énumérer. Elle semble représenter à elle seule toute la maladie. Ses causes ne sont pas toutes élucidées. Nous les distinguerons en causes efficientes et causes prédisposantes.

a. *Causes efficientes.* — Les plus importantes, parmi celles-ci sont l'allaitement artificiel, la dyspepsie gastro-intestinale chronique, la dilatation congénitale du colon ou maladie de Hirschprung, l'exagération des inflexions de l'S iliaque..

Allaitement artificiel. — L'allaitement artificiel, très répandu depuis la vulgarisation du lait stérilisé, favorise la constipation. La richesse du lait de vache en caséine et en sels de chaux (HENOCH), sa pauvreté en graisse et en sucre, contribuent à ce résultat. L'usage précoce de féculents favorise aussi la constipation.

Dyspepsie gastro-intestinale chronique. — Cette affection n'est souvent qu'une conséquence de l'allaitement artificiel et de la surcharge mécanique du tube digestif. Il s'établit une constipation entrecoupée de débâcles diarrhéiques. Souvent il y a de la colite muco-membraneuse, souvent aussi le ventre est gros, en forme de ventre de batracien, relâché, avec éventration médiane et même latérale. L'intestin est allongé (MARFAN), distendu dans sa partie colique. Et ainsi par suite de la parésie progressive des muscles de l'expulsion, la constipation s'établit comme conséquence des troubles digestifs de forme variable qui ont marqué les premières étapes de l'alimentation vicieuse.

Maladie de Hirschprung. — C'est la dilatation congénitale du colon, *megacolon congénital.* Le colon a un calibre énorme par suite d'une anomalie de développement. De là résultent la coprostase, l'hypertrophie compensatrice des muscles de l'intestin, des processus d'irritation et d'infection aboutissant à des lésions variables : colite ulcéreuse, inflammation interstitielle des parois (MYA). On ne connaît encore qu'un petit nombre d'observations relatives à cette lésion. MARFAN considère la megacolon non pas comme la cause, mais comme la conséquence de la constipation congénitale[1] qui serait due exclusivement à l'exagération des inflexions de l'S iliaque.

---

[1] Cependant on l'a observée à 7 mois (HIRSCHPRUNG), à 5 mois (MYA).

Exagération des inflexions de l'S iliaque. — Les inflexions de l'S iliaque sont plus accusées chez le nourrisson que chez l'adulte (HUGUIER). Parfois les anses infléchies forment de véritables boucles. Ces trajets tortueux ont pour effet de ralentir la circulation des matières.

b. *Causes prédisposantes. âge.* — La constipation essentielle se voit chez les nourrissons. Elle est *congénitale* inflexions de l'S iliaque. maladie de HIRCHSPRUNG). ou se montre dans les premiers mois qui suivent la naissance (allaitement artificiel, dyspepsie gastro-intestinale . Elle se prolonge souvent jusqu'à la seconde enfance et parfois au delà.

On a trouvé le megacolon à dix ans (HIRCHSPRUNG). à douze ans (ROLLESTON. WARINGTON, HOWARD).

La constipation du nourrisson se prolonge parfois pendant toute la vie. donnant lieu plus ou moins rapidement au syndrome de la colite muco-membraneuse.

Les constipations symptomatiques n'ont pas d'âge propre et se voient à toutes les périodes de l'enfance.

2° Symptômes. — La constipation symptomatique se traduit uniquement par la stase du contenu de l'intestin. Les matières obtenues à l'aide de lavements ou de purgatifs sont dures. plus ou moins fétides. La constipation s'accompagne tantôt de ballonnement du ventre, comme dans la péritonite. l'appendicite (*constipation paralytique*), tantôt de rétraction. dans la méningite, dans le méningisme (*constipation par contracture*). tantôt le ventre reste normal (*constipation par sécheresse*. comme dans les fièvres. La constipation symptomatique n'est qu'un épisode insignifiant. qui change peu l'allure de la maladie primitive.

La *constipation essentielle* a plusieurs degrés. Dès sa naissance, le nourrisson au lieu d'avoir tous les jours. deux ou trois selles molles. ayant l'apparence d'œufs brouillés. n'en a qu'une: souvent. il reste deux ou trois jours sans rendre de matières ; celles-ci sont épaisses. compactes. ont l'aspect et la consistance du mastic (MARFAN). L'exonération s'accompagne d'efforts, de congestion du visage.

A un degré de plus, la constipation amène du ballonnement du ventre : les anses coliques se dessinent, les veines abdominales deviennent turgescentes, l'examen révèle des tumeurs stercorales dans la fosse iliaque gauche ou dans le rectum où on peut les atteindre par le doigt.

Enfin l'état général se prend : la coprostase entraîne des lésions intestinales (colite muco-membraneuse, ulcéreuse, etc.), et des phénomènes généraux, amaigrissement, pâleur, agitation, convulsions, éruptions cutanées, cachexie.

3° Marche. — La constipation symptomatique suit l'évolution de l'affection pathogène. La constipation essentielle diminue généralement avec l'âge. Dans quelques cas, elle disparaît au moment du sevrage ; dans d'autres elle s'atténue dans le cours de la seconde enfance, parfois, elle dure toute la vie. J'ai vu deux filles de treize à seize ans souffrant encore de constipation congénitale. Beaucoup d'adultes se plaignent d'être d'un tempérament constipé et rapportent que depuis leur enfance ils souffrent de constipation.

4° Complications. — Les efforts répétés d'évacuation donnent lieu à des *hernies*, du *prolapsus du rectum*, des *fissures anales*. Parfois la constipation se complique d'*obstruction* avec péritonisme, vomissements fécaloïdes, collapsus, etc. Parfois ce sont des infections qui surgissent périodiquement : j'ai vu deux enfants, le frère et la sœur, avoir plusieurs fois par an, une fièvre continue à 40° pendant quelques jours, après une constipation prolongée.

5° Pronostic. — La constipation essentielle est une affection assez sérieuse, en raison de l'intensité et de la durée de quelques-unes de ses variétés.

6° Diagnostic. — Certains nourrissons ont des selles rares, une fois par jour, ou tous les deux jours, sans que l'apparence des selles soit anormale, sans troubles de la santé générale : ce sont des *accumulateurs* et non des constipés.

D'autres ont peu de selles, parce qu'ils ont une alimentation insuffisante, ce sont des *selles d'inanition*.

Dans tous les cas de constipation congénitale, on doit introduire le doigt ou une sonde molle dans le rectum, pour voir s'il n'y a pas un rétrécissement, une tumeur (polype).

Le ballonnement du ventre, avec tumeur stercorale peut être confondu avec la *péritonite tuberculeuse* ou avec des *tumeurs ganglionnaires*.

Il importe de reconnaître de bonne heure les lésions secondaires de la muqueuse colique : on se basera sur la présence de glaires, de fausses membranes, de stries sanglantes à la surface des fèces ; on recherchera de bonne heure d'une façon générale les complications (obstruction, etc.).

7° Traitement. — Dans la constipation symptomatique il **suffit** de lavements ou de purgatifs (calomel, huile de ricin) pour rétablir les fonctions intestinales.

Le traitement de la constipation essentielle demande plus de développements. Dans les cas où l'enfant est allaité artificiellement il faut supprimer le lait de vache, mettre l'enfant au sein ; — si l'allaitement naturel ne peut être réalisé, on donnera du lait de vache dilué au 1/4, au 1/3 et additionné de sucre ou de lactose.

On peut aussi se servir de lait *humanisé* ou *maternisé*. Il faut éviter la surcharge du tube digestif, par un réglage soigneux des tétées.

S'il y a *inertie du côlon*, qu'elle soit congénitale (mégacôlon) ou consécutive à la dyspepsie, il faut rétablir sa contractilité par des frictions, du massage méthodique, l'électricité galvanique qui agit mieux sur les fibres lisses que le faradisme, les lavements d'eau à 15° qui exercent sur la fibre lisse une action tonique plus durable que le lavement froid. En même temps, on s'adresse à la paroi abdominale, dont le concours est utile dans l'acte de défécation, au moyen du massage, du faradisme, d'une ceinture serrée qui augmente la tension abdominale.

Le traitement de la coprostase elle-même suffit dans les cas légers. Il comprend tous les moyens laxatifs : lavements d'eau, d'huile, de glycérine pure (une cuiller à café) ou diluée dans de l'eau ; lavages de l'intestin qui atteignent mieux le côlon, désagrègent les fèces et réalisent dans une certaine mesure l'asepsie du gros intestin : suppositoires à la glycérine, au savon.

A l'intérieur, on donne des boissons lubréfiantes, comme la décoction de graines de lin, des substances huileuses, crème ajoutée au lait (BIEDERT), huile de foie de morue (1 à 2 cuillers à café par jour) (BOUX), huile d'olives à doses un peu élevées, 5 à 6 cuillers à bouche par jour, soupes à l'huile. L'eau chaude prise à jeun le matin à la dose d'un demi-verre donne parfois de bons résultats.

Les laxatifs proprement dits comprennent les sucres : *manne*, 10 à 15 grammes par jour, *lactose* (TRAUBE), *miel*, *mélasse* ; ces différents corps peuvent être ajoutés au lait ou donnés en solution ou en nature avant la tétée ; un laxatif usité est le *sirop de chicorée*, qu'on prescrit à la dose d'une à plusieurs cuillers à café par jour, avant les tétées. On emploie encore la *magnésie*, 1 à 2 grammes par jour, le *podophyllin*, 1 2 à 1 centigramme par jour, la *cascara sagrada* 5 à 10 centigrammes par jour ; ces différentes substances sont étendues d'eau sucrée ou de thé et données en deux ou trois fois avant les tétées.

Parfois, on a recours aux purgatifs proprement dits : *huile de ricin*, 1 à 2 cuillers à café, *calomel* 5 à 10 centigrammes chez les nourrissons, *scammonée* (mêmes doses).

Enfin, dans les cas de tumeurs stercorales, on fragmente la masse avec le doigt ou avec une sonde en caoutchouc, si elle descend assez bas. On a recours au massage de l'S iliaque avec refoulement progressif et au lavement électrique suivant la méthode de BOURCET de Paris.

LIVRE V

MALADIES DE L'ABDOMEN

Nous ferons rentrer dans les maladies de l'abdomen les affections des organes contenus dans la cavité abdominale ou de leurs annexes, à l'exclusion de celles du tube digestif. Cette étude comprendra les maladies du péritoine, du foie et des organes génito-urinaires.

CHAPITRE PREMIER

MALADIES DU PÉRITOINE

Dans ce chapitre nous ne nous occuperons que de la péritonite dont nous distinguerons deux formes, la péritonite simple et tuberculeuse.

ARTICLE PREMIER

PÉRITONITE SIMPLE

La péritonite simple ne constitue pas une espèce bien définie de l'inflammation péritonéale ; elle comprend en effet des modalités très variées dont nous exclurons la forme tuberculeuse qui mérite une description spéciale.

1° **Étiologie**. — Chez l'enfant comme chez l'adulte, l'infection du péritoine se fait :

1° Par le passage des matières septiques à travers un orifice de communication accidentel, entre le péritoine d'une part et d'autre part, les organes creux de l'abdomen : intestin, vésicule biliaire, appendice, estomac, etc. On a signalé des cas de ce genre dans la fièvre typhoïde, l'appendicite perforante ou gangréneuse, l'invagination, l'étranglement intestinal. Ils ne comportent aucune description spéciale.

2° Par la migration des germes pathogènes à travers un orifice naturel, celui de la trompe. Bien que ce mécanisme soit plus rarement en jeu chez l'enfant que chez l'adulte, il s'applique cependant aux cas de péritonite blennorrhagique (Loven, Huber, Caillé, qui l'a noté chez un enfant de cinq mois, Saenger, Méjia (thèse de Paris 1897). Dans la plupart des cas, la péritonite a été généralisée et on a observé de l'endométrite et de la salpingite purulentes. Cependant la guérison a été notée par Marfan et Comby. Dans tous ces cas le point de départ de l'affection a été une vulvo-vaginite.

Certaines péritonites primitives à pneumocoques relèveraient de la migration du pneumocoque par les trompes (Brun). Boulay croit que le pneumocoque peut se trouver dans l'utérus. La péritonite à pneumocoques est en effet beaucoup plus fréquente chez les filles.

3° Par filtration des germes (Lépine) à travers une paroi instestinale altérée : c'est le groupe des péritonites dites autrefois par propagation. On les observe dans la fièvre typhoïde, l'appendicite, l'étranglement, l'invagination intestinale, la contusion de l'intestin, etc. L'exaltation de la virulence des germes, telle qu'elle est réalisée dans l'appendicite calculeuse par la formation du vase clos ne suffit pas, il faut que la paroi soit troublée dans sa circulation ou sa nutrition. Aussi la péritonite, dans ces faits, revêt-elle des formes très variables : tantôt l'infection est modérée, la péritonite est localisée, il se forme un abcès qui n'est autre chose qu'une péritonite enkystée, tantôt la péritonite est plus diffuse.

4° Par la localisation d'une infection généralisée. De ce nombre sont la péritonite des nouveau-nés qui est habituellement liée à une septicémie puerpérale. Cependant Cassel a signalé deux cas de péritonite fibrineuse, sans trace de puerpérisme, chez le nouveau-né.

Dans le même groupe se rangent les péritonites consécutives à la scarlatine et surtout les *péritonites primitives* qui relèvent généralement du pneumocoque. La péritonite à pneumocoques survient parfois à la suite d'une autre localisation de l'infection, pneumonie, méningite, mais elle est souvent primitive.

On a signalé sous le nom de *péritonite idiopathique* une péritonite survenant dans la seconde enfance surtout chez les filles (Duparcque, Gaudérox) et qui se développerait à la suite d'un refroidissement (ingestion de boissons glacées, ventre à découvert la nuit, etc.). Ces péritonites idiopathiques sont pour la plupart des péritonites à pneumocoques, quelques-unes relèvent d'une appendicite méconnue ou de la tuberculose. La péritonite tuberculeuse sera traitée dans un chapitre spécial.

2° Anatomie pathologique. — Les lésions sont maxima au niveau de l'organe qui a été le point de départ de l'affection (appendice, trompe). Dans la péritonite à pneumocoques, elles prédominent au niveau du bassin. L'exsudat est rarement séro-fibrineux, généralement il est purulent. Le pus est séreux, grisâtre, mélangé de grumeaux (streptocoques, colibacilles) crémeux, verdâtre (pneumocoques). Souvent il y a des fausses membranes épaisses, grisâtres, qui couvrent une partie des organes abdominaux. L'intestin est rouge, gonflé, tomenteux. En cas de perforation, on retrouve dans l'exsudat des matières intestinales ou biliaires.

3° Symptômes. — Les symptômes varient suivant l'espèce. Dans les cas francs, comme la *péritonite à pneumocoques*, le début est violent : le malade ressent une douleur vive, atroce, qui part d'un point limité de la cavité abdominale, région iliaque, ombilic, pour irradier dans tout l'abdomen. La température monte rapidement à 39°,5, 40° : le ventre se ballonne, devient sensible à la pression, des vomissements apparaissent, d'abord muqueux, puis bilieux et verdâtres, porracés, se répétant fréquemment : l'enfant reste immobile, couché sur le dos, les cuisses repliées, la figure altérée, le nez pincé, le pouls petit, rapide. Généralement, il y a de la constipation, mais parfois aussi de la diarrhée, surtout dans la péritonite à pneumocoques, les urines diminuent. Cette situation dure quelques jours et se termine par la mort ou une détente plus ou moins rapide qui rappelle la défervescence de la pneumonie.

À ce moment, il persiste dans la partie inférieure de l'abdomen un exsudat purulent qui s'accompagne des signes habituels des suppurations profondes : fièvre rémittente ou intermittente, abattement, le péritonisme proprement dit est effacé. La maladie est arrivée à un stade subaigu : l'épanchement a une tendance à se frayer un chemin au dehors, par l'intestin, le vagin, plus habituellement par l'ombilic (GAUDERON).

À côté de ces formes aiguës, il en est d'autres qui sont *foudroyantes* : *péritonite par perforation*, *péritonite septique* dans l'appendicite (KIRMISSON).

Souvent aussi la *péritonite débute d'une façon insidieuse*, quand elle succède à une septicémie ou à une pneumonie.

Chez le *nouveau-né* on trouve maintes fois, outre les signes abdominaux, de l'ictère, de l'érysipèle ombilical, un œdème du scrotum avec hydrocèle purulente (communication du péritoine avec la vaginale).

Parfois enfin l'allure de la maladie est moins franche : il y a des *péritonites primitives à marche subaiguë ou lente* qui rappellent la péritonite tuberculeuse.

4° Diagnostic. — On peut confondre la péritonite aiguë avec une péritonite tuberculeuse, une appendicite, une fièvre typhoïde, un étranglement intestinal. La distinction des espèces se fera d'après la recherche de la cause. Pour les péritonites primitives, celle qui relève du pneumocoque se reconnaît à son évolution particulière, à la fréquence du déplissement et de la saillie de l'ombilic.

5° Pronostic. — Le pronostic est fatal dans la forme septicémique du nouveau-né et dans la péritonite par perforation. Pour les autres cas, il dépend de l'intervention. BAUX. sur 14 cas de péritonite à pneumocoques a fait 10 laparotomies avec 10 guérisons ; sur les 4 cas non opérés il n'y a eu qu'une guérison.

6° Traitement. — La péritonite peut guérir par le *traitement médical* : immobilisation du patient ; immobilisation de l'intestin par l'opium et la diète ; suspension des vomissements par la glace et les autres moyens usités ; traitement local de l'inflammation par les applications froides, la vessie de glace, les résolutifs, les onctions avec la pommade mercurielle, les révulsifs (vésicatoires). On a signalé des cas de guérison assez nombreux par ce traitement. En réalité, ce sont les formes peu infectantes qui guérissent. La mort arrive en général a la fin du premier septénaire. Si la péritonite dépasse huit a dix jours c'est qu'elle est relativement bénigne. Elle évolue alors comme un abcès qui s'ouvre généralement a l'ombilic au bout de trois à quatre semaines. Encore a-t-on à redouter pendant cette période et après l'établissement de la fistule ombilicale, des poussées ou des infections nouvelles. Aussi, lorsqu'une péritonite est aiguë, qu'elle s'accompagne d'épanchement purulent, donne-t-on plus de chances au malade par la laparotomie précoce et le drainage de l'abdomen que par l'expectation. A plus forte raison, doit-on intervenir rapidement en cas de perforation.

ARTICLE II

PÉRITONITE TUBERCULEUSE

La péritonite tuberculeuse comprend l'ensemble des réactions inflammatoires ou dégénératives du péritoine, lorsqu'il est envahi par le bacille de Koch.

1° Etiologie. — La péritonite tuberculeuse est une affection de la seconde enfance. Elle se montre chez les enfants débiles, mal nourris, sujets aux troubles digestifs, mais aussi chez des enfants de bonne apparence.

Dans les premières années de la vie, la tuberculose se localise volontiers dans les ganglions lymphatiques. ainsi qu'en témoigne la fréquence de l'adénopathie trachéo-bronchique **et des adénopathies superficielles.** Dans la seconde enfance. elle s'attaque plus volontiers aux séreuses, et la péritonite **représente** parmi celles-ci son lieu de prédilection.

Dans quelques cas. la péritonite spécifique constitue la localisation prédominante d'une *tuberculose miliaire.* Le plus souvent. elle n'est que l'expression d'une *tuberculose locale* et l'atteinte du péritoine est due à une véritable filtration du bacille de Koch à travers les parois intestinales. Dans nombre de cas cependant. il y a des ulcérations intestinales qui **servent** de point de départ à cette émigration. Parfois une adénopathie mésentérique, une lymphite tuberculeuses seront les seules lésions auxquelles on puisse rapporter la péritonite. Mais elle peut se montrer sans ulcération intestinale, avec des altérations peu marquées du système lymphatique intestinal et dans ce cas. il faut bien admettre, comme pour l'adénopathie tuberculeuse trachéo-bronchique sans tubercules pulmonaires le passage du bacille de Koch à travers des parois **intestinales** intactes.

A la fin de l'enfance. les lésions tuberculeuses **utéro-ovariques** expliquent un certain nombre de péritonites.

2 · Anatomie pathologique. — On peut distinguer une péritonite *aiguë* et *chronique.*

A. Péritonite aiguë. — La péritonite aiguë est le plus souvent liée à la granulie: mais elle compte aussi des cas dans lesquels une poussée aiguë de tuberculose évolue dans le péritoine, et si elle n'a pas tué en quelques semaines. passe par la forme ulcéreuse Boulland. Th. Paris 1885.

B. Péritonite chronique. — La péritonite chronique tuberculeuse se présente sous trois aspects différents qui rappellent assez exactement l'hydarthrose. la tumeur blanche, l'ankylose fibreuse d'une jointure. ce sont les formes ascitique, caséeuse, fibreuse.

a. *Dans la forme ascitique*, l'épanchement est constitué par une sérosité claire, citrine, rarement sanguinolente ou séro-purulente. L'inflammation est peu accusée sur la séreuse, les fausses membranes sont en petit nombre. La tuberculose est représentée tantôt par des granulations miliaires confluentes, tantôt par des tubercules fibreux.

b. *Dans la forme caséeuse*, il y a généralement des adhérences qui réunissent d'une part la paroi abdominable, d'autre part la masse intestinale, dont les différentes anses sont soudées entre elles. A l'ouverture de l'abdomen, on tombe sur des masses fibrino-caséeuses épaisses, grises ou lardacées, qui recouvrent le paquet intestinal. On est obligé, pour découvrir celui-ci, d'arracher ces membranes. Par places, on observe des loges remplies de magma caséeux, de pus ou de sérosité claire circonscrites par les fausses membranes. On y trouve des tubercules, des infiltrations caséeuses, des exsudats fibrineux. On en observe également sur la séreuse au niveau de l'intestin, du foie, de la rate, dans le tissu sous-séreux. Il s'agit en somme d'un processus tuberculeux qui a suscité sur la séreuse une réaction d'inflammation exsudative. Les exsudats fibrineux sont eux-mêmes envahis par les tubercules et voués à la caséification. La tuberculose à tendance caséeuse peut ulcérer des anses intestinales et amener une perforation suivie d'un abcès stercoral; ou bien, elle fait communiquer deux anses intestinales; ou bien enfin, elle produit des abcès pariétaux qui s'ouvrent au point le moins résistant, l'ombilic (GAUDERON). La forme caséeuse peut être limitée et figurer des plaques épaisses dans une région circonscrite, simulant ainsi la présence d'une tumeur autour du cæcum (Le BAYON), du foie (LANNELONGUE), de l'épiploon.

c. *La forme fibreuse* succède souvent à la forme ascitique, mais elle peut être primitive comme les pleurésies sèches des tuberculeux. Dans ce cas, on trouve des adhérences fibreuses, avec tubercules scléreux, sans caséification. A son plus haut degré de développement, elle constitue une véritable symphyse.

c. *Lésions associées.* — Il y a coexistence fréquente de granulations disséminées dans la plèvre, les poumons, lorsqu'il s'agit de granulie péritonéale. Dans la forme caséeuse, on observe les lésions de la phtisie pulmonaire ou intestinale, la dégénérescence graisseuse du foie, les adénopathies mésentériques caséeuses.

3º Symptômes. — Nous ne parlerons pas de la péritonite associée à la granulie.

Le début de la péritonite chronique tuberculeuse est insidieux. L'enfant se plaint de coliques fréquentes, a des alternatives de diarrhée et de constipation, maigrit, accuse quelques mouvements fébriles, en même temps que son ventre se tuméfie.

a. *Forme ascitique*. — Dans la forme ascitique l'augmentation de l'abdomen se fait rapidement en quelques jours ou progressivement en quelques semaines. La région sus-ombilicale refoulée par l'intestin se développe la première. Elle est sonore, tandis que les parties déclives sont mates. Le liquide est mobile, parfois il ne se déplace pas en raison des adhérences. Le réseau veineux abdominal devient turgide. L'exploration des parties profondes est peu aisée. L'état général est bon, la fièvre peu marquée, irrégulière. Les troubles fonctionnels se réduisent à des douleurs abdominales et à de la gêne mécanique.

b. *Forme caséeuse*. — Dans la forme caséeuse (phtisie abdominale), la palpation révèle outre l'augmentation de volume de l'abdomen, une rénitence générale avec des indurations partielles. On sent à côté de parties souples d'autres points résistants et donnant l'impression de tumeurs aplaties, parfois fluctuantes.

La percussion donne une alternance de zones mates et sonores (matité en damier). La pression est douloureuse.

L'état général se ressent de la gravité plus grande des lésions. Il y a de la fièvre à type irrégulier, généralement rémittente ou intermittente. L'enfant est faible, maigrit, a des sueurs nocturnes. Les troubles digestifs sont prononcés.

La diarrhée alterne avec la constipation. Il y a des vomissements et surtout au moment des exacerbations inflammatoires. Le foie est volumineux.

La lientérie se montre quand deux anses intestinales appartenant à deux segments éloignés de l'intestin, communiquent. Lorsqu'une collection purulente se vide dans l'intestin, il y a après un redoublement de coliques et douleurs une selle purulente copieuse, suivie de sédation.

La perforation ombilicale est précédée d'induration, de rougeur et de douleur au niveau de l'ombilic qui présente bientôt une saillie conique avec peau amincie. L'ouverture se fait et il s'échappe un pus fétide qui se renouvelle incessamment.

c. Forme fibreuse. La forme fibreuse se traduit par des phénomènes purement locaux. Elle succède généralement à la forme ascitique, mais se montre aussi d'emblée. Il n'y a ni liquide, ni tuméfaction localisée.

L'abdomen est un peu distendu par les anses intestinales, et l'enfant accuse des douleurs pendant la période digestive. On perçoit à la main une crépitation neigeuse due au frottement des surfaces rugueuses et à l'oreille des bruits aigus (cris intestinaux) dus au passage des gaz et des liquides d'une anse intestinale dans l'autre.

La constipation est habituelle, et aboutit parfois à l'obstruction. C'est dans cette forme qu'on rencontre aussi l'étranglement.

L'état général est bon. Il n'y a plus ni fièvre, ni tendance à la cachexie. De temps à autre se montrent des poussées aiguës.

d. Tuberculose pleuro-péritonéale. — Enfin, on peut rencontrer dans la seconde enfance comme chez l'adolescent, une association de la péritonite à la pleurésie : c'est la *tuberculose des séreuses* de Vierordt. Le début est lent, le sujet maigrit, a des sueurs, de la fièvre, l'abdomen gonfle, est douloureux, la pleurésie est latente, doit être recherchée. Pendant un à deux mois, il y a de la fièvre rémittente, des alternatives de diarrhée et de constipation, puis les épanchements se résorbent, la guérison a lieu. Mais parfois c'est une granulie ou une méningite qui termine l'évolution de la maladie.

4º Marche, durée, terminaison. — La forme subaiguë dure un à deux mois. Elle aboutit à la guérison, mais dispose à des accidents ultérieurs.

La forme caséeuse arrive à la cachexie en quelques mois.

La forme chronique avec ascite ou adhérences fibreuses guérit généralement. L'ascite se résorbe après deux ou trois mois, l'état général s'améliore. La forme fibreuse détermine parfois des accidents mécaniques, étranglement intestinal, pyléphlébite, etc...

Dans tous les cas, la maladie peut être entrecoupée de poussées aiguës ou subaiguës qui ramènent l'ascite, les douleurs, la fièvre. La marche est assez souvent paroxystique.

5° Diagnostic. — La *forme subaiguë* rappelle au début une fièvre typhoïde ou un embarras gastrique fébrile. Elle est jugée par l'apparition des phénomènes locaux.

La forme *ascitique lente* peut être confondue avec la *péritonite chronique simple* (HENOCH), la *cirrhose du foie*, surtout si cet organe est atteint en même temps de dégénérescence graisseuse, une *affection cardiaque*. L'ascite de la péritonite tuberculeuse est souvent *libre* ; elle est révélée par les signes classiques, ampliation du ventre, tympanisme des parties élevées, matité des régions déclives, déplacement des zones mates et sonores dans les changements de position du corps, flot abdominal, flot lombo-abdominal. Ce dernier signe, décrit par BARD, s'obtient en imprimant avec une main des secousses à la région lombaire et recueillant les ondes produites de l'autre main, largement appliquée sur l'abdomen.

Le flot lombo-abdominal est direct ou croisé : direct, quand les deux mains s'appliquent aux lombes et à l'abdomen du même côté, croisé, quand la main postérieure est à droite, la main antérieure à gauche ou inversement.

Le flot lombo-abdominal permet de déceler de très petites quantités de liquide dans l'abdomen ; il a de plus l'avantage de faire reconnaître les *cloisonnements*. En effet, si on l'obtient dans un sens et non dans un autre, c'est que les ondes liquides sont arrêtées dans cette dernière direction par des brides. Pour l'*enkystement*, il se reconnaît à ce que les changements de position du corps n'amènent pas le déplacement des zones mates et sonores. Il est d'autant plus important de s'attacher à l'étude du cloisonnement et de l'enkystement que ces deux états sont en quelque sorte caractéristiques de l'ascite péritonitique et donnent des indications précieuses pour le traitement. L'ascite peut coexister avec le *développement des ganglions mésentériques* sans péritonite. La *symphyse tuberculeuse du péricarde* détermine un syndrome qui rappelle absolument la péritonite tuberculeuse[1]. La règle est, en cas d'ascite chez l'enfant, de diagnostiquer la péritonite tuberculeuse. En cas de doute, on inocule quelques centimètres cubes du liquide à un cobaye. Celui-ci ne se tuberculise pas s'il s'agit d'une cirrhose du foie ou d'une symphyse tuberculeuse primitive du péricarde.

La *forme caséeuse* étendue n'offre pas de difficultés diagnostiques. On peut la confondre avec les *dégénérescences sarcomateuses des ganglions mésentériques* qui forment alors de grosses masses diffuses. Limitée, elle simule une *tumeur du rein*, de la *rate*.

La *forme fibreuse* se reconnaît à l'évolution (ascite antérieure), à la rénitence générale de l'abdomen qui est globuleux et comme formé d'une seule masse. On l'a confondue avec le *carreau*, à cause du développement simultané des ganglions mésentériques. Lorsque l'intestin est distendu, il rappelle parfois le *ventre rachitique* ou la *dilatation de l'estomac*.

6º Pronostic. — Le pronostic est moins constamment grave qu'on ne le supposait autrefois. La péritonite tuberculeuse est une *tuberculose locale*. La forme à ascite lente et la forme fibreuse sèche sont habituellement bénignes. La forme caséeuse, bien que grave, est moins fatale depuis que l'on intervient chirurgicalement. La forme subaiguë se rapproche des modalités granuliques, ces dernières entraînent toujours la mort.

7º Traitement. — Le traitement est médical et chirurgical :

a. *Traitement médical.* — Le traitement médical comporte : 1º des *indications générales* : usage de *toniques*, huile de foie de morue, arsenic ; *d'antibacillaires*, créosote, créosotal, tanin, altitudes, air marin; 2º des *indications locales* : emploi de la *révulsion*, teinture d'iode, vésicatoires, pointes de feu; de la *compression*, application de collodion riciné, bandage de corps plus ou moins serré et provoquant en même temps la sudation

---

[1] WEILL, *Traité des maladies du cœur chez les enfants*, Paris, 1895.

locale ; 3° une *médication symptomatique* : prescription d'un *régime* en rapport avec les troubles digestifs, d'*antiémétiques*, d'*antidiarrhéiques*, de *sédatifs de la douleur* (laudanum, injections de morphine).

b. *Traitement chirurgical*. — Il comprend : la ponction, l'injection d'air stérilisé, la laparotomie.

La *ponction simple* ne s'adresse qu'aux formes ascitiques. L'épanchement se reproduit en général. J'ai observé un cas de guérison chez une fille de six ans après évacuation de deux litres de liquide. La guérison persistait un an après. On a proposé de faire suivre la ponction de *lavages* à l'eau boriquée (DEBOVE), à l'eau chaude (CELLIER) à 46° ; d'*injections modificatrices* : RENDU injecte plusieurs seringues de Pravaz de naphtol camphré.

L'*injection d'air stérilisé* a été proposée par MOSETIG-MOORHOF de Vienne et NOLEN de Leyde [1]. Ce dernier auteur rapporte deux cas de guérison sur trois enfants opérés. TEISSIER préconise l'injection d'oxygène. L'inconvénient du procédé est qu'il n'est applicable qu'à la forme ascitique, car lorsqu'il y a des *adhérences, il est impossible* de faire une ponction qui exposerait à de graves dangers.

La *laparotomie* [2] favorise la transformation fibreuse du tubercule et développe généralement des adhérences étendues. Son mode d'action n'est pas éclairci. CABOT admet que la soustraction du liquide ascitique, en favorisant les adhérences, permet l'encapsulement des granulations. PONCET invoque l'irritation aseptique produite par les lavages et les poudres. BRAATZ et NOLEN admettent l'atténuation du bacille tuberculeux par l'oxygène de l'air, d'où le procédé d'injection d'air.

Quoi qu'il en soit, la laparotomie est entrée dans la pratique courante. Dans les formes ascitiques chroniques, elle donne, chez les enfants, des succès à peu près constants. Dans la forme caséeuse, elle est indiquée surtout au début et dans les cas de

---

[1] NOLEN. *Berl. Klin. Wochs.*, 1893.

[2] Voy. TRÉL. Th. d'agrégat. — LEGUEU. *Rev. génér. sem. méd.*, 1894. — PIC. Th. de Lyon, 1890. — ALBARRET. Th. de Paris, 1892, et les *Communications à la Société de chirurgie*.

suppuration localisée. Dans les formes étendues elle échoue souvent. Au reste, les adhérences et les cloisonnements dont nous avons parlé à propos du diagnostic, limitent fatalement son action. Dans la plupart des laparotomies que j'ai fait pratiquer, j'ai trouvé l'abdomen divisé en deux étages, l'un inférieur formant une sorte de loge remplie de liquide séreux ou louche, l'autre supérieur, occupé par l'intestin. Ce dernier constituait une masse compacte, recouverte de fausses membranes, et ses différents éléments soudés par des adhérences ou des exsudats fibrino-caséeux ne pouvaient être dissociés. La laparotomie dans ces cas ne pouvait agir que sur le foyer ascitique et sur la surface seulement du paquet viscéral. Dans la forme fibreuse, elle est applicable si l'état général devient mauvais ou s'il y a de vives douleurs. La simple incision suffit souvent. Le lavage, la toilette du péritoine, les insufflations de poudres antiseptiques ont été recommandés par divers auteurs.

La laparotomie ne doit pas être tentée dans les cas de tuberculose aiguë, dans ceux de tuberculose diffuse, dans les faits de lésions graves du poumon, de l'intestin ou du rein. Si les localisations extra-péritonéales ont une marche lente, elles sont au contraire améliorées par la laparotomie. Celle-ci est indiquée, en dehors des circonstances mentionnées, chaque fois que la péritonite ne cède pas au traitement médical et qu'il y a tendance à l'aggravation de l'état général. Il faut d'autant moins la redouter que par elle-même, si on agit prudemment, elle n'exerce aucune influence fâcheuse.

CHAPITRE II

MALADIES DU FOIE

Les maladies du foie ne présentent pas de caractères bien particuliers à l'enfance. Nous excepterons cependant les cirrhoses, les tuméfactions hépatiques si communes chez les nourrissons et qu'on attribue soit à la congestion, soit à une infiltration graisseuse, et l'ictère des nouveau-nés.

D'après DARCHEZ, le bord supérieur du foie correspond au cinquième espace intercostal. La hauteur du foie mesurée par la percussion sur la ligne mamelonnaire s'obtient dans les huit premières années en ajoutant de 1 à 3 centimètres au nombre de centimètres exprimés par l'âge du sujet. A partir de huit ans, les dimensions correspondent au nombre des années ou à un chiffre un peu inférieur.

Jusqu'à trois et quatre ans, le foie garde les caractères généraux de son stade embryonnaire : le réseau vasculaire est proportionnellement plus large que chez l'adulte, ce qui explique et la facilité des congestions, et celle des altérations cellulaires provoquées par les substances infectieuses et toxiques charriées par le sang.

§ 1. — CONGESTION HÉPATIQUE

La congestion du foie est due à de simples troubles mécaniques (*foie cardiaque*), ou à une action toxi-infectieuse. Les intoxications proprement dites sont rares, mais les influences qui s'exercent plus communément sur le foie de l'enfant sont les affections du tube digestif ou les maladies générales, les fièvres éruptives, la diphtérie ; les diverses infections gastrointestinales sont particulièrement à relever dans l'enfance à côté des causes qui sont connues chez l'adulte (fièvre typhoïde, impaludisme, dysenterie, etc.).

Le foie augmenté de volume est rouge, parfois foncé. Il est rare qu'on n'y découvre quelques taches jaunâtres ou pâles, dues à un commencement de stéatose ou à des infiltrations embryonnaires.

Les symptômes sont masqués par ceux de la maladie générale. On reconnaîtra cependant la lésion hépatique à l'augmentation de volume du foie, la diminution de quantité de l'urine, la présence d'urobiline dans l'urine, parfois une teinte subictérique.

Le foie cardiaque ressemble à celui de l'adulte.

§ 2. — STÉATOSE HÉPATIQUE

Il est difficile d'établir une ligne de démarcation entre le foie infectieux et le foie infiltré de graisse. Les deux processus s'associent, car ils relèvent des mêmes causes : ce sont les maladies générales, les troubles digestifs aigus ou chroniques, très exceptionnellement des intoxications par l'alcool ou le phosphore. Dans les *infections aiguës*, la congestion l'emporte en général sur l'infiltration graisseuse, sauf dans quelques cas particuliers, comme la diphtérie, dont les poisons sont stéatosants. Dans les *infections lentes*, au contraire, la stéatose hépatique prédomine toujours et se montre à l'état pur. Chez le *rachitique* dont le foie est si souvent volumineux, on peut faire une part, pour expliquer cette tuméfaction, à la déformation thoracique qui chasse l'organe hépatique et le rend sensible au-dessous du rebord costal, mais souvent aussi le foie est graisseux. Sur 188 stéatoses du foie, STEINER et NEURETTER ont trouvé 17 cas de rachitisme.

Dans la *gastro-entérite des nourrissons*, THIEMISCH a toujours trouvé tantôt une infiltration graisseuse discrète, tantôt une lésion semblable plus marquée, sans destruction de la cellule hépatique et parfois une dégénérescence graisseuse totale.

La *tuberculose chronique progressive des nourrissons*, la *tuberculose péritonéale* surtout dans sa forme caséeuse, provoquent fréquemment la stéatose du foie.

La dégénérescence graisseuse proprement dite est rare. La cellule hépatique est infiltrée de gouttelettes ou de granulations graisseuses, mais son noyau continue à se colorer. Dans la plupart des cas, l'infiltration commence et prédomine à la périphérie du lobule.

Les symptômes locaux se bornent à l'augmentation de volume du foie, les symptômes généraux sont ceux de l'insuffisance hépatique : oligurie, urobilinurie, pâleur, altération des traits, dépression des forces. On a attribué aux altérations du foie certaines convulsions de l'enfance MYA. C'est peut-être de cette façon qu'on peut expliquer les morts inattendues par éclampsie qu'on observe chez les nourrissons atteints de troubles digestifs d'apparence relativement bénigne.

Le traitement dans la congestion comme dans la stéatose se réduit à prescrire une alimentation peu riche en toxines, lait, potages maigres, eau albumineuse, œufs, féculents ; à faire l'antisepsie de l'intestin, à traiter la cause dans chaque cas particulier, et à éviter les médicaments stéatosants : phosphore dans le rachitisme à gros foie, arsenic, alcool.

§ 3. — DÉGÉNÉRESCENCE AMYLOÏDE

La dégénérescence amyloïde est fréquente chez l'enfant, sans présenter chez lui de caractères particuliers. Elle se montre surtout dans les *tuberculoses locales*, osseuses, articulaires, à suppurations prolongées, dans le *rachitisme grave*. C'est elle qui donne naissance aux foies très volumineux, à bords mousses, épais. La rate est généralement grosse. Il y a de la diarrhée, de l'albuminurie et une cachexie progressive.

§ 4. — ABCÈS DU FOIE

L'abcès du foie a chez l'enfant quelques traits spéciaux. Chez le nouveau-né, il dépend de la septicémie puerpérale et de la phlébite ombilicale : plus tard il se rattache aux migrations des ascarides lombricoïdes, aux traumatismes et à l'appendicite.

Dans les abcès septicémiques, les phénomènes généraux masquent la complication.

§ 5. — ICTÈRE

L'ictère est un symptôme qui, en dehors de la forme spéciale aux nouveau-nés, ne mérite pas de description chez l'enfant. Les causes qui provoquent l'ictère, bien qu'étant les mêmes aux différents âges, se montrent cependant avec une fréquence inégale chez l'enfant et chez l'adulte. La *lithiase biliaire* est exceptionnelle chez les jeunes sujets. Ceux-ci, au contraire, sont plus sujets aux *ictères infectieux* et fournissent un fort contingent des *ictères épidémiques* dont de nombreuses relations ont été rapportées par REHM, BARTHEZ et SANNÉ, LIREUX, BARON, KISSEL. Ces ictères surviennent surtout chez les enfants à la suite de l'ingestion d'aliments avariés, lait altéré, boissons impures, etc., parfois sous des influences telluriques, à la suite de travaux de terrassement. Ils coïncident aussi avec la malaria et la fièvre typhoïde.

On distingue, comme chez l'adulte, l'ictère catharral des ictères infectieux, des ictères graves. L'*ictère catarrhal*, dû à une infection ascendante avec angiocholite des gros troncs, est souvent prolongé (BARON). Il se présente dans quelques cas sous la forme épidémique. Le pouls est rarement ralenti, la crise polyurique signalée par CHAUFFARD chez l'adulte a été observée chez l'enfant, la convalescence est longue, il y a des rechutes et parfois une transformation en ictère grave.

L'*ictère infectieux* se caractérise par la non-décoloration des selles, et dans quelques cas par la tuméfaction de la rate et l'albuminurie : l'infection partie de l'intestin a pris la voie veineuse.

Les ictères sont en général bénins. KISSEL, sur 73 enfants âgés de 1 à 13 ans, n'a vu que 5 morts : 13 seulement ont été alités.

Le traitement consiste à supprimer la cause : régime, embarras gastrique, source infectieuse, a faire l'asepsie de l'intestin et en cas d'angiocholite obturante à rétablir la perméabilité des voies biliaires, par des lavements froids (KRÜHL, des cholagogues, calomel, salol, salicylate, alcalins.

§ 6. — CIRRHOSE HÉPATIQUE

La cirrhose du foie, quoique rare chez l'enfant, a été observée dans le jeune âge avec toutes les variétés de forme et d'évolution qu'elle présente chez l'adulte. Elle relève, comme chez lui, de trois modes pathogéniques très distincts, qui ne s'excluent d'ailleurs pas. La cirrhose est d'origine infectieuse, toxique, mécanique.

A) CIRRHOSES INFECTIEUSES

Les cirrhoses infectieuses comprennent : 1° la cirrhose syphilitique ; 2° la cirrhose tuberculeuse ; 3° la cirrhose paludéenne ; 4° quelques formes mal définies.

1° Cirrhose syphilitique. — La cirrhose syphilitique, la plus fréquemment observée dans l'enfance, est celle qui se montre sous la forme héréditaire. Elle est le plus souvent congénitale (GUBLER).

a. *Anatomie pathologique*. — La cirrhose syphilitique est caractérisée anatomiquement par un foie augmenté de volume, tout en gardant sa forme, par une coloration jaune silex (GUBLER), une consistance ferme, dure, parfois par de petits nodules blanc jaunâtre disséminés (grains de semoule de Gubler), et histologiquement par une infiltration de tissu d'abord embryonnaire, puis conjonctif, occupant les espaces portes, pénétrant dans les lobules, enveloppant les vaisseaux. La syphilis héréditaire du foie peut être tardive (FOURNIER, HUDELO) et dans ce cas on trouve, comme chez l'adulte, de véritables gommes associées à des scléroses partielles qui rapprochent cette lésion du foie ficelé de l'adulte.

b. *Symptômes*. — L'hérédo-syphilis du foie est généralement associée à d'autres manifestations spléniques, cutanées, osseuses, rénales, etc..

Elle est observée chez les fœtus nés macérés à sept ou huit mois, chez les enfants qui meurent rapidement après la naissance, ou bien chez ceux qui, quoique débiles, survivent et présentent au bout de deux ou trois mois les manifestations classiques de la syphilis héréditaire : coryza purulent, pemphigus, fissures des orifices muqueux, etc.

L'état général est mauvais. On trouve une hypertrophie avec induration du foie et de la rate, parfois de l'ascite, rarement de l'ictère.

L'enfant meurt généralement quelques semaines après le début des accidents : la guérison est néanmoins possible.

La *forme tardive de la syphilis héréditaire du foie* se montre surtout à la fin de l'enfance et chez les adolescents. Les symptômes se rapprochent de ceux de la cirrhose atrophique du foie. Celui-ci est dur, irrégulier, déformé ; en même temps, on observe une rate volumineuse, une ascite à peu près constante, des troubles digestifs, de la diarrhée, un état général mauvais, de l'albuminurie.

c. *Marche, pronostic.* — L'hérédo-syphilis précoce du foie entraîne la mort très rapidement. Sa forme tardive peut guérir. Elle a une marche lente entrecoupée de paroxysmes aigus (poussées de périhépatite) ou arrêtée brusquement par une complication telle qu'un ictère grave ou une infection intercurrente.

d. *Diagnostic.* — Le diagnostic, facile chez le nouveau-né, doit se faire plus tard avec la cirrhose alcoolique.

e. *Traitement.* — Chez le nouveau-né, frictions avec 1 à 2 grammes d'onguent napolitain par jour, calomel, 3 à 4 prises de 1 centigramme, iodure de potassium, donné à la nourrice, ou administré directement à l'enfant. S'il y a de la diarrhée, on en suspend l'usage. On peut aussi user d'injections de 1 2 à 4 centigramme de calomel en suspension dans de l'huile stérilisée.

2° Cirrhose tuberculeuse. — La cirrhose tuberculeuse infantile est analogue à celle des adultes. On trouve des *cirrhoses hypertrophiques, atrophiques* ou *avec conservation du volume normal du foie.* Les lésions scléreuses sont répandues dans les espaces portes, parfois, mais plus rarement, autour des veines sus-hépatiques. Elles renferment des follicules tuberculeux, des cellules géantes, le bacille de Koch est difficile à déceler. La cellule hépatique est généralement le siège d'une dégénérescence graisseuse très marquée. Aussi les cirrhoses tuberculeuses sont-elles qualifiées souvent de graisseuses.

La cirrhose tuberculeuse naît tantôt en conséquence d'une pénétration de bacilles par la veine porte (tuberculose intestinale, ingestion de substances infectées, crachats, aliments), tantôt à la suite d'une poussée de tuberculose aiguë, qui l'atteint par la voie de l'artère hépatique, tantôt elle succède à une péritonite tuberculeuse qui infecte le foie par les espaces lymphatiques de la capsule de Glisson.

Souvent la tuberculose se combine à d'autres causes : alcoolisme, maladies infectieuses, irritation de nature indéterminée, congestion chronique par affection cardiaque, comme dans les cirrhoses cardio-tuberculeuses d'Hutinel.

La cirrhose tuberculeuse est tantôt latente, masquée par une péritonite tuberculeuse ou une tuberculose à localisations multiples, tantôt elle reproduit les traits de la cirrhose atrophique, ascite à répétition, etc., tantôt ceux d'une cirrhose hypertrophique (LAURE et HONNORAT). Il est à remarquer que son évolution est habituellement lente, mais qu'elle aboutit souvent à un état aigu ou subaigu avec fièvre, cachexie rapide, symptômes hémorragiques, urobilinurie, traduisant l'insuffisance hépatique qui s'explique aisément par la dégénérescence des cellules hépatiques.

Le *diagnostic* doit surtout être fait avec la péritonite tuberculeuse.

Le *traitement* n'a rien de spécial à l'enfance.

3° Cirrhose paludéenne. — La cirrhose paludéenne se montre avec la même forme que chez l'adulte. Il existe des cas de tuméfaction congénitale du foie et de la rate avec cachexie. D'autre part, LANCEREAUX attribue au paludisme un certain nombre de faits publiés sous le nom de cirrhose hypertrophique chronique. C'est là une opinion qui ne repose sur aucune enquête précise.

4° Cirrhoses infectieuses mal définies. — Ce sont les formes dans lesquelles on trouve à l'origine des maladies très variables n'ayant de commun que leur caractère infectieux.

a. *Étiologie*. — LAURE et HONNORAT[1] ont rapporté trois faits de cirrhose atrophique graisseuse développée à la suite de maladies infectieuses et ont trouvé dans la littérature cinq cas avec autopsie de cirrhose consécutive à des fièvres éruptives.

HAUSHALTER a fait ressortir l'influence des infections se répétant coup sur coup. Chez une fille de quatre ans, il vit se produire une cirrhose hypertrophique, à la suite d'atteintes rapprochées de rougeole, de coqueluche, de scarlatine.

SMITH[2] a observé 7 cas de cirrhose chez des sujets de 9 à 24 ans. Étiologie : 1 fois la scarlatine, 2 fois une diarrhée chronique.

[1] LAURE et HONNORAT, *Rev. des maladies de l'enfance*, 1887.
[2] SMITH, *Sem. méd.*, 1898, p. 256.

Les causes les plus souvent invoquées sont les fièvres éruptives, en particulier la scarlatine, les infections d'origine intestinale, les suppurations chroniques (un cas de HAUSHALTER), des causes multiples (impaludisme, alcoolisme, tuberculose, BLAGOVETSCHEMSKY), des infections successives (HAUSHALTER). La cirrhose hypertrophique dont la nature infectieuse est de mieux en mieux établie est peut-être une maladie spécifique. Toutefois on n'a aucune certitude à ce sujet. GILBERT et FOURNIER en ont observé 7 cas chez les enfants et les adolescents.

b. *Anatomie pathologique*. — On trouve des formes variables de cirrhose. SMITH sur 7 cas a trouvé 4 cirrhoses atrophiques, 3 cirrhoses hypertrophiques. Souvent la cirrhose est associée à de la dégénérescence graisseuse (LAURE et HONNORAT).

Il existe maintes fois dans les premiers temps qui suivent l'évolution d'une maladie infectieuse des lésions aiguës, formations embryonnaires en îlots, lésions dégénératives des cellules, qui constituent le *foie infectieux* de Hanot et qui sont réparables. Pour admettre la cirrhose, il faut avoir affaire à une lésion diffuse et à une organisation fibreuse déjà avancée des infiltrations interstitielles.

La cirrhose dans sa forme hypertrophique aussi bien qu'atrophique reproduit les caractères bien connus chez l'adulte.

La cirrhose hypertrophique semble cependant se rattacher davantage que la forme atrophique à une infection. GILBERT et FOURNIER ont retiré dans un cas, par une ponction faite pendant la vie, de la sérosité contenant le coli communis. Les mêmes auteurs ont trouvé dans un autre fait un engorgement des ganglions de hile et de la région péripancréatique. Ils ont enfin établi que la splénomégalie pouvait précéder l'hypertrophie hépatique ou lui être proportionnellement supérieure. Ce caractère qui serait spécial à la cirrhose des enfants et des adolescents témoigne que l'infection peut frapper aussi bien la rate que le foie. On pourrait admettre aussi avec CHAUFFARD qu'une affection splénique peut produire secondairement une cirrhose du foie. La marche de la maladie qui procède par poussées aiguës est aussi en faveur de son origine infectieuse.

c. *Symptômes*. — Les infections diverses que nous avons énumérées peuvent donner naissance à toutes les variétés de la cirrhose. Il en est une qui, par sa nature nettement infectieuse, mérite une mention spéciale, c'est la *cirrhose hypertrophique* ou *maladie de Hanot*.

Les symptômes dominants sont les mêmes que chez l'adulte : augmentation de volume du foie, ictère chronique, grosse rate, ascite, marche par poussées successives pendant lesquelles la température s'élève, prend un type rémittent ou intermittent, entraînant une recrudescence de tous les troubles fonctionnels. La maladie dure ainsi quelques années et se termine par une poussée terminale d'ictère grave, avec hémorragies multiples, délire, adynamie, ou par une complication intercurrente. Les signes physiques sont les mêmes que chez l'adulte.

La cirrhose présente chez l'enfant quelques traits particuliers signalés par GILBERT et FOURNIER. Dans quelques cas, la rate est volumineuse, le foie étant relativement peu touché (forme splénomégalique de la cirrhose).

Ailleurs, ce sont des tuméfactions des dernières phalanges des doigts renflées en baguettes de tambour, des gonflements des épiphyses du tibia, du fémur. SMITH a également signalé un fait de ce genre.

Enfin la cirrhose s'accompagne d'arrêt de développement général et d'infantilisme, ce qui fait ressortir aisément par contraste le développement de l'abdomen.

d. *Pronostic*. — Le pronostic est fatal. La mort survient au bout de quatre à six ans.

e. *Diagnostic*. — La cirrhose hypertrophique peut se confondre avec la cirrhose paludéenne, la leucémie, et dans sa forme splénomégalique avec la splénomégalie primitive.

f. *Traitement*. — Le traitement est purement palliatif : antisepsie intestinale, iodure de potassium, abstention des aliments irritants pour le foie, quinine et révulsion au moment des poussées aiguës.

B. CIRRHOSES TOXIQUES

Les cirrhoses toxiques quoique très rares chez l'enfant, méritent cependant une mention.

1° Etiologie. — La plus commune est la *cirrhose alcoolique* qui affecte dans la plupart des cas la *forme atrophique* bien qu'elle puisse être hypertrophique.

CARPENTER croit à la possibilité d'une cirrhose alcoolique chez le nourrisson dont la nourrice abuse de l'alcool. BARLOW en a signalé dans la première année, SAINSBURY à trois ans. MARFAN à quatre ans. C'est généralement à la fin de la seconde enfance ou dans l'adolescence qu'on l'observe. ROLAND[1] en a réuni 7 cas avec autopsie. Elle est plus fréquente en Angleterre, dans la population pauvre, dans les milieux où l'alcoolisme existe chez l'adulte. Elle est due parfois aux prescriptions médicamenteuses. ROLAND croit qu'il faut d'abord une maladie infectieuse qui prépare le foie à subir les atteintes de l'alcool.

2° Symptômes. — Ce sont les mêmes que chez l'adulte.

On observe une *période prodromique* surtout dyspeptique avec teinte terreuse de la peau et amaigrissement ;

Une *période d'état* avec atrophie du foie, ascite à répétition, hypertrophie de la rate ;

Une *période terminale* caractérisée par l'insuffisance hépatique, la cachexie, raccourcie parfois brusquement par des hémorragies ou un ictère grave.

On a signalé quelques symptômes spéciaux, la tétanie (ORMEROD) que GOWERS attribue à l'atrophie du foie.

Ce qui caractérise surtout la cirrhose atrophique infantile, c'est sa marche rapide, son évolution subaiguë entrecoupée de poussées fébriles, sa terminaison au bout de quelques mois à trois ans par la mort. Les lésions sont les mêmes que chez l'adulte ; parfois les cellules hépatiques sont dégénérées.

3° Diagnostic. — La cirrhose est souvent confondue avec la péritonite tuberculeuse. L'ascite est plus mobile, le plan intestinal moins résistant dans la première. En injectant le liquide ascitique à un cobaye, on produira au bout de six semaines une tuberculose expérimentale, s'il s'agit de la péritonite spécifique.

---

[1] ROLAND, Thèse de Paris, 1895.

4° Traitement. — Supprimer l'alcool, donner de l'iodure et le régime lacté ; ponctionner l'ascite.

C) CIRRHOSES MÉCANIQUES

Les cirrhoses mécaniques évoluent d'une façon analogue chez l'enfant et l'adulte.

Elles sont représentées par la *cirrhose cardiaque*, qui ne mérite pas de description spéciale. La cirrhose cardiaque s'associe parfois à la tuberculose et présente alors cette forme décrite par HUTINEL sous le nom de *cirrhose cardio-tuberculose*. On l'observe habituellement dans la *symphyse tuberculeuse du péricarde*.

Cette dernière affection donne lieu aux mêmes symptômes, que le foie soit sclérosé (HUTINEL) ou simplement congestionné avec dégénérescence graisseuse (observations personnelles)[1].

Aussi renvoyons-nous sa description au chapitre des maladies du cœur.

CHAPITRE III

MALADIES DE L'APPAREIL GÉNITO-URINAIRE

Nous décrirons dans ce chapitre, très peu développé, quelques particularités de la pathologie infantile relatives aux maladies des reins, de la vulve, du vagin et de la vessie. L'intérêt de cette étude réside surtout dans l'association de l'albuminurie et des néphrites aiguës avec les maladies générales et éruptives. Or, ce point a déjà été traité à propos de chacune de ces affections.

ARTICLE PREMIER

MALADIES DES REINS

Les maladies du rein nous présentent à considérer les questions suivantes : l'albuminurie, les néphrites, la lithiase rénale,

[1] WEILL. *Traité clinique des maladies du cœur chez les enfants.* Paris, 1895.

le cancer du rein, l'hydronéphrose, les kystes du rein. Nous les **traiterons brièvement**

§ 1. — ALBUMINURIE

L'albuminurie n'est qu'un symptôme commun à des affections très variées.

a Elle s'observe chez le *nouveau-né*, ne dure que quelques jours, ne présente aucune gravité. On l'a attribuée aux changements brusques de la circulation au moment de la naissance, à la desquamation des tubes rénaux, à l'accouchement laborieux, à l'asphyxie.

b Elle se montre chez l'enfant comme chez l'adulte, en rapport avec les maladies infectieuses. Légère et transitoire, elle constitue l'albuminurie fébrile ; abondante et d'une certaine durée, elle est symptomatique d'une néphrite. Elle apparaît cependant dans quelques conditions particulières, telles que les infections digestives aiguës ou chroniques, l'impétigo, l'eczéma, les poussées amygdaliennes ou adénoïdiennes.

c L'albuminurie cyclique se montre surtout à la fin de l'enfance, parfois chez plusieurs membres de la même famille (Schön). Son caractère principal est l'absence d'albumine dans l'urine de la nuit, son apparition dans celle du jour. Ses symptômes ressemblent à ceux de l'albuminurie cyclique des jeunes gens.

§ 2. — NÉPHRITES

Les néphrites comprennent deux formes principales, les néphrites aiguës et les néphrites chroniques.

1° Néphrites aiguës. — Anatomiquement l'albuminurie fébrile est une néphrite légère. Nous réserverons cependant le nom de néphrite aux cas dans lesquels, à côté de l'albuminurie, il y a des modifications notables dans la composition de l'urine : celle-ci est émise en très petite quantité, parfois même il y a de l'anurie pendant quelques jours ; l'urine a une coloration bouillon aigri et renferme du sang en quantité variable, des cylindres hyalins, granuleux, fibrineux, des globules rouges.

L'enfant présente de la fièvre, de la céphalée, des douleurs lombaires, des vomissements ; il est particulièrement exposé, surtout dans la néphrite scarlatineuse, à l'anasarque généralisé, avec les épanchements dans les cavités séreuses, l'œdème pulmonaire, l'œdème de la glotte, ou bien aux accidents éclamptiques, ou enfin au coma.

L'urémie de la néphrite aiguë développe rapidement une dilatation suivie ou non d'hypertrophie du ventricule gauche. Dans ce cas l'urine est peu abondante, le pouls rapide. Au contraire dans les cas d'urines abondantes et claires, le pouls est ralenti, irrégulier et le cœur ne montre ni dilatation ni hypertrophie[1]. Nous n'avons que rarement observé le bruit de galop et jamais l'hypertension artérielle.

La néphrite aiguë guérit habituellement, bien que dans quelques cas la mort soit provoquée par l'éclampsie ou l'anasarque. Parfois elle passe à l'état chronique.

Les *causes* sont celles des néphrites de l'adulte. Signalons cependant la néphrite de la convalescence de la scarlatine, celle de la diphtérie ; peut-être, suivant OERTEL, le sérum antidiphtérique est-il susceptible de léser le rein.

La néphrite vient encore à la suite de la rougeole, de la variole, de l'amygdalite. Elle peut être primitive.

Le traitement n'a rien de spécial chez l'enfant : régime lacté, en cas d'anasarque purgatifs diastiques, en cas d'urémie éclamptique, ventouses scarifiées sur la région lombaire, inhalations d'oxygène, saignée modérée. Si le lait est vomi, on le donne en lavements.

2° Néphrites chroniques. — On peut distinguer une néphrite interstitielle et une néphrite diffuse.

a. *Néphrite interstitielle.* — Le petit rein scléreux est exceptionnel dans l'enfance, bien qu'on en ait rapporté quelques cas.

b. *Néphrite diffuse.* — La néphrite diffuse succède à une néphrite aiguë, ou se développe d'emblée sous l'influence de la syphilis, de la tuberculose, de la malaria, exceptionnellement de

---

[1] WEIL. *Traité des maladies du cœur chez l'enfant.* 1895.

la goutte ou de l'alcoolisme. Les affections chroniques du tube digestif et les dermatoses étendues sont parfois les seules causes à invoquer. La néphrite tuberculeuse est plus fréquente chez l'enfant que chez l'adulte, surtout dans la forme miliaire de la tuberculose. La *dégénérescence amyloïde* se montre dans le cours des suppurations articulaires ou osseuses de la syphilis.

La néphrite chronique n'a pas de caractère spécial chez l'enfant. Cependant, dans quelques cas, nous avons observé une tolérance singulière. A part un peu d'affaiblissement et d'anémie, il n'y avait de caractéristique qu'une albuminurie persistante, sans aucun trouble fonctionnel. Plusieurs de nos malades ont été suivis pendant un intervalle de trois à six ans, sans qu'il se révélât aucun changement. De temps à autre, on observe dans le cours de ces néphrites une poussée congestive avec émission de globules rouges dans l'urine.

§ 3. — LITHIASE RÉNALE

A l'état normal, le nouveau-né présente une infiltration des tubes collecteurs du rein par des colonnes d'urate de soude, qui sont promptement éliminées. Cependant, elles peuvent être le point de départ de calculs rénaux, et il n'est pas rare de rencontrer dans les autopsies des nourrissons de très petites concrétions, sans histoire clinique, dans le parenchyme rénal. BOKAI a pu rassembler 1461 cas de lithiase du rein et de la vessie chez des enfants de un à treize ans, avec un maximum de fréquence pendant les trois premières années de la vie.

Les calculs rénaux sont souvent l'origine de la formation des calculs vésicaux. Dans leurs migrations ils peuvent provoquer des coliques néphrétiques et se compliquer de pyélite ou de pyélo-néphrite.

L'hérédité, le régime jouent un grand rôle dans la lithiase rénale, qui chez les enfants est habituellement de nature urique ou uratique.

§ 4. — CANCER DU REIN

Le cancer du rein est fréquent chez l'enfant : 45 cas infantiles sur 132 néoplasmes observés (GUILLET). Le cancer peut exister chez le nouveau-né. Il est surtout fréquent dans les premières années.

La plus commune des tumeurs malignes du rein est le *sarcome* : vient ensuite le *cancer épithélial*.

On a décrit des *adéno-sarcomes*, des *sarcomes, à fibres musculaires lisses* et *même striées*.

La tumeur maligne présente souvent des *dégénérescences kystiques, colloïdes*, ou des *kystes hémorragiques*.

Elle se généralise le plus souvent par la voie veineuse ou lymphatique, plutôt que par inoculation de proche en proche.

Le sarcome du rein se développe rapidement et en quelques mois remplit l'abdomen. On a observé des tumeurs pesant plusieurs kilogrammes.

Alors que chez l'adulte, l'*hématurie* intermittente, spontanée, indépendante du mouvement ou du repos, annonce et précède l'apparition de la tumeur, chez l'enfant, celle-ci constitue généralement le seul symptôme initial de l'affection. Dans la suite les hématuries apparaissent. La tumeur grossit rapidement, remplit un des côtés de l'abdomen. Elle est lisse, dure ou rénitente, s'abaisse pendant l'inspiration, reste distincte du foie. Lorsqu'elle siège à droite, le côlon passe devant elle et détermine la présence d'une zone sonore caractéristique (ROBERTS). Arrivée à un certain degré de développement, elle produit une gène mécanique, provoque de l'œdème des membres inférieurs, des douleurs et surtout une cachexie marquée due à la généralisation.

Le *diagnostic* est facilité quand, en présence d'une tumeur abdominale on voit survenir des troubles de la miction, hématurie, pollakiurie. On peut confondre la lésion rénale avec une *hydronéphrose*, une *tumeur du foie*, de la *rate*. Le *pronostic* est très grave, cependant l'*intervention chirurgicale* a donné quelques résultats, peu nombreux à la vérité.

§ 5. — HYDRONÉPHROSE

L'*hydronéphrose* est *congénitale* et résulte alors d'un vice de conformation des voies excrétoires de l'urine : oblitération de

----

[1] Thèse de Paris, 1888.

l'uretère, totale ou partielle, sténose, valvule, abouchement anormal dans la vessie ou dans un autre organe.

L'hydronéphrose acquise, est consécutive à l'enclavement d'un calcul, à la compression de l'uretère par une tumeur, par une **bride fibreuse**, à un rétrécissement cicatriciel. Comby a signalé l'obstruction de la partie inférieure de l'uretère par de la poussière uratique dont nous avons déjà noté la fréquence chez les nouveau-nés et qui se montre aussi chez les athrepsiques.

L'hydronéphrose est caractérisée par la distention progressive des calices et du bassinet.

L'hydronéphrose congénitale est simple et double. Dans sa forme acquise elle est unilatérale. Suivant le siège de l'obstacle, elle est pure ou associée à une distension de l'uretère qui peut acquérir le volume de l'intestin, parfois à une distension simultanée de la vessie. Au début, le rein est intact et sécrète de l'urine, que l'on trouve en nature dans la formation kystique. Peu à peu le rein refoulé s'atrophie, se sclérose, le liquide de la poche est clair, peu dense, ne renferme que de petites quantités d'urée, de phosphates. Il peut être modifié par des hémorragies de la paroi ou par une infection accidentelle pyogène.

Les *symptômes* de l'hydronéphrose n'ont rien de spécial à l'enfance. L'hydronéphrose congénitale est parfois une cause de dystocie. Lorsqu'elle est peu marquée, elle ne constitue souvent qu'une trouvaille d'autopsie. Elle n'est recherchée que lorsqu'elle forme une tumeur volumineuse ou bien quand de dimensions plus restreintes elle succède à une colique néphrétique, a une compression de l'uretère. Parfois elle a une marche intermittente, par exemple en cas de rein mobile d'ailleurs très rare chez l'enfant : la poche se vide de temps à autre, produisant ainsi une véritable débâcle urinaire.

L'hydronéphrose congénitale, l'hydronéphrose double entrainent la mort à brève échéance.

L'hydronéphrose acquise unilatérale est bien tolérée, elle ne s'accompagne d'autres troubles que d'une gêne mécanique, lorsqu'elle acquiert de grosses dimensions. On a cité des cas où elle avait le volume d'une tête de fœtus à terme. J'en ai observé un où elle remplissait l'abdomen, atteignant le volume d'une tête d'adulte.

La *marche* de l'hydronéphrose est très lente. Le rein sain s'hypertrophie chez l'adulte, a fortiori chez l'enfant et compense la suppression du rein malade. L'hydronéphrose acquise est susceptible de guérison.

Le *diagnostic* doit être fait avec la péritonite tuberculeuse, l'ascite, les kystes hydatiques du foie, les tumeurs malignes du rein. On se basera sur l'existence d'une tumeur lisse arrondie, fluctuante, à marche lente, sans modification sensible de l'état général.

Le *traitement palliatif* comprend les ponctions successives, le *traitement curatif*, la néphrectomie.

§ 6. — KYSTES DU REIN

Les reins sont parfois criblés à la naissance de kystes plus ou moins volumineux dont l'ensemble constitue une masse suffisante pour gêner l'accouchement. Quand la dégénérescence kystique est étendue, la survie ne peut être que de quelques jours. Quand elle est discrète, elle évolue lentement et donne lieu chez l'enfant et chez l'adulte à des troubles en rapport avec la destruction progressive de la substance rénale et le volume de la tumeur. La pathogénie des kystes congénitaux n'est pas nettement établie.

Nous ne ferons pas de mention spéciale de l'*hématurie* ni de l'*hémoglobinurie symptomatique* ou *essentielle*. Cette dernière affection a été signalée dans tout le cours de l'enfance, mais elle n'a aucun caractère particulier dans le jeune âge.

ARTICLE II

MALADIES DU CONDUIT VULVO-VAGINAL

Nous décrirons dans cet article la vulvite, la vulvo-vaginite, a gangrène de la vulve et la cystite. Ces différentes affections présentent en effet au point de vue de l'étiologie, des symptômes, des suites des caractères assez particuliers, pour mériter une étude rapide.

§ 1. — VULVITE. VULVO-VAGINITE

La vulvite, la vulvo-vaginite sont caractérisées par une inflammation banale ou spécifique de la vulve ou du vagin.

1° Etiologie. — La vulvite est une affection fréquente chez les petites filles. Elle se montre sous deux formes très distinctes suivant que les produits de sécrétion renferment ou non des gonocoques.

a. *Vulvite blennorrhagique*. — La vulvite blennorrhagique se développe avec une facilité remarquable chez l'enfant. Elle se montre dès la naissance, dans les accouchements par le siège, lorsque la mère est atteinte de gonorrhée. On l'observe surtout lorsque les enfants commencent à marcher et jusqu'à l'âge de six à sept ans.

On a exagéré beaucoup, dans la pathogénie, l'influence du viol ou des attouchements entre enfants, bien que ces causes ne soient pas à rejeter.

Le plus souvent la transmission se fait par la cohabitation dans le même lit, entre parents gonorrhéiques et enfants. Les sécrétions qui tachent les draps arrivent au contact de la vulve. On a cité des cas où il fallait incriminer les éponges, les linges de toilette, une baignoire, un vase de nuit. Dans une épidémie que j'ai observée avec BARJON (Congrès de Lyon, 1894), la transmission s'est faite par le thermomètre. Dans cette épidémie, j'ai pu me rendre compte qu'une baignoire commune était peu favorable à la contagion. Il s'agissait en effet de typhiques baignées huit fois par jour dans deux baignoires qui servaient à un grand nombre de malades. Or du moment que les thermomètres furent soigneusement désinfectés, le bain fut impuissant à communiquer la maladie. L'épidémie attribuée par SUCHARD au bain n'était pas de nature sûrement blennorragique.

b. *Vulvite non spécifique*. — La vulvite non spécifique se montre de préférence chez les anémiques et les scrofuleuses. Elle naît souvent à la suite de maladies infectieuses, particulièrement de la *rougeole*, de la *scarlatine*, de la *fièvre typhoïde*. Elle affecte parfois une *forme aphtheuse* comme dans la rougeole (PARROT), la varicelle. Le plus souvent les processus inflammatoires et érosifs dans le cours des maladies générales sont dus à des infections secondaires, au même titre que le noma.

La *diphtérie* provoque une exsudation pseudo-membraneuse caractéristique.

La vulvite simple succède parfois à l'*impétigo*, à l'*eczéma* des régions voisines.

Elle peut être l'expression d'une *fièvre herpétique* ou d'un *herpès récidivant*.

Enfin elle est parfois de *cause locale* : défaut de propreté, accumulation des sécrétions physiologiques, infection par les matières fécales, surtout en cas de troubles digestifs, chez les nourrissons. Si on ne change pas souvent les enfants, les matières fécales et l'urine donnent des érythèmes cutanés et des vulvites. Les *oxyures vermiculaires*, soit directement, plus probablement par le grattage qu'ils entraînent, déterminent la vulvite, enfin, exceptionnellement, elle sera causée par un *traumatisme*, un *viol* ou l'*onanisme*.

La vulvite simple se montre parfois sous formes d'*épidémies*, au printemps. On a admis dans quelques cas sa contagiosité.

A ce sujet je rappelle que dans l'épidémie que j'ai observée, il y eut simultanément plusieurs cas de vulvite simple et blennorrhagique. Or tous les cas de vulvite simple étaient d'importation. Les seules vulvites à gonocoque furent contractées pendant le séjour à l'hôpital.

2° Symptômes. — La vulvite est aiguë, subaiguë ou chronique.

a. *Forme aiguë.* — Dans la forme aiguë, la muqueuse des grandes lèvres, des petites lèvres est rouge, gonflée, parfois semée d'érosions. Elles sont recouvertes, avant le nettoyage, par des sécrétions purulentes, souvent abondantes, épaisses, tirant sur le vert, dans la vulvite à gonocoques. Alors que dans la vulvite simple, elles sont sécrétées par les parties vestibulaires, on les voit dans la forme spécifique, sourdre parfois de l'urèthre dont l'orifice est gonflé ou du vagin, à travers le pertuis de l'hymen. Le matin, les sécrétions sont desséchées et les lèvres semées de croûtes gris verdâtre, sont accollées comme des paupières chassieuses.

Il y a généralement un peu de réaction fébrile, quelques douleurs locales, de la pollakiurie, parfois des mictions douloureuses, soit qu'il y ait de l'uréthrite, soit que le contact de l'urine avec les surfaces muqueuses enflammées soit redouté.

La période aiguë ne dure, si on emploie un traitement convenable, que quelques jours, parfois deux, trois semaines.

b. *Forme subaiguë.* — Lorsque l'affection devient subaiguë, le gonflement diminue, la muqueuse s'aplatit, prend une coloration moins vive, la sécrétion se réduit et change de caractère : elle paraît moins opaque, est muqueuse, filante ; la fièvre tombe, les troubles locaux disparaissent.

La vulvite simple est rapide dans son évolution, la vulvite spécifique dure toujours plusieurs semaines.

. c. *Forme chronique.* — Simple ou spécifique, mais surtout dans ce dernier cas, la vulvite peut passer à l'état chronique de même qu'elle peut d'emblée affecter cette allure. La sécrétion muqueuse, opalescente, est très faible, la muqueuse vulvaire n'est pas douloureuse, a un aspect violacé.

3º Diagnostic. — Il faut surtout distinguer les deux formes simple et blennorrhagique : aucun des caractères énumérés ne peut suffire, surtout lorsque la vulvite est subaiguë ou chronique. C'est la recherche des gonocoques qui seule permettra de juger.

4º Pronostic. — Le pronostic est peu grave en général. Cependant dans la vulvite gonorrhéique, l'affection récidive facilement. Outre l'infection uréthrale et vaginale, elle peut s'étendre au loin et créer des salpingites, des péritonites suppurées dont plusieurs cas ont été signalés (par ex. HUBER, BAGINSKY), un rhumatisme blennorrhagique qu'on observe encore dans l'ophtalmie des nouveau-nés et qui a une évolution plus rapide que chez l'adulte, de la conjonctivite blennorragique.

Epstein se demande même si les accidents utéro-ovariens observés après la puberté ne sont pas, dans quelques cas, en relation avec une ancienne gonorrhée vulvaire, restée somnolente pendant l'enfance.

5° Traitement. — a. *Traitement prophylactique.* — La prophylaxie comporte dans une famille ou à l'hôpital la séparation des linges de toilette, du lit, etc... On recommandeà l'enfant de ne pas porter les doigts à ses yeux.

b. *Traitement proprement dit.* — Pendant la période aiguë, éviter les caustiques ; faire des lavages répétés avec une solution antiseptique faible, acide borique, 20 à 30 p. 1000, sublimé 0.10 à 0.20 p. 1000, permanganate de potasse 0.25 à 0.50 p. 1000 ; appliquer des compresses froides ou chaudes, prescrire des bains de siège émollients, le repos.

Dans la phase subaiguë et chronique, les irrigations avec la solution de permanganate de potasse à 0.50 p. 1000 constituent un des meilleurs traitements : on les pratiquera une ou deux fois par jour.

On peut aussi employer, comme modificateurs, des badigeonnages au sulfate de zinc, 1 à 3 p. 100, au nitrate d'argent 1 p. 100, des applications de poudres : bismuth et tannin.

Dans la vulvite à gonocoques, les lavages doivent être pratiqués très longtemps. Enfin, on emploiera chez les lymphatiques et les scrofuleux le traitement général approprié.

§ 2. — GANGRÈNE DE LA VULVE

La gangrène de la vulve se montre dans les mêmes conditions que le noma chez les enfants débiles, dans la convalescence des maladies graves, précédée généralement d'une érosion qui sert de porte d'entrée.

La *symptomatologie* est la même que celle du noma : escarre muqueuse, précédée ou non d'un vésicule, infiltration diffuse des grandes et des petites lèvres par une sérosité grisâtre, séro-sanguinolente, puis putride, mortification étendue des tissus profonds, dépassant les limites de l'escarre superficielle, limitation plus ou moins rapide ou tendance extensive ; phénomènes généraux peu marqués au début, puis dépression des forces, pâleur, diarrhée colliquative, hypothermie ; souvent le foyer gangréneux donne des infections à distance : broncho-pneumonie septique, etc.

La gangrène attaque rarement le vagin, mais s'étend sur les téguments des parties voisines.

La gangrène de la vulve est moins grave que le noma.

Le *traitement* comprendra l'incision précoce de l'escarre, l'excision des parties mortifiées, et la cautérisation au fer rouge des parois du foyer.

ARTICLE III

CYSTITE

La cystite relève dans l'enfance de la plupart des causes qui la font naître chez l'adulte. Envisagée ainsi, elle est assez rare ; mais il existe chez les nourrissons et même dans la seconde enfance une forme de cystite un peu spéciale, due à la pénétration dans la vessie du *bacillus coli communis*.

Elle s'observe beaucoup plus souvent chez les filles que chez les garçons. Signalée par ESCHERICH, elle a été observée depuis par TRUMP, FINKELSTEIN, HAUSHALTER, HUTINEL. Je l'ai notée également dans plusieurs de mes observations.

Elle est primitive ou secondaire.

Elle se montre tantôt avec des symptômes atténués : mictions fréquentes, urines un peu troubles, riches en bacilles, absence de phénomènes généraux, guérison rapide ; tantôt sous une forme plus sérieuse : fièvre, anorexie, amaigrissement, pâleur, mictions fréquentes, douloureuses, urines lactescentes, longue durée, rechutes faciles, infections ascendantes, pyélo-néphrites, etc.

La *cystite secondaire* est généralement consécutive à l'entérite ou aux maladies générales graves des nourrissons, broncho-pneumonie. Dans cette forme la maladie est latente : il n'y a pas de symptômes subjectifs, les phénomènes fonctionnels sont masqués. Tout se borne à la constatation d'une urine purulente.

La cystite, dans son type primitif ou secondaire, est due à la pénétration du *coli communis* à travers l'urèthre chez les filles ; dans ces cas, il y a souvent de la vulvite. Chez les garçons, le passage se fait à travers la paroi recto-vésicale, et on observe communément de la rectite (HUTINEL). Le *bacillus coli communis* peut se montrer dans l'urine sans réaction locale ou générale. On donne à ces faits le nom de *bactériurie*.

Ils doivent être pris en considération, car la bactériurie peut être le point de départ d'infections ascendantes.

Le traitement, dans les cas légers ou moyens, peut se borner au régime lacté (HUTINEL). Dans les cas sérieux, on donnera du salol, 25 à 50 centigrammes par jour, et on fera des lavages de la vessie avec une solution boriquée, en même temps qu'on calmera la douleur par les cataplasmes, les bains de siège, la glace dans le rectum, des suppositoires à la belladone et à l'extrait thébaïque.

LIVRE VI

MALADIES DU CŒUR

L'enfance est la période de la vie où l'on observe presque exclusivement les maladies congénitales du cœur, bien que celles-ci, par exception, puissent se prolonger jusqu'à l'adolescence et même à l'âge adulte. De plus l'enfance imprime aux maladies acquises du cœur un certain nombre de caractères que nous ferons ressortir à propos de l'étude de la péricardite, de la symphyse du péricarde, de l'endocardite aiguë et chronique. Nous laisserons de côté, dans chacune de ces affections, les faits bien connus, communs à la pathologie de l'adulte et de l'enfant.

ARTICLE PREMIER

PÉRICARDITE

La péricardite est constituée par l'inflammation aiguë ou chronique du péricarde, avec ou sans épanchement liquide dans sa cavité.

1° Etiologie. — La fréquence de la péricardite est moitié moindre chez l'enfant que chez l'adulte.

La péricardite est 60 fois sur 100 de nature *rhumatismale*. Les formes les plus légères du rhumatisme donnent des localisations endopéricardiques chez l'enfant, contrairement à ce qui se passe chez l'adulte.

La *chorée* ne touche le cœur que dans ses formes rhumatismales, mais parfois elle est la première expression du rhumatisme, ce qui a fait admettre à tort une *péricardite choréique*. Comme causes agissant plus spécialement dans l'enfance, signalons la *scarlatine*, la *puerpéralité*, l'*ostéomyélite*, la *broncho-pneumonie*, les *affections de la colonne vertébrale*, des *ganglions bronchiques*, tous facteurs agissant les uns par infection générale, les autres par propagation directe. La *tuberculose* ne marque ses effets dans l'enfance que par une plus grande tendance à toucher le péricarde.

La péricardite a deux maxima de fréquence chez l'enfant, la période du nouveau-né où elle est due à la puerpéralité et revêt la forme purulente, la seconde enfance où elle est surtout liée au rhumatisme.

2° Anatomie pathologique. — La péricardite est *diffuse* ou *localisée*. Elle est *sèche* ou accompagnée d'un *exsudat* qui peut être *séreux*, *séro-fibrineux*, *séro-sanguin*, *hémorragique*, *séro-purulent* ou *purulent*. Sa quantité qui est en moyenne de 100 à 150 grammes peut atteindre près d'un litre (ROGER).

La péricardite est *aiguë* ou *chronique*. Les lésions sont les mêmes que chez l'adulte avec une tendance plus nettement congestive. La forme chronique aboutit facilement à la symphyse.

La nature spécifique de certaines péricardites se révèle par la présence de produits tels que des *tubercules*, des *syphilomes*, des *abcès du myocarde*.

La péricardite, lorsqu'elle est étendue, exerce une action très nocive sur le myocarde qui se contracte mal. Dans la plupart des cas que j'ai pu vérifier récemment, j'ai constaté une altération diffuse du muscle sous forme de myocardite parenchymateuse ou de dégénérescence granuleuse.

3° Symptômes. — Nous distinguerons des signes physiques, des symptômes nerveux, des symptômes cardiaques, pulmonaires et généraux.

a. *Signes physiques.* — Dans la forme *sèche*, on trouve le frottement avec ses variations suivant la position, la pression du stéthoscope, comme chez l'adulte. Chez les jeunes sujets, il fait parfois défaut en raison de la mollesse de l'exsudat.

Dans *la forme exsudative*, les signes rappellent ceux de l'adulte : disparition du frottement, affaiblissement, éloignement des bruits cardiaques, voussure précordiale, matité triangulaire à base inférieure, le bord gauche présente à sa partie supérieure une encoche dite de SIBSON. Parfois enfin, la main perçoit une ondulation générale de la paroi due à l'action du cœur sur le liquide.

b. *Symptômes nerveux.* — La péricardite est tantôt latente, tantôt accompagnée de sensations qui varient depuis un simple point, jusqu'à une douleur vive, accompagnée d'angoisse, irradiant dans le cou, l'épaule, le dos. Chez les jeunes enfants, il y a souvent des vomissements, et parfois des phénomènes cérébraux graves, somnolence, torpeur, agitation, convulsions.

c. *Symptômes cardiaques.* — Tantôt il y a simple accélération avec rythme fœtal, tantôt des palpitations, des crises dyspnéiques. Dans les formes diffuses, le cœur se dilate et on peut observer de la dyspnée progressive, du refroidissement des extrémités, de la cyanose, des syncopes.

d. *Symptômes pulmonaires.* — Dans la péricardite avec épanchement, il y a souvent de la compression du poumon gauche se traduisant à la base par des signes de pleurésie ou de broncho-pneumonie, qui présentent ce caractère particulier de diminuer dans la position génu-pectorale, par décompression brusque (PINS, PERRET et DEVIC).

e. *Symptômes généraux.* — La péricardite idiopathique se traduit par un malaise général, des frissons, de la fièvre, en même temps que par des symptômes d'excitation cardiaque. Lorsqu'elle est secondaire, elle est souvent latente, et ne manifeste sa présence que dans les cas sérieux, péricardite fibrineuse diffuse, épanchement rapide, qui troublent le jeu du cœur.

Les épanchements purulents n'ajoutent que des symptômes locaux aux infections générales qui les ont provoquées ; mais à leur tour ils peuvent devenir infectants, lorsque la maladie s'efface, et provoquent alors le syndrome commun à tous les foyers de suppuration profonde indépendamment des phénomènes cardiaques.

4° Diagnostic. — On doit distinguer le frottement du souffle intra ou extra-cardiaque, la péricardite exsudative avec matité étendue d'avec la dilatation du cœur et la symphyse du péricarde. La nature de l'épanchement se reconnaîtra à la marche, à l'état général, à la connaissance de la cause. La péricardite rhumatismale ne suppure pas, la tuberculeuse rarement.

5° Pronostic. marche. — Les formes hémorragiques et purulentes tuent rapidement. La forme sèche, limitée est bénigne. La forme fibrineuse étendue ou avec exsudat liquide est grave, surtout chez l'enfant. Tous les enfants qui meurent de rhumatisme, dit C. de Gassicourt, meurent par le péricarde. Dans la plupart de nos observations d'enfants morts cardiaques, il y avait de la péricardite. Celle-ci constitue donc, quand elle est quelque peu étendue, une complication grave du rhumatisme, d'autant plus notable que l'endocardite, au contraire, est relativement bénigne chez l'enfant.

6° Traitement. — On doit toujours traiter avec grand soin les rhumatismes infantiles les plus bénins en apparence, en raison de la tendance qu'ils ont de frapper le cœur : repos, diète, salicylate.

La péricardite déclarée, il faut continuer, s'il s'agit d'un rhumatisme, à donner le salicylate, à la dose de 50 centigrammes par année d'âge, à moins qu'il n'y ait des signes d'affaiblissement cardiaque. On peut encore avoir recours au salicylate de méthyle appliqué localement suivant la méthode de Lannois et Linossier.

La révulsion proprement dite est pratiquée sous forme de badigeonnages iodés, de vésicatoires volants. On peut aussi employer la réfrigération continue au moyen de compresses froides ou de vessies de glace. En cas de douleurs vives, ce sont les sangsues ou les ventouses scarifiées qui seront indiquées.

Dans les cas d'épanchement abondant avec collapsus cardiaque, on est parfois amené à faire de la décompression au moyen de la paracentèse du péricarde, mais lorsqu'il s'agit de rhumatisme, les épanchements sont assez mobiles, pour qu'il ne faille pas trop se hâter.

Si un épanchement tarde à se résorber, il peut être séreux ou purulent. Dans les deux cas, il est bon, après avoir usé de la révulsion et de résolutifs tels que l'iodure, de ne pas attendre que des néomembranes se développent, aboutissant peu à peu à la symphyse, ou que la collection purulente devienne infectante, et on pratiquera la paracentèse ou l'incision du péricarde.

La ponction sera réservée aux épanchements séreux, l'incision aux épanchements purulents. Même en cas d'épanchements séreux, après plusieurs ponctions, si la collection se reproduit, on est autorisé à inciser.

Dans tous les cas, si le cœur fléchit, on aura recours à la médication toni-cardiaque dont nous parlerons à propos de l'asystolie.

ARTICLE II

SYMPHYSE DU PÉRICARDE

La symphyse du péricarde est constituée par l'oblitération de la cavité péricardique, du fait d'une inflammation à tendance scléreuse accollant et soudant les deux feuillets du péricarde.

1° Étiologie. — La symphyse du péricarde est plus fréquente dans le jeune âge que chez l'adulte.

Elle se montre parfois à la naissance, comme reliquat d'une péricardite fœtale, mais elle s'observe surtout dans la seconde enfance et relève habituellement de deux causes : le rhumatisme récidivant et la tuberculose.

C'est la tendance du rhumatisme infantile à récidiver, et à rallumer par le fait même, les lésions péricardiques antérieurement effectuées, qui constitue la véritable prédisposition des jeunes sujets à la symphyse. Le rhumatisme et la tuberculose engendrent deux formes très différentes de la symphyse, soit au point de vue anatomique, soit au point du vue clinique. La première constitue la *symphyse active, rhumatismale* avec *gros* cœur et présente les allures générales d'une cardiopathie **grave** : la seconde se caractérise par une symphyse, liée à une tuberculose primitive du péricarde, *symphyse passive*, *sans hypertrophie cardiaque*, rappelant plutôt l'aspect d'une cirrhose du foie ou d'une péritonite tuberculeuse.

2° Anatomie pathologique. — La cavité péricardique a disparu. Le cœur est doublé d'un sac fibreux dont l'épaisseur peut atteindre jusqu'à 2 centimètres, et qui, malgré son apparence homogène, se laisse séparer par des tractions énergiques en deux feuillets. Dans les formes tuberculeuses on y observe en plus des nodules fibreux ou fibro-caséeux, qui s'accompagnent de produits analogues au niveau des ganglions sus-péricardiques et trachéo-bronchiques, dans la plèvre et le péritoine.

Dans la symphyse rhumatismale, le cœur est habituellement hypertrophié en même temps que ses cavités se dilatent. C'est dans ces cas qu'on voit se produire les insuffisances fonctionnelles, non seulement au niveau des orifices auriculo-ventriculaires, mais même de l'orifice aortique, ainsi que j'en ai observé un cas très net. SERRULAZ a rassemblé 9 faits de ce genre[1].

Le myocarde présente tantôt des signes de sclérose interstitielle, tantôt de myocardite parenchymateuse (WEILL), tantôt il est sain.

Dans la symphyse tuberculeuse, le myocarde est petit, sans aucune tendance à l'hypertrophie.

Dans la symphyse du péricarde on observe souvent des formations fibreuses qui rattachent le péricarde à la paroi thoracique et englobent les vaisseaux du hile : c'est la *péricardite externe*.

3° Symptômes. — Les symptômes diffèrent suivant qu'il s'agit de la symphyse rhumatismale ou tuberculeuse.

a. *Symphyse rhumatismale*. — La symphyse rhumatismale se traduit par des troubles fonctionnels à marche rapide, une asystolie progressive sans rémission, avec palpitations, essouffle-

---

[1] SERRULAZ, *Contribut. à l'étude de l'insuf. aortique*. Th. de Lyon, 1893.

ment, anasarque, tous faits qui frappent d'autant plus qu'en général les affections chroniques du cœur chez l'enfant sont latentes. Aussi en présence de phénomènes graves, faut-il songer à la symphyse et la rechercher au moyen de ses signes physiques : soulèvement en bloc de la partie supérieure de la région précordiale avec dépression systolique de sa partie inférieure, invariabilité de la position du cœur constatée soit à la percussion, soit à la palpation de la pointe, lorsqu'on modifie la position du malade. Ces signes et tous les autres moins importants rapportés par les auteurs n'ont rien de spécial à l'enfance.

b. *Symphyse tuberculeuse*. — Le sujet se présente avec de l'ascite qui se reproduit rapidement après la ponction 14 fois dans un de nos cas, de l'anasarque progressive avec cyanose des extrémités et un gros foie. Il n'y a pas de fièvre, pas de douleurs, pas de palpitations, pas de symptômes cardiaques. Au contraire, on sent mal les battements du cœur, les bruits sont faibles quoique réguliers, souvent ils présentent le rythme fœtal. La figure de matité du cœur est invariable. Il n'y a ni souffle, ni palpitations.

En résumé, il s'agit d'une asystolie périphérique sans participation apparente du cœur. Il y a un véritable contraste entre ce cœur qui paraît sain et la stase progressive du système veineux. Le cœur réagissant peu vis-à-vis de la péricardite tuberculeuse s'est laissé cercler sans résistance. Prisonnier dans son enveloppe inextensible, il ne peut utiliser son procédé habituel de compensation, l'hypertrophie des parois ainsi qu'il le fait dans la forme rhumatismale qui procède par à coups et suscite d'ailleurs, dans le myocarde, une suractivité nutritive que la misère du processus tuberculeux n'autorise pas. Il ne peut davantage, comme lorsqu'il est à bout de forces et libre, se dilater et créer des souffles d'insuffisance fonctionnelle. Il est comme dans une oubliette, condamné à une fin obscure, et assiste inaperçu aux effets lointains de sa déchéance.

4° Marche. — La *symphyse rhumatismale* aboutit rapidement à l'asystolie et tue en quelques mois (symphyse aiguë) ou

en quelques années (symphyse chronique . La *symphyse tuberculeuse primitive* tue en l'espace d'un an.

5° Diagnostic. — On pensera à la symphyse rhumatismale.
chaque fois que dans le cours d'une cardiopathie infantile, il
surgira des phénomènes asystoliques. Quant à la symphyse
tuberculeuse, elle doit être distinguée de la péritonite tuberculeuse et de la cirrhose du foie.

6° Pronostic. — La symphyse rhumatismale représente la
plus grave expression du rhumatisme héréditaire récidivant.

Elle constitue une des causes les plus fréquentes de la mort
chez les enfants rhumatisants et cardiaques.

La symphyse tuberculeuse primitive aboutit plus rapidement
encore à la mort. moins par infection tuberculeuse, que par gêne
mécanique. poussée à l'extrême, de la circulation périphérique.

7° Traitement. — On ne peut rien contre la symphyse une
fois constituée, si ce n'est soutenir le cœur par la médication
toni-cardiaque qui s'applique à toute asystolie de cause myo-
cardique.

J'ai posé la question de l'intervention chirurgicale dans ces
cas. mais je n'ai jamais eu l'occasion de la réaliser.

Il faudrait songer tout au moins à agir dans la phase prépara-
toire de la symphyse, soit dans le rhumastisme, soit dans la
tuberculose. et là encore l'avenir est à l'intervention opératoire.
le traitement médical étant sans grande efficacité.

ARTICLE III

ENDOCARDITES

§ 1. — ENDOCARDITE AIGUË

L'endocardite aiguë se caractérise par des néoformations
embryonnaires à tendance résolutive, scléro-formative, ou ulcéreuse, au niveau de l'endocarde et particulièrement de l'endocarde valvulaire.

1° Etiologie. — L'endocardite se montre surtout dans la seconde enfance. Sa cause la plus fréquente est le *rhumatisme* (60 p. 100 des cas). Le rhumatisme infantile a une tendance beaucoup plus marquée que le rhumatisme de l'adulte à frapper soit le péricarde (1 3 des cas au lieu de 1 10), soit l'endocarde, (60 à 80 p. 100 des cas, au lieu de 25 p. 100). Cette tendance se manifeste d'autant plus que le sujet est plus jeune.

Et ce ne sont pas seulement les formes fébriles et généralisées du rhumatisme qui créent l'endocardite (loi de BOUILLAUD), mais même les formes discrètes, mono-articulaires et musculaires. Les nodosités sous-cutanées ou nodules de MEYNET accusent encore cette singulière propriété du rhumatisme infantile.

La *chorée* n'entre en ligne de compte qu'autant qu'elle est rhumatismale.

L'*hérédité rhumatismale* peut suffire à justifier une endocardite. De là la fréquence relative des *endocardites idiopathiques*, signalées chez l'enfant.

En dehors du rhumatisme et avec une fréquence beaucoup moindre, doivent se ranger, parmi les causes de l'endocardite, la *tuberculose*, la *scarlatine*, la *variole*, la *rougeole*, la *diphtérie*, la *fièvre typhoïde*, la *pneumonie*, l'*érysipèle*, l'*érythème noueux*.

2° Anatomie pathologique. — Les lésions sont les mêmes que chez l'adulte, l'endocardite est *bénigne*, à petites végétations, plastiques, *maligne* à grosses végétations associées à des lésions ulcéreuses. Elles sont dues à la fixation sur les valvules de microorganismes divers.

3° Symptômes. — L'endocardite *bénigne* se présente avec une réaction générale et quelques symptômes locaux analogues à ceux qui existent chez l'adulte. Les symptômes généraux sont peu marqués : cependant il existe parfois une fièvre intense (GÜBLER, BLACHE), mais le plus souvent la température est modérée. L'excitation cardiaque, les palpitations, la dyspnée sont rares : aussi l'endocardite idiopathique, forme qui ne s'observe guère que dans l'enfance, est-elle souvent méconnue, à moins qu'un rhumatisme, survenant secondairement n'attire l'attention du côté du cœur. Dans quelques cas, ce sont des embolies qui ont fait découvrir l'endocardite. Celle-ci se reconnaît toujours à ses signes physiques. Lorsque l'endocardite a évolué depuis quelque temps, les bords valvulaires, les tendons se sont rétractés, créant une insuffisance mitrale, qui se traduit par un souffle systolique de la pointe, rude, prolongé, propagé dans l'aisselle et chez les enfants, dans le dos et le long de la colonne vertébrale. Ce souffle, ainsi caractérisé, ne se montre qu'au bout de trois à quatre semaines. Au début, on perçoit bien des souffles, mais ils sont mobiles, variables, rappelant les souffles extra-cardiaques. Ce qui caractériserait l'endocardite au début, d'après POTAIN, c'est l'assourdissement des bruits du cœur qui prennent un timbre voilé, enroué, éteint, et qui cède la place aux bruits normaux ou au souffle tardif suivant que l'endocardite entre en résolution ou passe à l'état chronique. Dans sa forme *maligne*, l'endocardite rappelle la fièvre typhoïde ou l'infection purulente.

4° Diagnostic. — Le souffle de la pointe au-dessous de quatre ans est caractéristique de l'endocardite, car à cet âge les souffles inorganiques n'existent pas.

5° Pronostic. — L'endocardite aiguë, sauf dans sa forme maligne, n'a pas de gravité immédiate. Elle se résout, ou passe à l'état chronique pour constituer une maladie du cœur.

6° Traitement. — Chez les rhumatisants, il est important, pour éviter toute complication cardiaque, de prescrire le repos, la diète et le traitement salicylé. L'endocardite constituée, on aura recours au début à la révulsion, plus tard on ajoutera de l'iodure de potassium, 25 à 50 centigrammes par jour, pendant quinze jours tous les mois. S'il se produit de l'asthénie cardiaque, on emploie la digitale et ses succédanés.

§ 2. — ENDOCARDITE CHRONIQUE

L'endocardite chronique relève d'une transformation fibreuse avec rétraction, des valvules cardiaques.

1° Etiologie. — *L'endocardite chronique secondaire* à l'endocardite aiguë relève des mêmes causes que celle-ci. Il existe aussi une *endocardite chronique d'emblée* qui dépend le plus souvent de la tuberculose.

2° Anatomie pathologique. — L'endocardite chronique se localise le plus souvent sur les valvules mitrales. J'ai observé 59 lésions mitrales contre 4 lésions aortiques.

Les valvules lésées peuvent, en raison du jeune âge, s'allonger au niveau de leurs parties restées saines, ou bien une valvule saine peut s'élargir et suppléer une autre valvule rétractée.

Le myocarde s'hypertrophie facilement en amont de l'obstacle et assure une compensation bien plus aisée que chez l'adulte.

3° Symptômes. — Ils comprennent des signes physiques et des symptômes fonctionnels.

a. *Signes physiques*. — Les souffles produits se propagent très loin, dans toute la poitrine, aussi bien en arrière qu'en avant. Souvent on les poursuit tout le long de la colonne. Cette expansion tient à l'élasticité et au petit volume des parois pectorales.

Le pouls reste en général régulier, même dans les formes graves, ce qui tient à l'absence habituelle de la sclérose du myocarde.

L'intégrité des vaisseaux périphériques, artères et veines, la résistance durable du myocarde qui modifie aisément son volume et sa force de contraction suivant l'importance de l'obstacle orificiel, expliquent la rareté des œdèmes, des congestions viscérales, des attaques asystoliques. Celles-ci supposent en effet une complication, péricardite ou myocardite, qui gêne plus ou moins directement le jeu du myocarde, tandis que si ce muscle est intact, il lutte avec avantage contre les surcharges mécaniques proprement dites.

b. *Symptômes fonctionnels*. — Aussi les symptômes fonctionnels sont-ils rares et les maladies de cœur chez l'enfant, ou du moins celles qui ne sont causées que par l'endocardite seule, sont-elles habituellement *latentes*. Dans mes recherches j'ai trouvé 43 p. 100 des cas absolument silencieux, et 21 p. 100, avec une tolérance très suffisante pour ne pas gêner la vie ordinaire[1].

4° Pronostic. — J'ai exprimé l'opinion que l'enfance seule fournissait des observations de maladies de cœur, à l'état pur, sans intrication de symptômes provenant des lésions multiples suscitées dans les viscères ou les vaisseaux par les infections et les intoxications que l'adulte a plus ou moins collectionnées dans le cours de son existence.

Par contre, il faut reconnaître que si le cœur de l'enfant a une tolérance parfaite pour une lésion définitivement chronique de l'endocarde, il a aussi contre lui des probabilités sérieuses de retour de poussées nouvelles. On ne saurait trop envisager la marche spéciale du rhumatisme infantile, qui, lorsqu'il survient de bonne heure, a une tendance trop fréquente à récidiver et à frapper à coups redoublés sur le cœur. De là les péricardites, les symphyses, les myocardites parenchymateuses que j'ai décrites avec Barjon[2] qui ruinent d'un coup les heureux efforts du myocarde infantile. Il faut autre chose que de la fatigue pour faire fléchir le myocarde ; mais quand cette éventualité se réalise, la lutte n'est pas longue. Il est rare de voir chez l'enfant ces asystolies intermittentes améliorées par le repos et la digitale et qui peuvent embrasser une longue période de la vie de l'adulte. Quand le cœur infantile manifeste des signes sérieux de faiblesse, il est très compromis. La formule qui me sert à exprimer le pronostic est celle-ci : Chez l'enfant, les maladies du cœur bénignes sont beaucoup plus bénignes que chez l'adulte : graves, elles sont plus graves que chez l'adulte.

Ajoutons qu'une endocardite chronique peut guérir dans les deux ou trois premières années de son évolution, en raison de la croissance des parties restées saines.

5° Diagnostic. — On observe chez l'enfant les diverses localisations notées chez l'adulte.

L'*insuffisance mitrale* est la localisation la plus fréquente de

[1] WEILL. *Traité des maladies du cœur chez l'enfant.*
[2] WEILL et BARJON, *Rev. des mal. de l'Enfance*, 1896.

l'endocardite chronique ; je l'ai notée 42 fois sur 56 cas. Lorsqu'elle est sans complications, elle ne provoque qu'exceptionnellement de l'arythmie et des troubles fonctionnels. Elle donne lieu rapidement à une hypertrophie du ventricule gauche. Le cœur droit se prend rarement.

Les signes physiques n'ont rien de spécial chez l'enfant, si ce n'est la propagation très étendue du souffle.

Le *rétrécissement mitral* est souvent combiné à l'insuffisance, quand celle-ci est ancienne. On observe même chez l'enfant, le rétrécissement mitral pur.

L'insuffisance tricuspide organique, est exceptionnelle en dehors des cas congénitaux. Elle est habituellement fonctionnelle, associée à l'asystolie, et se distingue chez l'enfant parce qu'elle n'entraîne pas toujours chez lui l'apparition du pouls veineux et hépatique.

Le *rétrécissement pulmonaire* appartient surtout à l'étude des maladies congénitales du cœur, de même que *l'insuffisance pulmonaire* et le *rétrécissement tricuspidien*.

L'insuffisance aortique est rare dans l'enfance. BARTHEZ et SANNÉ en ont observé 3 cas sur 73 cardiopathies diverses. Dans la plupart des cas réunis par LEFÉBRE *Th. de Paris*. 86 la mort est survenue au bout de trois à quatre ans. C'est la seule affection cardiaque de l'enfance, grave par elle-même. Les signes sont ceux de la maladie de Corrigan.

La mort peut être subite.

Le *rétrécissement aortique* est au contraire bien toléré.

6° Traitement. — Une maladie de cœur *bien compensée* ne relève que des préceptes d'hygiène, réglementation de l'exercice musculaire, choix d'une carrière, vie au grand air, mesures prophylactiques contre les récidives du rhumatisme.

L'asystolie comporte un traitement causal et un traitement symptomatique :

a. *Traitement causal*. — Ce traitement, qu'il ait à lutter contre une péricardite, une myocardite, une intoxication du myocarde, est surtout justiciable de la médication antirhumatismale et révulsive.

b. *Traitement symptomatique.* — Le traitement symptomatique comprend l'emploi de la digitale :

Macération de poudre de feuilles : 10 à 15 centigrammes de trois à cinq ans, 20 à 30 centigrammes de cinq à dix ans ;

Digitaline cristallisée : 1 5 à 1 4 de milligramme de cinq à dix ans.

On donne une seule dose massive, qu'on renouvelle après quelques jours.

Dans l'intervalle, on soutiendra le cœur avec l'extrait de strophantus, 1 2 à 1 milligramme de cinq à dix ans.

La caféine s'emploie à la dose de 20 à 50 centigrammes par jour, suivant l'âge, par la bouche ou en injections sous-cutanées, en se servant de la formule :

    Eau distillée . . . .   10 cent. cubes.
    Caféine. . . . .   2 grammes.
    Benzoate de soude   2   —

On peut encore utiliser le sulfate de spartéine, 1 à 4 centigrammes, l'extrait de muguet, 20 à 50 centigrammes par jour.

En même temps, on diminuera les charges périphériques du cœur, en provoquant la diurèse, au moyen de la diurétine 50 centigrammes à 1 gramme par jour, la théobromine (mêmes doses), le calomel 5 à 10 centigrammes répétés trois à quatre fois par jour, le vin de DEBREYNE, deux à trois cuillers à café, la lactose 20 à 50 grammes par jour.

On agit sur les épanchements au moyen de la paracentèse de l'abdomen, de la plèvre ; sur l'œdème, par les tubes de Southey. Le massage méthodique donne aussi de bons résultats dans ce cas. (Voir le traitement des cardiopathies infantiles. Weill. Congrès de Marseille, 1898.)

ARTICLE IV

CYANOSE OU MALADIE BLEUE

La cyanose ou maladie bleue est une affection liée à une lésion congénitale ou à un vice de développement du cœur.

1° Anatomie pathologique. — Les anomalies du cœur peuvent porter sur les veines, les cloisons intercavitaires, les artères, les orifices auriculo-ventriculaires.

A. ANOMALIES VEINEUSES. — Les anomalies veineuses sont rares : ce sont des *transpositions* qui font communiquer l'oreillette gauche avec les veines caves, l'oreillette droite avec les veines pulmonaires.

B. ANOMALIES DES CLOISONS. — Les anomalies des cloisons comprennent :

a. La *persistance du trou de Botal*, qui donne rarement lieu à la cyanose.

b. L'*oblitération prématurée du trou de Botal*, qui s'accompagne d'atrophie du cœur gauche ;

c. L'*arrêt de développement de la cloison interauriculaire* ;

d. L'*arrêt de développement de la cloison interventriculaire* qui s'associe fréquemment à l'anomalie précédente. Un des cas les plus fréquemment observés (ROKITANSKY) est celui où la communication des deux ventricules existe à la partie supérieure de la cloison, en arrière de l'espace membraneux ou fossette de PELVET. Cette communication se présente sous forme d'une échancrure semi-lunaire, située sous l'orifice aortique qui est à cheval sur les deux ventricules ou communique même à plein canal avec le ventricule droit. L'artère pulmonaire est ordinairement rétrécie.

La communication interventriculaire sans autres anomalies n'entraîne pas forcément la cyanose.

C. ANOMALIES DES ARTÈRES. — Les anomalies artérielles comprennent :

a. L'*arrêt de développement de la cloison du bulbe aortique* de sorte que l'aorte et l'artère pulmonaire naissent par un tronc commun.

b. La *transposition des artères*, l'aorte s'abouchant dans le ventricule droit, l'artère pulmonaire dans le ventricule gauche.

c. Les *rétrécissements ou oblitérations artériels*. — Le *rétrécissement de l'artère pulmonaire* est la forme la plus commune des anomalies cardiaques. FALLOT sur 55 cas de cyanose vérifiés anatomiquement a constaté 42 fois un rétrécissement de l'artère pulmonaire avec déviation de l'aorte à droite, communication interventriculaire, hypertrophie concentrique du ventricule droit. En ce cas le sang du ventricule droit passe dans l'aorte qui l'amène au poumon, soit par des artères bronchiques volumineuses, soit par le canal artériel qui le reconduit aux branches de l'artère pulmonaire. 8 fois sur 55 FALLOT a trouvé un rétrécissement de l'artère pulmonaire, avec cloison ventriculaire complète, mais persistance du trou de Botal. En ce cas le sang noir passe de l'oreillette droite dans l'oreillette gauche, puis dans le ventricule, et de là par l'aorte au poumon dans les mêmes conditions que précédemment. Parfois l'artère pulmonaire est complètement oblitérée, dans ce cas le canal artériel persiste.

Le *rétrécissement aortique* est beaucoup plus rare que le rétrécissement pulmonaire. La décharge du ventricule gauche se fait du côté des cavités droites, par des communications interventriculaires, inter-auriculaires, le sang revient dans l'aorte par le canal artériel. A défaut de celui-ci la survie n'est pas possible, à moins que le rétrécissement aortique ne soit léger.

Le *canal artériel* persiste surtout dans les cas d'anomalies portant sur les artères, parfois il constitue le seul vice de développement.

D. ANOMALIES DES VALVULES AURICULO-VENTRICULAIRES. — Les *orifices auriculo-ventriculaires* sont très rarement le siège de rétrécissements congénitaux.

E. LÉSIONS ASSOCIÉES. — Dans la plupart des anomalies décrites, il y a absence d'une ou plusieurs valves, soudure des valvules, coarctation fibreuse des orifices et des conduits tels que l'infundibulum, enfin des traces d'endocardite plus ou moins récente rayonnant sur les parties voisines.

On note aussi souvent des *malformations* en d'autres points, inversion des viscères, encéphalocèle, hypospadias, etc.

Les *poumons* sont petits, atrophiés, avec des parties atélectasiées ou congestionnées, la tuberculose est fréquente.

La plupart des *viscères*, foie, rate, cerveau sont congestionnés. Le *thymus* persiste, le *système osseux* a des caractères que nous retrouverons à propos de la symptomatologie.

2º Pathogénie. — Les anomalies congénitales du cœur ont été expliquées, de deux façons différentes.

Les uns (CRUVEILHIER, MEYER, LARCHER, LANCEREAUX, GRANCHER) admettent une endocardite fœtale qui siège dans le cœur droit et amène le rétrécissement de l'artère pulmonaire. Si celui-ci survient avant la septième semaine, la cloison interventriculaire n'étant pas achevée, s'arrête dans son développement, par suite de la gêne du courant circulatoire. Plus tard, c'est la cloison auriculaire qui ne se complète pas.

Dans la théorie de ROKITANSKY, c'est le cloisonnement anormal du bulbe artériel qui entraîne toutes les autres malformation. C'est lui qui provoque directement le rétrécissement de l'artère pulmonaire et trouble complètement la texture de l'édifice cardiaque, non plus par des changements de la mécanique circulatoire, mais par une modification complète du plan de construction, la cloison du bulbe artériel représentant en quelque sorte la pièce directrice. Cette doctrine fait mieux comprendre les cas de transposition des vaisseaux, de tronc commun de ceux-ci, etc.

3º Etiologie. — Les anomalies cardiaques sont plus fréquentes chez les garçons que chez les filles.

L'hérédité, la consanguinité, la syphilis, le rachitisme, le rhumatisme des parents ont été considérés comme les causes prédisposantes les plus habituelles. Il existe aussi des cyanoses familiales.

4º Symptômes. — Ils comprennent des symptômes fonctionnels et des signes physiques.

a. *Symptômes fonctionnels*. — La *cyanose*, bien qu'elle ne soit pas constante dans les affections congénitales du cœur, constitue cependant leur signe révélateur le plus important. Elle se traduit par une coloration bleuâtre, violacée, parfois lie de vin, asphyxique ; elle occupe surtout les extrémités, la face, les muqueuses superficielles, peut se généraliser au moment des paroxysmes qui sont occasionnés par tout effort, cris, succion, marche, quintes de toux, émotion, exposition au froid. Elle est compatible avec un cœur régulier, une respiration libre, et ne s'accompagne ni d'œdème, ni d'anasarque, sauf dans les dernières périodes de la maladie. Elle se montre congénitalement, dans d'autres cas elle est tardive et n'apparaît que dans le cours des premières années, parfois seulement très tard, à vingt-cinq ans. Elle peut éclater brusquement à la suite d'une maladie intercurrente.

On l'a expliquée par le mélange des deux sangs (GINTRAC). Le plus souvent elle est due soit à la stase veineuse (GRANCHER), soit surtout à l'anémie pulmonaire, le réseau pulmonaire étant très peu développé et mis en quelque sorte à l'index de la circulation.

La *dyspnée* est généralement peu marquée au repos, mais souvent il se produit de véritables accès de suffocation avec palpitations, angoisse, altération des traits, redoublement de la cyanose, refroidissement des extrémités. Quelquefois elle s'accompagne d'expectoration albumineuse, de syncopes, de convulsions.

La *nutrition* est languissante. La *température* périphérique diminue de 1 à 2°. Le cyanique est frileux. La *croissance* est lente, imparfaite, la dentition retardée, la puberté traînante, inachevée. Les *doigts* sont allongés, à extrémités renflées en massue. La *colonne vertébrale* est déviée, le thorax rétréci.

Le *caractère* est triste, apathique, l'intelligence paresseuse, le système musculaire peu actif. Le cyanique est comme engourdi. C'est un animal à sang froid.

Le nombre des *globules rouges* augmente progressivement (KREHL, POTAIN, VAQUEZ). J'observe un cas, où, en deux ans, il a passé de 6 millions à 8 millions par millimètre cube. C'est là, d'après MARIE et HAYEM, un véritable procédé de compensation destiné à corriger l'insuffisance de l'hématose.

Les sujets atteints de la maladie bleue tolèrent mal les affections intercurrentes, surtout celles des bronches. Ils deviennent facilement tuberculeux.

La *mort* survient soit par le fait de cette complication, soit dans l'asystolie progressive, soit subitement dans une syncope, une convulsion, une hémorragie.

b. *Signes physiques*. — Les signes physiques varient avec le siège de la malformation.

Le *rétrécissement congénital de l'artère pulmonaire* s'accompagne d'un bruit de souffle systolique, rude, intense, vibrant, avec frémissement cataire. Son siège maximum est à la base, au niveau du deuxième espace intercostal gauche près du sternum. Il se dirige de droite à gauche, du côté de la clavicule, ne se propage ni dans les vaisseaux du cou, ni le long du sternum. Le pouls n'est pas modifié. La matité cardiaque est augmentée transversalement.

La *communication interventriculaire* se traduit, d'après ROGER par un bruissement fort, étendu, unique, commençant à la systole, couvrant tous les bruits. Il siège au tiers supérieur et médian de la région précordiale, se propage peu ; pur, il ne s'accompagne pas de cyanose. Associé au rétrécissement pulmonaire, il est masqué par ce dernier.

La *communication inter-auriculaire* n'a pas de signe constant ni caractéristique.

La *persistance du canal artériel* produirait, d'après FRANK, un souffle systolique en arrière de la poitrine, à gauche de la colonne, au niveau des troisième et quatrième vertèbres dorsales ; ce souffle est renforcé pendant l'expiration et diminué pendant l'inspiration.

Le *rétrécissement aortique congénital* a les mêmes signes que le rétrécissement acquis. Quand il siège au niveau de l'isthme de l'aorte (point d'abouchement du canal artériel) il s'accompagne, d'après BARIÉ, d'un arrêt de développement des vaisseaux des membres inférieurs avec élargissement des vaisseaux de la tête. Ceux du tronc se dilatent, car ils servent d'anastomose entre les deux circulations.

Dans *la transposition des artères et le tronc artériel unique*, la cyanose est intense, le ventricule droit très hypertrophié ; on ne constate pas de souffle.

5° Diagnostic. — La cyanose dans les maladies acquises du cœur survient au milieu des symptômes asystoliques (œdèmes, congestions viscérales, etc.), tandis que dans les affections congénitales, la compensation mécanique se fait très longtemps.

La *cyanose des scoliotiques* se reconnaît à son apparition tardive et à la déformation du trône.

J'ai observé chez les enfants *tuberculeux une cyanose passagère* due au refroidissement [1].

6° Pronostic. — La mort s'est produite, d'après Smith, sur 186 cas :

> 67 fois avant 1 an.
> 54 — de 1 à 10 ans.
> 41 — de 10 à 20 ans.
> 20 — entre 20 et 40 ans.
> 4 ont dépassé 40 ans.

L'atrésie complète de l'orifice aortique entraine la mort dans les premiers temps de la naissance, celle *de l'artère pulmonaire* permet une survie de quelques années. La survie est d'autant plus longue que les communications intercavitaires s'établissent plus largement, que le canal artériel persiste, car ces malformations servent de voies de dérivation au sang qui s'accumulerait derrière l'obstacle. C'est pourquoi les œdèmes et les stases sont en quelque sorte prévenus, bien que la cyanose indique au premier abord un trouble plus prononcé de la circulation que dans les maladies acquises.

7° Traitement. — Il ne peut être que symptomatique et hygiénique. On prescrira une vie calme, au grand air, sans efforts, sans exposition au froid. On stimulera les fonctions cutanées au moyen de frictions. On favorisera l'hyperglobulie par la médication martiale, arsenicale, l'opothérapie. Les dyspnées, les palpitations, les défaillances du cœur seront combattues par les inhalations d'oxygène, le bromure, la digitale.

Les cyaniques éviteront avec soin le contact des tuberculeux et des sujets atteints de maladies contagieuses à localisations bronchiques, rougeole, coqueluche. On devra s'abstenir chez eux de procédés révulsifs énergiques, en raison de la vulnérabilité de leurs tissus mal irrigués.

[1] Weill. Lyon médic., 1894.

LIVRE VII

MALADIES DE L'APPAREIL RESPIRATOIRE

Les maladies de l'appareil respiratoire se distinguent chez l'enfant par la fréquence des toux convulsives et en particulier du spasme laryngé, par la facilité avec laquelle les lésions bronchiques gagnent les bronchioles et, par leur intermédiaire, le tissu pulmonaire, de façon à constituer une affection redoutable, la broncho-pneumonie ; enfin par la tendance des ganglions trachéo-bronchiques, à participer à toute lésion du système broncho-pulmonaire.

Les voies respiratoires de l'enfant sont sujettes, en dehors des affections communes à toutes les périodes de la vie, à un certain nombre d'infections spécifiques, qui appartiennent surtout au jeune âge ; elles relèvent de la rougeole, de la coqueluche, de la diphtérie ; chez les nourrissons, on peut citer les congestions et les broncho-pneumonies d'origine intestinale. La fréquence des végétations adénoïdes du pharynx nasal expose l'enfant aux coryzas à répétition et aux bronchites chroniques, conséquences fréquentes de la respiration purement buccale. Nous distinguerons les maladies des voies respiratoires proprement dites et celles du poumon et de la plèvre.

CHAPITRE PREMIER

MALADIES DES VOIES RESPIRATOIRES
PROPREMENT DITES

Les maladies des voies respiratoires comprennent les maladies des fosses nasales, du larynx et des bronches. Nous décrirons successivement les coryzas, les épistaxis, les laryngites, les bronchites, la dilatation des bronches.

ARTICLE PREMIER

CORYZAS

Le coryza est l'inflammation catarrhale de la muqueuse pituitaire.

Nous distinguerons le coryza du nouveau-né et du nourrisson qui présente une physionomie et une étiologie particulières et le coryza de l'enfant.

Nous présenterons l'étude de ce dernier en deux paragraphes, l'un relatif au coryza aigu, l'autre au coryza chronique.

§ I. — CORYZA DU NOUVEAU-NÉ

Le coryza du nouveau-né est celui qui survient pendant les deux ou trois premiers mois de l'existence.

1° Étiologie. — Le coryza du nouveau-né est *simple* ou *infectieux*.

Le *coryza simple* succède au refroidissement ou à l'introduction dans les narines de l'eau de toilette savonneuse (TISSIER, LERMOYEZ) ; il se montre pendant toute la première enfance.

Le *coryza infectieux* se produit rapidement après la naissance. Il comprend :

a. Le *coryza blennorrhagique* admis par FRAENKEL, BRESGEN, ZIEM, ROSENTHAL : il se caractérise par une sécrétion purulente et coïncide avec une conjonctivite blennorrhagique ;

b. Un *coryza membraneux et purulent* dû à l'infection puerpérale (BILLARD, DEPAUL, MONTI) :

c. Le *coryza par infection génitale banale* (leucorrhée de la mère, FRAENKEL) :

d. Le *coryza syphilitique* qui se produit à la fin du premier mois.

2° Symptômes. — Nous distinguerons des symptômes communs et des symptômes spéciaux.

a. *Symptômes communs.* — Tous les coryzas du nouveau-né ont comme expression commune la dyspnée et la difficulté de l'alimentation.

Anatomiquement, les fosses nasales, à cette période, sont très étroites, leur segment inférieur est peu développé.

Fonctionnellement, le nouveau-né respire par le nez à l'exclusion de la bouche (BILLARD, KUSSMAUL), même pendant le sommeil, alors qu'il ouvre la bouche (HOUSELL). La base de la langue, pendant que l'enfant dort, s'accolle au voile du palais.

Aussi, pour peu que l'obstruction nasale soit marquée, ce qui arrive fréquemment, grâce à l'étroitesse du conduit nasal, y a-t-il pendant le sommeil des accès de suffocation et pendant la veille, des interruptions fréquentes et parfois même la suspension de la tétée.

Dans les cas moyens, les choses ne vont pas aussi loin, il y a simplement gêne dans l'alimentation.

L'obstruction nasale se traduit, en dehors des phénomènes précédents, par de la respiration sifflante, ronflante, gazouillante, qui rappelle plus ou moins le cornage. L'enfant essaie de respirer par la bouche. En même temps, il y a un jetage d'abord clair, puis muco-purulent, qui irrite au passage la lèvre supérieure. Il se forme, plus tard, des croûtes qui produisent l'obstruction intermittente.

b. *Symptômes spéciaux.* — Dans les formes infectieuses du coryza, le jetage est d'emblée purulent, l'obstruction nasale plus complète. Dans le coryza syphilitique, le jetage est séreux ou séro-sanguinolent. L'érythème, les érosions labiales sont plus marqués dans le coryza infectieux que dans sa forme simple.

3° Complications. — Le coryza du nouveau-né et du nourrisson se complique de bronchite, de broncho-pneumonie, d'otite, d'adénoïdites.

L'étroitesse du pharynx, les troubles de la déglutition favorisent le développement des *lésions broncho-pulmonaires.*

La position déclive de l'orifice de la trompe d'Eustache qui touche le voile du palais, ses dimensions relativement grandes, l'absence du repli de la muqueuse qui la protège ultérieurement conduisent à des inoculations de l'oreille et à des *otites*.

L'*adénoïdite*, pour peu que le coryza dure ou se répète, aboutit à l'hypertrophie de l'amygdale qui, à son tour, devient une cause d'appel pour le coryza récurrent.

La rhinite blennorrhagique se complique habituellement d'*ophtalmie*.

4° Diagnostic. — Les *coryzas infectieux* se montrent rapidement après la naissance et sont d'emblée purulents. Le *coryza syphilitique* se produit au bout de deux à trois semaines : il est suivi de manifestations cutanées et muqueuses. Il constitue souvent le premier symptôme de la syphilis héréditaire.

Le *coryza simple* se montre à une période quelconque de la vie du nourrisson. Il se traduit par un écoulement clair d'abord, puis opaque.

Rappelons que la *diphtérie* chez les jeunes enfants débute souvent par les fosses nasales.

Le coryza du nourrisson peut être confondu avec le *cornage laryngé* : il suffit de pincer le nez pour faire disparaître le bruit douteux.

Les troubles de la déglutition font penser à une *angine*. Enfin, si le coryza dure, il faut songer aux *végétations adénoïdes*.

5° Pronostic. — Quoique habituellement bénin, le coryza emprunte une gravité relative au jeune âge du sujet, à la gêne respiratoire, à la difficulté de l'alimentation, aux complications plus faciles. Le coryza blennorrhagique s'associe à l'opthalmie et passe parfois à l'état chronique. Le coryza simple guérit en quelques jours ; on a cité des cas de mort, même à l'occasion d'un coryza catarrhal.

6° Traitement. — a. *Prophylaxie.* — La prophylaxie comprend la désinfection des voies génitales de la mère en cas de leucorrhée, de blennorrhée, les précautions pendant la toilette de l'enfant, la protection contre le refroidissement.

b. *Traitement proprement dit.* — LERMOYEZ conseille, dans les *cas simples*, de faire plusieurs fois par jour une insufflation d'air dans chaque narine, avant les tétées; d'instiller de temps à autre, dans chaque narine, quelques gouttes d'huile mentholée au 1 50⁰ qui ramollit les croûtes et amène des éternûments, enfin à la période de maturation, d'y insuffler une poudre désinfectante et cathérétique.

Voici la formule de TISSIER :

                Acide borique pulvérisé. . . . . 12 grammes.
                Benjoin   3   —
                Iodol ou iodoforme.   1   —
                Sous-nitrate de bismuth.   4   —

Formule de LERMOYEZ :

                Acide borique. . . . .)
                Sous-nitrate de bismuth . .) āā : 10   grammes.
                Résorcine   2   —
                Menthol. . . . .   0,20 centigr.

En Allemagne, on a conseillé des attouchements avec une solution de cocaïne pour désobstruer le nez : c'est là une pratique imprudente chez un nourrisson.

Dans les *rhinites purulentes*, le traitement doit être plus actif : lavage du nez avec une solution boriquée, bicarbonatée sodique à 1 p. 100 : se servir d'une simple seringue et injecter doucement ; on peut aussi avoir recours à l'emploi d'une pipette ou d'une simple cuiller au moyen desquelles on fait pénétrer le liquide dans une des narines, la tête étant renversée ; en tout cas, éviter les injections sous pression qui peuvent inoculer la trompe d'Eustache et l'oreille. Faire suivre de l'insufflation d'une poudre antiseptique.

Dans la *rhinite blennorrhagique*, TISSIER conseille de toucher les fosses nasales avec un stylet garni d'ouate, imbibée d'une solution de nitrate d'argent à 1 p. 20 ou de faire deux fois par jour une injection d'une solution de nitrate d'argent à 3 p. 1000, une à deux cuillers à soupe pour chaque injection. Cette injection est douloureuse.

Pendant toute la durée de l'affection, l'enfant doit coucher la tête haute pour éviter l'écoulement des mucosités dans le pharynx et la lèvre supérieure qu'on enduira de vaseline boriquée pour prévenir les excoriations.

§ 2. — CORYZA AIGU DE L'ENFANCE

Le coryza aigu de l'enfance rappelle celui de l'adulte, dont il diffère par ses relations fréquentes avec les maladies infectieuses spéciales à l'enfant.

1° Étiologie. — Favorisé par la scrofule, le lymphatisme, l'arthritisme, les végétations adénoïdes du pharynx nasal, il se montre soit à la suite d'un coup de froid, soit comme localisation souvent initiale d'une grippe, d'une rougeole, d'une coqueluche.

Le coryza simple est souvent contagieux.

Les sécrétions ne renferment pas d'agent spécifique.

2° Symptômes. — Le *coryza idiopathique* rappelle celui de l'adulte : picotements, éternuments, sécrétions d'abord séreuses, irritantes pour les lèvres, abondantes, puis se condensant, devenant opaques, aboutissant à des formations croûteuses ; en même temps enchifrènement, par moments essais de forçage bruyant de l'obstacle par une expiration violente à travers le nez ; malaise, agitation, parfois léger mouvement fébrile ; céphalée frontale, par sinusite (les sinus n'existent pas dans la première enfance). Tous ces phénomènes passent en quelques jours. Il n'y a pas de troubles du sommeil et de l'alimentation.

Dans la *grippe*, le coryza est rapidement purulent et s'accompagne d'un mouvement fébrile. Dans la *rougeole*, il se traduit par des éternuments et un jetage clair coïncidant avec du larmoiement et de la toux sèche. Dans la *coqueluche*, les éternuments remplacent parfois la quinte ou au moins s'y associent ; ils se répètent coup sur coup et se terminent par l'expulsion d'abondantes mucosités purulentes.

L'*examen du nez* révèle de la rougeur, de la tuméfaction, surtout au niveau du cornet inférieur, des érosions, des croûtes, parfois des fausses membranes caractérisant une *rhinite fibrineuse* bénigne qui a été opposée à la diphtérie nasale, et guérit en deux ou trois semaines sans phénomènes généraux. La nature de cette dernière affection est encore discutable. Il existe d'autres coryzas accompagnés de fausses membranes grisâtres, donnant lieu à un jetage abondant fétide, rappelant en un mot le coryza diphtérique, et qui sont indépendants du bacille de Loffler.

Il est indispensable dans toutes ces formes néo-membraneuses du coryza de faire des cultures.

Le coryza se termine favorablement en quatre a cinq jours. Il se complique rarement, sauf dans la rougeole et la grippe qui provoquent assez souvent l'otite. Son diagnostic est des plus faciles. Quand il récidive facilement, il faut rechercher l'hypertrophie de l'amygdale pharyngée.

3° Traitement. — Dans la période aiguë, on combat l'enchifrènement, en insufflant dans les narines ou en faisant priser au malade, une des deux poudres suivantes GARREL :

    1° Chlorhydrate de cocaïne . . . . 0,30 centigr.
       Menthol 0,50   —
       Café torréfié et pulvérisé 1   gramme.
       Acide borique 10   —

Chez les jeunes sujets, diminuer la dose de cocaïne.

    2° Menthol . . . . 0,50 centigr.
       Chlorhydrate d'ammoniaque ou sel. 2   grammes.
       Acide borique 8   —

On peut aussi pulvériser la solution de cocaïne a 1 p. 100, ou un mélange d'UNNA.

       Ichtyol . . . . 0,50 centigr.
       Éther . . . . }
       Alcool . . . . } aa 50   grammes.

Cette pulvérisation doit être courte.

Après la période aiguë, on aura recours aux poudres antiseptiques et astringentes employées chez le nourrisson.

Le lavage du nez est proscrit pendant le coryza aigu, a moins qu'il ne se montre très infectieux.

S'il y a des phénomènes généraux, on les combattra par les moyens appropriés.

§ 3. — CORYZA CHRONIQUE DE L'ENFANCE

Le coryza chronique est entretenu par une disposition générale de l'organisme, mais souvent aussi par une cause locale.

1° Étiologie. — Le coryza chronique se montre chez les enfants lymphatiques et scrofuleux. Il succède aux coryzas aigus répétés, constitue parfois un résidu de la rougeole, ou coïncide avec des lésions impétigineuses de la face. Il est souvent la conséquence des végétations adénoïdes du pharynx.

2° Symptômes. — Nous distinguerons des signes physiques et des troubles fonctionnels.

a. *Signes physiques.* — Le *faciès* est celui du strumeux : le nez est épaté, l'orifice des narines semé de croûtes plus ou moins jaunâtres (impétigo), de macules rouges apparaissant à leur chute, d'éraillures, de fissures. La lèvre excoriée est tuméfiée. Il y a des ganglions sous-maxillaires et cervicaux.

L'enfant se mouche très fréquemment, fait sortir de son nez un muco-pus jaune ou clair, d'odeur fade, parfois désagréable, ou bien le matin au réveil en expulse par la bouche, en se raclant le gosier.

L'examen du nez révèle la présence de muco-pus dans les parties déclives ; on trouve des érosions vestibulaires, des produit- opaques disséminés sur la muqueuse qui est tantôt congestionnée, tantôt grisâtre. On observe parfois une **hypertrophie** de la muqueuse des cornets inférieurs.

b. *Troubles fonctionnels.* — Enchifrènement intermittent, malaise céphalique, parfois céphalée persistante, avec recrudescence ;

Dans quelques cas, toux spasmodique, granuleuse, coquelucoïde, sans expectoration, ou bien toux nocturne, revenant à heure fixe (GASTOU), due à l'excitation intermittente du larynx par la chute des mucosités pendant le sommeil ;

Plus rarement, accès d'asthme, ou de laryngo-spasme.

3° Complications. — Le coryza chronique se complique souvent d'éruptions eczémateuses ou impétigineuses faciales, de conjonctivite chronique simple ou phlycténulaire, d'otites.

Il est souvent le premier en date de cette triade symptomatique, qui représente un des attributs de la scrofule.

4° Diagnostic. — Dans les *sinusites chroniques*, le pus apparaît dans certains points bien déterminés. Dans les cas de *corps étrangers* du nez, la suppuration est unilatérale. Rechercher les *végétations adénoïdes* du pharynx, *l'hypertrophie des cornets*, les *déviations de la cloison*, qui entretiennent souvent le coryza.

5° Pronostic. — Le pronostic est bénin, mais l'affection est souvent tenace et compliquée.

6° Traitement. — Nous distinguerons un traitement local et général.

a. *Traitement local*. — *Irrigations* à l'aide de solutions de chlorure de sodium, d'acide borique, de bicarbonate de soude, pour éviter l'encombrement par les mucosités.

Désobstruction momentanée par les pulvérisations avec de l'huile de vaseline mentholée à 1 30, ou les prises au menthol et au chlorhydrate d'ammoniaque.

Médication topique : inhalations de vapeur d'eau chargées de soufre, de chlorure de zinc (1 p. 100) ; prises astringentes au tanin, à l'alun, mélangés avec 2 3 d'acide borique ou de talc, badigeonnage au nitrate d'argent, solution de 1 à 3 p. 100.

En cas d'hypertrophie des cornets, *cautérisation chimique, galvanocaustique* ou *électrolyse*.

b. *Traitement général*, huile de foie de morue, iodure de fer, eaux salines, sulfureuses.

ARTICLE II

ÉPISTAXIS

L'épistaxis est une hémorragie due à une rupture vasculaire ou à une transsudation sanguine du réseau vasculaire de la pituitaire.

1° Étiologie. — La pituitaire renferme un riche réseau capillaire superficiel, et un tissu caverneux érectile sur les cornets inférieurs, sur le bord du cornet moyen, à la partie antérieure de la cloison et même du plancher. Son système vasculaire sert de communication entre les vaisseaux intra et extra-craniens. Une de ses fonctions est d'humecter et de réchauffer l'air inspiré. Anatomiquement et physiologiquement, la pituitaire se prête à des alternations fréquentes de vaso-dilatation et de vaso-constriction, ce qui, joint à la situation superficielle de ses vaisseaux, fait comprendre la fréquence des épistaxis.

L'épistaxis est due à des *causes locales* ou *générales, idiopathiques* ou *symptomatiques*.

a. Causes locales. — Chez l'enfant, on observe particulièrement comme causes d'épistaxis, le traumatisme, les érosions dues aux coryzas ou au grattage du nez; l'une d'elles, très fréquente, siège à la partie antérieure de la cloison (LERMOYEZ); les congestions veineuses provoquées par les végétations adénoïdes du pharynx; les congestions artérielles dues au changement brusque du rapport établi entre le cœur et les artères au moment de la puberté, le système artériel s'allongeant et se rétrécissant pendant que le cœur augmente de volume. De là des épistaxis à répétition. Les épistaxis précèdent souvent l'établissement de la menstruation. L'enfance a ses congestions céphaliques, dues à la vie scolaire, aux atmosphères confinées et chaudes. Elles se déchargent sur le réseau pituitaire qui est comme la soupape de sûreté de la circulation cérébrale.

b. Causes générales. — Les unes agissent par congestion veineuse brusque et violente (coqueluche), d'autres agissent par la même voie, mais avec lenteur (affections mitrales). La diphtérie agit à la fois par lésion locale et par dyscrasie sanguine. Les formes hémorragiques des maladies éruptives, le purpura, l'hémophilie, mettent en jeu l'altération du sang ou des lésions vasculaires.

2° Symptômes. — Le sang est rutilant, non mélangé d'air. Il s'écoule d'un côté ou des deux. Sa quantité varie de quelques

gouttes à un verre, un demi-litre. A cela se borne en général
la symptomatologie. Chez les sujets émotifs, ou en cas
d'hémorragie abondante, il peut y avoir pâleur, lipothymies,
syncope. La pâleur persiste, si l'épistaxis se répète souvent.

3° Diagnostic. — L'épistaxis nocturne est souvent confondue
avec une hémoptysie ou une hématémèse. Le sang, issu des
vaisseaux pendant la nuit, s'écoule dans le gosier, pénètre dans
les bronches ou l'œsophage, d'où il est expulsé au réveil, avec
de la toux ou des vomissements. La rhinoscopie fait reconnaître
souvent des caillots dans les fosses nasales; de même si à
l'examen du gosier, on distingue des placards sanglants au-
dessus du voile du palais, on peut conclure à l'épistaxis.

4° Pronostic. — Le pronostic est bénin dans l'épistaxis de
cause locale. L'épistaxis de l'adolescence se répète fréquemment
et contribue à provoquer l'anémie.

5° Traitement. — L'épistaxis s'arrête souvent spontanément ou aidée par les procédés classiques de l'élévation des
bras, de la clef dans le dos.

Si elle persiste, on fera aspirer de l'eau vinaigrée, de l'eau de
Pagliari, étendue de moitié d'eau, une solution d'antipyrine à
1 p. 10 ou 5.

En cas d'insuccès, rechercher la lésion. Elle est généralement
antérieure; si on la distingue, la toucher avec le nitrate d'argent ou une pointe de galvano-cautère. Si elle échappe, faire le
tamponnement antérieur avec de la gaze, du coton aseptique. Le
tamponnement total doit être réservé aux cas exceptionnels.

Traiter l'anémie consécutive.

ARTICLE III

LARYNGITES

Les laryngites sont *aiguës* et *chroniques*. Les *laryngites
aiguës* ont de nombreuses variétés anatomiques : catarrhales,

profondes, laryngites compliquées d'ulcérations, d'œdème, d'exsudations membraneuses diphtériques ou non diphtériques. Sur le terrain clinique, il faut prendre comme point de vue constant le croup, et distinguer les variétés de laryngite, suivant qu'elles reproduisent plus ou moins exactement les symptômes de cette affection. Nous admettrons d'après cela : 1° des *laryngites simples* ; 2° des *laryngites* avec *accès de suffocation* sans troubles intercalaires ; 3° des *laryngites avec dyspnée continue et crises de dyspnée paroxystique* ; 4° des *laryngites chroniques*.

§ 1. — LARYNGITES SIMPLES

Les laryngites simples sont celles qui n'entraînent en général aucun trouble de la respiration.

1° Étiologie. — Elles se montrent dans tout le cours de l'enfance, succèdent à l'impression du froid, à l'inhalation de vapeurs irritantes, à une poussée dentaire, ou n'expriment que la localisation d'une maladie générale, grippe, rougeole, coqueluche.

2° Symptômes. — Irritation du larynx, sensation d'ardeur, de chatouillement, toux au début, sèche, fréquente, à timbre plus ou moins rauque, plus tard, toux plus grasse, expulsant de petits pelotons muqueux, voix enrouée, parfois bitonale et discordante, presque toujours claire ; pas de douleurs, pas de troubles de la déglutition.

Réaction fébrile légère, sauf dans les formes liées aux maladies générales ; évolution rapide, trois à quatre jours ; tendance à la récidive et à la chronicité chez les scrofuleux, les arthritiques, les adénoïdiens. L'examen révèle un peu de rougeur de la gorge et du larynx, quelques sécrétions muqueuses, l'absence de tout symptôme broncho-pulmonaire.

3° Diagnostic. — Le diagnostic est simple.

4° Pronostic. — Le pronostic est bénin.

5° Traitement. — Le *traitement* se réduit à de la révulsion (badigeonnages iodés) et quelques sédatifs (bromure, bromoforme, attouchements à la cocaïne à la phase initiale) et quand la toux devient grasse, à l'administration de 10 à 20 centigrammes de terpine ou d'un sirop sulfureux.

§ 2. — LARYNGITES SIMPLES AVEC PHÉNOMÈNES PAROXYSTIQUES

Ces laryngites simples sont représentées par la *laryngite striduleuse classique*.

1° Étiologie. — Ce sont les mêmes causes que celles de la laryngite simple : le terrain seul diffère. Il s'agit d'enfants jeunes, de deux à sept ans, issus de nerveux ou d'arthritiques, souvent rachitiques, présentant eux-mêmes quelques tares nerveuses, sommeil agité, terreurs nocturnes. On retrouve parfois, comme dans toutes les manifestations nerveuses, cette affection chez plusieurs enfants de la même famille.

2° Symptômes. — La belle description de TROUSSEAU a marqué pour la laryngite striduleuse une place à part dans le groupe des laryngo-spasmes, dont elle ne diffère que par sa bénignité et son évolution rapide.

Après un ou deux jours de laryngite simple prémonitoire, l'accès éclate, de préférence la nuit. Déjà la toux a pris un caractère rauque, aboyant, volumineux : l'enfant s'endort d'un sommeil agité. Tout d'un coup, il se dresse avec une figure anxieuse, se cramponnant à ses couvertures ou aux bras de ses parents. Il respire avec peine, produisant un sifflement prolongé à chaque inspiration pendant qu'il s'efforce de mettre en action toutes ses forces inspiratrices, renversant la tête en arrière, soulevant les épaules, déterminant ainsi un tirage énorme qui s'accompagne de la dépression inspiratoire des creux sus-claviculaires, sus-sternal, sous-sternal. La figure rouge, couverte de sueurs, ne tarde pas à se cyanoser en même temps que les extrémités ; le pouls est petit, mou, les veines du cou gonflées. L'accès dure quelques instants, se calme, se reproduit un certain nombre de fois pendant un quart d'heure, une demi-heure, parfois quelques heures, puis la détente arrive complète, ramenant le sommeil, comme s'il s'agissait d'une crise éclamptique.

L'attaque est unique, ou se reproduit une ou deux fois les jours suivants. L'examen ne révèle rien d'autre que ce qu'on constate dans la laryngite. L'accès fini, il ne reste que la raucité de la voix, de la toux, un peu de fatigue, parfois un mouvement fébrile.

3° Diagnostic. — La laryngite striduleuse diffère du *croup*, en ce qu'elle dessine d'emblée un paroxysme violent sans passer par une phase d'avertissement. Après l'accès, la sédation est complète, la voix claire est rauque, mais non voilée. L'examen du pharynx ne montre aucune fausse membrane ; on n'en trouve pas davantage en examinant l'épiglotte par le procédé de Variot, et la muqueuse laryngée soit au laryngoscope, soit par le procédé de Kirnstein. Ce dernier enfonce une longue spatule étroite échancrée et recourbée à son extrémité de façon à déprimer la langue jusqu'à sa terminaison et à découvrir le larynx.

L'état général est bon, il peut y avoir de la fièvre, mais non l'altération des traits si commune dans la diphtérie.

En dehors du croup, la laryngite striduleuse rappelle le *laryngo-spasme essentiel*, qui survient dans les deux premières années et se répète plusieurs fois le jour, *celui du coryza* également spécial au nourrisson, celui des *végétations adénoïdes* ou du *coryza postérieur*, celui des *corps étrangers du larynx* ; dans ce dernier cas, il débute brusquement après la déglutition.

4° Pronostic. — Le pronostic est en général bénin ; on a cependant signalé des cas de mort. La laryngite striduleuse récidive volontiers.

5° Traitement. — Le médecin est amené par l'anxiété de l'entourage et sa propre émotion à multiplier les manœuvres. En général il faut s'abstenir de tout moyen excitant : sinapismes, bottes de coton. On peut donner de l'ipéca, car la nausée est un antispasmodique certain. Comme sédatifs immédiats, on aura recours à l'éponge d'eau chaude promenée sur le devant du cou et de la poitrine, à l'inhalation de vapeurs d'eau simple ou additionnée de quelques gouttes de quinoléine. En même temps on fera prendre à l'enfant un anticonvulsivant. **Variot** recommande la codéine, 1 a 2 centigrammes. Le chloral. le bromure sont également indiqués, soit intus, soit en lavement à la dose de 50 centigrammes à 1 gramme, isolés ou associés.

Après l'accès, on laisse l'enfant dans une atmosphère chargée de vapeur d'eau, on continue le bromure, on lui donne le lendemain un ou deux bains tièdes, le dernier avant le coucher.

Il est rare qu'on soit obligé de recourir au tubage, cependant celui-ci doit être employé si la suffocation devient menaçante pour la vie.

§ 3. — Laryngites dyspnéiques avec phénomènes paroxystiques

Les laryngites de ce groupe se caractérisent par une dyspnée laryngée persistant entre les accès de laryngo-spasme. Bien qu'elles relèvent de causes très distinctes, elles constituent une classe naturelle.

1° Étiologie et anatomie pathologique. — Nous avons à décrire des laryngites catarrhales, érosives ou ulcéreuses, exsudatives. phlegmoneuses et œdémateuses.

a. *Laryngites catarrhales*. — Les laryngites catarrhales relèvent des mêmes causes que les laryngites simples, en particulier de la rougeole. de la grippe. Le catarrhe ou l'érythème sont diffus, mais souvent la lésion se localise de préférence dans la région sous-glottique (TOUCHARD[1] sous la forme d'un bourrelet rouge, sous-jacent à la corde vocale inférieure et appréciable au laryngoscope. Ce bourrelet siégeant dans la partie cricoïdienne étroite du larynx réalise une sorte de sténose aiguë. De

---

[1] TOUCHARD. Thèse de Paris, 1893.

plus la région qu'il occupe serait particulièrement spasmogène.

b. *Laryngites érosires ou ulcéreuses*. — Les érosions se produisent, dans quelques cas, consécutivement à la rupture de vésico-pustules, comme dans la variole, dans la varicelle. Marfan et Hallé, Bayeux ont signalé des cas de mort par laryngite varicellique. J'ai vu un cas de varicelle laryngée qui a nécessité le tubage.

Ailleurs elles se produisent d'emblée, comme dans la dothiénentérie, où elles siègent habituellement au niveau des follicules clos des arythénoïdes, rappelant les ulcérations de même nature des piliers antérieurs.

Souvent les ulcérations surviennent dans le décours de la maladie générale, rougeole, fièvre typhoïde.

Parfois enfin, elle succèdent au tubage et sont d'origine mécanique.

c. *Laryngites exsudatives*. — Cette forme de laryngites peut être primitive, mais elle survient le plus souvent dans le cours de la rougeole ou de la scarlatine. Il n'est pas rare que des enfants admis au pavillon des diphtéries, pour avoir présenté du tirage et des fausses membranes dans le gosier, soient renvoyés le lendemain aux rougeoles ou aux scarlatines. Souvent aussi, dans ces cas, il existe concurremment des foyers de broncho-pneumonie. Il va de soi que les fausses membranes dont il est question sont dues à des streptocoques ou des staphylocoques, à l'exclusion du bacille de Löffler.

d. *Laryngites phlegmoneuses*. — Il existe des *phlegmons primitifs du larynx*, se terminant par la formation d'abcès Garel et Barjon, Mourrel, des *phlegmons qui succèdent aux ulcérations*, par exemple, dans le laryngo-typhus, et qui aboutissent parfois à la nécrose des cartilages, des *œdèmes aigus*, inflammatoires, qui succèdent à l'abcès rétro-pharyngien, à l'ingestion de liquides brûlants ou au gonflement péripustuleux dans la variole. Souvent ils se résolvent spontanément.

e. *Œdème de la glotte*. — L'œdème de la glotte qui coïncide généralement avec une néphrite ou une anasarque scarlatineuse n'a rien d'inflammatoire et dépend exceptionnellement de lésions tuberculeuses ou syphilitiques chez les enfants.

2° Symptômes. — Ce qui caractérise ces diverses laryngites, c'est la dyspnée continue avec cornage, tirage, entrecoupée de temps à autre par des accès de suffocation. L'évolution varie suivant les cas.

Dans la *laryngite sous-glottique*, la guérison est la règle, au bout de quelques jours. Souvent, l'apparition de l'éruption rubéolique met fin au drame laryngé prémonitoire.

Dans les *formes ulcéreuses*, les symptômes laryngés persistent, et lorsqu'il survient une broncho-pneumonie, la mort est la règle. Dans ces cas le tubage soulage les accès de suffocation, mais n'arrête pas la dyspnée continue.

Il est des sujets intubés qui ne peuvent quitter leur canule, sous peine de suffocation. Ce sont les *tubards*. On est obligé de laisser le tube à demeure pendant sept à huit jours et parfois d'opérer la trachéotomie. Dans quelques-uns de ces cas, ce sont les *érosions ou les ulcérations produites mécaniquement* qui expliquent la tendance au laryngo-spasme.

Les *laryngites exsudatives non diphtériques* rappellent tout à fait le croup. L'examen bactériologique seul peut établir la distinction; l'évolution, en général, bénigne confirmera les résultats de cet examen.

La *laryngite phlegmoneuse* se traduit par une tuméfaction notable portant sur les replis ary-épiglottiques, sur l'épiglotte, sur la glotte dont les lèvres gonflées dessinent des saillies rougeâtres qui ont l'aspect du chémosis palpébral (FAUVEL). La dyspnée est intense, les suffocations répétées, la fièvre élevée, la douleur locale appréciable, la déglutition difficile.

Dans l'*œdème du larynx*, l'infiltration est totale, la muqueuse pâle, gonflée dans toute son étendue : il y a du cornage avec sifflement inspiratoire, ou un simple cornage ronflant, sans sifflement : le toucher, l'impossibilité du tubage établissent le diagnostic.

3° Diagnostic. — En présence du syndrome dyspnée laryngée avec laryngo-spasme intermittent, il faut examiner avec soin la gorge, l'épiglotte et si on le peut le larynx, soit au moyen du laryngoscope, soit par l'autoscopie. Si on ne trouve pas trace de membranes. Il faut cependant faire une culture avec le mucus pris au fond du gosier, car il renferme des bacilles de la diphtérie, même dans les cas de croup primitif.

Après la vue, c'est le toucher qui doit guider. Il peut en effet révéler l'existence d'un *abcès rétropharyngien*, d'un *œdème de la glotte*.

On tiendra compte aussi des caractères de la voix.

Dans la laryngite sous-glottique, il y a cornage, toux rauque et voix claire.

L'auscultation des poumons doit toujours être faite, car il y a des *broncho-pneumonies* qui s'accompagnent de *spasme du larynx*. VARIOT a bien signalé ce fait que j'ai pu vérifier à plusieurs reprises.

Enfin on tiendra compte de l'état général, des engorgements ganglionnaires, de la pâleur, de l'albuminurie.

4° Pronostic. — Les laryngites dyspnéiques au début des maladies générales cèdent habituellement en quelques jours. Plus graves sont celles de la période d'état ou de convalescence, car elles sont souvent dues à des infections secondaires qui tendent à pénétrer plus bas et à produire la broncho-pneumonie. Cependant, on a vu des cas de mort dans la laryngite varicellique d'emblée. Les laryngites exsudatives non diphtériques n'ont par la gravité du croup, tout en étant sérieuses.

Le pronostic de la laryngite phlegmoneuse est toujours grave.

5° Traitement. — Lorsqu'on a éliminé le diagnostic de croup, il faut savoir attendre en appliquant le traitement exposé à propos de la laryngite simple et striduleuse. Si l'asphyxie devient menaçante on aura recours au tubage et si celui-ci ne peut se faire comme dans les infiltrations phlegmoneuses ou l'œdème, il faut opérer la trachéotomie.

§ 4. — LARYNGITES CHRONIQUES

Les laryngites chroniques se ressemblent aux différentes périodes de la vie.

Rares chez l'enfant, elles méritent à peine une mention.

La laryngite chronique infantile succède habituellement aux *lésions des voies respiratoires supérieures*, végétations adénoïdes, coryza chronique, déviation de la cloison qui suppriment la fonction respiratoire du nez et entraînent la respiration purement buccale.

Le *tubage* laisse quelquefois à sa suite des ulcérations qui tendent à produire un rétrécissement laryngé.

Enfin la *syphilis héréditaire précoce* détermine dans le premier mois de la vie des lésions souvent méconnues, infiltrations ou ulcérations, qui entraînent parfois la mort par laryngospasme.

La *tuberculose laryngée* est exceptionnelle dans le jeune âge.

La laryngite chronique ne diffère en rien chez l'adulte et chez l'enfant. Non traitée, elle peut exercer une action encore peu précisée sur le développement général du larynx.

Le traitement n'a rien de spécial à l'enfance, si ce n'est l'intervention prophylactique pour les lésions des fosses nasales qui entraînent la laryngite.

ARTICLE IV

BRONCHITES

Les bronchites présentent dans l'enfance quelques caractères particuliers, tirés soit de leur étiologie soit de leur expression clinique, surtout chez les nourrissons. Nous les diviserons en bronchites aiguës et chroniques.

§ I. — BRONCHITE AIGUË

La bronchite aiguë affecte en générale les grosses et les moyennes bronches. Étendue aux bronchioles, l'inflammation tourne habituellement à la broncho-pneumonie.

1° Étiologie. — La bronchite aiguë est fréquente chez les enfants et en particulier chez les nourrissons. En été, c'est l'intestin qui est menacé, en hiver ce sont les bronches. Le refroidissement en est une des causes habituelles, agissant d'autant plus nettement que le sujet est plus jeune. La respiration buccale, produite par l'obstruction nasale, augmente la susceptibilité des bronches. Certaines bronchites sont en rapport avec l'éruption des dents et se reproduisent à chaque poussée. D'autres s'associent à la dyspepsie gastro-intestinale aiguë (SEVESTRE). Enfin souvent la bronchite n'est qu'une localisation d'une maladie générale, rougeole, coqueluche, grippe.

2° Symptômes. — *Dans la seconde enfance*, la bronchite évolue comme chez l'adulte, sauf que la toux est en général plus quinteuse. La voix n'est pas altérée, la toux d'abord sèche, devient grasse. L'auscultation révèle des râles ronflants ou sibilants, à la partie supérieure et médiane de la poitrine, en avant et en arrière (région des grosses bronches et de la trachée ; dans les cas plus intenses, ils sont diffus. L'expectoration chez les enfants âgés est muqueuse, puis opaque. Il y a souvent un peu de réaction fébrile au début. L'affection évolue en quelques jours.

Dans les premières années, il y a souvent de la dyspnée, la poitrine chante, paraît pleine, laisse percevoir à l'auscultation des bruits sibilants et ronflants, plus généralement diffus ; les secousses de toux s'accompagnent de grimaces douloureuses, de plaintes, parfois de vomissements. La température est fébrile, il y a de l'agitation, du malaise. Par moments, éclate un point de congestion pulmonaire avec poussée fébrile à 40°, se traduisant par un foyer de râles fins à une base : le tout dure un ou deux jours (C. DE GASSICOURT). Dans les formes sérieuses, il peut y avoir de l'assoupissement ou même des convulsions.

La bronchite des jeunes enfants se termine souvent par résolution au bout de quelques jours, mais elle aboutit assez facilement à la bronchite capillaire et à la broncho-pneumonie, en raison de l'exiguïté des bronches.

3° Diagnostic. — Il faut distinguer la bronchite des *tou-*

réflexes, amygdaliennes, adénoïdiennes, ou *liées à la dentition*. Ces toux symptomatiques sont souvent nocturnes, se produisent à heure fixe.

L'adénopathie trachéo-bronchique produit une toux quinteuse, coquelucheoïde.

Il serait important de distinguer la *bronchite prémonitoire coquelucheuse*, c'est-à-dire celle qui correspond à la période de contagiosité de la coqueluche avec une bronchite simple : on se basera sur la persistance de la toux après trois à quatre jours de traitement, l'apparition de temps à autre d'un vomissement, d'une crise d'éternûments.

Les *bronchites compliquées de congestion pulmonaire* font souvent craindre *la broncho-pneumonie*, mais l'erreur ne peut durer longtemps.

4° Pronostic. — Le pronostic est bénin en général : dans les premières années, on doit craindre la broncho-pneumonie.

5° Traitement. — Dans la seconde enfance, il n'y a pas d'indication spéciale. *Au début*, révulsifs et sédatifs : badigeonnages iodés, frictions à l'essence de térébenthine, enveloppement ouaté du thorax ; établir autour du malade une atmosphère un peu humide à 18° et sans variation de température ; donner un peu de bromure ou de codéine.

A la *phase d'expectoration* donner de la terpine, de la créosote sous forme de suppositoires avec 10 centigrammes de créosote, 1 à 3 par jour.

Combattre dès le début les phénomènes généraux : quinine, antipyrine.

Dans *la première enfance*, se préoccuper de l'extension aux bronchioles. RENAUT a proposé les bains chauds à 38° répétés plusieurs fois par jour. LEMOINE, de Lille, applique cette méthode à toutes les bronchites sérieuses. Ce qu'il faut craindre, c'est le processus infectieux qui gagne peu à peu les parties profondes. Aussi chez les jeunes sujets, ne sommes-nous pas d'avis d'employer les sédatifs ni le repos au lit. Il faut porter les enfants, de façon à ne pas laisser la face postérieure des poumons dans une situation déclive. On aura recours à une révulsion plus active : grands cataplasmes sinapisés, renouvelés quatre fois par jour et appliqués pendant dix à vingt minutes, bain sinapisé. Les expectorants qui sont indiqués dans les formes intenses de la seconde enfance, sont de rigueur ici : on aura recours soit au sirop d'ipéca, 15 à 30 grammes par jour, soit à une potion renfermant 0,03 à 0,05 centigr. de kermès minéral.

Jurasz, d'Espine et Picot recommandent l'apomorphine, 1 à 2 centigrammes par jour. Je donne habituellement une infusion de 2 grammes de feuilles de jaborandi dans une tasse d'eau, à prendre par cuiller à soupe dans la journée.

Il est important de lutter directement contre l'*élément infectieux*. A cet effet, je fais évaporer dans la chambre de l'enfant de l'eau en ébullition à laquelle on ajoute de la quinoléine, de la teinture de benjoin ou encore de la teinture d'eucalyptus. La vapeur d'eau par elle-même a une action émolliente. On peut compléter ce traitement antiseptique par des suppositoires à la créosote. Je conseille de continuer le traitement antiseptique pendant les deux ou trois jours qui suivent la détente.

§ 2. — BRONCHITE CHRONIQUE

La bronchite, pour être chronique chez l'enfant, implique soit la permanence d'action de la cause pathogène, soit un trouble général de la nutrition.

1 Étiologie. — La bronchite chronique dépend presque exclusivement du terrain : ce sont les enfants *scrofuleux, lymphatiques, arthritiques* qui sont le plus sujets à cette affection, et cette disposition se déclare de bonne heure. La bronchite chronique survient au même âge que le coryza chronique, que l'impétigo facial, que la blépharite, c'est-à-dire avant six ou sept ans. Au surplus, ces différentes lésions sont souvent associées.

Les causes occasionnelles varient : tantôt il s'agit de *dyspeptiques chroniques* qui ont « des feux » dans les bronches comme ils en ont au visage ; tantôt ce sont des bronchites à répétition rappelées par l'*obstruction nasale* (adénoïdiens) et la respiration buccale permanente ; tantôt elles sont le reliquat d'une *rougeole*, d'une *coqueluche*, d'une *grippe*, ou provoquées par une *tuberculose commençante*. La coqueluche a une action très favorisante, surtout quand elle est intense et prolongée en raison des congestions veineuses bronchiques provoquées à chaque accès. Il se produit vraisemblablement au niveau de la muqueuse bronchique quelque chose d'analogue à la bouffissure du visage. On observe la même tendance, plus rarement réalisée, dans les *affections cardiaques*. L'*adénopathie trachéo-bronchique* favorise la chronicité d'une bronchite en gênant la circulation lymphatique. Nous avons souvent observé chez les sujets à grosses lèvres, à faciès bouffi, une augmentation de volume et une induration des ganglions cervicaux et sous-maxillaires. La sclérose des ganglions amène une stase lymphatique qui elle-même favorise les infections secondaires et les lésions superficielles de la scrofule. L'adénopathie trachéo-bronchique provoque vraisemblablement sur la muqueuse bronchique le même trouble circulatoire et lui confère la même vulnérabilité. C'est peut-être par suite de pareilles dispositions locales, que la scrofule se cantonne de préférence dans tel ou tel territoire.

On a signalé une laryngo-bronchite atrophique et ulcéreuse due à la propagation *de l'ozène*.

La bronchite chronique fait partie intégrante de la *dilatation des bronches et de la sclérose pulmonaire*.

2° Symptômes. — La bronchite chronique a une évolution lente, entrecoupée d'améliorations pendant la belle saison, d'aggravations en hiver et de poussées aiguës fébriles.

Elle se traduit par des troubles qui passent par les mêmes variations : toux sèche ou catarrhale, expectoration muqueuse ou muco-purulente à maximum, le matin au réveil. Pas de dyspnée habituelle, pas d'emphysème (COMBY). Cependant chez quelques sujets arthritiques on voit de bonne heure apparaître des accès d'asthme en relation avec les exacerbations.

Les signes physiques rappellent ceux de l'adulte : sibilances disséminées, parfois râles muqueux aux bases.

3° Diagnostic. — Rechercher s'il n'y a pas de tuberculose, par l'examen bactériologique de crachat, l'état général, la température.

Distinguer la bronchite des affections tussigènes, *hypertrophie de l'amygdale pharyngée, palatine, angine glanduleuse, coryza postérieur, adénopathie trachéo-bronchique, laryngite*.

Dans quelques rares cas, la bronchite se complique de sécrétions membraneuses (LUCAS-CHAMPIONNIÈRE, CLAISSE, HUCHARD) et porte alors le nom de *bronchite pseudo-membraneuse chronique*. Sur le fond d'une bronchite ordinaire se détachent de temps à autre des épisodes aigus avec fièvre, dyspnée extrême, toux incessante jusqu'à ce que le malade ait expectoré des fragments qui représentent en quelque sorte le moule d'un certain nombre de bronches. Ces moules sont pleins et se divisent dichotomiquement en segments de plus en plus fins. Cette disposition est surtout appréciable quand on les examine dans l'eau. Les moules bronchiques sont constitués par une substance grenue qu'on rattache à la mucine et renferment des éléments cellulaires plus ou moins dégénérés et des microorganismes variables, streptocoques (CLAISSE), pour d'autres pneumocoques, staphylocoques. A la surface du moule, CLAISSE a reconnu des cellules épithéliales intactes. Le fragment expulsé ressemble plus à de la caséine qu'à une fausse membrane diphtérique. La bronchite pseudo-membraneuse a une évolution très longue, elle se termine toujours par la mort.

4° Pronostic. — La bronchite chronique des enfants guérit souvent (COMBY). Elle présente l'évolution habituelle des affections similaires observées sur les muqueuses oculaire et nasale.

Elle aboutit rarement à l'emphysème, sauf s'il s'y mélange de l'asthme. Elle favorise cependant les infections secondaires (tuberculose, bronchites aiguës, broncho-pneumonie).

5° Traitement. — *Modifier le terrain*, en s'adressant aux causes premières : dyspepsie gastro-intestinale chronique, adénopathies, scrofule, etc... Huile de foie de morue, iodure de fer, sirop iodo-tannique, stations salines, arsenicales. L'iodure de potassium, 25 à 50 centigrammes par jour, et l'huile de foie de morue feront la base de la médication pathogénique.

La *médication topique* sera réalisée par les balsamiques, la térébenthine, la terpine, la créosote, les eaux sulfureuses (Challes, Eaux-Bonnes, etc.).

Au moment des *poussées*, revenir au traitement de la bronchite aiguë, expectorants, vomitifs, révulsifs.

Éviter le contact avec les tuberculeux.

ARTICLE V

DILATATION DES BRONCHES

La dilatation des bronches est une affection qui rappelle la bronchite chronique par ses phénomènes généraux et ses troubles fonctionnels, la tuberculose ulcéreuse par ses signes physiques. C'est le type des affections à symptômes discordants.

1º Étiologie. — La dilatation des bronches est une affection rare chez l'enfant. Cependant GOODHART[1] en a observé 20 cas DELACOUR[2] a pu en réunir 16 observations.

GRAWITZ a décrit la *bronchectasie des nouveau-nés* qu'il a rencontrée huit fois. Elle est le plus souvent d'origine syphilitique et s'accompagne de sclérose pulmonaire.

La bronchectasie des enfants est fréquente surtout entre trois et cinq ans (RILLIET et BARTHEZ), cinq et neuf ans (GOODHART).

Elle succède à la broncho-pneumonie et particulièrement à celle qui est associée à la coqueluche. La rougeole, la grippe en sont parfois l'origine.

Les adhérences pleurales anciennes agissent dans quelques cas, comme chez l'adulte (obs. de RILLIET et BARTHEZ, de RENDU).

GRANCHER attribue un rôle important à la tuberculose pulmonaire.

---

[1] GOODHART, *Traité pratique des maladies des enfants*, 1895.
[2] DELACOUR, Thèse de Paris, 1895.

Quelques auteurs ont admis l'influence d'une compression des bronches par des ganglions tuméfiés ou du spasme répété de la glotte (coqueluche). La tension de l'air pendant les quintes de toux suffirait à élargir le calibre des bronches. Enfin il existe une forme grave de bronchectasie consécutive aux *corps étrangers des bronches*.

2° Anatomie pathologique. — La dilatation bronchique revêt plusieurs formes :

Tantôt elle est *cylindrique*, portant également sur une grande étendue d'une ou plusieurs bronches. Cette forme appartient aux cas de broncho-pneumonie récente.

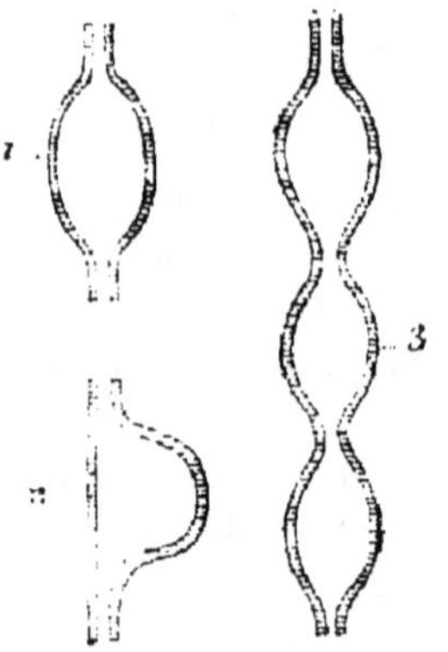

Tantôt elle est moniliforme, formée de *dilatations partielles* échelonnées le long d'une bronche et dessinant un chapelet. Les bronches de moyen et de petit calibre présentent des dilatations du volume d'un pois ou d'une noisette. La coupe du poumon rappelle l'aspect d'une éponge à grandes logettes. L'ectasie peut être poussée assez loin pour transformer un lobe en une poche qui se gonfle par insufflation et s'affaisse après.

Les bronches dilatées renferment habituellement un liquide séreux ou muqueux, purulent, sanieux, gris ou sanguinolent, fétide. La dilatation porte surtout sur la partie terminale des bronches.

Fig. 40.

Divers types de dilatation bronchique.

1, dilatation ampullaire. — 2, dilatation sacciforme. — 3, dilatation moniliforme (d'après Cruveilhier).

Tantôt la dilatation est *ampullaire* et représente une ou plusieurs grandes cavités rappelant l'apparence de cavernes tuberculeuses.

Les cavités formées par les bronches dilatées, sont tapissées d'une membrane rouge ou blanchâtre, plus ou moins épaisse, granuleuse, recouverte de détritus putrides.

Le poumon, dans les espaces interbronchiques, est tantôt rouge sombre, dur, atteint de carnisation (forme récente ; tantôt scléreux, fibreux, gris ardoisé ; parfois il est composé de lamelles minces qui forment la paroi de séparation de deux cavités contiguës.

La structure des bronches dilatées est profondément modifiée. On ne reconnait plus leurs différentes tuniques. Aussi GRANCHER a-t-il pu dire que la bronchectasie est formée de cavités creusées en plein poumon, par suite de la destruction de la paroi bronchique. Elle est remplacée par une néoformation cellulaire qui donne l'illusion de la muqueuse bronchique. Ce n'est que dans les dilatations cylindriques qu'on peut reconnaitre la paroi bronchique proprement dite.

Le mécanisme de la dilatation bronchique n'a rien de spécial chez l'enfant. Parfois il s'agit d'une ulcération, suivant l'opinion de GRANCHER. Dans plusieurs vérifications que j'ai faites, j'ai rencontré des blocs scléreux substitués à un lobe supérieur d'un poumon et creusés de petites cavités qui étaient comme taillées dans le tissu fibreux. Dans deux cas, il y avait de la tuberculose en d'autres points, mais elle était difficile à reconnaitre au niveau des parties scléreuses.

Dans d'autres circonstances, la paroi bronchique persiste. La dilatation est due à un affaiblissement de cette paroi provoquée par l'infiltration d'éléments cellulaires dans la couche des muscles, comme l'ont établi CHARCOT et TROJANOWSKI. C'est grâce à cette infiltration que les quintes de toux forcent la résistance de la bronche et la développent. Plus tard, il s'y ajoute l'influence de la sclérose pulmonaire et des adhérences pleurales agissant par rétraction.

3° Symptômes. — Les débuts de l'affection sont difficiles à préciser.

L'enfant est pris d'une rougeole ou d'une coqueluche suivie de broncho-pneumonie qui guérit peu à peu. La toux, l'expectoration persistent coïncidant avec une amélioration progressive de l'état général. La fièvre disparait, l'embonpoint revient avec l'appétit et le sommeil. L'aspect peut être florissant. Dans la journée, l'enfant expectore peu ; mais le matin au réveil, s'il est assez âgé, il rejette par la toux un grand nombre de mucosités. S'il est trop jeune pour les expulser par la bouche, il présente tous les matins une toux grasse, qui dure quelques minutes, un quart d'heure, et davantage.

La bronchectasie est une condition très favorable au développement des bronchites récurrentes.

Sous l'influence d'une poussée congestive, les troubles fonctionnels, modérés dans les périodes d'accalmie, redoublent. La toux devient coquelucheoïde, quinteuse, tenace. L'enfant expectore des crachats purulents et abondants, il a de véritables vomiques, la température s'élève passagèrement et après quelques jours de malaise, l'affection retombe à son état habituel.

Cependant qu'on examine la poitrine dans les périodes de calme ou dans celles d'exacerbation, on est frappé de le gravité apparente des lésions perçues. Dans une zone pulmonaire plus ou moins étendue, soit à la base, soit au sommet, on reconnaît de la rétraction de la paroi, de la matité correspondant à un foyer de sclérose pulmonaire, des vibrations augmentées ou affaiblies, du souffle cavitaire, des gargouillements, en même temps que des râles sonores éclatent dans le reste des bronches. On est frappé du contraste qui existe entre les symptômes locaux et généraux.

La recherche des bacilles de Koch dans l'expectoration est négative. Aussi le diagnostic ne peut-il rester longtemps hésitant. Mais l'affection progresse. Chaque paroxysme aigu laisse à sa suite une aggravation. A un moment, il y a de l'amaigrissement, de la fièvre, un état cachectique, sous l'influence des résorptions toxiques qui s'exercent dans les cavités bronchiques ; d'autant que de temps à autre, il survient des processus de putréfaction et même de gangrène. Parfois on a signalé l'ostéite hypertrophiante des extrémités.

Souvent, ainsi que nous l'avons observé, le bronchectasique devient tuberculeux, par suite d'une véritable infection secondaire.

4° Marche. — Le plus souvent, la bronchectasie est un

affection stationnaire entrecoupée de quelques exacerbations bronchitiques. Elle tue rarement par elle-même, mais par ses complications. Les plus fréquentes sont les *pneumonies*, les *broncho-pneumonies* simples ou suscitées par la rougeole, la coqueluche, la grippe. Parfois c'est la *tuberculose* qui vient terminer la scène morbide.

La bronchectasie a donné dans quelques cas lieu à des *hémorragies* mortelles (un cas de MAINGAULT).

Elle peut aboutir à une *véritable cachexie* avec dyspnée, œdème, fièvre.

Dans ses formes stationnaires ou progressives, elle s'accompagne parfois d'*accès d'asthme* (DAUCHEZ).

On n'a pas signalé chez l'enfant ces accidents de résorption qui se traduisent par de l'infection purulente, des endocardites, des abcès du cerveau. Ce qu'on observe dans les autopsies, c'est l'*adénopathie trachéobronchique* simple ou tuberculeuse.

DELACOUR rapporte trois cas de *noma* chez des enfants bronchectasiques. La gangrène pulmonaire vraie n'a pas été signalée, mais on a observé la *putridité intermittente* des sécrétions bronchiques.

5° Diagnostic. — Dans les cas bénins, le diagnostic repose sur le contraste entre les symptômes locaux et généraux. A partir de cinq ans, l'expectoration se fait et la recherche du bacille est un élément décisif. Dans les premières années, la difficulté est plus grande. Toutefois, en raison de la rareté des cavernes à cette période, on peut soupçonner une ectasie bronchique. Le lavage de l'estomac permet de ramener des mucosités déglutiés qu'on peut étudier au point de vue bactériologique.

La *bronchite chronique* diffère de la dilatation cylindrique par l'absence de signes d'induration pulmonaire et les caractères de l'expectoration.

La *tuberculose pulmonaire* est l'affection qui est le plus souvent confondue avec la bronchectasie. Celle-ci est unilatérale, s'accompagne de vomiques. L'expectoration est purulente et se sépare par le repos, en plusieurs couches. Le catarrhe est pré-

dominant. La toux s'exagère dans la position horizontale
(BAGINSKI).

La *gangrène pulmonaire*, *l'abcès* du *poumon* sont exceptionnels dans l'enfance. La putridité de l'expectoration peut faire
songer à la gangrène.

6° Pronostic. — L'ectasie bronchique peut guérir au début,
avant la formation de la sclérose pulmonaire et des logettes
latérales et même plus tard, par la concrétion du contenu et sa
transformation crétacée ; mais c'est là une éventualité rare. Le
développement du poumon continuant pendant que le calibre
des bronches reste stationnaire, peut amener un état d'équilibre
relatif. Pour que ce résultat soit atteint, il faut que la lésion
inflammatoire des parois et des poumons reste silencieuse et
ne soit pas alimentée par des affections à localisation bronchique. En général, la maladie reste stationnaire pendant des
années. Elle se termine par une des complications que nous
avons mentionnées.

7° Traitement. — Deux éléments favorisent la formation des
ectasies bronchiques : l'une organique, la broncho-pneumonie,
l'autre mécanique, la toux.

Lorsque la broncho-pneumonie passe à l'état chronique, il
faut favoriser la résolution du territoire enflammé par la révulsion répétée sous forme de vésicatoires, de pointes de feu. En
même temps on administre l'iodure de potassium à la dose de
25 centigrammes à 1 gramme par jour, pendant des semaines
et des mois.

Toute cause d'irritation bronchique sera supprimée. L'enfant
sera transporté dans un bon climat, au bord de la mer ou sur
la montagne. On donne aussi des reconstituants, en particulier
de l'huile de foie de morue.

La toux est combattue par les sédatifs : codéine, 1 à 3 centigrammes par jour ; extrait thébaïque, antipyrine, 25 centigrammes à 1 ou 2 grammes par jour ; bromure de potassium,
25 centigrammes à 1 gramme par jour, etc.

En même temps il faut viser la sécrétion catarrhale : les

balsamiques, baumes de tolu, de copahu, benzoates, la térébenthine, la terpine, préconisée par LÉPINE, le terpinol, le goudron, mais surtout la créosote. Celle-ci doit être administrée de préférence en lavements mélangés à un peu d'huile ou en suppositoires. La dose varie de 10 à 50 centigrammes par jour. On peut la remplacer par le carbonate de créosote ou créosotal qui se donne à doses plus fortes, 50 centigrammes à 2 grammes par jour, en ingestion buccale.

Les eaux minérales sulfureuses (Eaux-Bonnes, Cauterets, Enghien, Allevard) sont indiquées.

L'arsenic a été préconisé par BLACHEZ et TROUSSEAU.

Les interventions au moyen de longues canules introduites à travers le larynx et recevant par l'intermédiaire d'une seringue des liquides médicamenteux, solution phéniquée (SEIFERT, naphtol camphré (GAREL), ne donnent pas la garantie d'une action directe sur la région malade.

Dans le cours de l'affection, certaines indications sont à remplir.

Lorsque, par le fait d'une poussée congestive, la sécrétion devient exagérée et remplit les bronches, l'ipéca ou le tartre stibié (ROGER) aideront à l'évacuation.

En cas de putridité, faire des inhalations au phénol, au thymol, à la créosote, au benjoin. A l'intérieur, donner de la térébenthine ou de l'essence d'eucalyptus, quelques gouttes par jour. Dans ces cas, il faut aussi favoriser l'évacuation par les antimoniaux et l'ipéca.

Le *traitement chirurgical* a donné quelques résultats, mais il n'est applicable que dans les cas d'ectasie limitée des bronches.

CHAPITRE II

MALADIES PLEURO-PULMONAIRES

Ce chapitre comprend l'étude des maladies du poumon, de la plèvre et des ganglions trachéo-bronchiques. Nous décrirons la pneumonie, la broncho-pneumonie, la tuberculose pulmonaire,

25.

la pleurésie, la spléno-pneumonie, l'adénopathie trachéo-bronchique.

ARTICLE PREMIER

PNEUMONIE

La pneumonie franche, lobaire, se caractérise par son début brusque, sa marche continue, sa terminaison rapide, et par la vivacité générale de son allure.

1° Étiologie. — La pneumonie est fréquente chez l'enfant. Je l'ai observée dans près de 5 p. 100 de cas de maladies. Elle

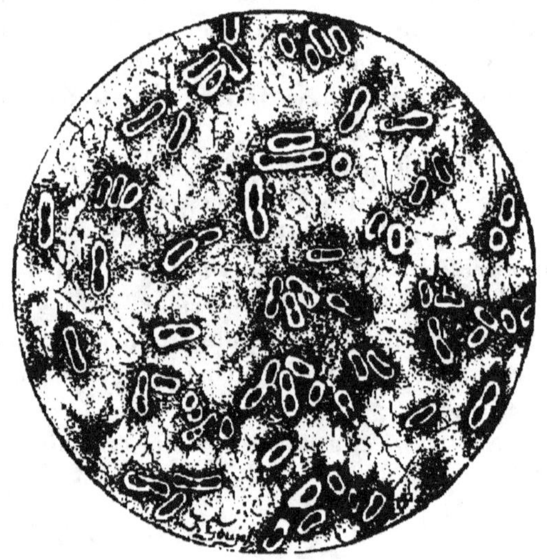

Fig. 41.

Préparation d'un crachat pneumonique. Les pneumocoques très nombreux, sont encapsulés. Gr. = 1200 D (d'après J. COURMONT).

est particulièrement fréquente de deux à six ans. Près des deux tiers de mes observations se rapportent à des enfants au-dessous de sept ans, un tiers à des enfants de huit à quatorze ans. RILLIET et BARTHEZ sur 406 en comptent 243 entre deux et six ans et 164 entre sept et quatorze.

Au-dessous de deux ans, elle est rare.

Elle se voit surtout en hiver et au printemps : le froid la favorise d'une façon non douteuse.

La pneumonie franche est généralement primitive. Elle peut être secondaire et succéder à la bronchite simple, à la rougeole, la coqueluche, la grippe.

La pneumonie est produite par le diplocoque encapsulé de Talamon-Fraenkel, qui peut provoquer d'autres localisations, pleurésie, méningite, otite (NETTER). Elle peut être épidémique. Elle récidive très facilement chez l'enfant.

2° Anatomie pathologique. — Le lobe hépatisé a augmenté de volume, il est dur, friable, un fragment détaché de sa substance plonge au fond de l'eau. A la coupe, il présente une surface sèche, d'une coloration rouge, parsemée de nombreuses granulations à peine visibles, résultant de la saillie de l'exsudat fibrineux contenu dans les alvéoles. Les granulations sont plus petites chez l'enfant que chez l'adulte. Histologiquement, on constate un exsudat fibrineux contenant dans ses mailles des globules blancs, quelques globules rouges et des quantités de pneumocoques qui s'infiltrent dans les espaces lymphatiques périlobulaires. Il n'y a pas d'épaississement de la paroi alvéolaire, pas de bronchiolite. C'est ce qui distingue la pneumonie franche de la broncho-pneumonie pseudo-lobaire. Dans cette dernière, l'exsudat fibrineux est moins abondant, le pneumocoque ne domine pas, il y a des parties emphysémateuses dans le poumon, et enfin les lésions sont généralement doubles.

L'évolution anatomique comprend, comme chez l'adulte, une phase d'engouement, caractérisée par la dilatation des vaisseaux de l'alvéole et une exsudation liquide, une phase d'hépatisation rouge, c'est celle qui vient d'être décrite, exceptionnellement chez l'enfant une phase d'hépatisation grise qui rappelle le phlegmon infiltré. La résolution de l'hépatisation rouge se fait par la liquéfaction de l'exsudat fibrineux, la transformation granulo-graisseuse des parcelles solides ; l'évacuation des alvéoles est produite par l'expectoration ou l'absorption.

La pneumonie siège plus souvent à droite qu'à gauche, presque aussi souvent au sommet qu'à la base.

3° Symptômes. — Nous admettrons des symptômes généraux, des troubles fonctionnels et des signes physiques.

A. Symptômes généraux. — Ils comprennent des symptômes nerveux et des symptômes fébriles.

a. *Symptômes nerveux*. — La pneumonie dans sa forme habituelle, débute brusquement par une élévation de température à 40°, des frissons, des vomissements, un point de côté, de la dyspnée et de la toux. Le *frisson* est peut-être moins marqué chez l'enfant que chez l'adulte. Par contre, le vomissement se montre chez le premier avec une fréquence et une intensité remarquables. Dans certains cas, les vomissements se répètent coup sur coup pendant les deux ou trois premiers jours, de façon à constituer une véritable *forme émétisante de la pneumonie*, qui pourrait être confondue avec un empoisonnement ou un étranglement intestinal.

Chez les jeunes enfants, le début se fait parfois par des *convulsions* ; j'ai vu dans un cas une crise de laryngo-spasme comme premier symptôme d'une pneumonie. Les convulsions peuvent s'associer à de l'assoupissement avec respiration irrégulière, raideur de la nuque, de façon à constituer une sorte de *syndrome méningé*. Dans la seconde enfance, on observe parfois un véritable *délire* nocturne, tranquille ou avec agitation. Qu'il s'agisse d'éclampsie, de délire, de phénomènes méningés, leur signification est la même ; ils témoignent d'une atteinte des **centres nerveux**. Mais au début de la pneumonie, ils sont passagers, sans grande gravité, liés à des troubles dynamiques ou toxiques des centres nerveux. Au contraire, quand ils se montrent tardivement, leur pronostic est plus sérieux, car ils relèvent alors de lésions infectieuses plus ou moins appréciables du cerveau.

En général, les manifestations nerveuses, sauf le frisson et les vomissements du début, sont rares en dehors des deux premières années. La pneumonie infantile est remarquable par la *tolérance* habituelle de l'organisme.

b. *Symptômes fébriles.* — La température, dès les premières heures de l'invasion monte à un degré élevé, 40° et au delà. Cette ascension se caractérise par sa brusquerie. La température se maintient en plateau autour de 40° pendant toute la période d'état qui dure environ six à sept jours.

Chez un grand nombre d'enfants, un tiers des cas d'après mes observations, le plateau pneumonique n'est pas franchement dessiné. Il existe en effet des oscillations assez fortes

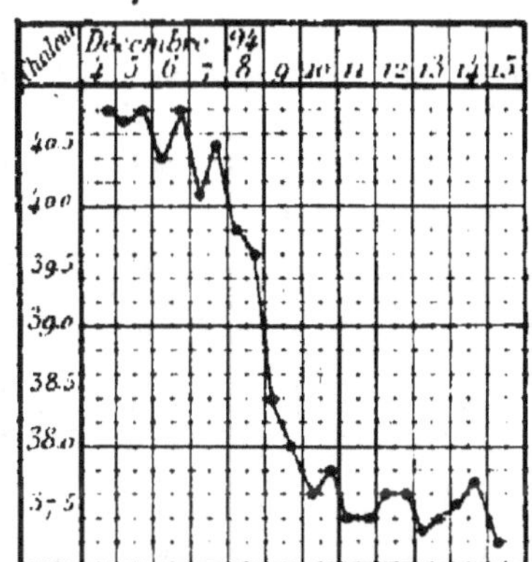

Fig. 42.
Pneumonie avec température en plateau.

de 1 à 2°, correspondant à des rémissions matinales. La fièvre est rémittente, et dans quelques cas, intermittente. Ce fait a déjà été signalé par COLRAT, dans la thèse de MADINIER[1], et j'ai pu en avoir la démonstration dans un cas de pneumonie terminée par la mort chez un enfant de trois ans, atteint d'anémie grave.

Il faut distinguer des pneumonies à fièvre oscillante, celles dans lesquelles on observe une rémission au troisième ou au quatrième jour, rémission connue sous le nom de fausse défervescence.

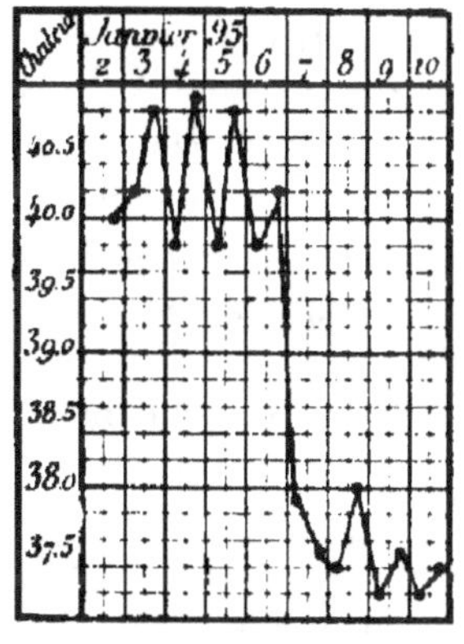

Fig. 43.
Pneumonie à petites oscillations thermiques.

[1] MADINIER, *De la température dans la pneumonie infantile*; thèse de Lyon, 1894.

D'une façon générale, la température est moins résistante dans la pneumonie infantile que dans celle de l'adulte, et il est rare qu'au moyen de la médication, quinine, antipyrine, balnéothérapie, on ne parvienne à provoquer des interruptions dans la continuité du tracé thermique.

La fièvre tombe à la fin du premier septénaire ou au commencement du second. Cette défervescence est brusque, se fait en quelques heures, plus rarement en deux ou trois jours. Elle est généralement précédée d'une aggravation passagère des phénomènes subjectifs et même d'une ascension plus marquée de la température : c'est l'*exacerbation précritique ;* elle est accompagnée de quelques phénomènes dits *critiques,* sudation abondante, diarrhée, polyurie, etc.

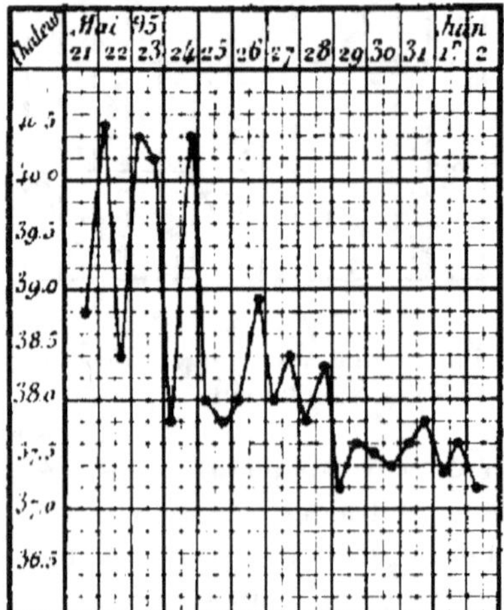

Fig. 44.
Pneumonie à grandes oscillations.

Le tracé thermique permet de distinguer un certain nombre de variations dans la marche de la pneumonie, variations qui sont d'ailleurs confirmées par l'observation des signes physiques.

La défervescence peut être *précoce* et se montrer au cinquième, au troisième, au deuxième jour. C'est la *forme abortive* de Despine et Picot.

La défervescence, par contre, peut être *tardive* et ne se montrer que le neuvième, le dixième jour, et jusqu'au quinzième. Il s'agit de *formes prolongées* de la pneumonie. Le tracé indique que la maladie évolue en deux étapes, l'une à température très élevée autour de 41°, l'autre de trois à quatre jours autour de 40°, de 39°5 ; j'ai même observé une troisième étape de défervescence oscillante qui a duré deux ou trois jours. Il s'agit, en général, de pneumonies intenses ; le plateau fébrile est très net.

très résistant les premiers jours : puis, la fièvre se modère et
perd de sa continuité, par une sorte d'atténuation qui rappelle
assez le stade amphibole de la fièvre typhoïde succédant au
stade fébrile continu.

Lorsqu'après la défervescence, la fièvre reparaît à la période
de convalescence, il faut rechercher les complications ; mais
parfois, ainsi que je l'ai observé dans trois cas, il se produit en

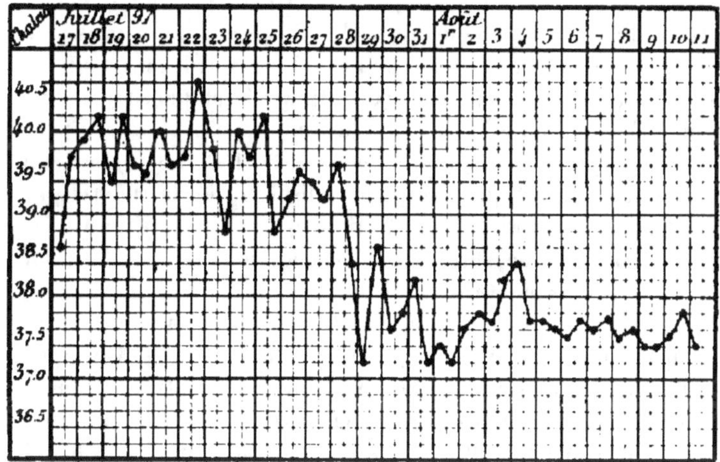

Fig. 45.

Pneumonie à forme prolongée.

dehors de toute lésion appréciable, un retour de la fièvre qui
prend la *forme intermittente* avec des oscillations de 2° à 3°,
pendant une période qui peut durer cinq à dix jours. Cette
fièvre se caractérise par l'intégrité de l'état général : elle passe
à peu près inaperçue pour l'enfant qui se lève, mange et se livre
même à ses jeux. Les tentatives de culture du sang dans les
trois cas ont été stériles.

Il s'agit vraisemblablement dans ces faits d'une persistance
de l'action du pneumocoque, mais d'une action atténuée. C'est
une nouvelle confirmation d'un fait plus général, à savoir que
dans les infections à type pyrétique continu, l'apparition d'oscil-

lations dans le tracé thermique, lorsqu'elle ne relève pas d'une complication capable de la justifier, indique une atténuation de l'infection primitive.

B. Troubles fonctionnels. — Dès le début, l'enfant se plaint d'un *point de côté*. Celui-ci est souvent rapporté à l'hypochondre, aux flancs, et fait penser à une affection abdominale, à une appendicite, erreur facilitée encore par les vomissements. Elle dure peu, car la toux et la dyspnée ne tardent pas à désigner la poitrine. La *toux* est fréquente, sèche, « écorchante », provoque souvent une grimace ou une plainte. La respiration est plutôt *douloureuse* que *dyspnéique*. L'expiration est retenue, puis brusquement lâchée ; dans la broncho-pneumonie, les choses se passent en sens inverse. Le pouls est à 120, 130. Le *rapport* du nombre des respirations à celui des pulsations de la radiale qui, à l'état normal, est de 1 4 à 1 3, tombe à 1 2, ce qui tient à ce que le cœur ne s'accélère pas en proportion de l'accélération des mouvements respiratoires [1].

C'est encore là un signe d'une certaine valeur dans une affection où les phénomènes physiques proprement dits font souvent défaut ou n'apparaissent que tardivement. Dans la dyspnée pneumonique on constate rarement, en dehors de l'accélération respiratoire et parfois du jeu des ailes du nez, un tirage sus et sous-sternal, encore moins le type inverse caractéristique de la broncho-pneumonie.

C. Signes physiques. — Dans beaucoup de cas, les signes physiques sont analogues à ceux de l'adulte. Au début, le son diminue à une base, la respiration y est obscure ; le lendemain, on perçoit de la matité, des râles crépitants, du souffle ; le souffle augmente, prend le caractère tubaire, pendant que les râles disparaissent ou sont relégués aux limites de la zone mate. A la défervescence, en même temps que la fièvre tombe, que les malaises et les troubles fonctionnels disparaissent, l'auscultation constate la disparition progressive du souffle, le retour des râles, mais plus gros, plus humides que ceux du début. La résolution

[1] Voy. Porte, Th. de Lyon, 1891.

se fait très rapidement en quelques jours, parfois en un ou deux jours.

L'*expectoration* fait souvent défaut chez les enfants jeunes, et à moins de ramener les crachats par un lavage de l'estomac, on est tenu de renoncer à ce renseignement. Dans la seconde enfance, on observe comme chez l'adulte, au début, des crachats visqueux, collants, d'abord rouillés, puis sucre d'orge : à la défervescence, une expectoration opaque, grisâtre.

Si nous avons mentionné les signes physiques après les symptômes généraux, c'est que les deux espèces de phénomènes se succèdent souvent dans cet ordre. Parfois, les signes physiques font complètement défaut, on se base sur les phénomènes généraux, les conditions épidémiques, pour affirmer la pneumonie. Il s'agit de *pneumonie centrale* beaucoup plus fréquente chez l'enfant que chez l'adulte.

Beaucoup plus souvent, dans un quart de mes observations, les signes physiques apparaissent tardivement le cinquième jour, le sixième, parfois le jour de la défervescence. Je propose de désigner cette forme sous le nom de *pneumonie centrifuge*, indiquant par là que la pneumonie d'abord centrale devient périphérique.

La pneumonie envahit parfois une grande étendue du poumon, mais par foyers successifs : c'est la *pneumonie migratrice*. Elle comprend une série de trois ou quatre poussées pneumoniques séparées par une courte apyrexie. Elle doit être distinguée de la pneumonie à forme prolongée.

4° Formes de la pneumonie. — La pneumonie revêt un aspect particulier suivant son siège, la marche de la fièvre, la prédominance de certains symptômes.

Au point de vue du siège, nous avons déjà distingué les pneumonies *centrale, centrifuge, migratrice*. Sous le rapport de l'évolution fébrile, nous avons reconnu des pneumonies *abortives* et *prolongées*. La prédominance de certains symptômes nous permet d'établir une *forme émétisante, meningée* et *typhoïde*.

La *forme émétisante* se traduit par des vomissements qui se répètent coup sur coup pendant deux, trois jours, sans altération marquée de l'état général.

Dans la *forme méningée* qui est spéciale aux enfants jeunes, on observe tantôt des attaques éclamptiques, tantôt de la céphalée avec assoupissement, raideur de la nuque, vomissements, strabisme, constipation, irrégularités respiratoires. Tous ces symptômes disparaissent au bout de quelques jours. Les convulsions répétées suivies d'assoupissement sont graves, même au début de la pneumonie, car elles se rapportent en général à des broncho-pneumonies pseudo-lobaires.

La *pneumonie à forme typhoïde* s'observe dans la seconde enfance : elle s'accompagne de délire avec adynamie, secousses musculaires, diarrhée, hypertrophie de la rate. Elle guérit habituellement.

5° Complications. — La plus fréquente est la *pleurésie* qui devient souvent purulente et qui s'associe même aux pneumonies du sommet. La défervescence est suivie d'une fièvre intermittente avec apparition des signes physiques caractéristiques. La pleurésie est produite par le pneumocoque. Elle peut se terminer par résolution, malgré sa nature purulente.

Plus grave sont la *péricardite* et la *méningite* à pneumocoques qui tuent souvent. L'*otite moyenne* est intéressante en ce qu'elle donne souvent lieu à des symptômes cérébraux ou méningés.

L'*endocardite infectieuse* est rare chez l'enfant.

La pneumonie est quelquefois associée à de la *bronchite* qui en obscurcit les caractères.

6° Terminaisons. — En général, la pneumonie se termine par la résolution complète. On perçoit pendant quelques jours encore du souffle et du râle de retour, puis tout disparaît. L'hépatisaton grise, la formation d'un abcès, la gangrène pulmonaire, la pneumonie chronique sont exceptionnelles. La guérison est habituelle.

7° Diagnostic. — Le diagnostic est plus difficile que celui de la pneumonie chez l'adulte en raison du défaut d'expectoration, de la tendance de la température à osciller, de l'apparition tardive des signes physiques ; on le basera sur le début brusque, l'expiration gémissante, la toux écorchante, l'apparition d'un herpès labial.

Dans la *broncho-pneumonie*, la marche est plus nettement rémittente ou intermittente. l'oppression plus marquée accompagnée de tirage épigastrique. de jeu des épaules, de celui des ailes du nez ; la respiration est inverse, la pause a lieu après l'inspiration ; le pouls est plus accéléré ; les forces sont déprimées. il y a une tendance à la cyanose, les lésions sont disséminées et variables d'un jour à l'autre. La broncho-pneumonie est habituellement secondaire.

Dans la *pneumonie tuberculeuse*. les signes physiques sont ceux d'une pneumonie. le tracé thermique celui d'une pneumonie lobulaire, la défervescence ne se fait pas. l'amaigrissement est rapide.

Dans la *pleurésie*, l'affection est moins retentissante, la température moins élevée. Si on ne peut provoquer les vibrations thoraciques ou l'égophonie. on se basera sur la variation des signes physiques, en rapport avec le déplacement du sujet, ou celle qu'opère la compression du thorax (COLRAT)[1]. On peut rechercher aussi la sensation de flot. le frémissement et en cas de doute faire une ponction exploratrice avec une seringue de Pravaz.

Dans la *congestion pulmonaire simple* de WOILLEZ. l'évolution est celle d'une pneumonie abortive et il est difficile de les différencier.

La *spléno-pneumonie* de GRANCHER se confond plutôt avec la pleurésie qu'avec la pneumonie.

Dans la *pleuro-congestion* de POTAIN. il existe un épanchement en lame au début de l'évolution.

Dans ses formes anormales. la pneumonie peut rappeler la *méningite :* l'assoupissement est moins profond, le faciès moins défensif, le début plus rapide. La *forme éclamptique* se distingue de l'*éclampsie* simple par l'élévation de la température. Dans la forme *typhique*, on relève l'élévation rapide de la température. l'absence de taches rosées, le développement incomplet des

[1] DUBNERIS, Th. de Lyon, 1891.

symptômes intestinaux, l'absence de séro-réaction. Lorsque le point de côté est abdominal, la pneumonie est parfois confondue avec *l'appendicite*.

8° Pronostic. — Le pronostic est plus bénin chez l'enfant que chez l'adulte, ce qui tient à la résistance du cœur, à l'intégrité de l'organisme non encore intoxiqué par l'alcool ou des poisons professionnels. Je n'ai observé jusqu'ici qu'un cas de mort chez un enfant atteint d'anémie intense sur plus de 100 cas de pneumonie. Le rachitisme est une coïncidence fâcheuse. BARTHEZ a vu 2 cas de mort sur 212 pneumonies infantiles.

La pneumonie est plus grave dans la première que dans la seconde enfance, surtout dans sa forme éclamptique tardive. Il est vrai qu'il s'agit dans ce cas de broncho-pneumonie pseudo-lobaire (C. de GASSICOURT). Les complications les plus redoutables sont la méningite et la péricardite.

9° Traitement. — La pneumonie infantile est une affection bénigne qu'il faut laisser évoluer, en surveillant les symptômes, mais sans songer à une médication abortive, purement illusoire. Tout le monde est d'accord pour rejeter la saignée et le tartre stibié, qui sont non seulement inefficaces, mais dangereux.

Si le sujet est débile, on donne de l'alcool (potion de Todd), du vin de quinquina, de l'extrait de quinquina, du vin de Kola.

S'il y a des symptômes nerveux, phénomènes typhoïdes, délire, agitation, assoupissement, on s'adresse à l'hydrothérapie, draps mouillés, bains tièdes à 32 ou 33°, bains froids à 25°. SEVESTRE, HAYEM, préconisent le bain froid. COMBY a montré que le bain ne hâte pas la défervescence. Je donne habituellement le bain tiède qui est mieux toléré et qui est également sédatif. Le bain tiède se donne pendant dix minutes, le bain froid pendant cinq minutes. On le répète quatre à huit fois par jour.

En cas de convulsions, on emploie les inhalations d'éther ou de chloroforme, le bromure à dose un peu élevée, 50 centigrammes à 1 gramme, le bain tiède.

Dans les formes très fébriles, il n'y a à se préoccuper que des symptômes nerveux. Il est inutile de vouloir abaisser la température pour elle-même. Elle n'est qu'un indice de la virulence et ne constitue pas par elle-même un vrai danger.

Localement il est inutile de faire de la révulsion. Tous les auteurs sont d'accord à ce sujet. En cas de point de côté, on peut appliquer une ventouse scarifiée. L'antipyrine calme également la douleur.

ARTICLE II

BRONCHO-PNEUMONIE

On la désigne encore sous le nom de *pneumonie catarrhale*, de *pneumonie lobulaire*. Elle comprend la plupart des cas décrits sous le nom de *bronchite capillaire* ou de *catarrhe suffocant*.

1° Anatomie pathologique. — On distingue trois ordres de lésions : *inflammatoires* (bronchite, hépatisation lobulaire) ; *congestives* (splénisation, congestion) ; *mécaniques* (emphysème, atélectasie). Nous décrirons successivement ces lésions, leur structure histologique, leur répartition.

a. *Lésions inflammatoires et congestives.* — L'*inflammation des lobules* se reconnaît à la présence de petits noyaux situés généralement dans la profondeur du poumon, au niveau des lobes inférieurs, des bords postérieurs, du hile, des languettes antérieures. Ils ont un volume de quelques millimètres à 2 ou 3 centimètres, sont rouge foncé, rosés ou gris, ont un aspect granuleux ou lisse et font saillie, à la coupe, sur les tissus voisins qui sont d'un rouge foncé uniforme, coloration due à la *splénisation* ou la *congestion*. La surface de section montre en outre de petites lacunes circulaires qui laissent sourdre des gouttelettes de pus : ce sont les *orifices dilatés des bronchioles*. Si on incise les bronches depuis le hile, on voit leur surface interne colorée en rouge d'autant plus intense qu'on se rapproche davantage des bronchioles. Le gonflement et l'accumulation de sécrétions muco-purulentes augmentent dans le même sens. Toutes les bronchioles ne sont pas atteintes également. Les plus lésées sont celles qui correspondent aux noyaux d'hépatisation et à la zone congestive qui les entoure. Il y a une sorte d'éparpillement du processus inflammatoire qui frappe certains territoires broncho-lobulaires, dans les deux poumons simultanément, mais en respectant d'autres portions qui tranchent plus ou moins sur les lobules lésés.

b. *Lésions mécaniques.* — On trouve généralement sur les faces antérieures et externes des poumons des plaques ou des bandes d'une couleur bleu foncé, tirant sur le noir, déprimées par rapport aux alvéoles voisins qui sont gris clair rosé. Ce sont les parties atteintes *d'atélectasie.* Elles ne pénètrent pas profondément dans le tissu pulmonaire, sont sèches, ne crépitent pas, ne tombent pas au fond de l'eau, ne laissent pas écouler à la pression un liquide rouge spumeux, comme les portions splénisées ou congestionnées. L'atélectasie est due à l'oblitération d'une bronche, à la disparition de l'air contenu dans les alvéoles correspondants, et à l'affaissement de ces derniers.

Enfin au niveau des sommets, des bords antérieurs on observe de *l'emphysème vésiculaire*, parfois interlobulaire et sous-pleural avec ses caractères habituels : distension des alvéoles, coloration blanc grisâtre, absence de sang et de liquide. Il est produit par la surcharge de l'air qui n'a pu pénétrer à travers les bronches oblitérées.

c. *Structure histologique.* — Microscopiquement on se rend bien mieux compte de la subordination des lésions pulmonaires à la bronchite. Au centre d'un noyau hépatisé, on trouve une bronchiole avec une infiltration embryonnaire étendue à toute l'épaisseur de sa paroi. Les alvéoles voisins sont le siège d'une lésion qui rappelle la pneumonie franche : ils sont comblés par un exsudat composé de globules blancs, de fibrine, de quelques globules rouges, de cellules endothéliales desquamées et déformées. Ces alvéoles hépatisés forment ce que CHARCOT appelle le *nodule péri-bronchique.* Plus en dehors encore, apparaît la *splénisation*, état dans lequel les vaisseaux alvéolaires sont congestionnés et l'endothélium pulmonaire gonflé et desquamant. L'exsudat n'est pas encore produit. Plus en dehors enfin, c'est de la simple *congestion* qu'on observe. Ajoutons la présence de micro-organismes que nous retrouverons à l'étiologie, des exsudats fibrino-purulents et des proliférations embryonnaires dans les espaces interacineux et interlobulaires, de la périartérite, de légers exsudats fibrineux à la surface de la plèvre viscérale dans les points qui correspondent aux noyaux pneumoniques, un léger engorgement des ganglions du hile.

Il faut remarquer que les différents noyaux d'hépatisation ou de splénisation ne sont pas contemporains. Les uns sont à leur début, les autres sont arrivés au stade d'hépatisation grise. Dans un même noyau, les parties centrales sont plus avancées que les parties périphériques. La simple vue des lésions montre déjà que la broncho-penumonie est une affection qui procède par poussées successives

d. *Evolution.* — La pneumonie lobulaire peut se terminer par *résolution*. Souvent le nodule péri-bronchique *suppure*. La suppuration se présente sous un aspect particulier que l'on a dénommé *grains jaunes*, si elle est bornée à quelques alvéoles, *cacuoles*, si elle s'étend à tout un lobule ou à plusieurs lobules voisins. Enfin, la broncho-pneumonie peut passer à l'état *subaigu ou chronique*. Dans le premier cas, les parties atteintes ont l'aspect de la chair musculaire d'où le nom de *carnisation* donné par LEGENDRE et BAILLY, en même temps qu'il y a dilatation d'un grand nombre de bronchioles. A ce stade, ce sont des cellules jeunes de tissu conjonctif qui infiltrent les parois bronchiques, les nodules péri-bronchiques, la périartère, les espaces interlobulaires. Plus tard elles se transforment en tissu conjonctif, adulte, fibreux, rétractile et déterminent l'*atrophie scléreuse* du poumon qui s'accompagne toujours de dilatation bronchique. Parfois la broncho-pneumonie se termine par *caséification* : il y a alors association des bacilles de Koch aux agents pathogènes de la pneumonie lobulaire.

e. *Répartition des lésions.* — Les lésions broncho-pneumoniques se répartissent habituellement comme nous venons de l'indiquer, par foyers espacés séparés par des portions saines : c'est la forme *mamelonnée*.

Parfois la lésion occupe d'emblée un grand nombre de *bron-*

chioles de façon à provoquer une asphyxie rapide. Dans ce cas les lésions pulmonaires sont peu marquées : c'est la *bronchite capillaire*.

Enfin la lésion peut se concentrer dans un territoire limité à un lobe ou une portion de lobe. Les différents lobules envahis rapidement à côté les uns des autres forment un bloc d'hépatisation qui rappelle la pneumonie lobaire. C'est la *broncho-pneumonie pseudo-lobaire* ou à *noyaux confluents*.

2° Symptômes. — D'une façon générale, la broncho-pneumonie doit se juger plutôt d'après ses symptômes généraux et ses troubles fonctionnels que d'après ses signes physiques. Il n'y a pas en effet parallélisme entre les uns et les autres, parce que des lésions étendues peuvent être centrales, parce que des lésions superficielles très perceptibles à l'auscultation peuvent être limitées et sans grand retentissement. Les lésions mécaniques, peu sensibles à l'examen, jouent aussi un rôle dans la dyspnée. L'infection qui ne se mesure pas toujours à la gravité des lésions locales provoque à son tour des discordances symptomatiques.

Les oblitérations des petites bronchioles, en arrêtant le courant d'air qui brasse les liquides accumulés au delà, masquent les signes stéthoscopiques.

Les symptômes varient enfin suivant la forme anatomique de la maladie.

Nous rappelons la division en broncho-pneumonie à forme mamelonnée, à forme de bronchite capillaire, à forme pseudo-lobaire.

A. FORME MAMELONNÉE. — Nous distinguerons des troubles fonctionnels, des signes physiques, et nous ferons ressortir la marche spéciale de cette forme de broncho-pneumonie.

a. *Troubles fonctionnels.* — Dans la convalescence d'une rougeole, un enfant est pris d'un redoublement de toux. Il devient inquiet, a de la dyspnée, sa température est montée à 39°, 39°,5. Cet état se prolonge plusieurs jours avec des rémissions matinales. Peu à peu il pâlit en même temps qu'une légère teinte cyanique envahit ses lèvres, ses ongles. La température oscille

autour de 39, de 39°,5, même de 40°. La toux est quinteuse,
pénible. L'enfant a de l'angoisse, il est assis sur son lit. Sa respiration s'accélère à 40, 50, 60 mouvements par minute. Souvent
elle présente le *type inverse* (BOUCHUT). La pause survient après
l'inspiration et c'est l'expiration qui semble commencer le mouvement respiratoire. Toutes les forces inspiratoires sont mises
en jeu. Le mouvement inspiratoire est actif, prolongé, accompagné de haussement d'épaules, de tirage sous-sternal, parfois
sus-sternal, de dépression des espaces intercostaux. Il est suivi
d'une pause, comme pour laisser à l'air qui a pénétré dans les
grosses bronches le temps de filer à travers les bronchioles
rétrécies ou oblitérées. Puis le relâchement des muscles inspi-
rateurs se fait, et l'expiration n'est plus qu'un phénomène
mécanique dû au retrait élastique de la poitrine, retrait
brusque et rapide comme celui d'un ressort détendu. Les ailes
du nez s'écartent soit au moment de l'inspiration, soit, et
c'est le cas le plus fréquent, au moment de l'expiration. Cette
situation peut se prolonger huit à quinze jours. Les forces
déclinent, la pâleur et la cyanose augmentent, la figure de
l'enfant se couvre de sueurs. La respiration devient superficielle et à une période avancée prend un type que j'appellerai
fœtal par analogie avec le rythme fœtal du cœur. Les mouvements respiratoires se succèdent sans interruption et sont égaux
en durée et en activité. Le pouls, qui dès le début était petit,
rapide, à 140, 160, monte à 180, devient filiforme, incomptable. Le cœur droit se dilate. L'engourdissement et la somnolence succèdent à l'agitation et au malaise. L'enfant qui
était d'abord assis (période de lutte), se couche (période de
défaite), gémit dès qu'on veut l'exciter et succombe enfin dans
le coma carbonique.

De temps à autre, des *paroxysmes passagers* viennent troubler cette évolution régulière. La température fait un saut de
1 à 2° en même temps que le cyanose et la dyspnée redoublent.
Au bout de vingt-quatre à quarante-huit heures, la maladie
reprend son allure habituelle.

Parfois c'est un *spasme laryngé* ou une *crise convulsive* qui
vient interrompre la monotonie du tableau.

Dans les cas à terminaison heureuse, les symptômes, au lieu de suivre la progression croissante que nous avons tracée, présentent une atténuation de plus en plus marquée. La somnolence disparaît, les couleurs reviennent, l'accélération de la respiration et du pouls diminuent, la température subit des oscillations plus marquées et fait sa défervescence non pas brusque comme dans la pneumonie, mais en escalier. Souvent la convalescence est entrecoupée de retours offensifs de la maladie.

b. *Signes physiques*. — Cependant, l'examen de la poitrine révèle au début des râles sonores, disséminés, puis sous-crépitants à une des bases. Peu à peu, on voit s'installer aux parties postéro-inférieures du poumon, d'abord d'un côté, puis de l'autre, un foyer de submatité, puis de matité complète avec augmentation des vibrations perçues pendant le cri. La respiration, d'abord obscure, devient soufflante. Le souffle léger se transforme, il apparaît dur, et prend même le timbre tubaire. Les râles sous-crépitants du début sont de plus en plus fins. On les trouve surtout à la limite de la zone soufflante. Celle-ci s'élève peu à peu, chassant devant elle les râles muqueux qui la couronnent. De temps à autre, paraissent d'autres foyers, en avant, latéralement, au niveau desquels on perçoit des râles fins et un peu de souffle, parfois simplement de la submatité ou du tympanisme avec respiration obscure. Ce sont, d'après C. de GASSICOURT, des congestions paroxystiques. Ces congestions sont discutables. L'apparition de râles fins peut tenir aussi bien à la désobstruction temporaire d'une bronchiole. Il suffit de se reporter au coryza pour se rendre compte de ces alternatives d'enchifrènement et de perméabilité qui arrêtent ou permettent le passage de l'air et avec lui la production des bruits stéthoscopiques. Ce qui le démontre bien, c'est que de l'aveu des partisans de la congestion paroxystique, les signes physiques se réduisent parfois à quelques râles, un foyer mobile de submatité alors que la fièvre et la dyspnée sont très marquées.

c. *Évolution*. — Souvent, il se produit de véritables *rémissions* dans l'évolution de la maladie : un bien-être relatif de deux à trois jours sépare les poussées successives de la broncho-pneumonie. Cette marche par poussées successives, par rechutes multiples, est un des caractères les plus intéressants de la broncho-pneumonie, qu'elle prolonge quelquefois pendant des semaines et des mois.

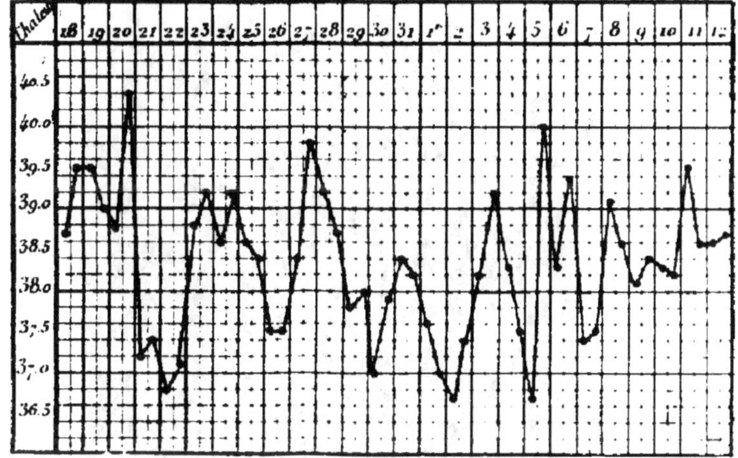

Fig. 46.

Broncho-pneumonie consécutive à la rougeole ; poussées successives.

Il se peut que la mort arrête cette évolution ou qu'elle soit interrompue au bout de deux à trois semaines par une guérison définitive, mais les retours offensifs sont la véritable caractéristique de l'affection. La radioscopie ou la radiographie peuvent parfois permettre de suivre l'évolution des lésions comme il est facile d'en juger d'après les figures ci-jointes dues à l'obligeance de M. le docteur Destot.

B. BRONCHITE-CAPILLAIRE — La bronchite capillaire débute tantôt brusquement, tantôt progressivement. Dans certaines épidémies, elle est *primitive*. Le plus souvent elle est *secondaire* comme la broncho-pneumonie. Elle se caractérise localement par l'apparition dans une grande étendue de la poitrine de râles sibilants et sous-crépitants fins, avec peu de signes de congestion ou d'hépatisation. La dyspnée est beaucoup plus marquée que dans la forme précédente. L'enfant est en imminence d'asphyxie. Il tombe rapidement dans la somnolence. La température est

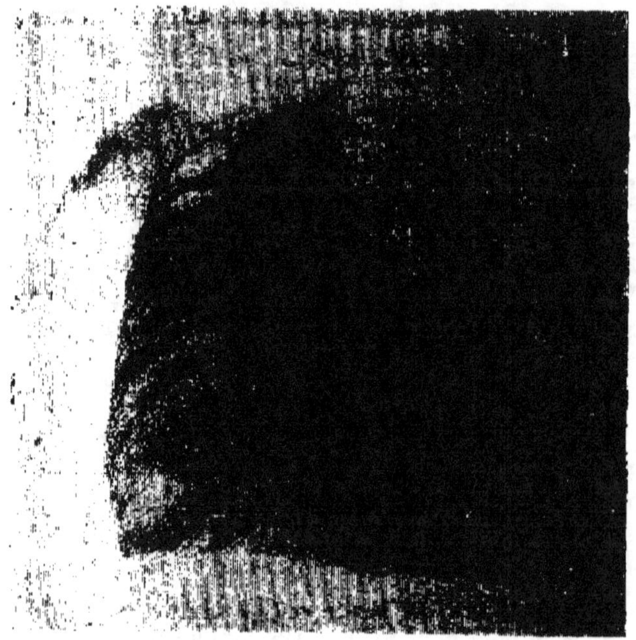

Fig. 47.

Radiographie due à l'obligeance de M. le docteur Destot. Broncho-pneumonie. On voit à gauche un foyer réservé en sombre sur la radiographie.

fixe et évolue autour de 39°.5 ou de 40°. La durée est de cinq à dix jours. La guérison est rare. Elle existe cependant et alors se traduit soit par une rétrocession rapide des signes de la bronchite capillaire, soit par la substitution au catarrhe suffocant de la broncho pneumonie ordinaire.

C. Broncho-pneumonie pseudo-lobaire. — La broncho-pneu-

monie broncho-lobaire débute comme la broncho-pneumonie à
noyaux disséminés ; mais, vers le quatrième ou le cinquième jour,
les signes stéthoscopiques prennent une fixité très nette ; on perçoit à l'une des bases, de la matité, du souffle tubaire, des râles

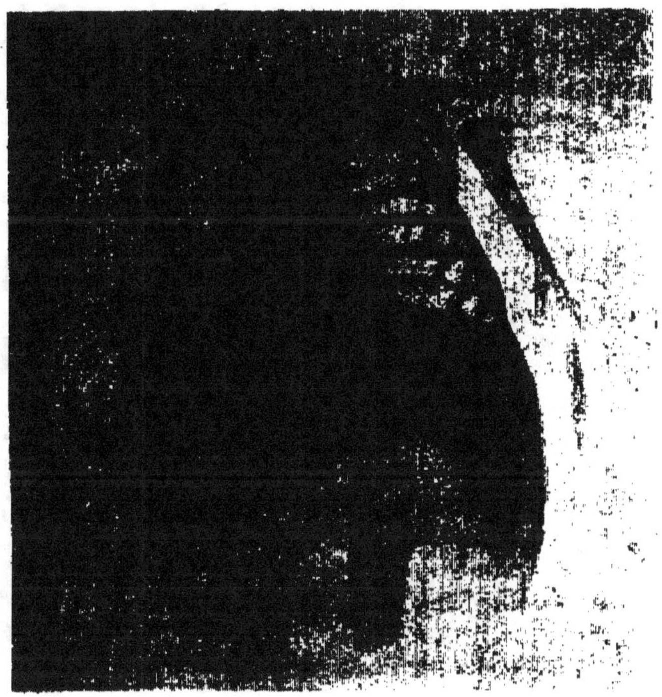

Fig. 48.
Le même foyer en voie de résolution.

crépitants qui augmentent peu à peu d'étendue, pendant qu'ailleurs se déclarent des signes de bronchite ou de congestion. Les
phénomènes généraux, fièvre, dyspnée, subissent moins d'oscillations que dans les cas ordinaires et tendent à se rapprocher de
ceux qui existent dans la pneumonie franche. L'oppression est
moins marquée, la figure plus colorée. La durée est de deux à
quatre semaines. La guérison est annoncée par la défervescence

progressive de la fièvre. Les signes physiques persistent encore longtemps après la disparition des troubles fonctionnels. Parfois, chez les tout jeunes enfants, l'affection suit une marche *suraiguë*, se rapproche de la pneumonie franche et tue en quelques

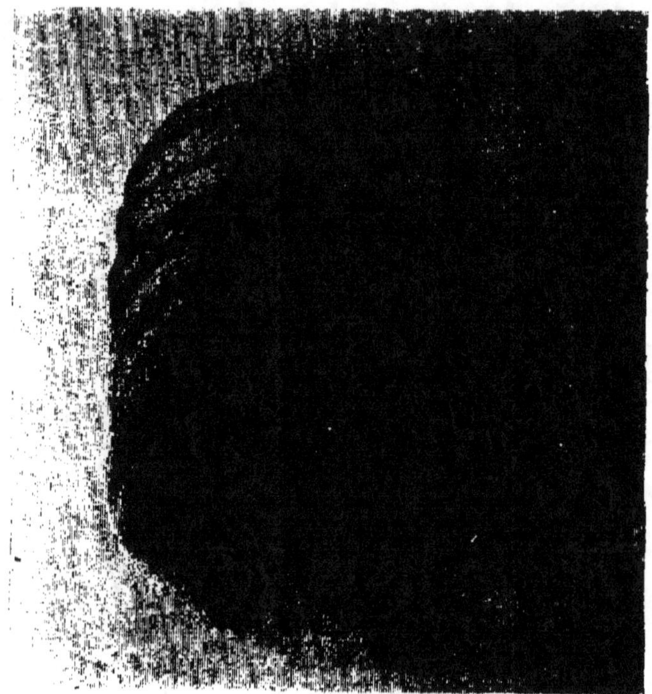

Fig. 49.
Le même foyer à une période très avancée de la résolution.

jours au milieu de la somnolence ou des convulsions, rappelant très exactement la pneumonie à forme cérébrale.

3° Étiologie. — La broncho-pneumonie est une affection de l'enfance. Elle est surtout fréquente dans les premières années. Au delà de six ans, les cas s'espacent, chez le vieillard elle redevient d'une observation courante.

Elle peut être *primitive* et succéder à une bronchite *a frigore*, surtout chez les enfants âgés de moins de deux ans. Le plus habituellement elle est secondaire.

Les affections qui y disposent le plus sont par ordre de fréquence :

La *diphtérie* qui agit surtout quand les fausses membranes tapissent le larynx et les grosses bronches. La trachéotomie est un agent puissant de broncho-pneumonie. La broncho-pneumonie apparaît du deuxième au sixième jour de la diphtérie.

La rougeole : la complication pulmonaire se montre au début dans certaines épidémies, et dans ce cas, l'exanthème sort mal, est comme flétri. Habituellement, la broncho-pneumonie paraît après la disparition de l'éruption.

La coqueluche : c'est à la période d'état que se montre la broncho-pneumonie, se révélant en outre de ses signes habituels par la diminution des quintes ou par l'association d'une toux de bronchite simple à la toux spécifique.

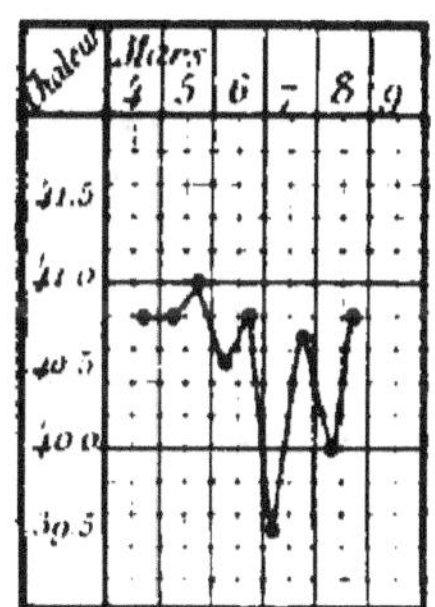

Fig. 55.
Broncho-pneumonie double à forme pseudo-lobaire.

Les *diarrhées infectieuses des nourrissons* (SEVESTRE).

La grippe.

On a signalé plus rarement chez l'enfant, la *fièvre typhoïde*, la *variole*, la *bronchite chronique* comme causes de la broncho-pneumonie.

La *tuberculose pulmonaire* peut s'associer avec cette affection.

La broncho-pneumonie affecte de préférence les enfants débiles, les rachitiques, les athrepsiés. Elle est plus fréquente à l'hôpital qu'en ville et affecte parfois une marche épidémique. Sa grande fréquence dans les salles d'hôpitaux s'explique par sa *contagiosité* qui a été affirmée pour la première fois par BARD[1] et confirmée depuis par GRANCHER, MOSNY.

---

[1] BARD, Lyon médic., 1889. — GONTIER, Th. de Lyon, 1888.

C'est là un des points les plus importants de l'étiologie, car elle a conduit à une prophylaxie efficace de la maladie.

4° Pathogénie. — La broncho-pneumonie, quelles que soient les conditions dans lesquelles elle éclate, est toujours provoquée par un mécanisme constant. Elle est due, en effet, à la pénétration dans les bronchioles et les alvéoles pulmonaires de micro-organismes tels que les streptocoques, les staphylocoques, les pneumocoques de FRIEDLANDER et de TALAMON-FRANKEL (WEICHSELBAUM, NETTER, MOSNY). Tous ces germes habitent les cavités buccales ou nasales à l'état de saprophytes, ou sont fournis par les milieux encombrés de l'hôpital. Les affections primitives qui conduisent à la broncho-pneumonie favorisent leur pénétration dans les profondeurs des voies respiratoires en « décapant » la muqueuse bronchique en même temps qu'elles exaltent leur virulence. La broncho-pneumonie est en somme une *affection secondaire*. On a même voulu établir un rapport entre la forme de la broncho-pneumonie et l'espèce microbienne qui l'a déterminée (MOSNY). C'est là une tentative prématurée.

Ce qu'il importe surtout de retenir de la pathogénie, c'est le mode d'action des différents germes pathogènes, provoquant l'infection successive de territoires éloignés les uns des autres. Pour bien saisir cette physionomie si spéciale de l'affection, il suffit de jeter un coup d'œil sur les téguments du patient. On voit souvent des fuliginosités des lèvres, des érosions, des ulcérations grisâtres à l'orifice buccal, nasal, des pustules d'ecthyma à la figure, des panaris torpides aux doigts, parfois des furoncles. Ces altérations sont provoquées par des germes analogues à ceux qui lèsent le poumon, et il suffit de voir comment les micro-organismes procèdent sous l'œil de l'observateur pour comprendre leur travail dans la profondeur. Lorsqu'une ulcération est cicatrisée, qu'une pustule d'ecthyma est desséchée, l'enfant réinocule une autre portion du tégument au moyen d'attouchements ou de grattage. L'inoculation se fait aussi d'une bronchiole à l'autre par les déplacements que subissent les sécrétions infectantes au moyen des quintes de toux. Il semble que la situation du broncho-pneumonique rappelle celle du *furonculeux* qui, à peine guéri d'un furoncle, en voit paraître un autre à distance du premier. On peut poursuivre la comparaison plus loin et assimiler la broncho-pneumonie pseudo-lobaire à un véritable *anthrax*. L'infection successive de différents lobules nous fait comprendre, mieux que la poussée congestive, les retours offensifs de la maladie. Elle rend compte aussi de la différence d'aspect des divers lobules envahis, les uns étant en résolution ou en suppuration, quand d'autres en sont encore à leur début, en état d'engouement ou d'hépatisation. La même notion a un corollaire thérapeutique, c'est la nécessité de désinfecter les bronches et les poumons comme on désinfecte les surfaces cutanées ou muqueuses accessibles, qui sont envahies par les colonies pyogènes.

5° Diagnostic. — La broncho-pneumonie peut être *latente*, quand elle accompagne la diphtérie ou succède à une trachéotomie.

On peut la confondre, suivant la forme qu'elle présente, avec une *bronchite généralisée*, avec une *pneumonie franche*, avec une *congestion pulmonaire*. Les conditions d'apparition, l'intensité des troubles fonctionnels, la marche rémittente et irrégulière de la maladie suffiront à établir le diagnostic. Il arrive parfois qu'une broncho-pneumonie, suite de coqueluche ou de rougeole, se transforme et aboutisse à la *caséification*. Dans ce cas, il y a association du bacille de Koch et des microbes de la broncho-pneumonie (DUFLOQ, MÉNÉTRIER) et il n'y a pas lieu de faire un diagnostic différentiel. Le problème consiste à reconnaître l'addition de la tuberculose.

6° Pronostic. — La mort est la règle chez les enfants âgés de moins d'un an. Elle est probable dans la seconde année. À trois ans elle survient trois fois sur quatre. Au-dessus de six ans une fois sur six (MOSNY).

Le rachitisme, l'athrepsie, l'épidémicité, le milieu nosocomial aggravent le pronostic.

La *diphtérie* donne lieu à des formes plus graves que la *rougeole*, celle-ci que la *coqueluche*. Les formes *primitives* sont moins redoutables que les formes *secondaires*. La *bronchite capillaire* tue plus fréquemment que les autres formes. La plus bénigne est la *broncho-pneumonie mamelonnée*.

Certaines complications modifient le tableau symptomatique. Les *convulsions* répétées ou tardives sont très redoutables. On a signalé la *gangrène pulmonaire*, coïncidant généralement avec le *noma*, le *pneumothorax*, l'*emphysème sous-cutané*, ce dernier sans grand danger par lui-même.

La broncho-pneumonie sortie de la phase aiguë peut aboutir à la *caséification* ou à la *forme chronique*. Celle-ci est rare. Elle se traduit par les symptômes de la *sclérose pulmonaire* avec *dilatation bronchique* et rétraction de la paroi thoracique. Elle est compatible avec une santé relativement bonne et aboutit plus tard à de l'asystolie pulmonaire, à moins que des phénomènes d'intoxication dus à la résorption de produits bronchiques putrides, n'entraînent un état d'hecticité qui rappelle la physionomie des tuberculeux excavés. Habituellement, les formes traînantes de la broncho-pneumonie doivent être tenues pour suspectes. LANDOUZY et QUEYRAT avaient même admis la nature tuberculeuse de la broncho-pneumonie commune, dont ils faisaient une forme spéciale à l'enfance, de la tuberculose prégranulique. C'était l'exagération d'une idée juste qui s'applique surtout aux broncho-pneumonies à marche lente et prolongée.

7° Traitement. — Le traitement comprend la prophylaxie et la thérapeutique proprement dite.

A. PROPHYLAXIE. — BARD avait proposé pour les rubéoliques la création de petites salles et la séparation des cas simples et des cas compliqués de broncho-pneumonie. On éviterait ainsi l'énorme mortalité qu'ont déterminée pour les rubéoliques, les diphtériques, l'isolement d'avec les autres malades et leur accumulation dans une même salle, accumulation qui multiplie les infections secondaires et les échanges morbides.

GRANCHER et SEVESTRE ont également insisté sur l'isolement et ont ajouté une notion nouvelle, l'*antisepsie* appliquée au sujet lui-même (bains répétés, lavage de la bouche avec des solutions boriquées) en même temps qu'aux objets qu'il touche (désinfections des objets de literie, des produits de sécrétion, aération assurée). A ces moyens, RENAULT (Ac. de méd. 1896) propose d'ajouter le bain chaud de 36 à 38°, répété en cas de bronchite. On éviterait ainsi l'extension de l'inflammation aux bronchioles.

B. **THÉRAPEUTIQUE.** — L'indication principale est de soutenir les forces du patient, de modifier les processus congestif et inflammatoire, de combattre l'encombrement des bronches et de faire l'antisepsie des voies respiratoires.

a. *Alimentation*. — La broncho-pneumonie, s'accompagne toujours d'une grande dépression des forces. Il faut donc éviter toute médication qui agirait dans le même sens, et en particulier les émissions sanguines, l'usage du tartre stibié, celui des sédatifs tels que l'opium et la belladone. Dès le début, il faut se préoccuper d'alimenter le patient en lui donnant du lait, du bouillon, de l'alcool sous forme de potion de Todd, du thé au rhum, du vin d'Espagne.

La quantité d'alcool ne doit pas dépasser 10 à 30 grammes par jour suivant l'âge. On peut donner aussi de l'extrait de quinquina à la dose de 1 à 2 grammes *pro die*, ou quelques cuillers à café de vin de quinquina.

La quinine (10 à 30 centigrammes par jour) agit à la fois comme tonique, antithermique et antiseptique.

b. *Révulsion*. — Rejeter le *vésicatoire* qui n'a qu'une action limitée et qui est douloureux. User de *larges cataplasmes de farine de lin saupoudrés de farine de moutarde*, renouvelés 3 à 6 fois par jour, de *ventouses sèches* dans les moments de paroxysme congestif, de *badigeonnages à la teinture d'iode*, mais surtout de *bains sinapisés* d'une durée de cinq à dix minutes, à 35°, élevés rapidement à 37°, 38°, et renouvelés 4 ou 8 fois par jour. On a ainsi une révulsion considérable, en même temps qu'une stimulation des centres nerveux, une ampliation des mouvements respiratoires, un retour de la toux active, détachant les mucosités. Le bain sinapisé peut être employé dès le début, en tous cas, il doit être utilisé dès que la dyspnée est intense. Si le contact de l'eau sinapisée devient douloureux, ce qui arrive après 15 à 20 bains, on le remplacera par le *drap mouillé*, dont l'application sera de dix à vingt minutes et qu'on renouvelle dans la même proportion. Il agit comme sédatif nervin, tonique et régulateur de la respiration. On peut aussi lui substituer le bain chaud simple suivant la méthode de Rexaut.

c. Vomitifs et expectorants. — C'est l'ipéca qu'on doit employer de préférence : 30 grammes de sirop avec 30 centigrammes de poudre de racines, à prendre par cuillers à café de cinq en cinq minutes jusqu'à vomissement. La plupart des auteurs recommandent de faire vomir tous les jours ou tous les deux jours.

L'ipéca agit en désobstruant les bronches et en produisant l'anémie pulmonaire. A l'ipéca on ajoute une portion avec 5 à 15 centigrammes de kermès par jour. L'oxyde blanc d'antimoine est d'une efficacité douteuse. L'ipéca et le kermès doivent être abandonnés si l'affaiblissement est prononcé, car ils provoquent des troubles digestifs (diarrhée, nausée) et une dépression passagère. On les remplacera par le jaborandi (infusion de 2 à 4 grammes de feuilles) qui favorise la fluidification des crachats. Le jaborandi est mieux toléré que son alcaloïde, la pilocarpine, 1 à 5 milligrammes par jour, qui provoque, plus que la plante mère, les sueurs abondantes et la dépression.

Dans la période d'asphyxie, on use encore des inhalations d'oxygène.

d. Antisepsie des voies respiratoires. — C'est l'indication la plus difficile à réaliser. Les lavages, les irrigations de la bouche, du gosier, du nez ne peuvent avoir qu'une action préventive. Quand l'ennemi est dans la place, on est réduit à essayer d'agir contre les réinfections au moyen d'inhalations d'eucalyptol, de thymol, de créosote, d'iodoforme dissous dans la térébenthine, de quinoléine. J'emploie habituellement les lavements créosotés, les suppositoire, à la créosote à la dose de 0.03 à 0,25 centigrammes par jour.

Il est important de pratiquer la désinfection broncho-pulmonaire non seulement pendant la période d'état d'une poussée broncho-pneumonique, mais surtout après. De même que dans le cours d'une furonculose à répétition, les lavages antiseptiques ne combattent que médiocrement la lésion effectuée, de même il ne faut pas espérer modifier l'évolution d'un nodule péri-bronchique; mais ce qu'on doit viser, c'est, à la phase de résolution, de prévenir les réinoculations par les sécrétions bronchiques qui persistent plus ou moins. Il ne faut donc pas abandonner le traitement antiseptique dans les moments d'amélioration et continuer le traitement de la broncho-pneumonie même quand elle paraît guérie.

ARTICLE III

TUBERCULOSE PULMONAIRE

La tuberculose pulmonaire n'est que la localisation prédominante ou exclusive sur le poumon de la tuberculose, qui dans ses formes chroniques aussi bien que dans ses formes aiguës, peut s'étendre à d'autres organes. Cette diffusion est d'autant plus marquée que le sujet est plus jeune.

1° Etiologie. — La tuberculose pulmonaire succède à l'inhalation de poussières ou d'air renfermant des bacilles tuberculeux qui se trouvent naturellement portés dans les voies respiratoires, mais elle se montre aussi comme la forme préférée de toute infection tuberculeuse, quelle qu'en soit la voie d'entrée. Chez l'enfant, cette tendance de la tuberculose à frapper avant tout le poumon (loi de Louis) est moins marquée que chez l'adulte, d'autres organes comme les ganglions trachéo-bronchiques sont toujours intéressés dans le processus, parfois exclusivement, souvent d'une façon prédominante par rapport aux lésions pulmonaires.

Plus jeune est l'enfant, plus la tuberculose est diffuse, le poumon étant pris au même titre que les ganglions lymphatiques, la rate, le foie. Ce n'est qu'à partir de cinq ou six ans que la phtisie commune fait son apparition, que la tuberculose du poumon devient réellement locale. On constate bien chez les jeunes enfants des processus tuberculeux évoluant exclusivement dans le poumon ; mais il s'agit d'inflammations aiguë pneumoniques ou broncho-pneumoniques, dans lesquelles le bacille de Koch a été fixé dans le poumon par une lésion associée (broncho-pneumonie suite de rougeole, de coqueluche, de grippe, broncho-pneumonie primitive). Parfois c'est la pénétration brusque et massive d'un grand nombre de bacilles dans les voies respiratoires (communication d'un foyer ganglionnaire avec les bronches) qui provoque ces lésions aiguës qu'on peut reproduire expérimentalement par l'inhalation de cultures pures de bacille de Koch (STRAUS). En fait, chez les sujets très jeunes, les lésions tuberculeuses pulmonaires ont toujours une allure aiguë ou rapide, qui se poursuit en s'atténuant pendant une grande partie de la période infantile.

2° Anatomie pathologique. — Les lésions élémentaires de la tuberculose sont les mêmes chez l'enfant et l'adulte : *granulation grise* et *tubercule pneumonique* ou *infiltration tuberculeuse* avec leurs transformations qui aboutissent à la caséification. Histologiquement, ces deux formes de la tuberculose sont composées de follicules tuberculeux, présentant à leur centre une cellule géante, en dehors une zone de cellules épithélioïdes, plus loin une zone de cellules embryonnaires, qui tantôt envahissent les tissus voisins, tantôt subissent la transformation fibreuse. Les bacilles de Koch sont au centre, dans les cellules géantes, et la zone épithélioïde.

Les lésions tuberculeuses par leur répartition variable constituent plusieurs formes anatomo-cliniques de la maladie.

a. *Formes granuliques.* — Le poumon est criblé de granulations grises semi-transparentes qui se répandent aussi en d'autres organes. C'est la lésion qui correspond à la tuberculose aiguë généralisée, que nous avons décrite. Dans la forme diffuse chronique, il y a des granulations discrètes dans le poumon à côté de lésions plus avancées, tubercules crus, foyers caséeux, dans les poumons, les ganglions, la rate. Même dans la granulie aiguë, il y a ordinairement une lésion ancienne, adénopathie, qui a été le point de départ de l'infection bacillaire.

b. *Formes pneumonique* et *broncho-pneumonique*. — Elles sont très fréquentes chez les jeunes enfants : tantôt c'est un lobe ou une grande partie d'un poumon qui est envahie par l'inflammation tuberculeuse et représente un bloc hépatisé, gris, puis jaune marbré, tantôt on trouve l'apparence générale de la broncho-pneumonie, emphysème des sommets et des bords antérieurs, zones d'atélectasie, bronchiolite purulente, mais les noyaux d'hépatisation sont semés de granulations ou caséeux. Dans d'autres cas, à côté des foyers avancés, on trouve de petites grappes de nodules péri-bronchiques tuberculeux. Quelle est la part respective du bacille de Koch et des autres agents de la pneumonie et de la broncho-pneumonie (pneumocoque, pneumobacille, streptocoque, etc.) dans ces lésions complexes, la question est discutée, les uns admettant que l'inflammation proprement dite relève des microbes ordinaires (Duflocq et Ménétrier, Mosny, Aviragnet), que le bacille de Koch produit la tuberculisation ou la caséification des zones enflammées, d'autres (Grancher et Hutinel, Straus), que le bacille de Koch suffit à provoquer toutes les lésions inflammatoires et nodulaires, bien qu'il puisse entrer en association avec les autres microorganismes.

c. *Forme ulcéreuse.* — Ce sont les lésions de la phtisie commune chez l'adulte. Le sommet est transformé en un bloc fibreux avec adhérences pleurales ou occupé par une caverne. Au-dessous se voient des tubercules en voie de ramollissement, à la base, des nodules péribronchiques ou des granulations récentes. Les cavernes se trouvent exceptionnellement avant six ou huit ans. Tantôt elles se forment rapidement, par la fonte d'une masse caséeuse, dans la pneumonie ou la broncho-pneumonie ; elles sont alors volumineuses, et occupent la base aussi bien que le sommet ; tantôt elles succèdent à un processus plus lent, comprennent des petites loges communiquant les unes avec les autres ou se réduisent en une seule cavité à parois anfractueuses, avec des brides vasculaires en relief sur ses parois ou même détachées de celles-ci (Rilliet et Barthez).

Les formations fibreuses, les scléroses du sommet, les parois denses des cavernes sont beaucoup plus rares chez l'enfant dont le tubercule, quelle que soit la forme des lésions produites, a une tendance plutôt caséeuse que fibreuse.

Les ganglions trachéo-bronchiques sont volumineux, farcis de tubercules ou caséeux. Les autres lésions secondaires de la tuberculose pulmonaire n'ont rien de particulier à l'enfance (pleurésie, bronchites, dilatations bronchiques, etc.).

3° Symptômes. — Nous avons déjà, à propos de la tuberculose aiguë, décrit les symptômes de la forme *granulique*. Nous décrirons ici les formes pneumoniques, broncho-pneumonique et chronique commune.

a. *Forme pneumonique*. — La forme pneumonique est rare dans la première enfance. Elle se voit à partir de sept ou huit ans et ne présente rien de spécial. C'est une pneumonie qui s'accompagne de températures irrégulières, d'un amaigrissement rapide, qui n'aboutit pas à la défervescence classique ou qui, après une fausse défervescence, reprend son cours. La mort arrive au bout de quelques semaines dans les cas aigus. Le processus prend parfois une marche plus lente, le foyer pneumonique se ramollit, des signes cavitaires paraissent, et le sujet meurt avec de la fièvre hectique, au bout de deux ou trois mois ; plus rarement, la maladie passe à l'état chronique.

b. *Forme broncho-pneumonique*. — La forme broncho-pneumonique ressemble à la broncho-pneumonie simple. Elle se voit surtout au-dessous de cinq ans. Elle est aiguë ou subaiguë.

Dans le cours d'une coqueluche, à la suite d'une rougeole apparaissent de la dyspnée, de la pâleur avec cyanose des lèvres et des extrémités, une élévation de température avec oscillations de 1 2 à 1 degré du matin au soir.

La poitrine présente des râles sonores diffus et des foyers de râles muqueux ou sous-crépitants fins avec submatité et souffle. Comme l'a indiqué C. de Gasstcourt, ces signes physiques subissent des variations d'un jour à l'autre : le souffle et les râles disparaissent, reviennent, se déplacent. La maladie marche avec quelques arrêts courts (un à deux jours) et aboutit à la mort par consomption progressive au bout d'un mois à six semaines.

Parfois, la marche est ralentie. Une lésion fixe soit au sommet, soit à la base, car la tuberculose infantile n'a pas de prédilection pour le sommet comme celle de l'adulte, succède aux signes de la broncho-pneumonie. C'est de l'induration, suivie d'excavation. La fièvre subcontinue du début fait place à la fièvre hectique, la phtisie se prononce, et le sujet meurt en quelques mois. C'est la *forme galopante de la phtisie*.

c. Forme chronique commune. — Elle survient lentement, comme chez l'adulte, à la suite d'une pleurésie, d'une péritonite tuberculeuse, d'une adénopathie latente, de bronchites successives. Elle complique parfois secondairement la sclérose pulmonaire avec dilatation bronchique.

Dans d'autres cas, elle succède à une spléno-pneumonie (GRANCHER), à une broncho-pneumonie aiguë ou subaiguë.

Dans sa forme chronique, la tuberculose pulmonaire chez l'enfant se voit surtout à partir de six ou huit ans. Elle est généralement mieux tolérée que chez l'adulte. On observe

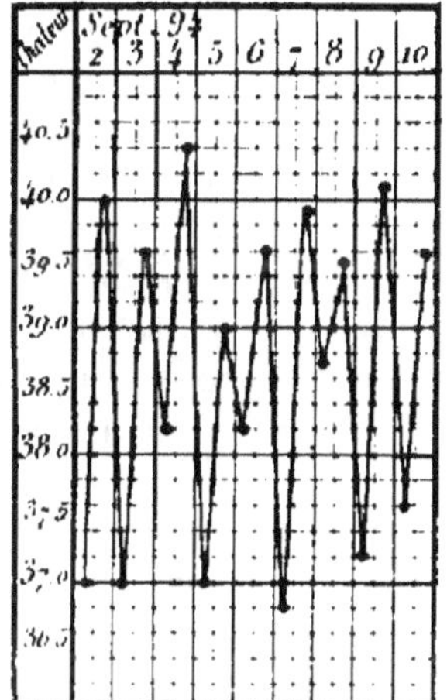

Fig. 54.
Tuberculose ulcéreuse.
Fièvre hectique.

tous les types fébriles que l'on a décrits chez ce dernier[1] : fièvre rémittente régulière, irrégulière, fièvre à grandes oscillations, fièvre continue lors des poussées aiguës, état subfébrile. J'ai constaté chez l'enfant comme chez l'adulte[2] de la fièvre intermittente bénigne, signalant le début de l'affection, et ne s'accompagnant d'aucun trouble fonctionnel sérieux. L'apyrexie est commune, et cela non seulement avec des lésions d'induration, mais avec des manifestations ulcéreuses. J'ai décrit comme particularité

---

[1] Voy. ROUSSY, *Étude clinique de la température des tuberculeux*, Th. de Lyon, 1891.

[2] WEILL, *Province médic.*, 1891.

assez rare chez l'enfant, une susceptibilité particulière au froid, telle que lorsqu'il quitte son lit ou passe d'un milieu chaud dans un milieu froid, il présente une sensation de refroidissement avec abaissement notable de la température périphérique. En une demi-heure celle-ci baisse de 12 à 15°. La température centrale elle-même diminue de 1 à 2°. Il y a en même temps cyanose de la face et des extrémités, augmentation de volume de la rate, albuminurie, hyperglobulie. Tous ces phénomènes sont passagers et se produisent par périodes Ils se montrent aussi bien au début qu'à une période avancée de la maladie[1].

En général, les réactions nerveuses sont limitées chez les enfants tuberculeux. J'ai observé, mais bien plus rarement que chez l'adulte, l'hémihyperesthésie profonde, musculaire, osseuse, articulaire, qui existe chez ce dernier 4 fois sur 10[2]. De même, rares sont les douleurs spontanées, rongeantes des membres inférieurs, les symptômes traduisant l'éréthisme, palpitations, toux fréquente, émétisante. La toux quinteuse, coqueluchoïde, suivie de vomissements, existe chez l'enfant, mais en rapport avec l'adénopathie trachéo-bronchique.

On a signalé la rareté des congestions, des hémoptysies : on les observe, mais dans une proportion bien moindre que chez l'adulte. Nous avons cependant vu plusieurs hémoptysies terminales foudroyantes.

En résumé, les phénomènes généraux et fonctionnels sont moins marqués chez l'enfant. La figure est pâle, bouffie, rappelle celle des chlorotiques ou des albuminuriques.

Les signes physiques n'ont rien de spécial, si ce n'est que les phénomènes cavitaires n'ont pas la même valeur que chez l'adulte (Rilliet et Barthez, Roger, C. de Gassicourt, Grancher). Des cavernes réelles existent sans souffle caverneux et gargouillement et ces signes, par contre, peuvent se montrer en l'absence de toute géode. La première circonstance résulte de ce que la partie

---

[1] Weill, *Un syndrome particulier chez les enfants tuberculeux.* Lyon médical, 1894.

[2] Weill, *Troubles nerveux chez les tuberculeux.* Revue de médecine, 1893.

excavée est mal aérée, soit parce qu'une grosse bronche qui y aboutit est comprimée, soit parce que la région pulmonaire correspondante est immobilisée par une symphyse partielle pleuro-pulmonaire à développement rapide. Quant aux signes pseudo-cavitaires, ils relèvent du même mécanisme que chez l'adulte. En plus l'adénopathie trachéo-bronchique transmet parfois les bruits des grosses bronches avec une singulière facilité. Enfin, les cavernes tuberculeuses infantiles existent aussi bien à la base qu'au sommet, ce qui augmente les difficultés d'interprétation.

La tuberculose chronique se montrant surtout à partir de six ans, on peut toujours obtenir que les enfants expectorent dans un crachoir et rechercher le bacille de Koch.

Enfin, en cas de doute, dans les formes apyrétiques, on est autorisé à faire une injection de tuberculine.

La marche de la tuberculose pulmonaire chronique est lente, progressive. Une rougeole, une coqueluche, une grippe, en précipitent le dénouement ; parfois, c'est la fièvre hectique qui s'allume, ou une complication, pneumothorax, hémoptysie, qui emporte le patient.

4° Diagnostic. — Le diagnostic de la *pneumonie tuberculeuse* est difficile, car la pneumonie franche chez l'enfant s'accompagne facilement d'oscillations thermiques qui seraient caractéristiques de la forme tuberculeuse chez l'adulte.

Celui de la *broncho-pneumonie tuberculeuse* est tout aussi obscur. Une broncho-pneumonie primitive doit être tenue pour suspecte. Pour les formes secondaires, on en est réduit à tenir compte des antécédents, des tuberculoses collatérales (adéno-pathies externes ou profondes).

La *tuberculose chronique* se confond surtout avec la broncho-pneumonie chronique accompagnée de dilatations bronchiques : état général mauvais, signes cavitaires, sont communs aux deux affections. L'expectoration matinale abondante, l'absence des bacilles dans les crachats, sont caractéristiques de la broncho-pneumonie. On s'appuiera sur les mêmes recherches dans le cas d'émaciation due à une *pleurésie purulente chronique*. Les *pleurésies en résolution* donnent aussi naissance à des signes pseudo-cavitaires, mais sans altération de l'état général.

5° Pronostic. — Les formes aiguës et subaiguës sont fatales à brève échéance. Les formes chroniques limitées sont suscep-

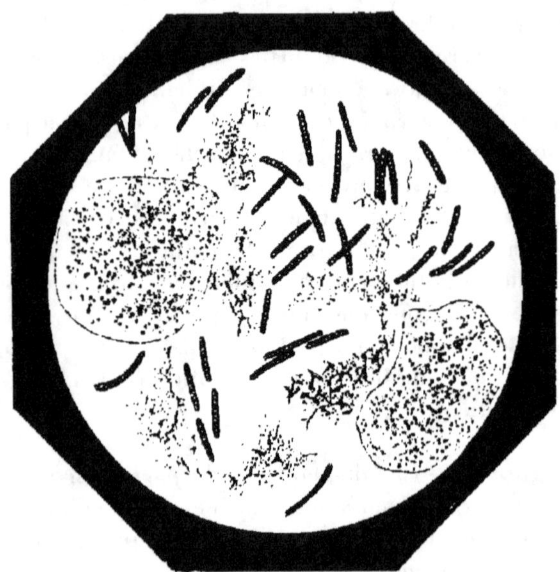

Fig. 52.

Préparation de crachats tuberculeux. La coloration n'est pas représentée sur cette figure. Dans la méthode de ZIEHL, les bacilles sont rouges et le fond de la préparation bleue (d'après J. COURMONT). Gr. = 1 200 D.

tibles de rester stationnaires et même de s'améliorer. Mais en général, la tuberculose a d'autant plus de tendance à s'étendre que le sujet est plus jeune.

6° Traitement. — Nous avons parlé de la prophylaxie à l'occasion de la tuberculose, maladie générale.

Signalons que les tuberculeux pulmonaires nous ont paru le

plus souvent exposés à des recrudescences au bord de la mer[1]. Les injections d'huile créosotée par la méthode de BURLUREAU ne seront employées qu'à titre exceptionnel, pour la même raison.

Il n'y a pas, mise à part la question des doses, de thérapeutique spéciale de la tuberculose pulmonaire infantile. L'huile de foie de morue, qui est bien tolérée, sera donnée largement dans les formes initiales ou apyrétiques. Dans les cas où dominent les quintes de toux, je conseille les inhalations de quinoléine (quelques gouttes dans de l'eau mise en ébullition dans un réchaud à esprit-de-vin) : ces vapeurs très sédatives se répandent dans toute la pièce et peuvent agir sur plusieurs enfants à la fois.

On s'adressera aussi aux applications révulsives.

Le tube digestif des enfants fonctionnant relativement bien, on sera sobre de médicaments dyspeptisants, opium, créosote à hautes doses, etc.

Une précaution utile est d'apprendre aux enfants à cracher, pour éviter la déglutition de bacilles. C'est un dressage qui est facile à obtenir.

ARTICLE IV

PLEURÉSIE

La pleurésie est une inflammation exsudative de la plèvre, dont les causes, quoique très variables, relèvent le plus habituellement d'une infection.

1" Étiologie. — La pleurésie est toujours consécutive à une lésion de voisinage ou à une maladie générale infectieuse. Souvent cette dernière, pour atteindre la plèvre, crée une localisation broncho-pulmonaire. Il est cependant des cas où l'affection initiale ne peut être discernée : on dit alors qu'il y a pleurésie primitive.

[1] Lyon possède un hôpital maritime, l'hospice Renée Sabran, à Gien.

La *pleurésie primitive* est relativement rare chez l'enfant, car relevant le plus souvent de tuberculoses locales, elle ne se montre comme les autres tuberculoses des séreuses, que dans la seconde moitié de l'enfance ou dans l'adolescence. Sur 46 cas de pleurésie, nous en n'avons observé que 17 de primitives, et sur ces 17 deux seulement au-dessous de cinq ans.

La *pleurésie secondaire* apparaît à différentes périodes de l'enfance : *chez le nouveau-né*, elle est liée à l'infection puerpérale et est habituellement purulente HERVIEUX). *Dans les premières années*, elle est en rapport avec les infections broncho-pulmonaires, pneumonie, broncho-pneumonie, bronchite, parfois avec l'ingestion d'un lait tiré d'un sein malade (BOUVERET, DAMOURETTE). Aussi est-elle particulièrement fréquente à cette période (SMITH), et, en raison de son origine, très souvent purulente.

Avec la scolarité débutent les maladies contagieuses, rougeole, scarlatine, coqueluche, grippe ; la pneumonie continue à sévir : ce sont encore les pleurésies purulentes qui dominent, soit qu'elles succèdent à la scarlatine dont les associations morbides ont presque toujours une tendance pyogène, soit qu'elles succèdent à la broncho-pneumonie rubéolique, grippale, coquelucheuse ou à la pneumonie, qui s'accompagnent tantôt d'épanchements séreux, tantôt d'épanchements purulents.

C'est à partir de huit à dix ans, que les pleurésies séro-fibrineuses font leur apparition à la remorque des tuberculoses latentes ou actives du poumon, des propagations tuberculeuses venues du péritoine, des poussées rhumatismales, des cardiopathies.

A tout âge la pleurésie peut avoir un point de départ accidentel : suppuration du pied (KOPLIK), otites suppurées.

Ces considérations nous expliquent que dans la répartition des pleurésies suivant l'âge, il y ait deux maxima : l'un dans les premières années, l'autre à la fin de l'enfance. Sur 46 cas observés chez des enfants âgés la plupart de deux à quinze ans, j'en compte 24 de dix à quatorze ans, 13 de six à dix ans, 9 de un à cinq ans.

Je ne puis parler de la fréquence relative de la pleurésie

dans les premières années n'ayant eu à traiter qu'un nombre restreint de sujets au-dessous de deux ans. Ma statistique n'est donc qu'en opposition apparente avec les chiffres de STEFFEN et d'ISRAEL qui placent le maximum de fréquence de un à cinq ans. Par contre, elle montre la prédominance numérique des pleurésies de la période terminale de l'enfance par rapport à sa période moyenne. Elle témoigne aussi de la tendance pyogène des pleurésies à mesure qu'on se rapproche de la naissance. Sur 9 pleurésies de un à cinq ans, nous en comptons 5 purulentes, 55 p. 100, sur 13 de six à dix ans, 4 purulentes, 30 p. 100, sur 24 de dix à quatorze ans, 4 purulentes : 16 p. 100.

Si nous répartissons nos cas en groupes étiologiques, nous trouvons :

17 pleurésies primitives dont 3 purulentes :
26 pleurésies secondaires dont 9 avec purulence se rapportant :

A la tuberculose	7 cas.			
A la pneumonie	7	— dont 3 avec purulence.		
A la broncho-pneumonie	4	—	— 2	—
A la scarlatine	2	—	— 1	—
A la coqueluche	2	—	— 1	—
A l'érysipèle	1	—	avec purulence.	
A la grippe	1	—		—
Au rhumatisme	4	— dont 1		—
A l'appendicite	1	—		—

Nous ne faisons pas mention des épanchements dans les cardiopathies ou les néphrites, leur caractère inflammatoire étant dans quelques cas discutable.

2° Anatomie pathologique.

— La pleurésie est sèche, séro-fibrineuse, purulente, hémorragique.

a. *Pleurésie sèche.* — La pleurésie sèche, associée à la pneumonie ou à la broncho pneumonie, se réduit à l'existence d'un voile fibrineux, déposé sur la plèvre au niveau de la zone pulmonaire enflammée. Elle n'a d'importance clinique, que quand elle existe au sommet, car elle signale des lésions tuberculeuses plus ou moins latentes et aboutit souvent à l'épaississement scléreux de la plèvre. Cependant dans les broncho-pneumonies qui passent à l'état chronique, on observe souvent une paroi pleurale épaissie et des dilatations bronchiques.

b. *Pleurésie séro-fibrineuse.* — La pleurésie séro-fibrineuse ne présente rien de particulier chez l'enfant. Elle siège le plus souvent à gauche, sauf dans sa forme rhumatismale ou dans ses associations à la tuberculose péritonéale, auxquels cas elle est habituellement double. Elle se résout en général avec une grande rapidité et bien qu'elle soit plus souvent que chez l'adolescent ou l'adulte indépendante de la tuberculose, elle constitue parfois un lieu d'appel pour les infections futures ainsi que l'a démontré CHARRIN.

Malgré l'aisance avec laquelle se résout la pleurésie séro-fibrineuse, elle peut cependant aboutir à une diminution de volume de la partie correspondante du thorax avec scoliose consécutive. C'est là un fait que nous avons remarqué à plusieurs reprises, et qui s'explique peut-être par un arrêt de développement momentané de la moitié du thorax lésé.

c. *Pleurésie purulente.* — La pleurésie purulente de l'enfant est remarquable par son origine souvent pneumococcienne. D'après NETTER, la pleurésie purulente de l'adulte relève 25 fois p. 100 du pneumocoque et 41 fois sur 100 du streptocoque. Chez l'enfant, cet auteur a relevé le pneumocoque 65 fois p. 100 et le streptocoque 16 fois p. 100. Quant au bacille de Koch, il a été noté 17 fois sur 100 chez l'adulte, 7 fois sur 100 chez l'enfant.

Les lésions pleurales sont les mêmes chez l'enfant que chez l'adulte : pus épais, crémeux, tirant sur le vert, dans la pleurésie à pneumocoques; pus séreux, mal lié, grisâtre, dans les autres formes; poumon atélectasié au niveau de l'épanchement et recouvert de fausses membranes. La collection purulente peut être enkystée soit dans une partie de la grande cavité pleurale, soit dans la loge interlobaire, soit dans la loge sus-diaphragmatique. Ce sont là des particularités du plus grand intérêt au point de vue thérapeutique. Parfois, comme nous l'avons observé, il existe à la fois un épanchement de la grande cavité et une pleurésie interlobaire isolée de la première ; de sorte que la pleurotomie n'apporte aucune modification aux phénomènes généraux. Enfin j'ai vu dans un cas une pleurésie séro-fibrineuse de la grande cavité évacuée par la thoracentèse, et plus tard une vomique purulente, résultant de la présence d'une pleurésie purulente interlobaire.

La pleurésie purulente peut être le point de départ d'infections qui se propagent tantôt sur les parties voisines, péricarde, péritoine, tantôt à distance, soit par le système lymphatique (j'ai vu deux fois un ganglion suppuré de la région sus-claviculaire dans des pleurésies purulentes à streptocoques, le pus ganglionnaire renfermant du streptocoque pur), soit par le système veineux, et en ce cas il se produit des métastases viscérales.

La pleurésie purulente peut devenir putride en cas de communication avec un foyer septique (gangrène pulmonaire).

d. *Pleurésies hémorragiques.* — Enfin l'épanchement est parfois hémorragique. STARK a signalé 2 cas de ce genre consécutifs à un rhumatisme infectieux. LEWIN 4 cas associés à de la broncho-pneumonie grippale.

3° Symptômes. — Nous admettrons des signes physiques et des symptômes fonctionnels.

A. SIGNES PHYSIQUES. — Ils varient suivant qu'il s'agit d'une pleurésie sèche, primitive ou secondaire à un épanchement, ou d'un épanchement proprement dit.

a. La *pleurésie sèche* n'a rien de spécial à l'enfance.

b. Dans les *pleurésies avec épanchement*, il existe entre l'adulte et l'enfant, des différences ou des nuances qui sont dues presque toutes à la parfaite élasticité de la cage thoracique, et à sa minceur. De là, résulte une conductibilité très marquée pour les bruits, les ébranlements et les chocs. Du côté de l'épanchement, la poitrine s'*immobilise* et se laisse distendre. La palpation reconnaît l'*arrêt de transmission de la voix*, chez les grands enfants, du *cri* chez le nourrisson. Lorsqu'il existe de gros râles sonores, on les perçoit souvent à la main, c'est un bon moyen de vérifier la non-transmission et il m'a permis dans un cas à symptômes réduits de faire le diagnostic.

J'ai souvent vérifié chez l'enfant un signe décrit par TRIPIER et Moutsset chez l'adulte. Il consiste dans une *sensation d'ondulation* perçue par une main appliquée perpendiculairement à la direction des côtes sur la partie latérale et inférieure du thorax pendant que l'autre main ébranle la collection liquide par des chocs successifs, en arrière, au niveau de l'épanchement.

Bard, sous le nom de *ballottement*, provoque une sensation de frémissement, rappelant celui d'un bloc de gélatine tremblotant, avec une seule main, les doigts écartés, imprimant à l'épanchement une série de chocs rapides. Ces deux signes me paraissent bien plus faciles à saisir chez l'enfant que chez l'adulte.

La *percussion* doit être superficielle, en cas d'épanchement modéré, car profonde elle ferait consonner le poumon. Elle révèle de la matité avec perte de l'élasticité, dans les collections de très petit volume. Aussi constitue-t-elle un signe de premier ordre, de beaucoup supérieur à l'auscultation. Le skodisme de la partie supérieure de la poitrine est plus marqué chez l'enfant que chez l'adulte.

Les résultats de l'*auscultation* sont parfois faussés. Les bruits intra-pulmonaires se propagent facilement aux parois. Dans beaucoup de cas, la poitrine étant immobilisée, la respiration est simplement obscure. Ailleurs, on perçoit le murmure vésiculaire, du souffle aigre, lointain, d'abord expiratoire, puis expiratoire et inspiratoire, du souffle caverneux plus fréquent chez l'enfant que chez l'adulte, des râles fins, sous-crépitants, caverneux. L'égophonie, la broncho-égophonie existent dans le jeune âge. Colrat a montré qu'en comprimant la base de la poitrine on pouvait faire varier chez l'enfant le siège de l'intensité du souffle, de l'égophonie, et même faire naître une égophonie qui n'existe pas spontanément. C'est encore là un résultat de l'élasticité et de la compressibilité de la cage thoracique.

D'une façon générale, on peut dire que les différentes parties du poumon sont plus solidaires chez l'enfant que chez l'adulte, et que les portions qui respirent et produisent des bruits, transmettent, plus volontiers chez l'enfant, ces bruits à la partie de la cage thoracique qui correspond à l'épanchement.

Dans la pleurésie purulente, on observe chez l'enfant comme chez l'adulte, pour peu qu'elle dure, l'œdème de la paroi et de la dilatation des veines superficielles.

Tout épanchement abondant à gauche dévie le cœur à droite en masse (BARD) et efface l'espace de Traube.

B. SYMPTÔMES FONCTIONNELS. — Ils diffèrent naturellement suivant la cause et la nature de l'exsudat, et les affections concomitantes.

a. *Pleurésie séro-fibrineuse.* — La pleurésie séro-fibrineuse présente les mêmes variations que chez l'adulte. Tantôt elle s'installe franchement, tantôt elle a une marche insidieuse. La température n'est jamais si élevée que dans la pneumonie, elle peut être subfébrile ou même faire défaut. Elle est souvent irrégulière quand la pleurésie est de nature tuberculeuse.

Les troubles sont variables. Parfois il y a de l'oppression, un point de côté, de la toux sèche ; parfois la pleurésie est latente et se réduit à une fébricule avec un peu de pâleur et de dépression des forces.

Dans la première enfance, on a signalé (SEVESTRE) une *forme méningitique* avec céphalée, délire, somnolence et même convulsions.

Il est rare que la pleurésie séro-fibrineuse passe à l'état chronique. La résorption se fait habituellement en deux ou trois semaines.

La pleurésie séro-fibrineuse peut s'associer à la pneumonie et dans ce cas évoluer très rapidement comme la pleurésie rhumatismale.

b. *Pleurésie purulente.* — La pleurésie purulente se traduit, outre ses signes physiques, par une fièvre qui est en rapport avec les qualités infectantes de l'épanchement.

On observe de nombreux types : fièvre intermittente à grandes oscillations, avec accès, sueurs profuses ; fièvre rémittente à oscillations moyennes ou courtes ; état subfébrile, fièvre à poussées irrégulières, apyrexie.

L'état général est en rapport avec la fièvre : pâleur, amaigris-

sement, sueurs, inappétence, dépression des forces ; mais souvent ces phénomènes sont peu marqués.

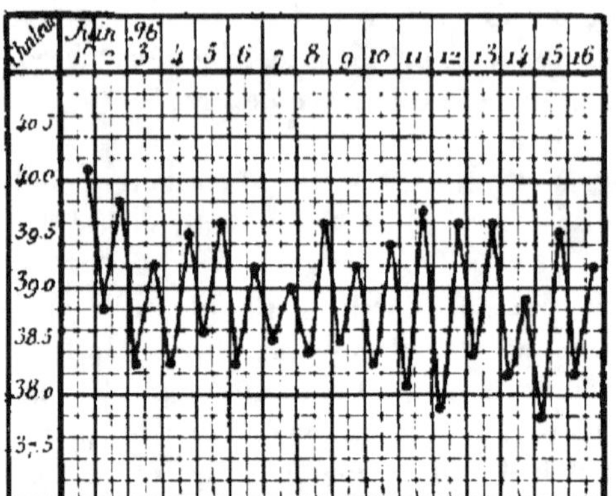

Fig. 53.
Pleurésie purulente à streptocoques.

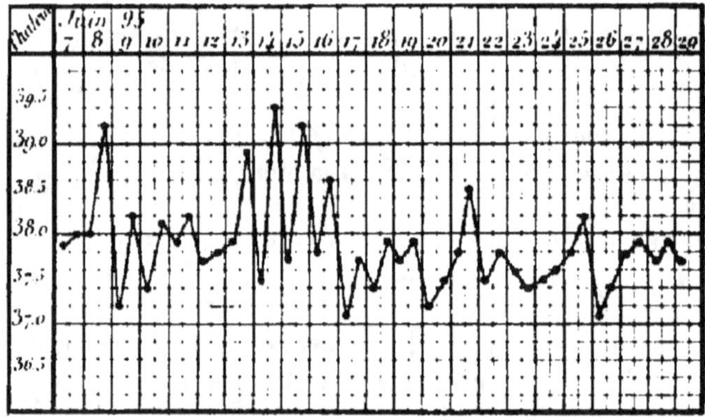

Fig. 54.
Pleurésie purulente à pneumocoques.

Les pleurésies infectantes, à évolution rapide, s'accompagnent de dyspnée, de cyanose, le plus souvent la pleurésie

purulente entraîne peu de retentissement du côté des fonctions respiratoires.

4° Marche. — La pleurésie purulente peut se *résorber spontanément*. Nous en avons observé un cas très net chez un enfant de trois ans qui présenta une pleurésie métapneumonique.

Rarement, elle se termine par *ramique* ou par *évacuation* lente et progressive à travers une fistule bronchique.

Dans quelques cas, il se forme un *abcès de la paroi pectorale*, généralement en avant, sous le mamelon, plus rarement sur le côté ou en arrière. Cet abcès décolle le tissu cellulaire et forme ainsi avec la collection pleurale une sorte de bissac. L'ouverture de l'abcès permet l'évacuation du liquide pleural, mais comme la fistule est à un niveau trop élevé, l'écoulement du pus est mal assuré, et en général, il faut intervenir aux lieux d'élection. J'ai vu cependant un enfant de quatre ans et demi qui présentait une fistule spontanée guérir assez rapidement.

Plus rarement encore, le pus prend la *voie abdominale*, fusant le long de la colonne à travers les piliers du diaphragme, et réalisant ainsi ce qu'on a appelé les *migrations insolites de l'empyème*, pour faire issue aux lombes, à l'arcade de Fallope.

5° Pronostic. — La pleurésie séro-fibrineuse guérit habituellement, sans laisser de suites, car plus souvent que chez l'adulte, elle est indépendante de la tuberculose. Cependant nous avons vu plusieurs fois une induration du sommet lui succéder à un intervalle de quelques mois ou de quelques années.

La pleurésie purulente a un pronostic qui dépend de conditions multiples. La forme pneumococcique est plus bénigne que la forme à streptocoques, sans qu'on puisse établir à cet égard de règle absolue.

La pleurésie des nourrissons est plus grave que celle de la seconde enfance.

Enfin, le pronostic dépend surtout de la rapidité de l'intervention.

D'une façon générale, la pleurésie purulente est plus bénigne chez l'enfant que chez l'adulte.

La pleurésie infantile laisse à sa suite une rétraction de thorax, surtout dans la forme purulente, un abaissement de l'épaule, une déviation de la colonne vertébrale. Tous ces phénomènes sont plus marqués chez l'enfant que chez l'adulte.

6° Diagnostic. — Le diagnostic comporte plusieurs problèmes : reconnaître la présence d'un épanchement, son siège, sa nature, son espèce.

a. *Diagnostic de l'épanchement.* — On peut confondre un épanchement liquide avec une *pneumonie*, une *spléno-pneumonie*, une *congestion pulmonaire*, une *caverne*, une *péricardite*, un *pneumothorax*. Nous avons vu en effet combien les signes physiques, malgré leur valeur habituelle, prêtaient de temps à autre à des erreurs. Les signes cavitaires que l'on constate soit au début de l'épanchement, soit à sa période de résolution, sont très significatifs à cet égard. Ils sont d'ailleurs plus souvent observés dans la pleurésie purulente, mais existent néanmoins dans la forme séro-fibrineuse. Dans tous les cas où nous avons eu un doute, le flot recherché par la méthode Tripier Moutsset et le ballottement, décrit par Baud, nous ont permis d'affirmer la présence du liquide.

La ponction exploratrice avec une aiguille fine ne donne pas nécessairement de résultats lorsque le liquide est épais, comme dans la pleurésie purulente. Elle n'est pas toujours inoffensive. J'ai vu un enfant de huit ans prendre une crise convulsive à la suite d'une ponction exploratrice faite au moyen de l'aiguille de la seringue de Pravaz.

La compression du thorax par la méthode de Colrat est aussi très précieuse, car elle précise singulièrement la valeur des signes d'auscultation.

Signalons enfin la manœuvre de Pins, qui permet dans les cas de péricardite avec épanchement et compression du poumon, de rétablir la respiration pulmonaire par la position genu-pectorale.

b. *Diagnostic du siège.* — L'épanchement peut occuper une

grande étendue de la cavité pleurale ou être limité. En ce cas, s'il siège à la base, son diagnostic est facile. S'il siège à la partie moyenne ou au sommet, la matité, l'abolition des vibrations limitées en un point du thorax, permettront d'y songer.

La *pleurésie interlobaire* ou *sus-diaphragmatique* n'a pour elle ni des signes physiques certains, ni la ressource de la ponction exploratrice. Le diagnostic se fait par exclusion. Parfois on a une légère bande de matité au niveau de l'espace interlobaire, parfois c'est une vomique qui éclaire la situation. Quelquefois, si le pus s'écoule à travers les bronches avec lenteur, l'enfant avale ses crachats. Si on soupçonne une pleurésie interlobaire, on peut faire le lavage de l'estomac et ramener un liquide purulent plus ou moins dilué.

Pour la pleurésie enkystée sus-diaphragmatique, on s'appuiera, en outre des signes généraux d'infection persistante, sur la matité et l'obscurité respiratoire à l'extrême base, l'immobilité de la partie inférieure du thorax et du diaphragme correspondants. Dans tous les cas de pleurésie enkystée, on pourra recourir à l'épreuve radiographique.

c. *Diagnostic de la nature.* — L'épanchement est-il purulent ou non ? On tiendra compte de l'âge : au-dessous de six ans, on trouve presque toujours du pus ; des conditions pathogéniques : un épanchement durable succédant à une pneumonie est presque toujours purulent ; de la durée : un épanchement qui dure plus d'un mois est rarement séro-fibrineux ; des phénomènes généraux plus marqués dans la pleurésie purulente, des troubles respiratoires plus nets dans la pleurésie séro-fibrineuse. La ponction exploratrice donnera toujours la solution.

d. *Diagnostic de l'espèce.* — La *pleurésie séro-fibrineuse* peut être la première manifestation d'un rhumatisme infantile. En ce cas, elle est double, évolue avec rapidité et s'associe souvent à une péricardite.

Elle peut accompagner une pneumonie, elle est peu étendue dans ce cas et se résorbe rapidement.

Elle est souvent l'indice initial d'une tuberculose ; il s'agit alors d'enfants un peu âgés, à antécédents héréditaires, présentant parfois des traces de tuberculoses locales, cicatrices ganglionnaires. L'examen attentif du sommet suivant la méthode de Grancher donnera d'utiles indications.

La *pleurésie purulente* est à pneumocoques, à streptocoques, pure ou mixte. Les caractères du pus que nous avons déjà signalés, l'examen bactériologique trancheront toute difficulté : mais en l'absence de cet examen, on tiendra compte d'une pneumonie antérieure. Il existe cependant de nombreux cas de pleurésie primitive à pneumocoques. Leur prédominance sur les autres espèces donnera des probabilités en leur faveur. La pleurésie à streptocoques se montre surtout dans le cours ou à la suite de la grippe, de l'érysipèle, de la scarlatine.

7° Traitement. — Le *traitement spécifique* n'est guère à mentionner que dans la pleurésie rhumatismale, justiciable du salicylate de soude.

Le *traitement symptomatique* dans la *pleurésie séro-fibrineuse* n'a rien de spécial à l'enfant. Soulager la douleur, combattre la fièvre, faire des applications révulsives, et en cas de dyspnée par épanchement abondant, faire la *thoracentèse*. Celle-ci doit être réservée aux cas exceptionnels, l'épanchement se résorbe d'habitude spontanément. Après sa disparition, veiller à la rétraction du thorax et pratiquer dans tous les cas une gymnastique préventive de la scoliose.

La *pleurésie purulente* peut être exceptionnellement abandonnée à elle-même. Le plus souvent il faut intervenir. Dans les formes infectantes avec état général mauvais, frissons, etc., on doit faire la *pleurotomie d'emblée*.

Dans les formes avec phénomènes généraux peu marqués, on peut avec G. de Gassicourt faire la *simple thoracenthèse* répétée de cinq en cinq jours. Nous avons vu une simple ponction faire disparaître la fièvre au bout de cinq jours. Si après 3 ou 4 ponctions, l'épanchement se reproduit, on s'adressera à la *pleurotomie*, suivie du drainage. Le *lavage*, en raison des accidents toxiques (par l'antiseptique utilisé) ou réflexes (convulsions, syncope, etc.) qu'il produit, doit être rejeté et limité aux formes infectantes et putrides de la pleurésie. Le pneumothorax consécutif à la pleurotomie se limite très rapidement dans la zone de l'incision, à condition que la pleurésie soit récente. Il est inutile en général de réséquer une côte pour permettre le placement du drain, sauf chez les très jeunes enfants.

Dans les *pleurésies anciennes*, on arrive nécessairement a pratiquer des *résections costales* (méthode d'Estlander) pour permettre l'accollement des parois de la collection purulente. Dans un cas j'ai fait faire la *décortication du poumon* (méthode Delorme). Le poumon, en effet, libéré d'une partie de sa coque fibreuse s'est développé, mais l'enfant est mort de shok.

La méthode du *siphon* vantée à l'étranger ne paraît pas présenter d'avantage sur la pleurotomie. Celle-ci nous a toujours donné des résultats rapides dans les cas récents.

La pleurésie purulente laisse toujours à sa suite une rétraction du thorax avec scoliose d'autant plus marquée qu'on intervient plus tard. Aussi conseillons-nous volontiers la pleurotomie d'emblée, dès qu'on a reconnu la présence du pus dans la plevre.

ARTICLE V

SPLÉNO-PNEUMONIE. MALADIE DE GRANCHER

Le *spléno-pneumonie* ou *maladie de Grancher*, ainsi que propose de la désigner QUEYRAT, est une affection peu connue au point de vue de sa lésion et de sa nature. Elle semble se montrer de préférence chez les tuberculeux. Sur trois cas que nous avons observés, deux sont morts tuberculeux au bout de un ou deux ans.

Le tableau habituel est celui d'une pleurésie, fièvre moyenne ou modérée, dyspnée, toux ; à une des bases de la poitrine, on constate de la matité, l'abolition des vibrations, de l'obscurité respiratoire, de l'égophonie, mais la ponction exploratrice ne ramène pas de liquide. La fièvre tombe au bout de quelques jours, et l'enfant paraît revenir à la santé, tout en gardant les signes physiques d'une pleurésie. Après un temps variable, une à plusieurs semaines, on perçoit des râles fins, et bientôt après un souffle tubaire. La maladie a simulé successivement une pleurésie, une congestion pulmonaire, une pneumonie. Mais quels que soient les signes physiques, il est remarquable de voir que, sauf la période initiale, il n'y a plus ni fièvre, ni symptômes fonctionnels. Il y a là un contraste très singulier.

Dans deux de mes observations, l'affection a duré plusieurs mois, avec rétablissement progressif de la santé générale.

Le diagnostic, difficile au début, est cependant vite posé, lorsqu'on a constaté l'absence du signe de Tripier-Mouisset, de Bard, ou que la ponction exploratrice a été négative.

Le traitement se borne à des procédés révulsifs.

ARTICLE VI

ADÉNOPATHIE TRACHÉO-BRONCHIQUE

Décrite par LEBLOND, RILLIET et BARTHEZ, l'adénopathie trachéo-bronchique a été l'objet d'une étude approfondie de la part de GUÉNEAU DE MUSSY et de son élève BARÉTY.

L'histoire clinique de cette affection n'est qu'une suite d'incidents pathologiques provoqués par l'action des ganglions malades sur les organes voisins. La connaissance de leurs rapports réciproques permet de comprendre et presque d'inventer les symptômes.

On peut distinguer trois groupes de glanglions (BARÉTY) :

a. Un *groupe pretrachéo-bronchique droit et gauche* qui côtoie le bord externe de la trachée et de ses premières branches de bifurcation. Ils sont en rapport avec la partie correspondante du conduit trachéo-bronchique, avec les gros vaisseaux de la base du cœur, aorte et ses branches de division, artère pulmonaire, avec les pneumogastriques et les récurrents, et à droite avec la veine cave supérieure.

b. Un *groupe sous-bronchique* situé entre la face inférieure des bronches et le bord supérieur du tronc postérieur des veines pulmonaires. Il est en rapport avec le plexus pulmonaire du pneumogastrique, le médiastin postérieur en arrière, en avant avec le péricarde et l'oreillette gauche.

c. Des *ganglions interbronchiques*, occupant l'angle de division des bronches jusqu'aux bronches de 4° ordre, et en rapport avec les divisions correspondantes de l'artère pulmonaire.

Les ganglions trachéo-bronchiques à l'état normal sont plongés dans un tissu cellulaire lâche qui les isole des organes voisins. S'ils sont le siège d'une inflammation, ils gênent ceux-ci mécaniquement par leur volume, ou contractent avec eux des adhérences qui les associent dans une même altération.

1° Étiologie. — L'adénopathie trachéo-bronchique est une affection du jeune âge. Les influences pathogènes qui s'exercent sur les voies respiratoires sont transmises avec une facilité remarquable aux ganglions lymphatiques de la région. Nous avons déjà montré que chez les jeunes sujets la circulation lymphatique broncho-pulmonaire était très active et expliquait cette solidarisation absolue entre les lésions du poumon et celles des ganglions médiastinaux. Plus tard, les réseaux lymphatiques s'oblitèrent progressivement et le ganglion lymphatique est lui-même dur, sclérosé, farci de particules charbonneuses.

G. de Mussy admettait que l'adénopathie trachéo-bronchique se développait à la suite de bronchites simples, de coqueluches, de rougeoles, d'angines. Il est possible que la relation soit exacte, mais ces adénopathies sont passagères et n'ont pas de sanction clinique, sauf les cas de suppuration.

Il est plus vrai de dire que les maladies à localisation lymphatique exclusive ou prédominante peuvent mettre en jeu la chaîne trachéo-bronchique au même titre que les ganglions d'autres régions (lymphadénie, leucocythémie ganglionnaire, etc.). Dans ces cas, l'adénopathie n'est qu'une représentation partielle de l'affection. Elle charge le tableau symptomatique, mais ne l'absorbe pas tout entier.

Sur le terrain de la clinique courante, et pour ce qui concerne les enfants, l'adénopathie trachéo-bronchique ne relève à peu près que d'une cause, la tuberculose. C'est elle qu'il faut accuser, chaque fois que des symptômes de lésion ganglionnaire péri-bronchique viendront à se manifester.

Les lésions observées au niveau des ganglions confirment cette manière de voir.

Les ganglions sont augmentés de volume : ils ont celui d'un haricot, d'une noisette, d'une noix. Le plus souvent distincts les uns des autres, ils sont parfois reliés par une périadénite et forment tumeur. A la coupe, ils montrent tantôt un fond gris rosé de tissu adénoïde reconnaissable, parsemé de granulations fines et transparentes, tantôt le tissu est franchement lardacé, tantôt enfin, il est caséeux ; la coque ganglionnaire est remplie d'une sorte de mastic jaunâtre qui s'enlève sans difficulté.

Le plus souvent, ces différents types se trouvent réunis chez le même sujet. Plus rarement, on trouve une véritable caverne ganglionnaire qui communique avec une bronche à travers laquelle elle s'est vidée ou avec un autre organe creux (veine, plèvre), etc.

Ce qu'il importe de considérer dans la recherche des lésions, ce n'est pas tant le volume du ganglion, ce n'est pas la phase d'évolution de son altération, ce sont ses rapports avec les organes voisins. On voit parfois de petits ganglions, adhérents aux nerfs, aux vaisseaux, les englobant dans un tissu fibreux et les comprimant à la façon d'une cicatrice. J'ai vu un enfant mourir d'un spasme de la glotte produit par un ganglion de petit volume qui avait altéré un des récurrents. La lésion a été reconnue histologiquement. C'est la périadénite qui est le danger de l'adénopathie trachéo-bronchique. C'est elle qui immobilise dans le contact du ganglion les organes importants du médiastin et permet, suivant l'évolution de la lésion tuberculeuse, la formation d'une sclérose ou d'un ramollissement caséeux qui atteint ces organes eux-mêmes. De là ces névrites, ces ouvertures des veines, des artères, des bronches, ces communications avec la plèvre, le péricarde, qui font éclater brusquement des symptômes graves ou rapidement mortels chez des enfants d'une santé relativement bonne.

L'adénopathie est souvent associée à la tuberculose d'autres organes. Chez l'enfant, elle est constante dans toutes les formes de tuberculose, granulie, méningite, dont elle est le point de départ le plus habituel. Quand l'enfant meurt par le fait de l'adénopathie elle-même, en cas de spasme de la glotte ou d'hémorragie, par ouverture d'une veine, la tuberculose ganglionnaire est la seule lésion prédominante, mais on trouve toujours une altération du poumon, quelquefois minime, d'une recherche délicate, mais en somme n'ayant aucune importance clinique. La loi de coïncidence fatale avec une lésion du poumon formulée par PARROT n'est plus admise : les exceptions sont rares, mais réelles.

2° Symptômes. — L'adénopathie trachéo-bronchique est dans l'immense majorité des cas une *affection latente*. Tous les enfants qui meurent tuberculeux la présentent, et cependant les symptômes qu'on lui attribue sont exceptionnels.

L'*adénopathie maladie* se traduit par des signes physiques, des signes fonctionnels, des symptômes généraux.

A. SIGNES PHYSIQUES. — Les signes physiques ne se montrent qu'exceptionnellement, quand les tumeurs ganglionnaires sont très volumineuses. G. de MESSY a signalé deux zones de matité, l'une en avant au niveau du manubrium sternal, l'autre en arrière dans la région inter-scapulaire au niveau des quatre premières vertèbres dorsales. C'est le seul signe appartenant à cette affection.

L'adénopathie volumineuse a pour effet de modifier la transmission des sons nés de l'arbre respiratoire et constitue ainsi une source d'erreurs pour l'appréciation des lésions pulmonaires. Tantôt elle renforce les bruits, tantôt elle les atténue.

Elle transmet directement à la paroi pectorale correspondante les bruits bronchiques et donne l'illusion d'un souffle tubaire et même cavitaire, là où il n'y a ni induration ni excavation du poumon. S'il y a des râles, ils prennent le timbre gargouillant, ce qui favorise encore mieux la confusion. RILLIET et BARTHEZ, C. de GASSICOURT ont signalé plusieurs faits de ce genre.

Une masse ganglionnaire comprimant une grosse bronche détermine le défaut d'aération d'un lobe ou d'un poumon, d'où suppression des bruits physiologiques et aussi des bruits pathologiques, quand les régions apnéiques sont lésées.

Ces influences de sens contraire exercées par les ganglions

trachéo-bronchiques sur la propagation des bruits pulmonaires n'ont pas une valeur symptomatique directe. Leur connaissance importe plus à l'étude des affections pulmonaires chez l'enfant qui sont ainsi entachées, dans l'expression de leurs signes physiques, d'une cause d'erreur, inconnue chez l'adulte. La consta-

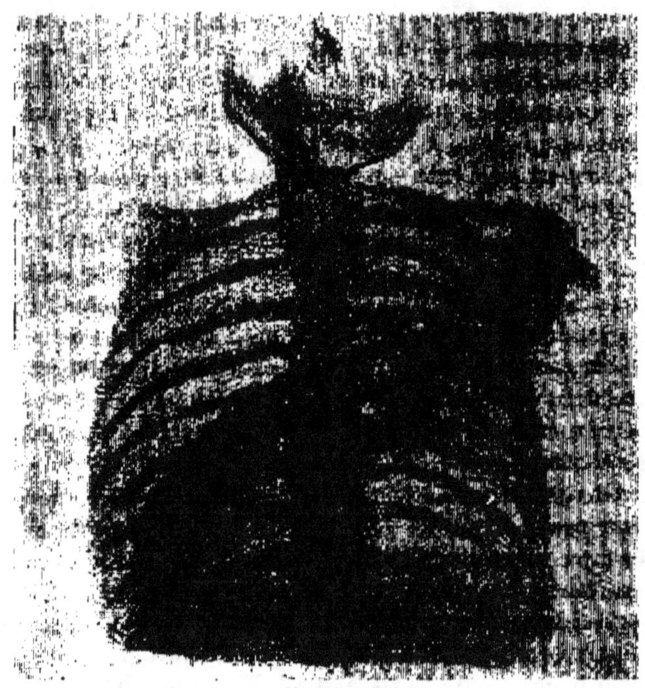

Fig. 55.
Radiographie due à l'obligeance de M. le docteur Destot.
Adénopathie trachéo-bronchique.

tation d'une caverne d'un sommet coïncidant avec un état général bon, avec l'apyrexie, doit faire songer à l'intervention d'une adénopathie. Un état général grave, coïncidant avec une simple obscurité respiratoire d'un poumon sans souffle ni râles, donne le soupçon d'une compression bronchique avec poumon altéré.

Enfin la radiographie comme le démontre la figure ci-jointe, permet quelquefois d'affirmer la présence de masses ganglionnaires dans le médiastin.

B. Signes fonctionnels. — Ils résultent des rapports des ganglions avec les organes voisins.

Les ganglions agissent par compression ou ulcération.

a. *Phénomènes de compression*. — La compression intéresse les bronches, les nerfs, les vaisseaux.

1° La *compression s'exerçant sur une bronche* détermine des symptômes que nous venons d'étudier.

2° *La compression du pneumogastrique et des récurrents* provoque :

Des quintes de toux coquelucheïde rappelant celles qui se montrent à la période de début ou à la phase terminale de la coqueluche. Elles diffèrent de la coqueluche vraie par l'absence d'érosion du filet lingual. La reprise n'est pas nette. L'accès se termine parfois par des vomissements, mais jamais il n'y a projection de glaires se faisant à la fois par la bouche et les narines. Si on ausculte avant la quinte, on n'observe pas les râles qui indiquent chez le coquelucheux vrai l'abondance des sécrétions. Jamais dans la toux coquelucheïde, on ne rencontre l'éternûment qu'on voit si souvent associé d'une façon plus ou moins marquante à la quinte de coqueluche vraie.

Des accès de laryngisme, de spasme de la glotte avec respiration bruyante, cornage, tirage sus et sous sternal. Le diagnostic avec le croup est en général facile. L'accès de laryngisme ne s'accompagne pas de la présence de fausses membranes dans le pharynx, fait habituel dans la diphtérie, sauf dans les cas assez rares de croup primitif. Le spasme de la glotte peut être assez intense pour amener la mort immédiate.

Des accès de pseudo-asthme, avec cyanose plus ou moins marquée.

On a attribué à la compression nerveuse des *troubles du rythme cardiaque, de la tachycardie, des syncopes*.

3° *La compression vasculaire* ne provoque des symptômes appréciables que lorsqu'elle s'exerce sur la veine cave supérieure. Il se produit alors de l'œdème et une légère cyanose de la face ; l'albuminurie fait défaut. Exceptionnellement on a signalé l'hémorragie méningée (TONNELÉ .

h. *Phénomènes d'ulcération*. — L'ulcération fait généralement communiquer la cavité ganglionnaire avec les bronches. RILLIET et BARTHEZ ont mentionné 27 cas de ce genre. Cette communication passe souvent inaperçue. J'ai observé un fait où elle me permit de faire le diagnostic. Un enfant, à la suite d'une rougeole, continuait à présenter de la fièvre, de la toux coquelucheïde, sans signes physiques pulmonaires, mais avec augmentation de la matité présternale, jusqu'au jour où il expectora brusquement une petite quantité de pus. A ce moment, la santé se rétablit avec rapidité.

La communication peut être établie entre le ganglion et la plèvre, le péricarde, créant ainsi des pleurésies, des péricardites purulentes dont le point de départ est méconnu. Il peut y avoir aussi pneumothorax.

L'accident le plus redoutable est l'ulcération d'une branche de l'artère pulmonaire. En ce cas, s'il y a en même temps communication bronchique, il y a hémoptysie foudroyante. Ce sont là des faits rares. JEANSELME [1] en a réuni 6 observations.

C. SYMPTÔMES GÉNÉRAUX. — L'adénopathie trachéo-bronchique, lorsqu'elle n'est pas associée à une tuberculose de poumon, ne provoque aucune réaction générale.

On voit couramment des faits de granulie ou de méningite provoqués par le foyer ganglionnaire et débutant d'une façon brusque en pleine santé, témoignant ainsi que la lésion ancienne des ganglions était silencieuse. Toutefois on voit parfois une coqueluche ou une rougeole aboutir à un état de santé chancelante qui dure des mois et qui se termine par une poussée aiguë de tuberculose. La période intermédiaire entre la rougeole et la tuberculose aiguë appartient, en tant que symptômes, à la caséification des ganglions trachéo-bronchiques.

3° Marche, durée, terminaisons. — L'évolution est lente, la

[1] JEANSELME. *Rev. des mal. de l'enfance*. 1892.

durée indéterminée. Lorsque l'affection n'aboutit pas à un accident mortel, à une généralisation tuberculeuse, la guérison peut avoir lieu. Les autopsies des adultes révèlent souvent des lésions tuberculeuses guéries des poumons et des ganglions thoraciques et remontant à l'enfance.

4° Diagnostic. — Le diagnostic ressort de l'exposé que nous avons fait des symptômes.

La forme à compression nerveuse peut faire soupçonner une coqueluche, un accès d'asthme, un croup, un faux-croup, des végétations adénoïdes du pharynx nasal.

La forme à compression vasculaire donne à la physionomie l'apparence d'un mal de Bright.

Les cas de compression bronchique donnent l'illusion d'une lésion pulmonaire, induration, pleurésie, etc.

L'adénopathie peut faire naître les signes d'une excavation ou effacer ceux d'une cavité existante.

Le seul signe caractéristique, c'est la matité sternale et interscapulaire. La présence de ganglions tuméfiés au cou constituera une présomption de plus.

5° Pronostic. — Lorsque l'affection se traduit par des troubles fonctionnels, le pronostic est purement symptomatique.

La toux coquelucheoïde, l'asthme, le laryngisme sont rarement graves par eux-mêmes. Exceptionnellement, la mort survient par syncope ou spasme de la glotte. En général, les accidents de compression cèdent. Les adénopathies à tendance ulcéreuse ne sont redoutables que si elles s'attaquent au péricarde, à la plèvre et surtout à un gros vaisseau.

La tuberculose des ganglions, même silencieuse, est toujours une menace d'infection généralisée.

L'adénopathie inflammatoire est habituellement bénigne.

6° Traitement. — Le traitement est prophylactique, symptomatique et causal :

a. *Traitement prophylactique*. — Ne pas exposer les enfants au milieu d'un foyer tuberculeux. La coqueluche, la rougeole, les bronchites simples sont des causes adjuvantes de pénétration du bacille de Koch.

b. Traitement symptomatique. — Les accès coquelucholdes, asthmatiques seront traités par les moyens habituels : bromure de potassium, 20 centigrammes à 1 gramme par jour, chez les jeunes enfants ; belladone, 1 à 3 centigrammes d'extrait par jour ou sous forme de sirop, par cuillers à café, 1 à 4 par jour ; antipyrine, 25 centigrammes à 2 grammes *pro die* ; inhalations d'iodure d'éthyle, de pyridine. Je recommande spécialement la quinoléine synthétique, quelques gouttes dans un verre d'eau en ébullition, 2 à 3 fois par jour ; l'acide carbonique en inhalation ou en lavements gazeux peut rendre des services.

En cas de laryngisme suffocant, ipéca et vomitifs qui apaisent le spasme, applications d'eau chaude sur le cou et la partie antérieure de la poitrine, inhalations d'éther et de chloroforme.

c. Traitement causal. — La révulsion continue au niveau du siège de l'affection est le meilleur traitement local, teinture d'iode en badigeonnage, vésicatoires volants, pointes de feu. À l'intérieur, iodure de potassium, 25 à 50 centigrammes par jour tous les mois pendant douze à vingt jours ; huile de foie de morue ; créosote, 25 à 50 centigrammes en lavements, dans de l'huile ; tanin, 5 à 20 centigrammes par jour.

LIVRE VIII

MALADIES DU SYSTÈME NERVEUX

Les maladies du système nerveux chez l'enfant présentent un certain nombre de caractères qui les différencient de celles de l'adulte. Toute lésion, pour peu qu'elle soit importante, agit non seulement en supprimant la fonction des régions détruites, mais en modifiant le développement général du territoire partiellement lésé : de là, dans les lésions cérébrales, un arrêt de développement des fonctions intellectuelles, en même temps qu'un arrêt de développement des parties du corps frappées de paralysie. Toute lésion des centres nerveux provoque bien plus facilement que chez l'adulte des phénomènes convulsivants ou épileptiques.

Le système nerveux de l'enfant est exposé à certains traumatismes, comme le traumatisme obstétrical, mais il est surtout sensible à l'infection dans les méningites, la paralysie infantile, les encéphalites. Nous étudierons successivement les maladies des méninges, de l'encéphale, de la moelle et des nerfs, et les névroses.

CHAPITRE PREMIER

MALADIES DES MÉNINGES

Les méninges tiennent une grande place dans la pathologie nerveuse de l'enfant, en raison de la fréquence de la méningite tuberculeuse. A côté de celle-ci on peut distinguer une méningite aiguë non spécifique et la méningite cérébro-spinale.

La phlébite des sinus, les hémorragies méningées et cérébrales, l'hydrocéphalie seront successivement étudiées dans ce chapitre.

ARTICLE PREMIER

MÉNINGITE AIGUE

La méningite aiguë, souvent associée à l'encéphalite, comprend l'ensemble de réactions que présentent les méninges vis-à-vis d'agents infectieux autres que le bacille tuberculeux.

1° Étiologie. — La méningite aiguë non tuberculeuse est rare dans l'enfance. Cependant, on en a observé surtout dans les deux premières années, et à la fin de l'enfance. Alors que l'infection méningée tuberculeuse prend sa source habituelle dans un foyer éloigné (ganglions péri-bronchiques), il semble que l'infection non tuberculeuse ne puisse s'opérer que par contiguïté : aussi trouve-t-on en général une inflammation de voisinage, otite le plus souvent, plus rarement un coryza, une angine, des végétations adénoïdes, exceptionnellement des foyers inflammatoires ou suppurés de la région conjonctivo-oculaire, faciale, un érysipèle, une lésion traumatique. Ce sont les communications directes, veineuses, lymphatiques qui servent de moyen de transport. En particulier, pour l'oreille, le plafond de la caisse et des cellules mastoïdiennes est constitué par une lame mince de tissu osseux qui les sépare à peine de la cavité cranienne. Ce n'est pas que des maladies générales, grippe, fièvre typhoïde, pneumonie, scarlatine, infections du tube digestif, ne puissent agir par migration de leurs germes pathogènes sur les méninges, mais il semble néanmoins que dans la plupart de ces cas, une lésion locale extra-cranienne, plus ou moins larvée, ait servi d'intermédiaire. Ainsi dans trois observations de méningite suppurée chez des nourrissons,

Scharler[1] a vu trois fois de l'otite à l'autopsie. Aussi faut-il toujours rechercher avec soin l'état des cavités péricraniennes en présence de symptômes de méningite. L'apparition de ces symptômes méningés à la suite d'un traumatisme de la tête n'exclut pas la méningite tuberculeuse ; le traumatisme a souvent pour effet de solliciter l'arrivée des bacilles tuberculeux.

L'existence d'une otite aiguë non suppurée ou d'une otite chronique suppurée n'est pas davantage démonstrative contre l'hypothèse de la méningite tuberculeuse. C'est ce que nous avons pu vérifier à plusieurs reprises, et dans ces cas l'otite n'était pas toujours de nature évidemment tuberculeuse. Il est possible qu'elle joue un rôle d'appel comme le traumatisme cranien.

Il existe un agent qui a pour les méninges de l'enfant la même prédilection que le bacille tuberculeux, c'est celui de la méningite cérébro-spinale épidémique. Nous lui consacrerons une mention spéciale.

2° Anatomie pathologique. — Dans beaucoup de cas, il y a *simple congestion avec œdème, exsudations séro-fibrineuses, artérite et péri-artérite des petits vaisseaux :* ce sont ces faits qui répondent aux formes curables de la méningite qu'on a désignées sous le nom de *pseudo-méningites* ou de *méningisme*. Pochon[2] a réuni la plupart des cas de cette catégorie. D'Astros[3] a montré que ces méningites séreuses ou séro-fibrineuses sont souvent accompagnées chez le nourrisson d'hydrocéphalie aiguë et suivies parfois d'hydrocéphalie chronique ventriculaire.

A un degré de plus, il y a *inflammation diffuse avec propagation à la substance corticale :* c'est encore une forme souvent curable, mais elle aboutit à des lésions chroniques, mal définies et comprises sous le nom d'encéphalo-méningites chroniques, d'hémiplégie cérébrale infantile.

Enfin dans une troisième catégorie de faits, c'est la *ménin-*

---

[1] Scharler, *Jahrb. f. Kindheilk.* 1895.

[2] Pochon, *Thèse de Paris*, 1897.

[3] D'Astros, *Rev. des mal. de l'Enfance*, 1892.

gite suppurée avec ses nappes de pus, tantôt compact, **verdâtre**, crémeux, tantôt grisâtre, délayé, plus riche en liquide. Il occupe souvent la convexité des hémisphères par **opposition** à la localisation presque exclusivement basale de la **méningite** tuberculeuse. Encore peut-il s'étendre ou prédominer à la base, si la méningite est d'origine nasale, à la région du **lobe tempo**rale si elle est d'origine auriculaire.

Parfois la méningite est *secondaire* et due à l'irruption dans les méninges d'un abcès cérébral ou extra-dural, ou **provoquée** par une phlébite de voisinage, telle que la phlébite des sinus.

Le pus occupe habituellement les espaces sous-arachnoïdiens, s'infiltre entre les circonvolutions, dans les cavités ventriculaires qui renferment souvent un liquide louche, floconneux. Il n'est pas rare de voir une exsudation se produire dans les **méninges** rachidiennes, mais il importe de savoir que, **même dans les** suppurations des méninges cérébrales, le **liquide rachidien** peut être limpide, c'est là une donnée intéressante au point de vue du diagnostic par la ponction lombaire.

En général, à côté des lésions méningées se montrent des lésions encéphaliques qui sont dues à la diffusion de l'infection par les vaisseaux et leurs gaines lymphatiques dans la substance même du cerveau. Les microorganismes trouvés dans les exsudats de la méningite sont les uns ceux de la maladie pathogène, pneumocoque (NETTER), bacille d'Eberth (BRETON), bacillus coli-communis (SCHALER), méningocoque (WEICHSELBAUM), les autres sont ceux de la suppuration, streptocoque, staphylocoque. Souvent on trouve l'association des deux espèces.

3° Symptômes. — Dans certains cas, il s'agit de phénomènes méningés qui éclatent au début ou au cours d'une fièvre typhoïde, d'une grippe, d'une pneumonie; il y a des convulsions séparées par des intervalles de somnolence, ou bien la torpeur se montre d'emblée avec un cou raide, une respiration irrégulière, un pouls ralenti. Au bout de deux ou trois jours, tous ces phénomènes disparaissent, laissant derrière eux comme vestiges de l'atteinte cérébrale un strabisme, un tic de la face.

Parfois la maladie commence brusquement par une crise

d'éclampsie, la température s'élève, à la convulsion succède une perte de connaissance, l'enfant revient à lui au bout de quelques jours, avec une diplégie ou une hémiplégie permanentes, c'est la *méningo-encéphalite non suppurée*.

Le plus souvent, qu'il s'agisse d'une méningite primitive ou secondaire à une maladie générale aussi bien qu'à une lésion locale, l'inflammation arrive à suppurer ; le tableau se rapproche alors de celui de la méningite tuberculeuse, dont il diffère par quelques traits : dans la forme tuberculeuse, l'infection se traduit par une fièvre relativement modérée qui s'installe peu à peu. Dans la forme suppurée l'invasion est franche, la fièvre intense, annoncée parfois par un frisson, la température élevée. Dans la première, les phénomènes d'excitation, céphalée, hyperesthésie, contracture de la nuque, de l'intestin, vomissements, bien que très marqués, n'ont pas la violence qu'ils acquièrent dans la seconde. L'irritation de la convexité des hémisphères provoque rapidement le délire chez les enfants d'un certain âge, les convulsions chez les nourrissons et aussi dans la seconde enfance. Les crises convulsives se répètent et aboutissent rapidement au coma. Dans la méningite tuberculeuse, l'hydrocéphalie vient souvent substituer des phénomènes de compression et d'anémie cérébrale à l'inflammation tuberculeuse. De là l'abaissement thermique, le ralentissement du pouls, le coma succédant à la période douloureuse initiale. Cette étape manque généralement dans la méningite suppurée où tous les symptômes portent la marque de l'irritation cérébrale jusqu'à ce que se produise l'épuisement terminal. A ce moment, nous retrouvons dans les deux formes les mêmes symptômes caractéristiques de la paralysie bulbaire : paralysies vaso-motrices, résolution musculaire, incontinence urinaire et fécale, coma, hyperthermie progressive, avec pouls incomptable.

La méningite suppurée est une représentation écourtée, mais très vive, de la méningite tuberculeuse. Elle ne présente que rarement des rémissions, elle évolue en quelques jours, plus rapidement encore chez les nourrissons.

4° Diagnostic. — Malgré l'exactitude habituelle de ce

schéma, le diagnostic est souvent difficile car il y a des méningites tuberculeuses à allure galopante, de même que des méningites suppurées à marche un peu insidieuse. Il faut toujours rechercher les antécédents, scruter les régions ganglionnaires, noter les cicatrices, les adénopathies multiples, en particulier celles des ganglions péri-bronchiques, avant d'éliminer la méningite tuberculeuse, et cela même lorsque les phénomènes méningés se produisent au cours d'une grippe, d'une fièvre typhoïde, d'une maladie éruptive, dont on connaît les actions révélatrices d'une tuberculose ancienne larvée. La ponction lombaire elle-même, comme nous l'avons signalé, ne permet pas de trancher la question. L'évacuation d'un liquide clair est en faveur de la méningite tuberculeuse, mais non toujours (NETTER). La culture stérile est en faveur de la tuberculose, mais le développement de microorganismes autres que le bacille de Koch n'exclut pas la tuberculose. NETTER sur 10 cas de méningite tuberculeuse a eu 6 cultures stériles, une fois des staphylocoques, 3 fois des méningocoques.

La méningite aiguë se distingue facilement de *l'éclampsie essentielle*, des convulsions passagères ou du délire qui signalent le début de quelques maladies fébriles. La méningite doit être distinguée des *accidents dits pseudo-méningitiques*, souvent curables, qui s'observent dans le cours des otites, surtout chez les enfants et dont la pathogénie n'est pas bien élucidée.

5° Pronostic. — La méningite suppurée tue à brève échéance. La méningo-encéphalite diffuse non suppurée, quand elle ne tue pas, aboutit à des lésions chroniques qui provoquent de l'idiotie, des arrêts de développement, des paralysies avec contracture. Le *méningisme* que nous faisons rentrer dans le cadre de la méningite guérit souvent, mais ne laisse cependant pas le cerveau indemne, car dans la suite les sujets qui ont été ainsi touchés deviennent des cérébraux ou des convulsifs (PIERRET).

6° Traitement. — Le traitement comprend surtout la désinfection soigneuse des foyers péricraniens, en particulier de l'oreille, et l'intervention chirurgicale rapide dès les premiers symptômes d'oto-méningite. Contre la méningite déclarée, la thérapeutique devient purement symptomatique : glace sur la tête, mercurialisation au moyen de frictions à l'onguent napolitain ou de calomel à doses réfractées, bains tièdes ou chauds, médicaments sédatifs de la douleur et de l'excitation cérébrale, morphine, chloral, bromure.

ARTICLE II

MÉNINGITE CÉRÉBRO-SPINALE ÉPIDÉMIQUE

La méningite cérébro-spinale épidémique est une espèce particulière de méningite remarquable par sa contagiosité, son caractère épidémique : elle est provoquée par un microorganisme vraisemblablement spécifique.

1° Étiologie. — La méningite cérébro-spinale donne lieu à de véritables épidémies qui frappent les enfants et les jeunes gens. Cette année même, NETTER en a signalé 43 cas à Paris. J'en ai observé personnellement deux cas simultanés à Lyon, chez des jeunes gens. Les épidémies sont, en général, restreintes. La maladie est contagieuse. La méningite cérébrospinale se montre aussi à l'état sporadique.

2° Anatomie pathologique. — Les lésions sont les mêmes que dans la méningite aiguë. Elles ont une tendance marquée à envahir les méninges rachidiennes. Il semble que l'affection soit produite par un microorganisme spécifique, le méningocoque de WEICHSELBAUM. NETTER a trouvé des agents qu'il rapproche à la fois du pneumocoque et du méningocoque, ce dernier ne serait qu'une forme dégénérée du pneumocoque. J'ai observé avec PAUL COURMONT un microorganisme qui se rapproche du précédent. La voie d'introduction du méningocoque serait les fosses nasales. SCHERER l'a toujours retrouvé dans le mucus nasal.

3° Symptômes. — L'infection se traduit indépendamment

de la fièvre, par des éruptions, du purpura, de l'herpès labial, de l'albuminurie.

Les phénomènes nerveux rappellent ceux de la méningite simple ou tuberculeuse, avec adjonction constante de symptômes médullaires, rachialgie, raideur du tronc, parfois opisthotonos.

Il y a des *cas foudroyants* qui tuent en quelques heures, en deux ou trois jours, dans le coma ou dans un état syncopal. Ces faits s'observent surtout au début de l'épidémie.

Plus souvent l'*évolution est plus lente*, entrecoupée de rémissions, qui prolongent la durée totale jusqu'à deux ou trois mois.

Quelques symptômes méritent une mention spéciale, l'herpès labial, la surdité centrale, sans lésions de l'oreille moyenne.

La méningite cérébro-spinale affecte quelques formes symptomatiques qui en rendent le diagnostic fort difficile. NETTER a signalé des cas qui rappelaient une *tumeur cérébrale*, un *tétanos*, un *rhumatisme vertébral*, une *grippe*, une *fièvre typhoïde*. On a décrit en Angleterre (CARR, BARLOW, STILL), une *méningite postérieure*, spéciale aux nourrissons, qui évolue très lentement et se termine par la mort au bout de deux ou trois mois ; parfois elle guérit en provoquant une hydrocéphalie chronique. STILL a trouvé dans ces cas un microorganisme qui se rapproche du méningocoque.

4° **Diagnostic.** — Le diagnostic se fait au moyen de la ponction lombaire, qui permet de retrouver le pneumocoque ou méningocoque, l'examen du mucus nasal (SCHERER), le signe de Kernig (NETTER) consistant en une contraction des fléchisseurs de la jambe provoquée par la station assise et disparaissant dans la station debout ou le décubitus ; la persistance de la raideur de la nuque et la longue durée de la maladie (HEUBNER).

5° **Pronostic.** — Les cas graves sont ceux du début de l'épidémie. La guérison a lieu dans une proportion variable : 1 4, 1/3, 1 2 des cas, suivant l'épidémie. Parfois il persiste de la surdité définitive, plus rarement une névrite optique.

6° Traitement. — Le traitement est semblable à celui de la méningite aiguë. Eokine[1] se loue des bains chauds à 37°, 40° et même chauffés à 42°, répétés plusieurs fois par jour. Il a obtenu ainsi 5 guérisons. Wollisch donne chaque jour un bain de dix minutes, à une température initiale de 33°, on l'amène rapidement à 40° : 5 succès sur 7 cas.

ARTICLE III

MÉNINGITE TUBERCULEUSE

La méningite tuberculeuse, en raison de sa fréquence, de sa gravité, mérite le premier rang dans le groupe des méningites de l'enfance.

Elle a été confondue par les anciens avec les hydropisies du cerveau.

Robert Whytt, à la fin du siècle dernier, en donne une description clinique, mais méconnaît sa nature et son siège.

Papavoine lui donne le nom qu'elle garde définitivement.

Son étude est développée par les travaux de Bricheteau, Gérard, Constant, Rilliet et Barthez. Les recherches plus récentes font connaître sa physiologie pathologique et inaugurent l'ère des traitements chirurgicaux.

1° Étiologie. — La méningite tuberculeuse est une affection de la seconde enfance. Elle peut exister chez le nourrisson, mais éclate surtout de deux à cinq ans. Le sexe est indifférent. L'hérédité tuberculeuse est habituelle. Plusieurs enfants de la même famille sont successivement atteints.

Les interventions dans les tuberculoses localisées donnent parfois lieu à la méningite (Verneuil).

Souvent, elle s'associe à de l'adénopathie trachéo-bronchique (Simon).

On a invoqué des causes occasionnelles : le traumatisme, un coup sur la tête, la dentition qui exagère la fluxion de l'extrémité céphalique, les études précoces, le surmenage cérébral.

[1] Eokine. *Rev. des mal. de l'Enfance.* 1896.

les émotions dépressives qui agissent dans le même sens. J'ai vu survenir une méningite chez un enfant de deux ans à qui on avait fait faire une marche de 6 kilomètres.

Les saisons jouent un rôle. Les granulies sont plus fréquentes au printemps (COLIN).

2° Anatomie pathologique. — La lésion constante est un exsudat blanc jaunâtre, fibrineux ou fibrineux-purulent, situé à la base de l'encéphale entre le chiasma des nerfs optiques et les pédoncules cérébraux. Cet exsudat figure une plaque qui se prolonge sous forme de traînées linéaires le long de la scissure de Sylvius et de la grande fente cérébrale. En suivant ces dernières, on voit qu'elles aboutissent à un bouquet de granulations grises qui rayonnent tout autour d'elles, en suivant les vaisseaux de la pie-mère et se distribuent sur la face externe des hémisphères ainsi que sur leur face inférieure. Par places, on peut trouver quelques exsudats très restreints de volume, dans des régions éloignées de la base. Il est rare que la lésion atteigne la convexité des hémisphères.

L'exsudat siège dans l'espace sous-arachnoïdien. Il englobe les artérioles et les nerfs qu'il étrangle ; de là des ramollissements de la substance cérébrale, des paralysies centrales et périphériques.

Les granulations sont tantôt difficiles à trouver et demandent à être recherchées avec soin ; tantôt elles sont, au contraire, très abondantes. Les granulations siègent dans la gaine lymphatique des vaisseaux, dans la toile choroïdienne. Parfois elles infiltrent les parois des artérioles et déterminent des artérites avec renflement nodulaire. De là des ischémies provoquant des paralysies passagères ou permanentes, de là aussi production de petits foyers d'encéphalite tuberculeuse disséminée HAYEM). La distribution des granulations le long des vaisseaux indique que la méningite est consécutive à une infection du sang et est toujours le produit d'une tuberculose virulente.

À côté de ces lésions fondamentales, il en est d'autres qui doivent être mises au second plan, bien qu'elles attirent l'attention par leur développement prédominant.

La substance cérébrale et les méninges se présentent sous deux aspects différents. Tantôt on voit à la surface de l'encéphale et dans sa profondeur une congestion intense, avec gonflement général des circonvolutions, tantôt celles-ci sont pâles, œdémateuses. Dans le premier cas, on ne constate aucun épanchement ventriculaire. Dans le second cas, il existe toujours une hydrocéphalie aiguë se traduisant par la présence d'une sérosité louche ou claire, renfermant parfois des flocons fibrineux, dans les ventricules et les espaces sous-arachnoïdiens. Les ventricules sont dilatés, leurs parois ramollies, la voûte à trois piliers a parfois disparu. Dans quelques cas, l'exsudat de la base est fort réduit, les granulations tuberculeuses rares, l'hydrocéphalie très développée. C'est la forme anatomique que les anciens appelaient *hydropisie aiguë du cerveau* et qu'il faut retenir parce qu'elle correspond à une évolution clinique un peu spéciale.

On a décrit comme formes rares des cas où l'inflammation tuberculeuse atteint des *vaisseaux de calibre* (Schrœn). Il se forme alors de gros foyers de ramollissement qui entraînent quelques caractères spéciaux dans la symptomatologie de l'affection.

La méningite n'est pas toujours limitée à l'encéphale. Liouville a vu l'injection des méninges spinales, des exsudats fibrino-purulents, des granulations tuberculeuses sur la paroi des petites artères spinales. Schultze admet qu'il y a toujours des lésions histologiques tuberculeuses au niveau des méninges rachidiennes.

La méningite tuberculeuse coïncide assez souvent avec la tuberculose miliaire aiguë généralisée.

Parfois elle est associée aux lésions de la tuberculose chronique diffuse ou bien à celles de la phtisie pulmonaire ulcéreuse. Dans ces cas, elle a une expression symptomatique effacée et une évolution rapide.

Enfin, on trouve parfois des lésions pulmonaires peu accusées ou nulles. Par contre, il y a toujours dans ces cas un foyer ancien, constitué habituellement par l'adénopathie trachéo-bronchique, parfois par une tuberculose chirurgicale.

3° Symptômes. — La méningite tuberculeuse se montre tantôt à l'état de maladie primitive survenant en pleine santé, tantôt à l'état de complication ultime, d'épisode dans le cours d'une phtisie pulmonaire ou d'une tuberculose chronique diffuse. Nous décrirons séparément la méningite primitive (cliniquement, non étiologiquement) et la méningite secondaire.

A. MÉNINGITE PRIMITIVE. — On distingue généralement une période prodromique, une période d'invasion, une troisième période caractérisée par le ralentissement du pouls et la chute de la température, une quatrième que signalent l'élévation progressive du pouls et de la température, le coma, les contractures, les paralysies. En me basant sur la production fréquente de l'hydrocéphalie, je propose la division suivante : période prodromique ou d'infection, période méningitique, période hydrocéphalique, période terminale ou paralytique. L'hydrocéphalie peut manquer ou se montrer de très bonne heure.

a. *Période prodromique ou d'infection*. — BORCHUT l'appelait période de germination. Il serait plus juste de la désigner sous le nom de période d'infection, ou de période prégranulique. Elle correspond à ce qu'on observe expérimentalement entre le moment où l'on injecte à un cobaye une culture de tuberculose aviaire et celui où il devient tuberculeux (GRANCHER et LEDOUX-LEBARD). Or, la méningite se produit le plus habituellement à la suite d'une pénétration dans le sang de germes contenus dans un foyer de tuberculose ancienne.

La période prodromique se traduit par un malaise vague, de l'amaigrissement, de la pâleur, la perte de l'appétit, des alternatives de constipation et de diarrhée. La constipation arrive à prédominer. L'enfant est triste, apathique, parfois irascible. Sa sensibilité est exagérée. Le sommeil est inquiet, entrecoupé de rêvasseries. De temps à autre, il y a de la céphalalgie, et un mouvement fébrile, intermittent, le soir.

Cette période peut manquer. Elle dure habituellement quinze jours, parfois davantage, six semaines, trois mois. Elle peut disparaître pour revenir comme les typho-bacilloses de Landouzy.

b. *Période méningitique.* — Elle se traduit anatomiquement par la présence de granulations et d'exudats inflammatoires dans les méninges : cliniquement, elle se caractérise par la conservation de la connaissance, les hyperesthésies sensitives et sensorielles, la céphalée, la constipation, les vomissements. La fièvre est peu élevée, rémittente, le pouls accéléré, régulier : la respiration régulière. Cette période peut se prolonger jusqu'à la fin et l'enfant meurt sans être entré dans la troisième période.

c. *Période hydrocéphalique.* — Elle répond à l'exudation séreuse dans les espaces sous-arachnoïdiens et les ventricules latéraux. L'hydrocéphalie, lorsqu'elle est abondante et d'un développement rapide, agit à la façon d'une hémorragie cérébrale. Il y a comme un shock avec coma, perte de connaissance. C'est le tableau atténué de l'apoplexie.

Au début, il se produit un ralentissement du pouls, de la respiration, un abaissement thermique. Rapidement ces phénomènes disparaissent comme dans l'apoplexie. La température remonte avec le pouls et habituellement arrive à des degrés très élevés au moment de la mort. L'épanchement séreux se fait quelquefois avec lenteur et le coma s'installe progressivement sans être associé au ralentissement du pouls ou à l'abaissement de la température. Il y a parfois des rémissions qui s'expliquent par ce que la compression cérébrale diminue ou que l'effet du premier shock s'atténue. La période hydrocéphalique s'accompagne de convulsions partielles, de contractures passagères ou permanentes.

d. *Période terminale.* — Après quelques jours, survient la *paralysie bulbaire*, résolution générale, respiration irrégulière avec pauses, température à 41, 42°, pouls petit, incomptable.

d. *Analyse des symptômes.* — La fièvre pendant la phase méningitique est liée à l'infection tuberculeuse. Elle est rémittente, modérée, varie entre 38, 38°.5, 39°. Après huit ou dix jours, elle subit la dépression apoplectique, puis remonte, se maintient quelques jours à 39, 39°.5 et dans les derniers temps subit une élévation énorme, due à la paralysie des centres thermiques. La température présente donc dans les formes complètes de la méningite trois modalités différentes : une phase infectieuse, une phase apoplectique, une phase paralytique.

Le *pouls* suit les mêmes fluctuations. Au début il est régulier, modérément accéléré (infection). Puis il tombe de 120, de 100 à 70, 50 et même 40. Ce ralentissement est de courte durée. Il remonte et suivant les cas arrive lentement ou rapidement à

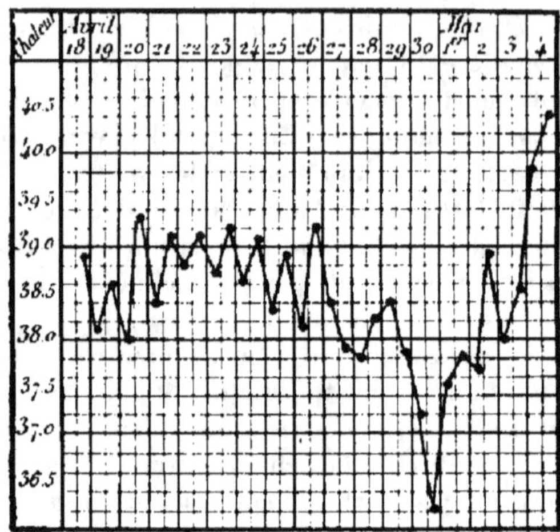

Fig. 55.

Méningite tuberculeuse. Le tracé présente la fièvre d'infection, l'hypothermie brusque correspondant à l'hydrocéphalie et l'hyperthermie finale due à la paralysie bulbaire.

l'accélération énorme, 160, 180, 200, qui caractérise la fin de la maladie. A un moment il est vibrant, comme une corde de basse sous les doigts (RILLIET et BARTHEZ), à la façon du pouls de l'hémorragie cérébrale. Il est souvent inégal et irrégulier : c'est un des bons signes de la méningite.

La *respiration* est accélérée au début, puis irrégulière et ralentie. L'expiration s'accompagne de soupirs. Par moments, il y a des suspensions. C'est la deuxième période. La phase paralytique s'accompagne de Cheyne Stokes véritable ou de grupetti respiratoires.

Les *troubles digestifs* comprennent l'inappétence, le vomissement, phénomène du début, qui ne dure que quelques jours. Il a le type cérébral, est facile, non précédé de nausées, se produit dans les changements de position.

. La constipation se montre aussi au début. Elle est tenace. L'abdomen est rétracté, en bateau. C'est l'apparence du ventre saturnin, moins la colique. Le mécanisme est le même, il s'agit d'une contracture de l'intestin. A la période hydrocéphalique, cet état disparait pour aboutir dans les derniers jours à la paralysie intestinale, l'incontinence, le ballonnement (phase paralytique).

Les *fonctions cérébrales* sont profondément troublées. — La *céphalée* est un symptôme du début. Elle est intense, localisée ou généralisée, détermine des plaintes continuelles. Un enfant qui porte la main à sa tête et qui gémit sans cesse est presque à coup sûr un méningitique. La céphalée dure tant que la connaissance est conservée.

Celle-ci reste intacte fort longtemps. On note bien de la somnolence, de la lenteur des réponses, de l'irascibilité, de la mauvaise humeur. Le méningitique a souvent un faciès hargneux. En général, on peut toujours en obtenir une réponse. — Le *délire* ne se montre habituellement qu'à la fin de la première semaine. Il est calme, s'accompagne de marmottements et de cris hydrocéphaliques, cris sans expression, lugubres, témoignant de l'atteinte du bulbe. La *somnolence* existe pendant toute la durée de la maladie, elle aboutit à la fin au coma. Celui-ci n'est pas forcément continu ou progressif; il peut s'interrompre et donner l'illusion d'une amélioration.

La *motilité* traduit son atteinte par la raideur de la nuque, phénomène initial, plus tard par la contracture des mâchoires, l'enfant mâche et grince des dents, plus tard encore à la période hydrocéphalique par des convulsions partielles ou générales passagères. Elle peuvent donner suite à des paralysies elles-mêmes passagères. Les paralysies sont parfois durables et, dans ce cas, relèvent des ramollissements ischémiques dus à la compression des artères des noyaux (RENDU). L'enfant présente enfin du soubresaut des tendons et de la carphologie.

La *sensibilité* est au début exaltée. Il y a de l'hyperesthésie qui prédomine, d'après ce que j'ai observé, aux membres inférieurs et à l'abdomen, manque dans les parties supérieures du corps. Elle occupe les téguments et les parties profondes.

La *pupille* est d'abord serrée, puis dilatée (période de compression). Elle présente quelquefois des oscillations (ODIER).

Le strabisme est fréquent. Au début il est passager, à la fin permanent. On observe souvent une paralysie de la troisième paire (ptosis, mydriase, strabisme) par compression au niveau de l'exsudat. L'examen du fond de l'œil révèle parfois des granulations de la choroïde (BOUCHUT), dont la présence permet de faire un diagnostic précoce, et l'œdème de la papille (étranglement papillaire) lié à l'hydrocéphalie.

Les *troubles vaso-moteurs* témoignent de la participation des centres vasculaires. Au début, on note de la pâleur, puis des plaques rouges transitoires sur les pommettes, la raie méningitique produite par le passage de l'ongle sur la peau, et enfin dans les dernières périodes une paralysie vaso-motrice généralisée, rougeur violacée des téguments, marbrures, sueurs froides.

L'*habitus* est caractéristique. L'enfant est inquiet, agité, puis il prend un faciès hargneux, fronce le sourcil. Les globes oculaires plafonnent sous les paupières contractées. Plus tard il a les dents serrées, pousse des soupirs, des cris. Il est couché en chien de fusil, ou pelotonné, ou enfin à plat ventre, la figure dans les oreillers. A une phase tardive, il se couche sur le dos, la figure se détend, l'œil s'ouvre, la pupille se dilate.

B. MÉNINGITE SECONDAIRE. — Elle termine une phtisie commune ou une tuberculose diffuse chronique. Elle dure peu, quelques heures, quelques jours. Un enfant d'apparence athrepsique prend quelques convulsions, tombe rapidement dans la somnolence et meurt. Un phtisique de la seconde enfance prend du délire la nuit, vomit, a de la raideur de la nuque : il avait de la diarrhée, elle se supprime. Le coma survient après deux ou trois jours.

La méningite secondaire se caractérise par la rapidité de son évolution et le petit nombre de ses symptômes.

4° Marche, durée, terminaisons. — Dans les cas moyens,

à évolution régulière, la période prodromique est de deux à plusieurs semaines, la période méningitique de huit à quinze jours, la période hydrocéphalique de quatre à six jours. L'échéance finale peut être retardée par les rémissions. La maladie n'affecte pas toujours la marche régulière que nous lui avons reconnue. Le coma peut survenir rapidement. De même les symptômes de la période méningitique peuvent durer jusqu'à la mort qui est constante.

5° Pronostic. — La méningite tuberculeuse est une affection mortelle. On a cité des cas de guérison (RILLIET et BARTHEZ. On sait aujourd'hui que cette opinion doit être suspectée depuis la connaissance des syphilis tardives frappant les méninges et guéries par l'iodure de potassium. De même, certaines méningites infectieuses (pneumocoques, etc.) chez les enfants passeront pour tuberculeuses. J'ai pu vérifier un de ces diagnostics de méningite tuberculeuse guérie chez un sujet de vingt ans, mort phtisique et traité trois ans avant pour une méningite par un clinicien d'une grande autorité. Or, l'autopsie ne révéla aucune trace de lésion méningée, ni épaississement, ni adhérence, ni même opalescence des méninges.

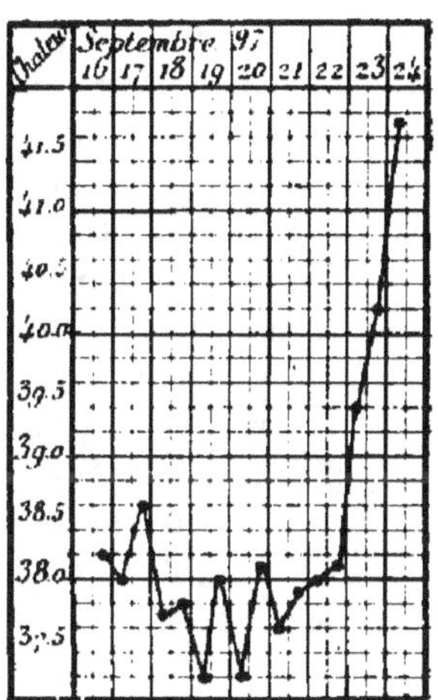

Fig. 57.

Méningite tuberculeuse. La fièvre d'infection est masquée. Hyperthermie finale.

Depuis que le traitement de la méningite de médical est devenu chirurgical, il y a peut-être lieu de concevoir quelques espérances.

6° Diagnostic. — La méningite est une maladie insidieuse. Il faut s'informer des antécédents, de l'hérédité, tenir compte de l'âge, des conditions épidémiques. Une céphalée tenace avec plaintes, la constipation, les vomissements, la raideur de la nuque, précédés pendant quelque temps d'amaigrissement, de changement de caractère, sont les meilleurs indices de début.

Nombre de maladies infectieuses prennent au début et pendant un temps assez long le masque de la méningite, au point qu'on les a qualifiées de pseudo-méningite.

La *fièvre typhoïde* s'accompagne assez souvent chez l'enfant de céphalée, de somnolence, de rachialgie, de raideur de la nuque. L'incertitude n'est pas longue. La céphalée typhique disparaît au bout de un ou deux jours d'application de la méthode de BRAND. Le bain exerce chez les méningitiques une action énorme sur la température, il y a souvent du collapsus dès les premiers bains. Le typhique sommeille sans se plaindre, le méningitique gémit. Le premier reste couché sur le dos, le second est agité, couché en chien de fusil. Les taches rosées font défaut dans la méningite ainsi que la réaction de Widal. La température est plus élevée et plus continue dans la dothiénenthérie. L'évolution ultérieure lèvera toute difficulté.

La *Pneumonie* s'accompagne dans la première enfance, tantôt d'éclampsie alternant avec le coma, tantôt de céphalée, de vomissements, de constipation et d'assoupissement profond. Dans un cas, j'ai vu dès le début, du ralentissement du pouls et du faux Cheyne-Stokes chez un enfant de deux ans. Dans la seconde enfance, il y a en plus du délire avec marmottement. L'erreur de diagnostic est difficile à éviter, car les signes physiques n'apparaissent que tardivement. Même précoces, ils font songer à une localisation tuberculeuse du poumon.

La température des enfants pneumoniques peut présenter des oscillations qui augmentent la difficulté. On se basera sur le début brusque, l'assoupissement rapide, le jeune âge du sujet, l'invariabilité du pouls, la toux douloureuse, l'évolution ; la défervescence survient en temps voulu.

On a cité des pseudo-méningites dans la *broncho-pneumonie* (BEZY) dans la grippe (SEVESTRE). Il s'agit de véritables infectious *méningo-encéphaliques* avec lésions discrètes, souvent curables.

La méningite peut être confondue avec d'autres affections cérébrales.

L'*éclampsie* s'en distingue par l'évolution rapide, la disparition de la fièvre après l'accès.

L'*encéphalite* détermine une paralysie hémiplégique, la constipation manque. Pas de raideur de la nuque. Il y a souvent une longue période de rémission pendant l'évolution de la maladie.

La *méningite* non tuberculeuse a une marche plus franche que la tuberculeuse. Le début est brusque, la température élevée, l'excitation cérébrale intense. Les troubles circulatoires et respiratoires sont moins marqués que dans la méningite tuberculeuse. La guérison est possible, laissant après elle des tares cérébrales.

La *méningite syphilitique* liée à la syphilis héréditaire tardive, rappelle en tous points la méningite tuberculeuse. La connaissance des antécédents héréditaires, la présence des stigmates, déformations nasales, iritis, érosion dentaire, feront soupçonner la nature de l'affection. Quelque rares que soient ces cas, ils suffisent à imposer dans tous les cas de méningite tuberculeuse le traitement spécifique qui servira de pierre de touche.

On a décrit sous le nom de *pseudo-méningite* ou de *méningisme* (Claisse, Bezy) un certain nombre d'états relevant d'actions réflexes, de l'hystérie. Rilliet et Barthez avaient déjà vu l'*helminthiase* simuler la période prodromique de la méningite et même provoquer des vomissements avec ralentissement du pouls. Bezy a cité des faits probants : l'expulsion des vers a amené la détente.

La *dentition laborieuse* se reconnaîtra à l'examen des gencives, aux feux du visage, à la fièvre plus vive, à la constipation modérée, à l'odeur acétonémique de l'haleine.

L'*embarras gastrique* des enfants se distingue par la langue saburrale, les vomissements pénibles, l'évolution rapide.

La *pseudo-méningite hystérique* (Bardol) se reconnaît à la présence des stigmates, à l'inversion de la formule des phosphates (Chantemesse, un cas). Elle ne s'accompagne pas de troubles de la respiration, de la circulation, ni de vomissements.

L'*onanisme* donne parfois un faciès qui rappelle celui des enfants en imminence de méningite.

7° Traitement. — Le traitement est préventif et curatif :

A. Traitement préventif. — Rilliet et Barthez donnent un *traitement préventif* de la méningite tuberculeuse : éviter tout mouvement congestif du cerveau, couper les cheveux, couvrir peu la tête, la placer sur un oreiller élevé. Éviter les troubles digestifs, la constipation. Respecter les éruptions du cuir chevelu ; retarder l'instruction des sujets. On peut ajouter : soustraire les jeunes enfants à un entourage où se trouvent des tuberculeux et donner le lait toujours bouilli.

B. Traitement curatif. — Le traitement curatif comprend le traitement médical et le traitement chirurgical.

a. *Traitement médical*. — On a l'habitude de faire de la *révulsion* sur la tête. Après rasage, on applique un vésicatoire ou de la pommade stibiée. On fait de la dérivation sur l'intestin au moyen du calomel à la dose de 20 à 40 centigrammes suivant l'âge. En l'absence de révulsion, on fait de la réfrigération continue (vessie de glace sur la tête). On donne en même temps des altérants, calomel à dose réfractée, iodure de potassium, etc... Toutes ces médications sont au moins inutiles. Seul l'iodure doit être administré pour le cas où on aurait affaire à la syphilis. Cependant Janssen [1] a vu chez un soldat âgé de dix-neuf ans, une méningite tuberculeuse guérie en deux mois et demi par l'usage de l'iodure au doses de 8 à 40 grammes par jour, en tout 950 grammes. Cet homme mourut phtisique un an après et l'autopsie révéla des lésions de méningite. Il faut rejeter tout traitement qui ajoute à la souffrance du patient.

Le traitement médical ne peut qu'être symptomatique. Placer le malade dans un endroit obscur et sans bruit, pour ménager sa sensibilité exaltée. La céphalée sera combattue par les applications de glace, l'antipyrine à hautes doses, 2 à 5 grammes par jour, et les injections de morphine. On traitera par les moyens appropriés la constipation, les convulsions, etc.

b. *Traitement chirurgical*. — Peut-on combattre la cause de

[1] Janssen, *Sem. méd.*, 1890.

la maladie ? Se basant sur le rôle de l'hydrocéphalie, QUINCKE a proposé un moyen pratique de faire céder la compression cérébrale, c'est la *ponction lombaire*. On introduit entre la cinquième et la quatrième lombaire une aiguille de 2 à 3 millimètres de diamètre, un peu résistante (une aiguille de Dieulafoy). On pénètre un peu en dehors de la ligne médiane à cause de l'imbrication des apophyses épineuses et on dirige l'aiguille vers l'axe de la colonne. Elle est enfoncée de 2 centimètres dans la première enfance, de 3 à 4 centimètres plus tard. L'aiguille n'arrive pas au contact de la moelle, mais pénètre dans le cul-de-sac terminal de l'arachnoïde, plus ou moins gonflé par le liquide céphalo-rachidien et où nagent les nerfs de la queue de cheval. On est prévenu de la réussite par la mobilité de l'aiguille et l'écoulement d'un liquide clair, citrin. L'opération se fait facilement, sans douleur et sans avoir recours à l'anesthésie qui m'a toujours paru précipiter le dénouement dans les cas où je l'ai employée pour des trépanations.

Les cavités sous-arachnoïdiennes du rachis communiquent librement avec celles du crâne et avec les ventricules cérébraux, même dans les cas de méningite, ainsi que l'a démontré COLLAT sur le cadavre. Il verse une solution de prussiate de potasse dans les ventricules cérébraux. La ponction lombaire donne un liquide, qui additionné de perchlorure de fer prend la couleur bleu de prusse. Dans tous les cas où j'ai pratiqué la ponction lombaire peu de temps avant la mort, je trouvai à l'autopsie les ventricules vides.

Le liquide céphalo-rachidien est à une pression supérieure de 3 centimètres de mercure à la pression atmosphérique QUINCKE, ZIEMSSEN). Dans plusieurs cas, j'ai vu un jet sortir de la canule rappelant celui d'une artère.

Il est important de procéder avec une certaine lenteur. KEEN, en évacuant après trépanation un ventricule latéral a vu des convulsions se produire et cesser dès qu'il injectait par le drain de l'eau bouillie (Cong. de Berlin, 1890. Il ne faut pas évacuer plus de 2 centimètres cubes par minute.

Quelle est la valeur de la ponction lombaire ? Elle serait très efficace dans la méningite aiguë séreuse et séro-purulente, à marche rapide (QUINCKE. ZIEMSSEN) [1]. Pour la méningite tuberculeuse, je crois son rôle très réduit. Elle ne peut en effet suspendre la progression de la tuberculose méningée. Le seul effet qu'il faille en attendre, c'est la suppression de la compression cérébrale. Encore faut-il agir de bonne heure. Si on attend la période de la paralysie bulbaire (températures extrêmes, Cheyne-Stokes, résolution générale), il n'y a plus d'effet à en espérer. Au surplus, on trouve toujours dans ces cas d'hydrocéphalie du ramollissement prononcé des parois ventriculaires et même étendu à une certaine profondeur de la substance cérébrale. On peut invoquer jusqu'à un certain point, pour l'expliquer, la macération cadavérique, mais je l'ai observé après l'évacuation, pendant les derniers jours de la vie, du liquide céphalo-rachidien. Le ramollissement est donc un phénomène pathologique. On l'a attribué à des ischémies par artérite tuberculeuse. Il est probable que l'hydrocéphalie a une action au moins aussi efficace. Si on trépane le crâne et qu'on observe la substance cérébrale dans un cas de méningite avec hydrocéphalie, on s'aperçoit qu'elle tend à saillir à travers l'orifice et qu'elle n'est animée d'aucun battement. Si on pratique à ce moment la ponction lombaire, les battements reparaissent (observation personnelle). Il y a donc du fait de l'hydrocéphalie ischémie générale de la substance nerveuse. C'est cette ischémie que la ponction lombaire peut enrayer. Elle ne peut avoir la prétention de combattre la tuberculose, mais elle peut prévenir la désorganisation ischémique de l'encéphale, et donner du temps à d'autres interventions (s'il s'en trouve) de s'employer à leur tour.

ZIEMSSEN cite un cas où quatre ponctions firent cesser les symptômes de méningite. Le malade put se lever, mais il succomba plusieurs semaines après à des phénomènes pulmonaires.

La ponction lombaire n'a de valeur que si elle est appliquée au début de l'épanchement. Il n'y a pas de signe pathognomonique de l'hydrocéphalie. L'épanchement peut se faire lentement sans provoquer les phénomènes que nous avons décrits à

[1] *Soc. des natur. et méd.* LUBECK, 1895.

propos de la symptomatotogie. Chez les jeunes sujets, l'absence de battements de la fontanelle est un indice précieux. J'ai pu, au moyen de la ponction lombaire, établir certaines relations entre l'hydrocéphalie et le coma, la résolution, la dilatation pupillaire. D'autres phénomènes, abaissement de la température, ralentissement du pouls, peuvent coïncider avec un épanchement moyen qui ne donne pas lieu à une inondation des cavités rachidiennes. Quoi qu'il en soit, étant données la facilité et l'innocuité de la ponction, on peut la tenter systématiquement en la répétant de temps à autre, jusqu'à ce qu'elle donne issue à du liquide.

Les interventions qui ont pour but de s'adresser à la cause ont été inspirées par les heureux résultats de la laparotomie appliquée au traitement de la péritonite tuberculeuse. Il y a lieu toutefois d'établir entre les deux ordres de cas une distinction fondamentale. La tuberculose péritonéale est une tuberculose des séreuses. La tuberculose méningée est une tuberculose vasculaire et répond à une de ses modalités les plus virulentes. Elle est souvent associée à la granulie.

On a pratiqué sans succès la *trépanation*, la *trépanation suivie de ponction et de drainage des ventricules latéraux*. Une des opérations qui a eu le plus de retentissement, c'est le *drainage de l'espace sous-arachnoïdien postérieur*, au-dessous du cervelet, c'est l'opération de Parkin. Elle a donné un succès à peu près certain à WALLIS ORD et WATERHOUSE. Je l'ai fait pratiquer dans mon service sans résultat.

CHIPAULT a proposé d'intervenir à la région temporale au niveau du lac Sylvien. Cette opération a été tentée pour la première fois sur un de mes malades par mon collègue NOVÉ-JOSSERAND. Les points de repère donnés par CHIPAULT, n'ont pas permis d'arriver à la scissure de SYLVIUS. Le rocher est en effet interposé entre la région trépanée et le lac Sylvien. L'enfant est mort peu de temps après. En réalité, le seul cas encourageant est celui de WALLIS ORD et de WATERHOUSE.

On peut faire aux interventions par le trépan un reproche capital, c'est la nécessité de l'anesthésie. Tous mes sujets anesthésiés sont morts dans les vingt-quatre heures, quelques-uns avec une température affolée, d'autres avec de l'hypothermie. Pour me mettre à l'abri de cette condition, j'ai imaginé de pratiquer la ponction lombaire, et le liquide évacué, d'injecter une certaine quantité d'air stérilisé dans les espaces sous-arachnoïdiens. L'opération a été inoffensive pour les animaux. Je l'ai tentée sur l'homme, et elle m'a paru ne présenter aucun danger, j'ai même observé des améliorations passagères [1].

ARTICLE IV

HYDROCÉPHALIE

L'hydrocéphalie est constituée par l'hydropisie des méninges et des ventricules cérébraux.

L'hydrocéphalie est *aiguë* ou *chronique*. La première est symptomatique de méningites ou d'affections hydropigènes (néphrite). Nous ne nous occuperons que de la forme chronique.

1° Anatomie pathologique. — L'hydrocéphalie est *interne* ou *externe* :

a. *Hydrocéphalie interne*. — L'hydrocéphalie *interne* est constituée par l'accumulation du liquide céphalo-rachidien dans les cavités qui le renferment à l'état normal, ventricules et espaces sous-arachnoïdiens. C'est un liquide clair, pauvre en albumine, riche en chlorure de sodium. Sa quantité habituelle est de 250 à 500 centimètres cubes. On l'a vue monter à 8 livres (RILLIET et BARTHEZ, 13 livres 1 2. CRUVEILHANK). Il est contenu dans les ventricules distendus, occupant l'un deux seul (VIRCHOW, WEST), ou se répandant de l'un à l'autre à travers les orifices de communication élargis. La substance nerveuse qui en forme la paroi est amincie, réduite à 1 centimètre, parfois 1 millimètre (AXTON) d'épaisseur. Les circonvolutions sont aplaties ainsi que les ganglions de la base. L'atrophie porte surtout sur la substance blanche. Parfois le liquide repose sur une cuvette formée par les

[1] Voy. BAILLS, Th. de Lyon, 1896 et WEILL, *Traitement de la méningite tuberculeuse*, in Traité de thérapeutique de ROBIN.

ganglions de la base et les lobes occipitaux. Les lobes frontaux, pariétaux, le corps calleux, la voûte à trois piliers font défaut. CHIARI a vu le cervelet, la protubérance ectopiés dans le canal vertébral. L'épendyme est lisse ou épaissi, granuleux, comme saupoudré de granulations petites et transparentes.

b. *Hydrocéphalie externe*. — Dans l'hydrocéphalie *externe* qu'on a voulu nier à tort, le liquide est contenu dans le sac arachnoïdien plus ou moins enflammé. Il est sanguinolent ou fortement albumineux.

2° Étiologie. — Les causes diffèrent suivant que l'hydrocéphalie est interne ou externe :

a. *Hydrocéphalie interne*. — L'hydrocéphalie interne est *congénitale* ou *tardive* :

Congénitale, elle existe à la naissance ou se développe dans les quelques mois qui la suivent. Les causes invoquées sont : la consanguinité, l'âge avancé ou l'alcoolisme des ascendants, (GOELIS), un traumatisme pendant la grossesse. L'hérédo-syphilis est aujourd'hui admise (FOURNIER, SANDOS, d'ASTROS). FOCHIER a vu deux cas de guérison par le traitement spécifique. D'ASTROS a observé une nourrice contaminée par un hydrocéphale.

Tardive, elle se montre à partir du sixième mois de la vie extra-utérine. Elle est symptomatique d'une sclérose des corps opto-striés (d'ASTROS), d'une tumeur cérébrale ou cérébelleuse qui comprime les veines de Galien ou les sinus. Elle succède à des processus aigus rappelant la méningite et dont quelques-uns sont dus à une gastro-entérite chronique MARFAN)[1], à un traumatisme, une fracture du crâne. Elle peut se développer après l'ossification des fontanelles à 7 ans (d'ASTROS), à 12 ans (BOURNEVILLE).

b. *Hydrocéphalie externe*. — L'hydrocéphalie externe est due à l'hémorragie méningée RILLIET et BARTHEZ) ou à la pachyméningite (auteurs allemands).

3° Pathogénie. — L'hydrocéphalie congénitale est due ordi-

[1] MARFAN, *Sem. méd.*, 1896.

nairement à un trouble dans l'évolution du système **nerveux**
(Février et Picquet). Parfois elle est le résultat d'une inflammation simple ou spécifique (syphilis). Enfin elle peut **dériver**
d'un trouble de la circulation dû à une tumeur, à une sclérose.

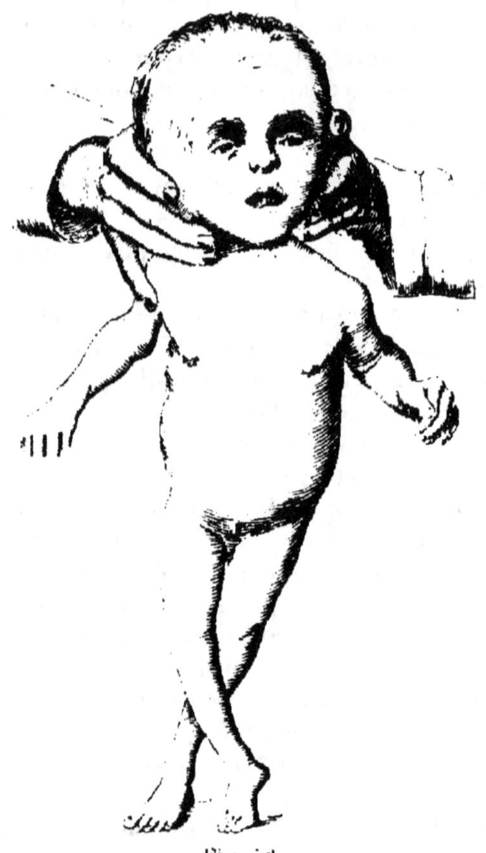

Fig. 58.
Hydrocéphalie.

4° Symptômes. — Nous distinguerons des signes physiques
et des symptômes fonctionnels.

a. *Signes physiques*. — La circonférence de la tête, mesurée en passant par la glabelle et la tubérosité occipitale compte 39 à 40 centimètres à la naissance, 40 à 45 centimètres de 6 à 12 mois, 50 centimètres à 12 ans.

L'hydrocéphalique a un crâne volumineux. Les os de la voûte s'écartent les uns des autres comme les pétales d'une fleur (Trousseau). Les pariétaux et le frontal s'inclinent en dehors pendant que les fontanelles et les sutures s'élargissent. Leur ossification est tardive et se fait par des os wormiens supplémentaires (Breschet). Contrastant avec le crâne, la face reste petite. L'œil porté en bas se cache derrière la paupière inférieure : il est fixe ou animé d'un tremblement constant, parfois strabique. La pupille est souvent atrophiée. Les os du crâne sont amincis ainsi que la peau, recouverte de quelques rare cheveux et parcourue de veines volumineuses.

b. *Signes fonctionnels.* — L'arrêt de développement de l'intelligence peut aller de la faiblesse intellectuelle à l'idiotie la plus complète. Les muscles sont paresseux. L'hydrocéphale a de la peine à soutenir sa tête et reste souvent couché. La vue est parfois compromise. Des accidents convulsifs précèdent habituellement le développement de la maladie, annoncent ses recrudescences et souvent aboutissent à la mort. Elles prennent parfois la forme de spasme glottique. Il y a aussi des raideurs plus ou moins continues occupant les membres. La nutrition est généralement épargnée. La digestion se fait bien. L'hydrocéphale est souvent vorace.

5° Marche et pronostic. — La marche est lente, progressive, hâtée par des accidents aigus (convulsions, maladies intercurrentes). La mort survient dans les premières années. L'hydrocéphale peut arriver exceptionnellement à la jeunesse ou à l'âge adulte.

6° Diagnostic. — Le *rachitique* à grosse tête présente d'autres déformations. Son crâne est asymétrique. Son intelligence se développe normalement.

L'*hypertrophie* du cerveau est une affection rare qu'on reconnaîtra en pratiquant la ponction lombaire.

L'*hydrocéphalie externe* se distingue de la variété interne par la ponction exploratrice. Son liquide est riche en albumine. C'est un diagnostic important à faire au point de vue de l'intervention.

L'hydrocéphalie est parfois associée à la *microcéphalie*, par suite de l'ossification prématurée des fontanelles et des sutures. Les hydrocéphales à *petite tête* meurent rapidement ou sont idiots.

L'hydrocéphalie tardive (après l'ossification des sutures) se traduit surtout par des phénomènes de compression.

7° Traitement. — On a proposé la *compression* au moyen de bandelettes de diachylon ou de bandes élastiques. C'est un moyen abandonné.

La *révulsion* (vésicatoires, pointes de feu), les résolutifs (onctions mercurielles, iodure, calomel) ne peuvent servir que dans les formes à début méningitique et pendant la période aiguë.

L'*intervention chirurgicale* (ponctions successives, trépanation suivie de ponctions et de drainage n'a donné de résultats que dans des cas exceptionnels). Elle n'est applicable que dans l'hydrocéphalie externe, qui est une forme rare, ou dans les cas plus rares encore d'origine traumatique. Elle ne peut avoir qu'une valeur palliative, pour diminuer la compression dans les poussées aiguës et dans les formes tardives. Encore peut-on le remplacer par la ponction lombaire. Celle-ci même aurait provoqué la mort rapide (trois cas de Fürbringer, un cas de Lichtheim).

La seule médication rationnelle est le *traitement antisyphilitique* dans l'hydrocéphalie congénitale. Si l'épanchement progresse rapidement, il faudrait associer au traitement spécifique les ponctions craniennes ou lombaires pour prévenir la distension mécanique de la substance cérébrale.

ARTICLE V

HÉMORRAGIES MÉNINGÉES ET CÉRÉBRALES

Nous réunissons ces deux ordres d'altérations, car elles sont souvent associées, tout en accordant aux hémorragies méningées la place prépondérante qu'elles méritent en pathologie infantile.

1° Anatomie pathologique. — Les hémorragies se font dans la cavité arachnoïdienne, dans les espaces sous-arachnoïdiens, et s'étendent parfois jusqu'aux cavités ventriculaires et aux espaces rachidiens. Ces deux localisations de l'hémorragie peuvent d'ailleurs se montrer à l'exclusion l'une de l'autre. Assez souvent, la substance cérébrale et médullaire est intéressée et montre un ou plusieurs foyers d'hémorragies ou des extravasations sanguines miliaires.

Parfois l'hémorragie se fait en dehors de la dure-mère et reproduit à la face interne des os craniens les dispositions qu'affecte le céphalématome à leur face externe.

Le sang épanché s'étale, tombe dans les parties déclives, s'il est déversé dans la cavité arachnoïdienne et libre, forme une collection kystique, s'il s'infiltre dans les fausses membranes de la pachyméningite chronique, dessine des lames qui se modèlent sur les circonvolutions dans la forme sous-arachnoïdienne Il se coagule, présente des caillots noirâtres, gelée de groseilles. C'est ainsi qu'on l'observe le plus souvent, dans les cas rapidement mortels En cas de survie, il subit l'évolution habituelle, devient grisâtre, se désagrege, se résorbe ou, s'il est plus abondant, forme un kyste ocreux. Parfois l'hémorragie est le point de départ d'une hydrocéphalie externe, arachnoïdienne. Enfin, l'hémorragie avec survie peut aboutir aux altérations cérébrales qui engendrent le syndrome de la maladie de Little, de l'hémiplégie cérébrale infantile, de l'épilepsie symptomatique [1], de même qu'elle conduit parfois, dans ses localisations rachidiennes, à la syringomyélie (SCHULTZE, RAYMOND, THOMAS). Il va de soi que dans la plupart de ces cas, les hémorragies se produisent non seulement dans les méninges, mais dans la substance nerveuse elle-même.

Un fait domine toute l'histoire des hémorragies méningées

---

[1] Voy. WEILL, *Traitement de l'hémiplégie cérébrale infantile*, in Traité de thérapeutique appliquée de ROBIN.

infantiles, c'est qu'elles sont commandées dans leur répartition par les distributions des veines, alors que chez l'adulte, les hémorragies sont tributaires des territoires artériels, et, par là même souvent cérébrales, plutôt que méningées.

2° Étiologie. — Les hémorragies méningées se montrent à la naissance ou tardivement.

a. Les *hémorragies congénitales* sont dues à l'accouchement laborieux (MAC NUTT). C'est la stase du sang dans les sinus et particulièrement dans le sinus longitudinal supérieur qui les provoque. Cette stase résulte elle-même, soit d'une compression péricranienne, avec chevauchement des os du crâne, dans les cas de bassin étroit, soit d'une application de forceps, ou d'un arrêt de la circulation cérébrale par une compression à distance, telle qu'elle est réalisée par les circulaires du cou. L'accouchement précipité (KUNDRAT) peut avoir les mêmes conséquences : il y a souvent, dans ce cas, disproportion entre la masse sanguine et la capacité des réservoirs veineux du crâne.

b. Les *hémorragies tardives* se montrent à des périodes très différentes : dans les premiers mois de la naissance, comme conséquence de la thrombo-sinusite des athrepsiques ;

De un à trois ans, elles s'associent à la pachyméningite qui est souvent le résultat d'actions infectieuses provoquées par les maladies éruptives, l'érysipèle, la pneumonie, les entérites, la syphilis (HEUBNER).

A différentes époques de l'enfance, elles se relient à des influences traumatiques : tantôt il s'agit de chutes, de coups reçus sur la tête[1] ; tantôt de violences expiratoires, telles qu'en réalisent la coqueluche, l'hypertrophie du thymus, les adénopathies trachéo-bronchiques. Ailleurs ce sont les phlébites tardives du sinus, celles qui se montrent en relation avec une infection ou avec une cause locale (otite), qui provoquent l'hémorragie méningée, ou bien il s'agit de maladies hémorragiques, scorbut, purpura infectieux. Enfin, on peut se demander

---

[1] WOOD et COTTEREL, *R. S. m. t.* XXXXVI. — SANDOZ. *Revue méd de la Suisse Romande,* 1896.

si l'éclampsie n'est pas susceptible de forcer la résistance des veines cérébrales, par le refoulement asphyxique du sang. Dans cette hypothèse que j'ai vérifiée dans un cas, où rien n'expliquait l'hémorragie, celle-ci serait exceptionnellement l'effet de la convulsion au lieu d'en être la cause.

3° Symptômes. — L'*hémorragie congénitale* entraine souvent la mort rapide au milieu des symptômes de l'asphyxie des nouveau-nés. Parfois ce n'est qu'au bout de quelques heures que l'asphyxie et la mort apparaissent[1]; tantôt enfin l'asphyxie initiale disparait et ce n'est qu'au bout de quelques jours que se montrent des convulsions, des contractures, parfois un état tétanoïde facile à confondre avec le tétanos du nouveau-né, du coma, sans paralysie localisée, entrainant rapidement la mort.

Les symptômes des *thrombo-sinusites athrepsiques* avec hémorragies méningées se confondent avec ceux de la thrombose des sinus.

Dans la *pachyméningite hémorragique*, l'hémorragie est souvent le premier phénomène appréciable : elle se traduit par des convulsions répétées coup sur coup, des contractures, du coma. Parfois, ainsi que l'a observé LEGENDRE, l'hémorragie est précédée de symptômes méningés, céphalée, vomissements, fièvre, contracture permanente des extrémités, petites secousses convulsives limitées, tous faits qui exprimeraient les lésions inflammatoires de la dure-mère. Cette inflammation a une allure plus vive que chez l'adulte et évoluerait rapidement en quelques jours ou quelques semaines.

Les hémorragies qui surviennent chez des enfants dont les *fontanelles sont fermées*, donnent lieu à des phénomènes de *compression*. Dans la *coqueluche*, on a observé de véritables apoplexies suivies d'hémiplégie. Les *cas traumatiques* sont surtout instructifs à cet égard. SANDOZ a vu chez une fille de six ans atteinte à la tête par une casserole tombée d'un second étage se produire trente-six heures après l'accident de la céphalée, de

---

[1] MUGGIA et CONDIO. *La Pediatria*, 1896.

l'engourdissement du bras gauche suivi de parésie, de la somnolence, des vomissements, du ralentissement du pouls. L'intervention permit d'évacuer une hémorragie extra-durale et amena la guérison. Dans un cas de Wood et Cotterel, une fille d'un an tombe d'une meule de foin, sans phénomènes immédiats. Au bout de quelques semaines, se développe une épilepsie jacksonienne du côté droit, suivie d'une hémiplégie et deux ans après, l'intervention conduit sur un kyste séreux sous-arachnoïdien dont l'ablation fut suivie de guérison.

4° Marche, pronostic. — Les hémorragies cérébro-méningées tuent rapidement si elles sont abondantes, guérissent sans laisser de suites, si elles sont modérées, aboutissent parfois à des lésions chroniques, hydrocéphalie, kystes arachnoïdiens, porencéphalie, atrophie cérébrale, etc. Celles de la naissance sont souvent le point de départ de la maladie de Little (Fred. Rosenthal); celles qui surviennent tardivement entraînent l'hémiplégie cérébrale infantile, l'épilepsie, l'arrêt de développement de l'encéphale avec idiotie et épilepsie.

5° Diagnostic. — Le diagnostic est d'autant plus difficile, que l'hémorragie congénitale ou survenant chez l'athrepsique est souvent latente.

Les convulsions des premiers jours de la vie doivent en général être rapportées à une hémorragie méningée. Plus tard, leur signification est moins précise.

L'hémorragie méningée peut simuler le *tétanos des nouveau-nés* (Muggia et Gondro); la *tétanie* (Legendre, pachyméningite); plus tard et dans les formes prolongées, l'*hémiplégie*, l'*épilepsie hémiplégique*.

D'une façon générale, les signes de localisation ne se montrent qu'après deux ans. Quand ils apparaissent dès la naissance, il faut redouter une hémorragie dans la substance nerveuse. Dans un cas de Rosenthal, une hémiplégie congénitale fut démontrée en rapport avec une hémorragie cérébrale.

6° Traitement. — Le *traitement des symptômes* est peu effieace. L'asphyxie des nouveau-nés comporte l'emploi de la respiration artificielle, de l'insufflation, des tractions rythmées de la langue, de la ligature tardive du cordon destinée à amener une petite saignée.

Les convulsions, les contractures, le coma seront traités par les moyens habituels.

L'intérêt du traitement se réduit à l'*intervention chirurgicale* et au traitement spécifique, s'il y a lieu. Pour les cas traumatiques, la trépanation suivie de l'évacuation du sang épanché a fait ses preuves, ainsi que nous en avons rapporté des exemples. Pour les hémorragies congénitales, il y aurait peut-être lieu d'intervenir malgré les objections que soulève la faiblesse, l'hypothermie du sujet, l'étendue des lésions.

Quant au *traitement spécifique*, il ne peut guère être utilisé que dans les formes prolongées, lorsqu'il y a des antécédents héréditaires (observation d'HEUBNER).

ARTICLE VI

PHLÉBITE DES SINUS

La phlébite des sinus n'est qu'un cas particulier de la phlébite qui emprunte, aux troubles qu'elle provoque dans les centres nerveux, un aspect et une gravité très spéciaux.

1º Etiologie. — La phlébite atteint chez l'enfant et, en particulier, chez le nourrisson, les sinus craniens plus volontiers que les autres veines, en raison de la position fréquemment déclive de la tête, du développement relativement considérable de la circulation veineuse cérébrale, de la prédisposition générale de l'encéphale aux atteintes des maladies infectieuses.

La phlébite des sinus n'est qu'un cas particulier de la phlébite. Elle parait dans le cours d'une maladie générale, pneumonie, fièvre typhoïde, etc., d'une infection intestinale (MARFAN) ou consécutivement à une affection de voisinage, otite, érysipèle de la face, furoncles, phlegmon de l'orbite. Dans ce cas, ce sont les veinules de la région primitivement infectée, qui transmettent l'altération aux sinus par les communications physiologiques qui relient ceux-ci aux veines péri-craniennes. La thrombo-sinusite se montre également dans les états cachectiques, surtout dans l'athrepsie, au même titre qu'une phlegmatia alba dolens vient terminer l'évolution d'un cancer viscéral. Il semble néanmoins que, même dans ces cas, il y ait infection. On a retrouvé dans le thrombus et les parties voisines de l'encéphale et des méninges tous les microorganismes que nous avons déjà signalés à l'occasion des méningites aiguës.

2° Anatomie pathologique. — Mêmes lésions que dans les autres phlébites : caillots plus ou moins adhérents, cruoriques dans les formes rapides, grisâtres dans les formes plus **lentes**, parfois suppurés : la paroi est surtout intéressée dans les **deux** dernières catégories de faits. Les territoires privés de leur circulation veineuse présentent de la congestion, de l'œdème des méninges, de l'hydrocéphalie, des hémorragies méningées ou cérébrales, ces dernières affectant surtout la forme du ramollissement rouge. En général, la phlébite aboutit à la mort. Dans les rares cas de survivance, on a observé une phlébite adhésive avec organisation du caillot, oblitération de la veine et de l'hydrocéphalie (MARFAN).

Tous les troncs veineux craniens peuvent être touchés, suivant le point de départ de l'infection : les affections oculaires et faciales compromettent surtout les sinus caverneux, les affections auriculaires les sinus pétreux et latéraux, les septicémies et les cachexies le sinus longitudinal supérieur. La lésion est étendue ou restreinte, unique ou multiple, et dans le même sens varient les lésions secondaires du côté de l'encéphale.

3° Symptômes. — Les *thrombo-sinusites cachectiques du nourrisson* se traduisent surtout par de la somnolence, du coma, entremêlés de quelques phénomènes d'excitation, raideur, mouvements convulsifs : la mort est rapide.

Dans les *sinusites nettement infectieuses*, le tableau rappelle celui du méningisme ou de la méningite aiguë, céphalée, vomissements, fièvre, accidents convulsifs.

Dans les *phlébites d'origine locale*, souvent suppurées, il se joint aux phénomènes précédents des signes de pyohémie, accès de fièvre intermittente, embolies.

On a essayé de distinguer les phlébites des différents sinus. Politzer admet dans la *phlébite du sinus caverneux* des troubles de la vue, des paralysies des oculo-moteurs, des coagulations et des stases dans les vaisseaux de la rétine, dans ceux de l'orbite, de l'exophtalmie, du chémosis conjonctival, de l'œdème érysipélateux des paupières.

Celle des sinus pétreux se caractériserait, d'après le même auteur par des épistaxis, la tuméfaction des veines allant de la fontanelle frontale à la tempe et des convulsions épileptiformes.

La *phlébite du sinus latéral* se révèle parfois par la propagation de l'inflammation à la veine jugulaire. On sent alors un cordon dur sous le sterno-cleido-mastoïdien, parfois un empâtement diffus dû à la périphlébite. Celle-ci peut retentir sur les fonctions des nerfs voisins, pneumogastrique (ralentissement du pouls, mort subite), spinal (convulsions du sterno-cleido-mastoïdien), glosso-pharyngien (troubles de la déglutition , etc.

Tous ces phénomènes sont précieux au point de vue diagnostique, mais ils manquent le plus souvent.

4° Diagnostic. — Les thromboses septicémiques et marastiques ne comportent aucun traitement valable.

Le diagnostic importe seulement pour les thrombo-sinusites d'origine otique, susceptibles d'être traitées chirurgicalement. Il faut distinguer à ce point de vue la pyémie sans phlébite, d'origine auriculaire, qui ne réclame aucune intervention sur le sinus, mais l'ouverture et la désinfection du foyer auriculaire. Le diagnostic se fait souvent pendant l'intervention elle-même.

5° Pronostic. — Le pronostic est mortel dans la plupart des cas, sauf pour les formes d'origine locale.

6° Traitement. — Dans ces dernières, on pratique l'ouverture et le nettoyage du sinus avec ou sans ligature préalable de la jugulaire[1].

CHAPITRE II

MALADIES DE L'ENCÉPHALE

Nous décrirons dans ce chapitre les abcès du cerveau, les tumeurs de l'encéphale, l'hémiplégie cérébrale infantile, la maladie de Little et le myxœdème infantile. L'hémiplégie cérébrale infantile nous semble devoir absorber à son profit la porencéphalie, la sclérose cérébrale, la méningo-encéphalite chronique qu'on décrit souvent à part. De même, nous grouperons sous le nom de maladie de Little non seulement la rigidité congénitale des membres inférieurs, mais encore la chorée et l'athétose congénitales. Enfin le myxœdème, bien que relevant d'une affection du corps thyroïde et malgré l'intégrité habituelle des centres nerveux, sera rapproché des maladies cérébrales en raison de l'idiotie qui accompagne si souvent la forme infantile de cette affection.

ARTICLE PREMIER

ABCÈS DU CERVEAU

Les abcès du cerveau ont acquis un grand intérêt pratique, depuis qu'on a bien élucidé leurs causes et institué un traitement curatif d'une réelle efficacité dans beaucoup de cas.

1° **Etiologie.** — Sur 135 abcès cérébraux recueillis par RIVIÈRE[2], on en compte 13 de un à dix ans, 38 de dix à vingt ans,

[1] Voy. RIVIÈRE, *Complicat. cranio-cérébrales des otites*, in Arch. internat. de laryngologie, 1896.

[2] RIVIÈRE, *Loc. cit.*

Par ordre de fréquence, agissent les causes suivantes : l'otite chronique, l'otite aiguë infectieuse, surtout la grippale, le traumatisme avec ou sans plaie, avec ou sans ostéite consécutive, la tuberculose, certaines tumeurs cérébrales, la pyohémie, l'inflammation des tissus de la face, frontaux, sphénoïdaux, etc.

Il s'écoule parfois un intervalle très long, plusieurs années, entre le moment où agit la cause et l'apparition des symptômes nerveux. Un lavage, une exploration malheureuse dans le cours d'une otite peuvent donner le signal de la suppuration cérébrale.

2° Anatomie pathologique. — Chez l'enfant l'abcès est surtout cérébral, localisé habituellement dans le lobe temporal, ce qui est en rapport avec la fréquence des ostéites de la caisse du tympan. L'abcès cérébelleux qui est associé à la mastoïdite est plus rare, en raison du peu de développement de l'apophyse mastoïde chez les jeunes sujets. L'abcès siège plus souvent à droite qu'à gauche.

Il est en général contigu à la lésion osseuse traumatique ou otique, relié à celle-ci par des plaques de méningite, d'encéphalite, des fongosités ou séparé d'elle par une couche de substance nerveuse saine.

Dans 15 p. 100 des cas, l'abcès est à distance du foyer osseux (KÖRNER).

L'abcès est généralement unique, rarement multiple. Ses dimensions maxima sont celles d'un œuf.

Le pus est fétide, grisâtre ou vert, renferme des staphylocoques, des streptocoques.

Il a une tendance à s'enkyster rapidement, ce qui explique la tolérance des centres nerveux. Dans les cas aigus, il est entouré d'une zone inflammatoire qui prépare l'extension de la suppuration.

L'abcès cérébral peut s'ouvrir, communiquer avec l'oreille ou avec une collection superficielle.

Il s'associe parfois à de la phlébite, de la méningite, complications tardives, ou à un abcès extradural qui souvent le précède dans son développement.

3° Symptômes. — On peut distinguer trois phases de la lésion qui répondent chacune à un syndrome spécial.

a. *Encéphalite localisée*. — Elle se traduit par les phénomènes habituels de la suppuration (BERGMANN) et des troubles fonctionnels en rapport avec le siège de celle-ci. Les premiers sont représentés par une fièvre modérée, un état gastrique, des frissonnements, très significatifs dans les cas traumatiques, plus discutables dans le cours d'une otorrhée, qui par elle-même suffit à les expliquer. Les troubles de la fonction varient beaucoup, suivant l'étendue de la lésion, ses conséquences destructives, ses associations avec un abcès extradural, avec une plaque de méningite. Ce sont le plus habituellement une céphalée assez fixe, mais non toujours, augmentée par la pression et la percussion de la partie correspondante du crâne ; des phénomènes d'hypertension amenant de la torpeur, du coma, de l'œdème papillaire, du ralentissement du pouls, parfois des vomissements.

b. *Abcès*. — La suppuration se limite, l'abcès s'enkyste. Les symptômes de retentissement par irritation directe ou hypertension rétrocèdent, il y a rémission. Celle-ci peut être complète pendant de longs intervalles; mais souvent il y a des retours offensifs de l'inflammation aiguë ramenant le cortège des symptômes initiaux. L'hypertension pour être moins brutale que dans la phase aiguë n'en persiste pas moins: l'abcès encéphalique reproduit les traits d'une tumeur. Aussi voit-on paraître des symptômes de localisation : épilepsie jacksonienne, paralysies, aphasie sensorielle ou de conductibilité, hémiopie (JABOULAY et LANNOIS), syndrome cérébelleux (asthénie musculaire, vertige, titubation, vomissements, céphalalgie occipitale).

c. *Complications terminales*. — Ce sont les poussées récurrentes d'encéphalite, les méningites par irruption de l'abcès dans les espaces sous-arachnoïdiens ou les ventricules, la phlébite des sinus, toutes complications dont la symptomatologie est déjà connue.

4° Marche. — Le cas habituel est celui d'une tumeur plus ou moins latente encadrée par deux séries d'épisodes aigus, relevant de l'encéphalite ou de la méningite.

Parfois la poussée initiale emporte le malade. Parfois l'abcès est latent pendant des mois et des années.

5º Pronostic. — La guérison spontanée est exceptionnelle, la guérison opératoire fréquente, rendue douteuse dans beaucoup de cas, par les difficultés de la localisation.

6º Diagnostic. — Le diagnostic est plus facile dans l'abcès traumatique que dans l'abcès d'origine otique. La rétention du pus, les phénomènes de retentissement méningé sans lésion cérébrale appréciable qui signalent le cours des otites chroniques créent de véritables difficultés. L'abcès extradural a une physionomie très voisine de l'abcès cérébral, mais le diagnostic importe peu, l'intervention est commandée dans les deux cas.

L'intérêt thérapeutique résulte tout entier dans le diagnostic du siège de l'abcès. L'abcès à distance est la véritable pierre d'achoppement du traitement. En général, on suppose l'abcès à proximité de l'otite ou de la lésion traumatique, à moins qu'une monoplégie, qu'une aphasie sensorielle, que l'hémiopie, que des symptômes nettement cérébelleux ne conduisent l'opérateur.

7º Traitement. — La *prophylaxie* comprend le traitement aseptique des lésions locales pathogènes, ostéite, fractures, otite, etc.

Les *phénomènes aigus* sont justiciables des moyens que nous avons déjà exposés à propos de la méningite ou de la phlébite. Au surplus, ils ne sont qu'accessoires et c'est la trépanation, l'évacuation et le drainage des collections purulentes qui constituent la seule thérapeutique rationnelle.

ARTICLE II

TUMEURS DE L'ENCÉPHALE

Les tumeurs de l'encéphale varient beaucoup comme nature et comme localisation, mais provoquent cependant des troubles fonctionnels d'une certaine uniformité, qui permettent d'en tracer un tableau d'ensemble.

1° Etiologie. — Les tumeurs de l'encéphale n'ont rien de spécial à l'enfance. Ce sont surtout les tubercules qu'on observe chez les jeunes sujets, dans plus de la moitié des cas. Viennent ensuite, par ordre de fréquence, les gliomes, les sarcomes. L'enfance exclut les anévrysmes. Les syphilomes sont également rares. C'est dans la seconde enfance que les tumeurs encéphaliques s'observent de préférence. A la naissance, il n'**existe** guère que des hétérotopies, constituées par une inclusion de la substance grise dans la substance blanche. Le traumatisme a été invoqué pour les gliomes et, souvent aussi, pour les tubercules.

2° Anatomie pathologique. — Distinguons d'abord les tumeurs à *développement très lent*, dont le type est le *gliome*. C'est une substitution au tissu normal d'un tissu homogène, grisâtre, parfois très vasculaire ou télangiectasique, construit sur le type de la névroglie. Il s'agit d'un gonflement mal limité plutôt que d'une néoplasie. Leur siége est variable. — Leurs symptômes se rapprochent de ceux d'une sclérose destructive.

Dans une seconde catégorie, nous trouvons les tumeurs à *développement variable*, tels que les *sarcomes* dont le point de départ se fait dans les tissus fibreux intra-craniens, périoste du rocher, de la dure-mère, etc., dans la toile choroïdienne, où ils affectent la forme angiomateuse ou angiolithique.

Viennent enfin les tumeurs à *développement rapide* produites par la localisation d'une infection : *tubercule, syphilome, abcès*. Le *syphilome* est exceptionnel. L'*abcès* a été l'objet d'une description spéciale, néanmoins il est bon de le mentionner, car s'il diffère des tumeurs par ses débuts et sa fin, il doit leur être assimilé pendant la plus grande partie de son évolution.

Le *tubercule* comme la plupart des tumeurs siège indifféremment dans la substance blanche, grise, dans les noyaux, le cervelet, la protubérance. Unique ou multiple, il a un volume qui varie d'un pois, d'une noisette, à celui d'un œuf de poule. Les tubercules encéphaliques sont souvent associés à des lésions spécifiques des poumons, des ganglions profonds, dont ils ne représentent qu'un produit secondaire, réalisé parfois à la faveur d'un traumatisme. Superficiels, ils suscitent, dans quelques cas, des processus méningés, curables, et c'est à ces méningites locales pérituberculeuses que se rapportent la plupart des cas de méningites tuberculeuses dites guéries. Les tubercules encéphaliques sont constitués par une masse homogène, blanc jaunâtre, grise à la périphérie, distincte du tissu sain.

Prennent place à côté des néoplasies infectieuses, les *tumeurs parasitaires, kystes à échinocoques, cysticerques*, souvent latentes, parfois situées dans les cavités ventriculaires et reconnues surtout lorsqu'il y a des tumeurs semblables dans le foie ou l'œil. Leur intérêt réside surtout dans leur curabilité, en cas d'intervention chirurgicale.

Les effets exercés par les tumeurs encéphaliques sont semblables à tout âge : atrophie par compression de la substance nerveuse, encéphalite, méningite, œdème et hydrocéphalie par compression veineuse (dans les tumeurs du cervelet surtout) ou par irritation sécrétoire de l'épendyme, des plexus choroïdiens; sclérose secondaire comme nous en avons observée dans un cas de gliome protubérantiel.

Voici quelques caractères spéciaux aux tumeurs de l'enfance : fréquence très grande des tubercules, troubles du développement des centres nerveux si la lésion est précoce et étendue, hydrocéphalie plus fréquente, disjonction des sutures crâniennes, récemment soudées. D'Astros a réuni cinq cas de grosses têtes hydrocéphales par tumeurs du cervelet chez des sujets dont l'âge variait de cinq à douze ans. La neuro-rétinite, qui est rapportée aujourd'hui à une infection (DEUTSCHMANN, LANDOLT et WECKER) plutôt qu'à un œdème lymphatique, est plus fréquente chez l'enfant, qui est surtout exposé aux tubercules.

3º Symptômes. — Parmi les symptômes, les uns sont communs à toutes les tumeurs, les autres varient avec leur siège.

a. *Symptômes communs.* — Les symptômes communs sont dus les uns à l'irritation de la substance nerveuse, les autres à l'hydrocéphalie.

Parmi les premiers nous relevons la *céphalée fixe* continue, ou se produisant par crises, accompagnées de vomissements en fusée, les *convulsions* généralisées ou de siège variable, les *attaques apoplectiformes*.

A l'*hydrocéphalie*, on peut rattacher la torpeur, la somnolence, la diminution des facultés intellectuelles, tous symptômes qui peuvent se modifier avec le développement du crâne et la diminution corrélative de pression, ou la tolérance progressive des centres nerveux.

b. *Symptômes de localisation*. — Les symptômes de localisation varient naturellement.

Les *tumeurs corticales* de la région rolandique donnent, suivant leur étendue, de l'épilepsie jacksonienne, des spasmes limités, des monoplégies frappant la face, les membres, parfois de l'aphasie.

Les *tumeurs de la couronne rayonnante* provoquent, suivant leurs rapports avec les faisceaux moteurs, des hémiplégies ou des mouvements anormaux de forme hémiplégique.

Celles *du cervelet* se traduisent par la perte de l'équilibre, la titubation, la neuro-rétinite plus fréquente que dans les autres localisations et l'amaurose, une céphalée occipitale, parfois de la paralysie pupillaire, de la contracture des muscles de la nuque.

Les *tumeurs des tubercules quadrijumeaux*, d'après NOTHNAGEL, se signaleraient par une neuro-rétinite suivie d'atrophie papillaire, de l'ataxie cérébrale, une paralysie de tous les nerfs moteurs de l'œil.

Les *tumeurs des pédoncules, de la protubérance*, donnent des paralysies des nerfs moteurs oculaires, facial, alternant parfois avec des hémiplégies du côté opposé. Dans un cas de gliome étendu de l'isthme nous avons observé le syndrome de la paralysie labio-glosso-laryngée.

4° Marche. — La tumeur cérébrale évolue quelquefois très rapidement, d'une façon aiguë. Parfois elle est latente (petites tumeurs siégeant dans les sphères indifférentes). Ailleurs elle a une évolution lente entrecoupée de paroxysmes, de décharges convulsives ou apoplectiques. La marche est modifiée par une poussée d'encéphalite, d'hydrocéphalie.

Des lésions secondaires, dégénérescence des faisceaux pyramidaux, ajoutent au tableau des symptômes d'irritation médullaire, exagération de la réflectivité, contractures.

Parfois l'enfant atteint de tumeur finit dans la cachexie cérébrale.

5° Pronostic. — La mort est fatale, après un temps variable. La durée peut être longue s'il s'agit de gliome. Dans la syphilis, la guérison est possible.

6° Diagnostic. — Il doit se fonder surtout sur les signes physiques : œdème papillaire avec distensions veineuses dans la rétine, plus tard atrophie de la papille, exceptionnellement grossissement de la tête, coexistence de tuberculoses multiples.

Il est important de distinguer la nature de la tumeur. Chez l'enfant, elle est habituellement tuberculeuse. Cependant, s'il y a une suppuration de l'oreille, on pensera à l'abcès, par exception à la tumeur hydatique, s'il y a coexistence de kyste hépatique.

Le siège de la tumeur est intéressant à reconnaître, on peut songer à l'intervention si elle est superficielle.

Les symptômes fonctionnels peuvent reproduire le tableau de *l'éclampsie*, de *l'épilepsie*, de la *céphalée des adolescents*, de *l'hémiplégie infantile*.

7° Traitement. — On doit toujours tenter le traitement antisyphilitique. J'ai eu un succès inespéré par cette méthode. Hors ce cas, le traitement médical ne peut qu'être palliatif.

Le traitement chirurgical a donné quelques succès.

CHIPAULT a pu enlever un angiome de la pie-mère. Même si la tumeur est inopérable, la trépanation doit être tentée, lorsqu'il y a des symptômes d'intolérance, douleurs, vomissements, asthénie. Dans ces cas, une résection crânienne simple, au voisinage de la tumeur et sans toucher aux méninges, donne un soulagement réel (Chipault), probablement en modifiant la tension du liquide céphalo-rachidien.

ARTICLE III

HÉMIPLÉGIE CÉRÉBRALE INFANTILE

L'hémiplégie cérébrale infantile se distingue de l'hémiplégie chez l'adulte, par la superposition aux phénomènes qui caractérisent cette dernière, de troubles dans le développement physique et intellectuel, ainsi que de symptômes convulsifs. Et ces caractères spéciaux ne tiennent pas à la nature même des lésions qui sont en jeu, bien que quelques-unes se voient rarement au delà de la première enfance, mais principalement à ce qu'elles frappent un encéphale en voie de développement, dans un organisme en pleine croissance.

1° Anatomie pathologique. — Des lésions, la plupart sont en effet, comparables à celles que l'on trouve chez l'adulte, au moins quand on les considère aux premiers temps de leur apparition. C'est ainsi qu'on a signalé des *ramollissements* par *thrombose* ou *embolie artériels*, par *thrombose des sinus*, des *hémorragies cérébrales* en foyers, centrales, corticales ou méningées, dues non pas aux anévrysmes miliaires ou à l'artério-sclérose, mais à des violences (application de forceps, asphyxie à la naissance, chute sur la tête, etc...). A côté de ces altérations communes, il en est qui sont plus particulières à l'enfant : telle l'*encéphalite aiguë lobaire, non suppurée*, dont l'existence très probable, n'est pas encore nettement établie ni surtout étroitement rattachée à une forme chronique de l'encéphalite, la *sclérose*, beaucoup mieux étudiée. Mais quelle que soit la lésion initiale plus ou moins obscure, quand l'affection a évolué pendant quelques années, elle se transforme, et par l'action qu'elle exerce sur les autres portions des centres nerveux, donne à ces derniers un aspect qui diffère totalement de celui que l'on rencontre dans les anciennes hémiplégies chez l'adulte.

Il faut distinguer d'après cela deux ordres d'altérations, les unes qui sont la représentation, à l'état chronique, de la lésion initiale, hémorragie, ramollissement, encéphalite, les autres qui résultent des modifications subies par le reste de l'encéphale.

a. *Lésions primitives.* — MARIE[1] admet, avec COTARD, quatre lésions différentes : les *plaques jaunes*, les *kystes* et l'*infiltration celluleuse*, la *porencéphalie*, la *sclérose lobaire primitive.*

Les *plaques jaunes* présentent, outre leur coloration, un aspect déprimé avec atrophie des circonvolutions correspondantes. On les rapporte à de vieux foyers de ramollissement.

Les *kystes* sont formés d'une cavité de volume variable, limitée par une membrane celluleuse, de couleur blanche ou ocreuse et renferment un liquide laiteux, louche ou limpide. L'*infiltration celluleuse* dessine une sorte de tissu spongieux dont les travées sont formées de tissu conjonctif et dont les mailles, plus ou moins larges, renferment un liquide analogue à celui des kystes. Tandis que les plaques jaunes se voient surtout dans les parties superficielles de l'encéphale, les kystes, l'infiltration celluleuse se montrent dans sa profondeur. Parfois cependant, il existe des kystes sous-piemériens et même arachnoïdiens. Les kystes et l'infiltration celluleuse sont considérés comme les aboutissants des hémorragies cérébrales ou méningées.

La *porencéphalie* se caractérise, d'après KUNDRAT, AUDRY, BOURNEVILLE, par des pertes de substance, de véritables trous creusés dans l'écorce cérébrale. À un premier degré, la cavité formée est bordée de substance nerveuse. À un degré plus avancé, elle communique avec les ventricules cérébraux. Dans les formes extrêmes, une grande partie des hémisphères fait défaut et le cerveau est représenté par les ganglions centraux avec les circonvolutions inférieures et postérieures. La perte de substance communique parfois avec la cavité arachnoïdienne, dans d'autres cas elle en est séparée par un épais feuillet que KUNDRAT considère comme formé par le feuillet viscéral de l'arachnoïde, la pie-mère faisant habituellement défaut. Les parois de la cavité porencéphalique sont constituées par un tissu scléreux ou géla-

---

[1] MARIE, *Dict. encyclop. des sc. méd.*, article : *Hémiplégie infantile.*

liniforme, de couleur rouillée ou grise. Parfois on y trouve des kystes. La cavité elle-même renferme un liquide citrin, louche ou brun.

Les lésions porencéphaliques existent d'un côté, souvent des deux côtés, surtout dans les cas de grandes pertes de substance.

Les circonvolutions voisines de la cavité présentent tantôt une disposition radiée et pénètrent en s'effilant jusque dans le fond de la solution de continuité, tantôt elles s'arrêtent au bord par une section nette. La première apparence serait caractéristique, d'après Kundrat, des porencéphalies congénitales, la seconde, de celles qui surviennent après la naissance. On tend à croire aussi que les grandes pertes de substance se rapportent à des lésions développées pendant la vie fœtale.

La porencéphalie reconnaît des origines multiples. Il se peut que dans quelques cas, il s'agisse d'un développement anormal du cerveau; le plus souvent, c'est une lésion qui en a été le point de départ. Audry a cité plusieurs cas de porencéphalie dus à une hémorragie ou à une attrition traumatiques de la substance nerveuse. L'embolie avec ramollissement peut également provoquer une porencéphalie. On a admis, très hypothétiquement, que la porencéphalie pouvait être causée par une encéphalite congénitale (Virchow) ou une stéatose (Parrot). Quelques cas de cette affection ont été rapportés à de l'encéphalite infectieuse acquise. Kundrat et Marie croient que dans la majorité des cas, la porencéphalie est une affection d'origine vasculaire. Kundrat suppose une anémie des centres nerveux par troubles de la circulation placentaire ou par faiblesse cardiaque. Cette anémie serait suivie d'une encéphalite secondaire. Marie se rattache plutôt à l'idée d'une thrombose. Il n'y a aucune raison d'admettre l'action d'une cause exclusive. La condition essentielle, c'est une lésion variable agissant de très bonne heure, soit pendant la vie fœtale, soit pendant les premières années, sur un cerveau très vulnérable.

La *sclérose lobaire primitive* décrite par J. Simon, par Richardière, se traduit par une induration avec atrophie portant sur quelques circonvolutions, sur un lobe, sur un hémisphère, parfois sur une grande partie de l'encéphale. Lorsqu'un hémisphère est atteint, son poids relativement à l'hémisphère sain peut diminuer de 400 grammes. La sclérose réduit le volume des parties touchées, sans changer leur forme, à la façon du durcissement artificiel.

Elle occupe les circonvolutions, mais envahit aussi la substance blanche, les corps opto-striés. Le vide produit par l'atrophie cérébrale est comblé par des déformations craniennes, l'aplatissement du crâne, par le rapprochement vers le cerveau de la table interne des os craniens, par un épanchement hydrocéphalique dans l'arachnoïde et les cavités ventriculaires.

Comme nous l'avons déjà dit, le début de la sclérose lobaire est mal connu. STRUMPELL admettait une lésion primitive aiguë de la substance grise des circonvolutions, analogue à celle qui, dans la moelle, provoque la paralysie infantile. Il la désigne sous le nom de poliencéphalite par analogie avec la poliomyélite. Cliniquement, il y a dans la façon dont débutent un certain nombre d'hémiplégies spasmodiques de l'enfance, une grande ressemblance avec l'évolution de la paralysie infantile. L'analogie se borne là, car la sclérose lobaire attaque non seulement la substance grise, mais la substance blanche. Elle consiste en une prolifération conjonctive qui paraît avoir son point de départ dans les vaisseaux. Il existe en effet une périartérite marquée (JENDRASSIK et MARIE). Aussi ces auteurs inclinent-ils à croire que la sclérose est commandée soit par des thromboses, soit par des artérites infectantes. Ils semblent la considérer aussi comme une lésion progressive, en raison des corps granuleux qui se trouvent dans son voisinage, dans des cas fort anciens, témoignant ainsi de la destruction continue des éléments nerveux.

On a décrit, à côté de la sclérose lobaire atrophique, une *sclérose tubéreuse hypertrophique* (BOURNEVILLE et BRISSAUD) caractérisée par de petits noyaux d'apparence fibreuse disséminés dans les circonvolutions, les corps opto-striés et l'épendyme. Les uns en font une encéphalite scléreuse, d'autres une néoplasie de nature névroglique. Elle ne répond pas cliniquement au syndrome hémiplégie infantile et ne sera mentionnée qu'à propos du diagnostic. Il en est de même de la *méningo-encéphalite chronique.*

décrite par Bourneville, et qui reproduit à peu près les lésions de la paralysie générale. La pie-mère épaissie adhère à une grande étendue de la surface cérébrale. En la détachant, on emporte la substance grise et on laisse à nu la substance blanche sous forme de crêtes. On ne connaît pas nettement les débuts de cette lésion.

b. Lésions secondaires. — Toutes les altérations que nous venons de mentionner sont associées à une série de lésions qui leur sont communes : *l'atrophie cérébrale ; la sclérose secondaire* qui existe autour des cavités porencéphaliques, des kystes, et qui s'étend parfois à une certaine distance du foyer primitif, atteignant les noyaux de la base : *l'hydrocéphalie* avec dilatation ventriculaire destinée à combler les vides produits, et à son défaut ou concurremment les *déformations craniennes; l'arrêt de développement ou l'atrophie du lobe cérébelleux* du côté opposé à l'hémisphère atteint (Turner): *l'arrêt de développement ou la sclérose du cordon pyramidal* considéré dans la protubérance, le bulbe du côté de l'hémisphère atteint, dans la moelle du côté opposé, déterminant de la *micromyélie* et parfois de l'atrophie des cornes grises d'un côté. En dehors de la sclérose pyramidale commune à l'enfant et à l'adulte, toutes les lésions secondaires donnent à l'anatomie pathologique de l'hémiplégie infantile, une physionomie particulière qui accentue encore l'originalité des lésions primitives et qui rend bien compte de la complexité des symptômes observés.

2° Etiologie. — On peut admettre des causes prédisposantes et des causes déterminantes :

a. Causes prédisposantes. —D'après les recherches faites, Marie admet que l'hémiplégie spasmodique est quelquefois congénitale, qu'elle est surtout fréquente dans les trois premières années de la vie, qu'elle est rare à partir de l'âge de quatre ou cinq ans et ne peut probablement plus se développer avec ses caractères spéciaux, quand l'enfant a atteint l'âge de neuf ans. A partir de cette échéance, l'hémiplégie prend de plus en plus les caractères qu'elle affecte chez l'adulte.

Le *sexe* paraît indifférent.

L'hérédité neuro-pathologique a été invoquée par WCILLAMIER, et MARIE rapporte l'histoire d'une hémiplégie frappant plusieurs membres de la même famille. En fait, l'âge seul joue un rôle important, comme cause prédisposante.

b. *Causes déterminantes.* — Il règne une grande obscurité sur les causes qui provoquent les altérations cérébrales chez le *fœtus : maladies infectieuses* de la mère et en particulier la *syphilis, troubles de la circulation placentaire, émotion, traumatisme du ventre.*

On est mieux fixé sur la pathogénie après la naissance : *l'accouchement long, laborieux,* produisant l'asphyxie avec hémorragies cérébrales ou méningées, *l'application de forceps,* les *circulaires* du cordon autour du cou, etc. Nous avons observé deux cas de ce genre.

Le *traumatisme,* dans les premières années, a été mentionné dans plusieurs observations : chute ou coup sur la tête.

Ce qui paraît dominer l'étiologie de l'hémiplégie cérébrale, c'est l'*infection.* Elle se montre le plus souvent à la suite d'une maladie définie, la *scarlatine,* la *rougeole,* la *fièvre typhoïde,* etc. On l'a signalée après la *diphtérie* (3 fois sur 280 cas. SHARPES). MANICATIDE[1] a relevé sur 6 hémiplégies post-diphtériques, 5 cas de ramollissement, 1 cas d'hémorragie cérébrale. Elle s'est montrée dans le cours de la *coqueluche,* soit sous forme d'hémorragie d'origine mécanique, soit sous celle de foyers d'encéphalite (JARKE)[2]. La *syphilis* a été relevée chez les parents d'un certain nombre d'hémiplégiques infantiles : quelques-uns ont même présenté des stigmates personnels de la maladie. L'observation la plus concluante est celle de PIC et PIÉRY[3], dans laquelle une hémiplégie spasmodique datant de dix ans a été notablement modifiée par le traitement spécifique. Néanmoins la syphilis ne paraît pas être une cause fréquente de l'affection (MARIE). Dans la majorité des cas, l'hémiplégie débute à la façon d'une maladie infectieuse sans caractères définis. On parle volontiers de grippe, sans que la démonstration en soit faite.

[1] MANICATIDE, *Rev. des mal. de l'Enfance,* 1896.
[2] JARKE, *Rev. des mal. de l'Enfance,* 1896.
[3] PIC et PIÉRY, *Proc. méd.,* 1897.

3° Symptômes. — Nous distinguerons trois périodes : une période initiale convulsive, plus rarement apoplectique ; une période paralytique ; une période épileptique.

A. Période initiale. — Le plus souvent, c'est en pleine santé, ou après un malaise vague, qu'éclatent brusquement des *convulsions* qui se répètent en série un certain nombre de fois, de façon à constituer un véritable état de mal avec élévation de la température, d'une durée de quelques heures à vingt-quatre heures et davantage. C'est au sortir de cette crise que la paralysie se montre. Parfois, ce n'est qu'à l'occasion d'une seconde ou d'une troisième crise séparée de la première par un intervalle de quelques jours ou quelques semaines qu'elle fait son apparition.

Ailleurs c'est une *apoplexie*, par exemple, dans une quinte de coqueluche, qui remplace les convulsions. L'enfant tombe et se relève avec une hémiplégie.

Plus rarement encore, c'est l'*épilepsie jacksonienne* qui constitue le premier symptôme. Une enfant tombe sur la tête, et quelques jours après, présente de l'épilepsie d'un côté suivie de paralysie.

Exceptionnellement, l'*hémiplégie se développe lentement*, insensiblement, sans convulsions, ni apoplexie.

On a signalé des cas d'*hémiplégie dès la naissance*, dont le début intra-utérin ne peut être précisé.

B. Période hémiplégique. — Nous distinguerons une hémiplégie spastique, une hémiplégie avec athétose et une hémiplégie de type intermédiaire.

a. Hémiplégique spastique — Au sortir des convulsions ou de l'apoplexie l'*hémiplégie* se montre avec ses signes habituels. Elle est flasque, plus marquée au membre supérieur qu'au membre inférieur, à l'extrémité des membres qu'à la racine. La paralysie s'étend au domaine du facial inférieur et parfois de tout le facial (nous en avons observé un cas très net) ; mais la participation de la face n'est que temporaire. L'aphasie peut exister à cette période (Bernhardt), mais disparaît toujours à une époque plus avancée.

L'hémiplégie peut rester stationnaire, c'est l'exception ; le plus souvent, elle aboutit au bout de quelques mois à la *contracture spasmodique* avec exagération des réflexes tendineux et trépidation plantaire. Au membre supérieur, la contracture affecte le type flexion-adduction : le bras est accolé au tronc, l'avant-bras

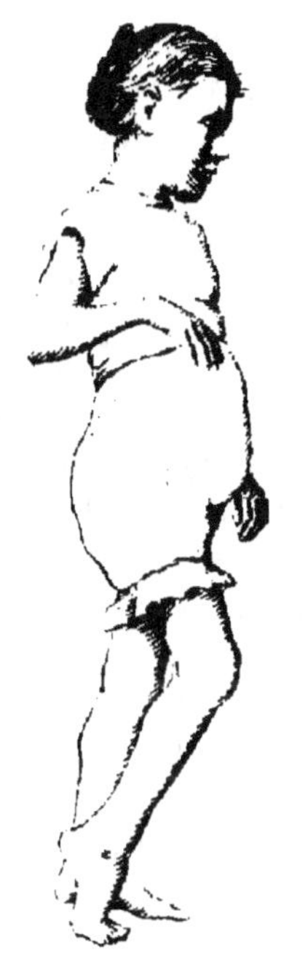

Fig. 59.
Hémiplégie spasmodique
infantile.

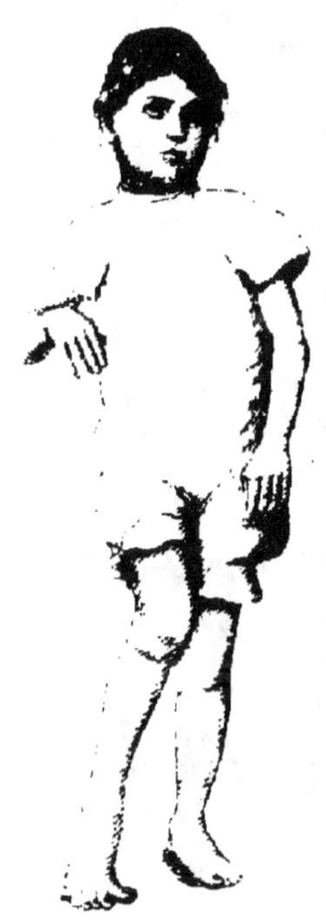

Fig. 60.
Hémiplégie spasmodique
infantile.

fléchi à angle droit, le poignet, la main, les doigts comme enroulés du côté de la face palmaire. Au membre inférieur, c'est le type extension qui domine : le pied est en équinisme, plus souvent en varus équin, le genou légèrement fléchi.

L'enfant marche en traînant la jambe, mais ne peut se servir de son membre supérieur. Il est rare qu'on constate des troubles de la *sensibilité*, si ce n'est d'une façon transitoire et tout à fait

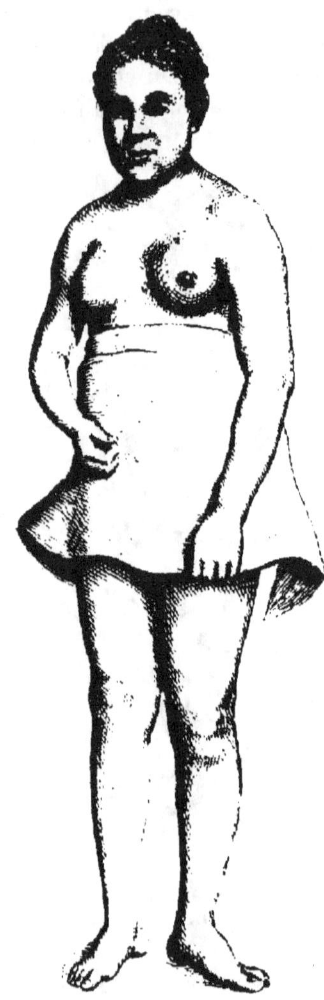

Fig. 61.

Hémiplégie infantile ancienne;
arrêt de développement du
corps du côté paralysé.

au début. Par contre, les *troubles trophiques*, si peu marqués chez l'adulte hémiplégique, sont la règle dans l'hémiplégie infantile. A mesure qu'on s'éloigne du début, il y a un véritable *arrêt de développement* du côté des membres paralysés : ils sont plus courts, moins volumineux. Le tronc, la face, la calotte cranienne participent quelquefois à cette inégalité, de sorte que le sujet semble formé de la juxtaposition de deux moitiés de corps appartenant à des enfants d'âge différent. A côté des arrêts de développement, il y a de véritables atrophies musculaires qui frappent le membre supérieur du côté de la flexion, le membre inférieur dans sa partie antérieure. La contractilité électrique est d'ailleurs conservée. On ne signale pas, en général, de modification de la peau ou du tissu cellulaire sous-cutané.

L'*intelligence* n'est pas modifiée ou très peu chez l'hémiplégique adulte. Les convulsions initiales, chez l'enfant, amènent une modification brusque des facultés, l'enfant a désappris ce qu'il savait. Peu à peu, l'intelligence revient, mais rarement au point où elle était avant la maladie. Dans un grand nombre de cas, suivant la description de BOURNEVILLE, l'enfant reste *arriéré*, quelquefois il devient *imbécile* ou complètement *idiot*, se balançant sur sa chaise, bavant, gâteux. Il y a un certain rapport entre l'intensité de la paralysie et celle des troubles intellectuels.

b. *Hémiplégie avec athétose*. — L'hémiplégie au lieu de persister et d'aboutir à la contracture avec arrêt de développement s'améliore dans quelques cas : les mouvements reviennent, il n'y a ni atrophie, ni arrêt de développement, mais bientôt se montrent aux doigts, aux orteils, des mouvements lents, involontaires, exagérés, incessants, qui constituent l'*athétose*. Ces mouvements peuvent gagner plus haut et se montrer au cou et à la face. C'est là un second type d'hémiplégie infantile qu'on peut placer avec Marie à côté du type de l'hémiplégie spastique.

c. *Hémiplégie de type intermédiaire*. — Entre ces deux formes, se trouvent des états intermédiaires dans lesquels se voit un mélange de mouvements anormaux, athétosiques, choréiques, ataxiques, rythmiques, et de paralysie avec contracture.

C. PÉRIODE ÉPILEPTIQUE. — L'*épilepsie hémiplégique*, suivant Bourneville et Wuillamier [1], peut se montrer rapidement après le début de l'affection, mais le plus souvent n'apparait qu'à une époque très tardive, au bout de quelques années, de trois, cinq, huit ans, sans que rien la fasse prévoir.

Ces auteurs ont reconnu quelques caractères spéciaux à l'épilepsie de l'enfant hémiplégique. Les accès sont précédés d'*auras* variables, permettant aux malades de prendre leurs précautions. Les chutes sont rares. Elles ont presque toujours lieu du côté paralysé. L'accès se produit sans *cri initial* Les convulsions peuvent rester localisées au côté paralysé et n'entrainent alors qu'une légère obnubilation. Lorsqu'elles se généralisent, elles débutent par le côté paralysé. L'accès ne s'accompagne ni d'*écume à la bouche*, ni de *bave sanglante*, ni de *morsures*, ni d'*évacuations involontaires*. L'accès se termine *brusquement, sans coma* consécutif. Bourneville n'a observé à sa suite ni *manifestations délirantes*, ni *impulsions*. Les *vertiges*, les *étourdissements*, les *absences* font également défaut.

[1] Wuillamier, Thèse de Paris, 1882.

Les caractères que nous venons de signaler n'existent que dans les premières années de l'épilepsie, ils s'effacent ensuite et celle-ci se rapproche de plus en plus de l'épilepsie ordinaire.

L'épilepsie de l'hémiplégie infantile présente dans l'ensemble de son évolution quelques particularités, bien mises en lumière par BOURNEVILLE. Pendant les premières années et jusque vers l'âge de trente ans, les accès sont fréquents et se montrent par séries qui constituent un *état de mal*, moins grave que celui de l'épilepsie ordinaire, en ce sens que la température s'élève peu et que les sujets sont hébétés, mais non comateux. BOURNEVILLE désigne cette période sous le nom de *période grave*, et en effet, le patient peut succomber à ses crises. A partir de trente ans, les accès deviennent plus rares et disparaissent vers quarante ou cinquante ans.

4º Pronostic. — L'hémiplégie infantile constitue une infirmité à peu près incurable. Elle est compatible avec une très longue survie, mais expose le patient à des dangers sérieux résultant des convulsions ou de l'épilepsie. Nombre d'enfants succombent aux premières atteintes convulsives. D'autres meurent à l'occasion d'un état de mal épileptique. Après quarante ans, il ne reste plus qu'une impotence des membres et un certain état d'affaiblissement intellectuel. Chose curieuse, ces malades ne deviennent presque jamais déments.

5º Diagnostic. — Au début, la constatation d'une hémiplégie écartera l'idée de *convulsions réflexes* (indigestion, dentition, vers intestinaux). La *méningite tuberculeuse* n'a pas ce début brusque et s'accompagne d'autres symptômes, céphalée, constipation, raideur de la nuque, etc. De même, les *tumeurs cérébrales* ont une symptomatologie plus complexe.

A la période hémiplégique, on tiendra compte des caractères spéciaux de l'hémiplégie spasmodique ou athétosique, pour écarter la *paralysie infantile à type hémiplégique* dans laquelle la contracture fait défaut, l'*hémiplégie hystérique* dont BARDOL a signalé chez l'enfant un cas remarquable, qui rappelait l'hémiplégie spasmodique, sauf l'arrêt de développement des membres.

Nous croyons qu'il y a une réelle analogie entre la *maladie de Little* et la *diplégie spastique* et qu'il n'y a pas lieu de les différencier.

L'hémiplégie congénitale doit être séparée de la *paralysie obstétricale* caractérisée par sa localisation sur le membre supérieur, la position du bras en rotation interne, les troubles de la contractilité électrique ; elle se distingue de même de la *paralysie pseudo-syphilitique* de PARROT et TROISIER qui s'accompagne de tuméfaction, de crépitation au niveau des jointures, de douleurs.

Il est impossible de reconnaitre, d'après les symptômes, les lésions définitives si variables de l'hémiplégie infantile. Quelles qu'elles soient, kystes, porencéphalie, sclérose, elles peuvent donner lieu au même tableau morbide. Cependant dans la *méningo-encéphalite chronique*, de même que dans la *sclérose tubéreuse hypertrophique*, l'hémiplégie est moins nettement dessinée, la paralysie est plus diffuse, les troubles intellectuels sont très prononcés, la marche de la maladie est rapide, il y a une dystrophie générale qui aboutit à la mort beaucoup plus tôt que dans les autres cas d'hémiplégie.

6° Traitement. — Au début, on traitera les convulsions par le bromure de potassium, le chloral (50 centigrammes à 1 gramme), les inhalations d'éther, de chloroforme, le drap mouillé, le bain tiède. La lésion initiale est justiciable d'applications de glace sur la tête et du traitement révulsif.

Il y a peu à espérer contre la paralysie elle-même. Les dégénérations secondaires ne peuvent guère être entravées par l'électrothérapie. Rappelons que la lésion initiale suscite autour d'elle des scléroses en état d'activité continue. Aussi, doit-on tenter, même en dehors de la période aiguë, de la révulsion sous forme de vésicatoires ou de pointes de feu à la nuque et la médication résolutive (iodure de potassium, 25 à 50 centigrammes par jour, quinze jours par mois, onguent napolitain en onctions à la dose de 1 à 2 grammes par jour sur la nuque, pendant les premiers temps).

L'origine spécifique de certains cas impose d'ailleurs, à titre d'essai, le traitement mixte pendant un ou deux mois. Pic et Piéry ont eu un succès plusieurs années après le début.

Dans les cas d'origine traumatique, l'intervention chirurgicale est très légitime. Outterson Wood et Edw. Cotterel[1] ont enlevé un kyste séreux sous-arachnoïdien d'origine traumatique et guéri ainsi une hémiplégie infantile datant de deux ans.

Si on ne peut faire de traitement causal, on tentera de lutter contre la déformation des membres.

W. Mitchell, Gowers, Osler ont recommandé d'exercer sur les membres contracturés des mouvements communiqués, du massage. Ils emploient aussi les bains chauds. Lorsque la contracture a abouti à la rétraction fibreuse des tendons et des muscles, avec déformation notable des extrémités, entraînant l'impotence, on aura recours à la section tendineuse suivie de redressement.

Contre l'athétose on emploiera le bromure, l'antipyrine, la suspension suivant la méthode de Motchoukovski (Audry), la trépanation (Horsley, Oppenheim, Broca).

L'épilepsie de l'hémiplégie infantile relève du traitement de l'épilepsie en général. Wuillamier recommande particulièrement le bromure de sodium, le bromure de zinc et l'hydrothérapie. Collins combine l'action de l'opium et des bromures.

ARTICLE IV

MALADIE DE LITTLE

La maladie de Little est un groupe morbide, une sorte de cadre plutôt qu'une affection bien définie. Suivant les tendances des auteurs à multiplier les types morbides ou à opérer des synthèses, on l'a considérée comme s'appliquant exclusivement à la *rigidité congénitale* soit *généralisée*, soit *localisée aux membres inférieurs*, ou à une série de syndromes connus sous le nom *d'hémiplégie spasmodique bilatérale*, de *chorée congénitale*, d'athé-

---

[1] Wood et Cotterel, *Brit. med. Journ.*, 1895.

tose double infantile. Aussi le nom de maladie de *Little*, accoucheur anglais qui le premier a donné une bonne description et surtout une étiologie précise de ces divers états, convient-il mieux que celui de *rigidité spastique des nouveau-nés* donné par LITTLE lui-même, de *paralysie spinale spastique* (ERB), de *tabes dorsal spasmodique* (CHARCOT), d'*affections spasmo-paralytiques infantiles* (RAYMOND), de *diplégies cérébrales* (FREUD, ROSENTHAL, LANNOIS)[1].

1° Symptômes. — La maladie de Little comprend un certain nombre d'expressions symptomatiques pures ou associées avec prédominance de l'une d'elles. Nous admettrons trois modalités distinctes : la rigidité spasmodique, la diplégie spasmodique, l'athétose double et la chorée congénitales.

a. Rigidité spasmodique. — Elle est *généralisée ou limitée aux membres inférieurs.* Le début remonte à la naissance, mais on ne s'aperçoit souvent de l'affection qu'au bout de quelques mois, d'un an, au retard que met l'enfant à se mouvoir. C'est habituellement à partir de deux à quatre ans qu'il commence à essayer de marcher. On constate alors une *rigidité spasmodique des membres inférieurs.* Les cuisses sont fortement serrées l'une contre l'autre, les jambes écartées par l'adduction des pieds qui se regardent par leurs pointes, dessinent un interstice ovalaire allongé. Tandis qu'il y a légère flexion des cuisses sur le bassin et des jambes sur les cuisses, les pieds sont en extension (équinisme). Pour avancer, le patient élève un des pieds en inclinant fortement le tronc du côté opposé, puis le projette en avant en le faisant passer au-dessus ou immédiatement au-devant de l'autre pied avec lequel il reste presque toujours en contact, à cause de l'accolement permanent des membres inférieurs. Ce n'est que peu à peu et à la longue que le détachement arrive à s'opérer. Si à ce phénomène s'ajoute l'accentuation intermittente de l'équinisme sous l'influence de

[1] Consulter FREUD, *Rev. de Neurol.*, 1893. — ROSENTHAL, Th. de Lyon, 1892. — LANNOIS, *Rev. de méd.*, 1893. — J. AUDRY, *Athétose double et chorées chroniques de l'Enfance*, Paris, 1892 ; les traités de RAYMOND, MARIE, BRISSAUD, le rapport de ODDO au congrès de pédiatrie de Marseille, 1898.

l'excitation provoquée par la marche, il se produit un véritable sautillement, et la marche devient très difficile. Au repos, la rigidité diminue, on arrive à séparer les membres, à leur communiquer des mouvements de flexion et d'extension, sans voir disparaître complétement la raideur. Ce qui frappe alors, c'est

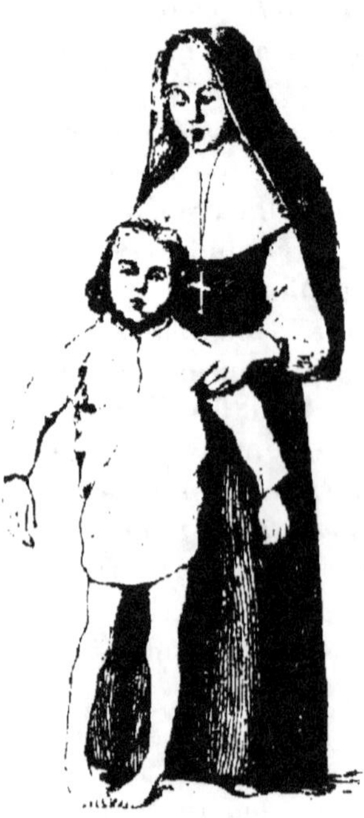

Fig. 62.
Maladie de Little.

la conservation relative de la force musculaire opposée à l'impotence effective du sujet. La maladie de Little est en effet une affection *plus contracturante que paralysante*. En général les membres inférieurs sont seuls touchés ou plus gravement atteints que le reste du corps. Cependant la rigidité peut se *généraliser*. Les membres supérieurs sont serrés contre le tronc, les avant-bras à demi fléchis, en demi-pronation ou en pronation complète : les doigts sont déviés par la flexion ou l'extension et présentent aussi des mouvements choréiformes. Les muscles du tronc, de la nuque, manifestent leur atteinte par le renversement en arrière, le torticolis, ceux de la face par la lenteur des jeux de physionomie ou par l'immobilité du masque qui donne l'impression d'idiotisme. Le strabisme, une parole lente, trainante, saccadée, complètent le tableau.

Des rétractions fibro-musculaires ne sont pas rares, particulièrement au pied et entraînent la formation de pieds-bots définitifs.

L'intelligence peut être épargnée : souvent elle est retardée et parfois complètement arrêtée dans son développement, en même temps que le crâne présente des déformations variables.

Le système sensitif par contre est toujours indemne et les *troubles trophiques* font défaut. Les *réflexes tendineux* sont toujours exaltés, quelquefois masqués par la rigidité.

La rigidité spasmodique peut rester *stationnaire*. Cela est surtout vrai des cas compliqués d'idiotie. Dans les formes limitées, sans participation de l'intelligence, le désordre musculaire va en *s'atténuant*, les enfants arrivent à marcher vers dix, quinze ans, quelques-uns mêmes peuvent à un moment donné prendre part à la vie commune.

Les *complications* sont rares. On voit peu de convulsions dans le cours de la maladie de Little. Parfois, elles existent dans les premiers jours de la naissance et sont alors symptomatiques d'une lésion cérébrale.

b. *Hémiplégie spasmodique bilatérale, diplégie spasmodique.* — L'hémiplégie infantile unilatérale relève dans un certain nombre de cas des mêmes causes et des mêmes lésions que la maladie de Little. Une lésion unilatérale peut donner lieu à des symptômes des deux côtés. Enfin l'hémiplégie bilatérale établit l'analogie symptomatique entre les deux affections. Les différences consistent, pour la diplégie spasmodique, dans l'association de la paralysie à la rigidité, l'amyotrophie et le raccourcissement des membres par arrêt de développement, la prédominance des symptômes aux membres supérieurs, les crises épileptiques.

c. *Athétose double et chorée congénitale.* — Ces mouvements anormaux peuvent prendre un développement plus ou moins prédominant, mais ils sont toujours associés à la rigidité. L'*athétose* a un début lent, progressif. Elle frappe le plus souvent les muscles de la face qui passe alternativement par les expressions les plus variées : rire, pleurs, colère, tristesse, dédain, sans que le sujet ressente en aucune façon les émotions annoncées. La langue elle-même, dans quel-

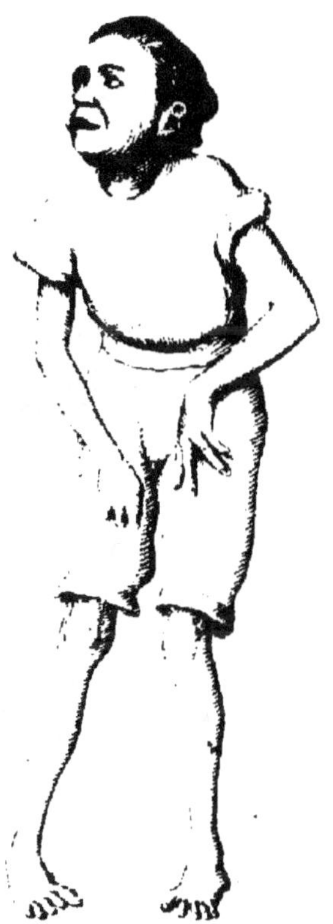

Fig. 63.

Diplégie spastique infantile avec athétose.

ques cas, est le siège de mouvements qui établissent un jeu alternatif d'entrée et de sortie de la bouche. Aux membres, ce sont surtout les extrémités qui sont animées de ces mouve-

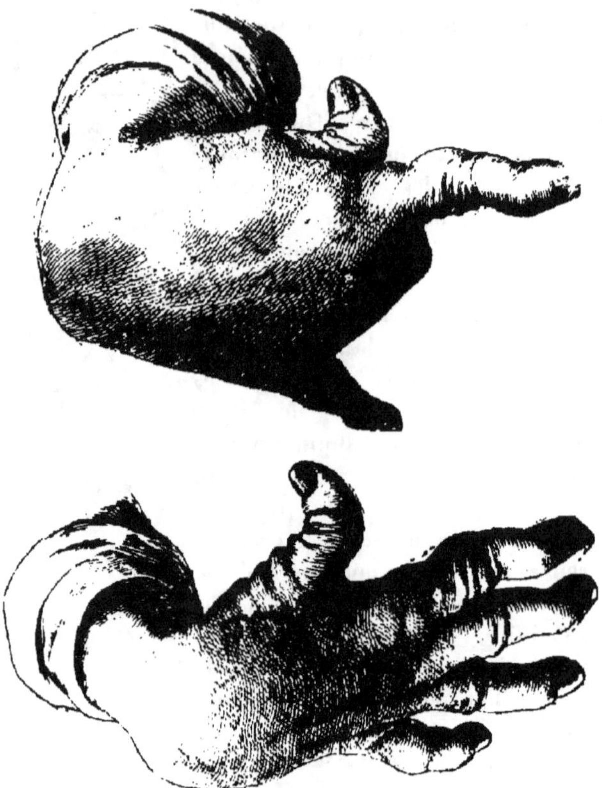

Fig. 64.
Athétose (d'après COLLET).

ments continus et lents de flexion, d'extension forcée, d'écartement des doigts qui rappellent ceux « des tentacules du poulpe ». Les mouvements diminuent de fréquence et d'intensité à mesure qu'on se rapproche de la racine des membres. Ils se généralisent quelquefois à la tête, au cou, au tronc et provoquent des torsions, des dislocations. Parfois les muscles soumis à ce régime d'entraînement subissent une véritable hypertrophie (AUDRY). Lorsque celle-ci s'étend à la langue, cet organe est constamment hors de la bouche, ce qui accentue l'apparence idiote. En fait l'intelligence est touchée dans plus de la moitié des cas. Par contre, il n'y a ni troubles de la sensibilité, ni troubles trophiques. Par là l'athétose se rapproche plus volontiers de la rigidité spasmodique que de l'hémiplégie infantile. La fréquence des convulsions établit sa parenté avec cette dernière.

La *chorée congénitale* ne mérite guère d'être distinguée de l'athétose. Elle survient dans les mêmes conditions, se relie à elle par une série de cas intermédiaires. Elle frappe davantage la racine des membres que les extrémités, c'est une nuance qui n'efface pas leur analogie. Au reste, on a cité des cas où le mouvement anormal rappelait la *paralysie agitante*, la *sclérose en plaques*, et même l'*ataxie*. Dans tous ces faits, il y a un air de famille qui s'explique par une véritable communauté d'origine.

2º Étiologie. — La maladie de Little, au moins dans sa forme de rigidité spasmodique est assez fréquente. Sur 1000 enfants malades à l'hôpital, j'en compte 4 à 5 cas.

Elle se produit dans trois circonstances bien distinctes :

1º *La naissance prématurée* ;

2º *L'accouchement difficile* : l'enfant naît en état d'asphyxie soit à cause de la longueur du travail, soit par le fait de circulaires du cou. Les applications de forceps ne paraissent pas étrangères à la production de la maladie ;

3º *Les traumatismes ou les infections* frappant le système nerveux en voie de développement, dans les premiers temps qui suivent la naissance. Cliniquement, suivant FREUD, ces différents facteurs, quelque dissemblables qu'ils paraissent, produisent des lésions et des symptômes similaires.

Les causes *prédisposantes* ne sont pas nettement établies. On a signalé des cas familiaux. J'ai vu deux sœurs atteintes. L'alcoolisme ou la névropathie chez les parents, les maladies de la mère pendant la grossesse, en particulier l'infection syphilitique (FOURNIER) doivent être incriminés.

3° Anatomie pathologique. — La maladie de Little est une affection d'origine cérébrale le plus souvent, parfois d'origine médullaire[1]. On a trouvé dans les hémisphères des traces d'anciens hématomes, des adhérences méningées, des cicatrices scléreuses ou calcaires, de la sclérose, du ramollissement, des atrophies des circonvolutions, de la porencéphalie. Les lésions initiales qui conduisent à ces altérations sont peu connues. Cependant le rôle des hémorragies sous-piemériennes étalées à la surface des hémisphères, près de la scissure médiane, a été bien mis en lumière par Mac Nutt, dans les cas d'accouchements laborieux. Dans d'autres circonstances ce seraient des encéphalites, des ramollissements ischémiques. Dans les rares autopsies faites, les lésions paraissent dominer autour du lobule paracentral, ce qui explique la prédominance des symptômes au niveau des membres inférieurs. La constatation des lésions, d'après Rosenthal, ne permet pas de se prononcer sur la forme symptomatique qu'affectait la maladie. Il n'y a pas de rapport précis entre ces deux éléments. Le faisceau pyramidal a été trouvé absent dans un cas (Schultze), faiblement développé dans un autre (Otto), dégénéré et atrophié dans un troisième (Bet-cherew)[2].

4° Pathogénie. — Quelques auteurs sont d'accord pour faire jouer le principal rôle dans la pathogénie de la maladie de Little, à l'absence de développement du faisceau pyramidal (Brissaud, van Gehuchten, Marie). Celui-ci n'arrive à accomplir son évolution complète qu'à la fin de la grossesse (la myéline ne recouvre ses fibres qu'à ce moment) et même après la naissance (Fuchs). Dès lors, la naissance prématurée aurait pour effet de ralentir le développement du faisceau pyramidal, en substituant à la nutrition si intense de la vie fœtale un mouvement nutritif des plus lents, ce qui expliquerait l'apparition tardive et les **progrès**

---

[1] Déjerine a décrit un cas avec lésions exclusivement médullaires (*Soc. de Biol.*, 1897).

[2] Philippe et Cestan ont trouvé dans quatre cas du service de Bourneville, le faisceau pyramidal normal, sans sclérose ni agénésie (*Soc. de Biol.*, 1897).

insensibles des mouvements de relation. Cette pathogénie qui repose sur un fait physiologique est très ingénieuse, mais discutable. En fait, les rigidités par infection *post partum* ou par *accouchement laborieux* sont considérées comme dues à des lésions cérébrales, exceptionnellement médullaires. Pour l'accouchement avec asphyxie du nouveau-né, on a décrit des hémorragies méningées (ROSENTHAL), des hémorragies interstitielles du cerveau, etc. Comme, d'autre part, il n'y a aucune différence symptomatique constante entre les cas d'étiologie différente, il est naturel d'admettre que, pour les cas à naissance prématurée, la lésion doit exister comme pour les autres. On sait d'ailleurs que la grande majorité des enfants nés avant terme se comporte normalement. Dès lors, ce qui caractérise le groupe morbide considéré, c'est la lésion cérébrale ou médullaire, de nature quelconque, qui frappe un système nerveux en voie de développement, tantôt pendant la vie fœtale (et alors l'accouchement prématuré n'est qu'une conséquence) tantôt pendant l'accouchement, tantôt après, dans les premiers temps de la naissance. Et si anatomo-pathologiquement on peut concevoir des nuances entre les aspects divers du faisceau pyramidal considéré dans les trois groupes de faits (MARIE, BRISSAUD), cliniquement ces nuances ne doivent pas avoir d'expression bien nette (RAYMOND). En réalité, ce qui domine dans la maladie de Little, c'est la prédominance de la vie médullaire affranchie du contrôle cérébral par un arrêt de développement du frein (faisceau pyramidal), par sa destruction (atrophie ou excitée par l'action exclusive des fibres cérébelleuses imaginées par van GEHUCHTEN[1]. Les autres symptômes, idiotie, athétose, ne sont que des phénomènes contingents dus à la répartition et à l'étendue des lésions. Leur mécanisme n'a rien de spécial. Il y a certainement des améliorations et des quasi-guérisons signalées dans la maladie de Little. Dans ces cas l'hypothèse de l'arrêt de développement temporaire du faisceau pyramidal est très admissible, mais toujours sous l'influence de la lésion

---

[1] PHILIPPE et GESTAN pensent que la lésion essentielle de la rigidité spasmodique doit être cherchée du côté de la cellule ganglionnaire des cornes antérieures.

cérébrale qui, par son siège ou son peu de développement, n'aura également exercé qu'une action temporaire d'arrêt.

5° Diagnostic. — L'idiotie, les mouvements athétosiques n'étant que des phénomènes surajoutés, capables de masquer la vraie caractéristique de la maladie, rigidité avec exagération des réflexes survenue dès la naissance ou peu de temps après, il suffira de rechercher cette dernière chez les tout jeunes enfants à système nerveux malade. Dès lors le diagnostic se bornera à éliminer les autres affections à rigidité spasmodique, *mal de Pott, compression médullaire, sclérose en plaques, tétanie.*

6° Pronostic. — Le pronostic dépend du siège et de l'étendue de la lésion cérébrale. L'arrêt de développement intellectuel, l'épilepsie, l'athétose ont à ce point de vue une signification fâcheuse. Dans les cas de rigidité pure, le pronostic est moins grave que dans la plupart des affections organiques du système nerveux. C'est une des rares neuropathies susceptibles de guérir.

7° Traitement. — Le traitement consiste surtout dans l'éducation patiente et méthodique des membres : mouvements rythmés communiqués d'abord, puis commandés ; mouvements passifs destinés à vaincre la rigidité et dans le même but, frictions, massages, enveloppements chauds, douches de vapeur, bains prolongés. On peut leur adjoindre les sédatifs nervins, le bromure de potassium, l'antipyrine. L'électrisation est un moyen délicat. Toute excitation vive doit être proscrite, ainsi du faradisme. Le galvanisme sera appliqué sous forme de courants descendants sur la colonne vertébrale et les nerfs avec un petit nombre d'éléments. S'il y a des rétractions tendineuses, le chirurgien sera appelé à pratiquer des ténotomies. BOURNEVILLE est arrivé au moyen d'un véritable programme d'éducation appliqué à Bicêtre à tirer un certain parti des enfants frappés cérébralement, même si leur intelligence est touchée.

Dans quelques rares cas, le traitement antisyphilitique a donné des résultats (FOURNIER, BRETON).

VINCENT a préconisé un traitement systématique de la rigidité spasmodique des membres inférieurs par les sections tendineuses, le redressement des membres en position normale ou approchant de la normale, leur immobilisation dans un appareil plâtré pendant trente à quarante jours, puis le massage, les mouvements communiqués et l'électrisation.

ARTICLE V

MYXŒDÈME

Le *myxœdème* de l'enfant se caractérise comme celui de l'adulte par une cachexie spéciale avec tuméfaction pseudo-œdémateuse des téguments et des muqueuses superficielles, mais en plus, par un arrêt de développement physique et intellectuel. C'est BOURNEVILLE qui a eu le grand mérite de séparer le myxœdème des autres formes de l'idiotie sous le nom d'*idiotie myxœdémateuse* et de la confondre avec les affections similaires décrites chez l'adulte par GULL et ORD sous le nom de *myxœdème*, par CHARCOT sous celui de *cachexie pachydermique*.

1° Etiologie et pathogénie. — Le myxœdème de l'enfant comme celui de l'adulte, est dû à la suppression fonctionnelle du corps thyroïde. SCHIFF avait établi le fait expérimentalement chez les animaux adultes. HOFMEISTER et EISELSBERG ont complété sa démonstration chez les animaux nouveau-nés qu'ils ont rendus myxœdémateux, et en outre nains et crétins. Cliniquement, REVERDIN et KOCHER chez l'adulte, BRUX chez l'enfant ont vu après l'ablation du corps thyroïde, se développer la *cachexie strumiprive*, doublée chez les sujets jeunes, des phénomènes qui caractérisent l'idiotie myxœdémateuse.

Si l'affection considérée aux différents âges présente des variations symptomatiques, elle relève d'une cause constante, l'athyroïdisme, soit que la glande fasse défaut dès la naissance, soit qu'elle subisse une atrophie précoce, ou des modifications pathologiques qui, sans la faire disparaître, entravent son fonctionnement.

Le myxœdème est *congénital* ou *acquis, spontané* ou *opératoire*.

Le *myxœdème congénital* tient le plus souvent à l'absence du corps thyroïde. On a invoqué, à ce sujet, les maladies infectieuses des générateurs, la tuberculose, la malaria, l'alcoolisme, la consanguinité, les impressions morales de la mère pendant la grossesse.

Le *myxœdème acquis* se montre à des âges variables, dans tout le cours de l'enfance. On a relevé dans les antécédents des sujets, la fièvre typhoïde, la pneumonie. J'ai observé un cas développé à deux ans et demi à la suite d'une suppuration du cou extra-thyroïdienne.

La *myxœdème opératoire* constitue la seule forme dont l'étiologie soit précise.

2° **Anatomie pathologique.** — Le corps thyroïde dans les cas congénitaux est remplacé par une lame de tissu conjonctif, par du tissu adipeux. Dans les formes acquises, on trouve une atrophie par sclérose. J'ai observé récemment un cas de ce genre.

La tuméfaction des téguments est due à une infiltration du tissu conjonctif et du derme par une substance gélatineuse (ORD), souvent aussi à une accumulation du tissu adipeux (CHARCOT, IMMERVOL, MARFAN et GUINON, ODDO, WEILL). La mucine ou la graisse doublent non seulement la peau, mais parfois la muqueuse buccale, linguale, les cordes vocales, et peut même s'infiltrer entre les fibres musculaires. De là un certain nombre de symptômes et de troubles fonctionnels en rapport avec la distribution du myxœdème.

En général, il existe une atrophie ou une compression mécanique des vaisseaux, des nerfs de la peau, des glandes sébacées, sudoripares, des follicules pileux : de là, la dystrophie cutanée qui accompagne la tuméfaction des téguments.

En dehors de l'absence de corps thyroïde ou de son atrophie, de l'adipose ou de l'infiltration muqueuse sous-cutanée, le myxœdème infantile se révèle par un arrêt de développement intellectuel et physique. On ne connaît pas de lésions précises ni constantes des centres nerveux ou des nerfs. Quant à l'arrêt de la croissance, il relève d'une transformation du cartilage de conjugaison dont les cellules s'atrophient et dont la substance fondamentale s'épaissit et se résoud en fibrilles (HOFMEISTER).

Quelques autopsies ont permis de reconnaître une hypertrophie de la glande pituitaire et une persistance du thymus. On a considéré ces anomalies comme destinées à produire une compensation de la fonction thyroïdienne absente.

3° Symptômes. — Les enfants myxœdémateux sont considérés d'une façon générale comme des *idiots*, et c'est à ce titre qu'on les présente au médecin.

On s'aperçoit dès les premiers mois qu'ils ne poussent pas, qu'ils sont apathiques, qu'ils manquent de vivacité, mais les parents se font longtemps illusion et ce n'est que vers deux, trois ans qu'ils commencent à se préoccuper sérieusement. L'enfant est très en retard, il ne parle pas, ne cherche pas à se mouvoir, sa physionomie est inerte.

Cette idiotie considérée en elle-même présente déjà quelques caractères spéciaux d'une réelle importance. Ces enfants n'ont jamais eu de convulsions. Ils n'ont pas, comme la plupart des idiots par lésion cérébrale, un désordre musculaire, tel que le strabisme, un tic, de la raideur des jambes, des mouvements anormaux des extrémités, des impulsions psychiques, accès de pleurs, de colère, de violences, d'onanisme : ce sont des *idiots passifs* par opposition aux idiots cérébraux qui sont *actifs*.

Le myxœdémateux présente, de plus, une conformation spéciale de tout son corps qui facilite singulièrement le diagnostic. Il existe en effet une infiltration générale, un *faux œdème* très marqué, sur toute l'étendue des téguments, prédominant à la face et aux membres.

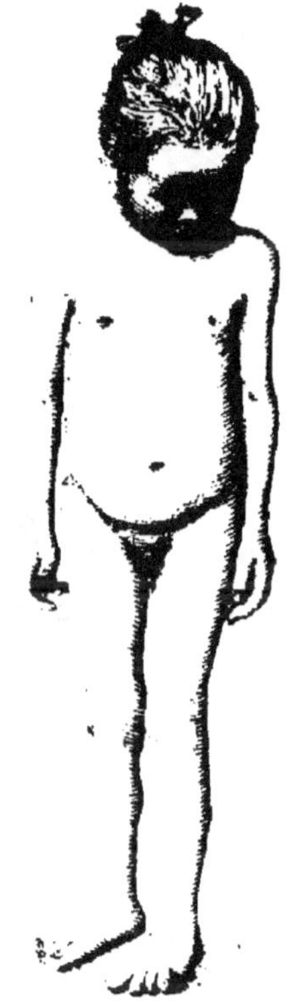

Fig. 65.
Myxœdème infantile.

Tandis qu'il y a un arrêt général de la croissance, un état de *nanisme* prononcé, *la tête* est volumineuse, non pas comme chez l'hydrocéphale par le développement du crâne, mais au contraire par celui de la face qui est large, plus ou moins arrondie. Sur cette « pleine lune » on distingue des yeux bridés

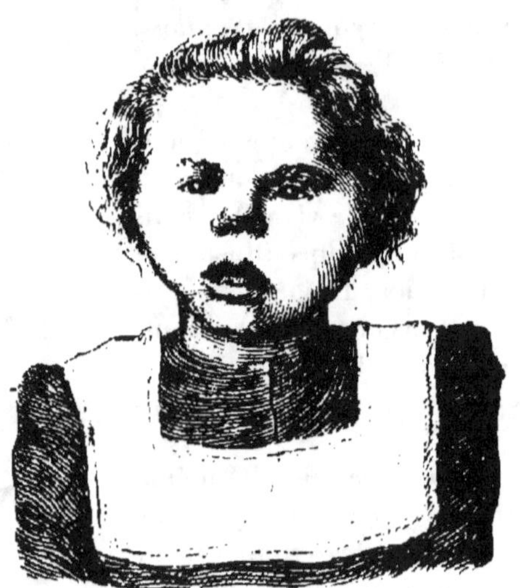

Fig. 66.
Myxœdème infantile.

par des paupières gonflées qui interceptent une fente étroite dans son sens vertical. Le nez large, épaté, est aplati au niveau de sa racine. Les lèvres tuméfiées, violacées, renversées, circonscrivent un orifice buccal, à direction transversale, toujours entr'ouvert, au fond duquel on aperçoit la langue volumineuse, entre les arcades dentaires ou débordant même le plan des lèvres. Les oreilles, déformées forment de véritables anses.

Le *tronc* est court, ramassé, la colonne infléchie en différents sens, reliée à la tête par un cou massif, avec double ou triple menton.

Les *membres* sont réduits de longueur, transformés comme chez les pachydermes, en colonnes trapues. Les mains et les

pieds sont élargis en rames, les doigts, les orteils gros, cylindriques, en boudins, sont raides et presque impotents.

Il existe une *tuméfaction générale des téguments* qui justifie
l'ensemble de ces déformations. Elle prédomine aux paupières,
au nez, aux lèvres, aux régions malaires, aux creux sus-

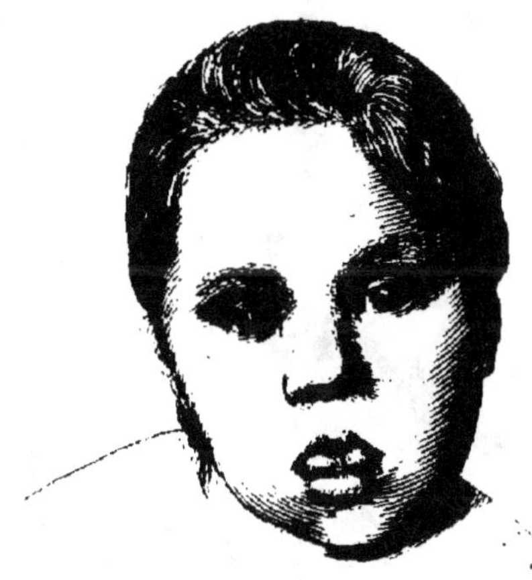

Fig. 67.
Myxœdème infantile.

claviculaires, aux mains, aux pieds. Cette tuméfaction est résistante et ne garde pas l'empreinte du doigt comme l'œdème.

En maints endroits, on note des rides, des plissements, au
front, au-dessous du menton, au niveau des plis articulaires
des membres. L'ombilic est fréquemment le siège de hernies
graisseuses.

La *tuméfaction s'étend aux muqueuses*, à la langue, aux gencives qui sont boursouflées, à la muqueuse palatine qui donne
l'impression d'un col utérin ramolli, jusqu'aux cordes vocales,
dont la tuméfaction explique dans quelques cas, le cornage, la
dyspnée à l'occasion des mouvements, le timbre strident de la
voix et du cri. On observe un gonflement analogue aux grandes
lèvres et à l'anus, d'où la constipation habituelle.

Les *téguments*, mal nourris et distendus mécaniquement, sont secs, desquamants. Les *poils* sont petits, grêles, mal pigmentés, cassent facilement. Les *dents* sortent tardivement, à 15 mois,

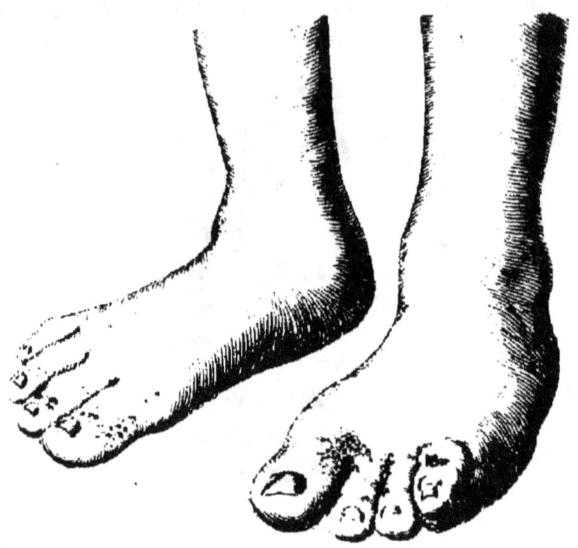

Fig. 68.

Myxœdème infantile. Infiltration plus marquée de la jambe gauche ; lésions trophiques.

à 2 ans ; elles sont petites, irrégulières, se carient avec facilité.

La *circulation cutanée* est fort réduite. Les téguments sont pâles, cyanosés à la face, aux oreilles, aux extrémités. Le *cœur* est ralenti à 60, 70 pulsations ; l'urée, les phosphates diminuent dans l'*urine* : dans un de nos cas, la quantité d'urine était de 400 centimètres cubes par vingt-quatre heures, celle d'urée de 6ᵍʳ,65, celle d'acide urique 0,16, celle d'acide phosphorique, 0,48 ; la *température centrale* s'abaisse à 36,5, 36° et au-dessous ; le myxœdémateux est très frileux. La peau est vulnérable, présente des érythèmes, des eczémas. Chez un de nos sujets, les doigts et les orteils étaient le siège d'ulcérations très anciennes qui rappelaient la maladie de MORVAN.

Le *squelette* est arrêté dans son développement, la *croissance* ne s'opère pas, la *puberté* fait défaut. A 10 ans, le myxœdémateux a la taille d'un enfant de 2, 3 ans. Plus tard, le nanisme et l'infantilisme s'accentuent encore davantage.

Chez les myxœdémateux infantiles, la palpation du cou fait reconnaître l'absence ou l'atrophie du corps thyroïde.

4° Formes du myxœdème. — Le myxœdème spontané, lorsqu'il est *précoce*, provoque l'arrêt de développement complet de la taille et de l'intelligence et donne lieu à la véritable idiotie myxœdémateuse. Lorsqu'il survient tardivement, il laisse subsister dans une certaine mesure, tout en les engourdissant, les facultés au point où elles étaient. Aussi les myxœdémateux tardifs sont-ils souvent de simples arriérés, ou bien jouissent-ils d'une certaine intelligence, mais sont devenus lents, paresseux, apathiques. Le myxœdème, même tardif, arrête toujours le développement des organes génitaux.

Le *myxœdème opératoire* est souvent précédé de crises de tétanie. Parfois la tétanie, l'épilepsie sont les seuls symptômes qui suivent la suppression du corps thyroïde ; l'enfant meurt d'accidents convulsifs ou guérit peu à peu.

5° Marche et pronostic. — Le myxœdème non traité persiste indéfiniment. Le myxœdémateux, frappé dès l'enfance, meurt vers trente ou quarante ans de tuberculose pulmonaire. L'emploi de la médication thyroïdienne a permis d'en rappeler de ce pronostic sévère. On peut juger d'avance des chances qu'a le sujet de croître par l'examen radioscopique pratiqué au niveau des extrémités osseuses. L'existence des cartilages de conjugaison indique que la croissance peut reprendre.

6° Diagnostic. — Le myxœdème doit être distingué, en considération de la tuméfaction des téguments, de la *lipomatose*, de *l'éléphantiasis*, de *l'acromégalie*, de *l'œdème*.

L'arrêt de développement physique permet de le rapprocher du *rachitisme grave*.

Les troubles intellectuels l'ont pendant longtemps fait ranger dans la catégorie des *idiots*. Il reste à distinguer l'idiot myxœdémateux du *crétin*. Ce dernier présente un goitre, n'a pas l'infiltration nette des téguments comme le myxœdémateux, mais comme lui est idiot ou arriéré et reste nain. Il est vraisemblable que le crétinisme est une forme spéciale de l'athyroïdisme, car la présence du goitre, qui n'est d'ailleurs pas constante, n'est pas incompatible avec la suppression fonctionnelle du corps thyroïde. Le crétinisme est endémique, propre à certaines régions montagneuses, et dû vraisemblablement à l'eau de boisson qui renferme des produits nocifs pour le corps thyroïde.

7° Traitement. — Le traitement est spécifique. Il consiste à fournir à l'organisme privé de la sécrétion thyroïdienne un équivalent emprunté au dehors. A cet effet, on a eu recours à divers expédients :

a. La *greffe thyroïdienne* consiste à transplanter un corps thyroïde pris sur un animal tel que le mouton ou l'homme, et à le greffer chez l'homme. Il y a eu quelques tentatives faites dans ce sens, mais les résultats ont toujours été temporaires, la partie greffée se résorbant.

b. L'*injection de suc thyroïdien* a donné d'excellents résultats, mais elle est peu pratique en raison de la difficulté qu'on a de récolter et de conserver le suc, et aussi des accidents infectieux auxquels elle expose.

c. L'*ingestion* est le procédé de choix. On a utilisé la glande fraîche, la glande séchée, ou les produits actifs de la glande extraits industriellement. C'est à cette dernière préparation que nous donnons la préférence. On aura recours à la forme de pastilles ou de comprimés qu'on peut réduire en poudre et mélanger à du liquide chez les jeunes enfants. Il est bon de procéder avec lenteur, car le traitement thyroïdien donne lieu à une série d'accidents, tels que fièvre, palpitations, vomissements, diarrhée. Parfois, ce sont des syncopes et des morts brusques qu'on a eu à regretter.

On commence par une demi-pastille par jour, pour arriver à deux ou trois par jour. On voit disparaître progressivement l'infiltration des téguments, l'apathie, l'hypothermie ; l'intelligence reprend, la croissance s'effectue régulièrement. Au moindre signe de palpitations, d'élévation thermique on s'arrête, pour reprendre au bout de quelques jours. Il faut parfois des mois entiers de traitement pour arriver à la guérison. Une fois celle-ci obtenue, on continuera à donner une dose relativement faible du médicament : c'est là la ration « d'entretien » qui est fixée empiriquement dans chaque cas. Si on abandonne complètement le traitement thyroïdien après la guérison, la récidive est à peu près fatale.

d. Dans quelques cas, on peut avoir recours au *thyroïdo-éréthisme*, c'est-à-dire à l'excitation d'une portion subsistante du corps thyroïde par l'introduction du corps étranger, tel qu'une cheville d'ivoire. Cette méthode imaginée par PONCET, nous a donné dans un cas une amélioration manifeste[1]. Elle ne peut s'appliquer qu'aux faits où le corps thyroïde n'est pas complètement détruit.

CHAPITRE III

MALADIES DE LA MOELLE ÉPINIÈRE
DES NERFS ET DES MUSCLES

Dans ce chapitre, nous étudierons la paralysie infantile, la maladie de Friedreich, les amyotrophies progressives primitives et les paralysies obstétricales. Ce sont là des maladies très distinctes au point de vue de leurs lésions et de leur évolution. Elles se rapprochent par quelques symptômes, la paralysie, l'amyotrophie, l'absence de tout trouble intellectuel. En fait, chacune d'elles représente un véritable type morbide : la paralysie infantile, celui de la myélite infectieuse aiguë ; la maladie de Friedreich celui des myélites chroniques familiales ; les myopathies progressives celui des affections musculaires familiales,

---

[1] Voir *Traitement des accidents myxœdémateux par le thyroïdo-éréthisme*, RAVE, Thèse de Lyon, 1894.

développées dans l'enfance ou la jeunesse ; les paralysies obstétricales celui des paralysies radiculaires.

ARTICLE PREMIER

PARALYSIE INFANTILE

La paralysie infantile est une maladie infectieuse qui se localise dans les cornes antérieures de la moelle et produit une paralysie suivie d'atrophie musculaire.

L'histoire de la paralysie infantile comprend trois périodes : 1° *une période clinique* où on la distingue des autres paralysies de l'enfance (UNDERWOOD, HEINE, RILLIET et BARTHEZ, DUCHENNE de Boulogne, LABORDE). On l'appelle *paralysie essentielle* ou *paralysie atrophique graisseuse* de l'enfant ; 2° *une seconde période anatomique*, dans laquelle on la rattache à une altération médullaire (CORNIL), localisée plus spécialement aux cornes antérieures de la substance grise (PRÉVOST et VULPIAN, L. CLARKE, CHARCOT et JOFFROY, JOFFROY et PARROT, ROGER et DAMASCHINO). On la désigne sous le nom de *tephromyélite* ou de *poliomyélite antérieure aiguë* ; 3° *une troisième période* où on étudie sa *pathogénie*. PIERRET et MARIE font ressortir sa nature infectieuse.

1° Étiologie. — Nous distinguerons des causes prédisposantes et des causes déterminantes.

a. *Causes prédisposantes.* — La paralysie infantile se montre dans la *première enfance* et surtout pendant la période de la *première dentition*. Elle est rare après quatre ans. Elle se développe d'autant mieux et plus gravement que l'enfant est plus jeune. Elle a cependant son équivalent chez l'adolescent et l'adulte sous le nom de *paralysie aiguë de l'adulte*. L'hérédité névropathique paraît jouer un rôle (CHARCOT, DÉJERINE, JOFFROY) dans son développement.

b. *Causes déterminantes.* — Des causes occasionnelles qu'on a invoquées, dentition, refroidissement, traumatisme, troubles digestifs, maladies infectieuses, il ne faut retenir que celles qui sont capables d'agir directement sur la moelle, soit au moyen de substances toxiques, soit par des germes pathogènes, troubles digestifs, maladies infectieuses. On tend de plus en plus à faire de la poliomyélite une localisation d'une maladie infectieuse. Les lésions vasculaires et interstitielles constatées dans les cas récents (ROGER et DAMASCHINO), les relations de la paralysie infantile avec la rougeole, la scarlatine, la diphtérie[1], les *épidémies de paralysie infantile* dont la première en date a été signalée par CORDIER[2] et dont on a retrouvé depuis plusieurs exemples, sont bien caractéristiques à cet égard. CORDIER a observé en deux mois 13 cas de paralysie infantile sur une population de 1 500 habitants; MEDIN[3] en a observé 44 cas en un an. ANDREW MACPHAIL[4] au Canada en a pu voir 120 cas en l'espace de trois à quatre mois. CANERLY[5] a vu coïncider une épidémie de poliomyélite et de méningite cérébro-spinale.

La connaissance de ces épidémies soulève la question de *contagion*. CORDIER a vu deux enfants étrangers à la localité contaminée et amenés quelques heures seulement en plein foyer: le lendemain, leur paralysie débutait. Il faut donc tenir les jeunes enfants éloignés des malades atteints de poliomyélite antérieure aiguë. Le même auteur a pu fixer la période *d'incubation* à un ou deux jours.

2° Anatomie pathologique. — Dans les *cas récents*, on n'observe rien à l'œil nu, parfois un peu d'hypérémie de la moelle. Sur les coupes histologiques, on trouve un véritable foyer de ramollissement inflammatoire (ROGER et DAMASCHINO) occupant la corne antérieure. Les vaisseaux sont dilatés, leurs parois épaissies par la prolifération de leurs noyaux, les gaines lymphatiques sont infiltrées de corps granuleux. Ceux-ci se trouvent aussi dans les mailles du tissu nerveux. Les cellules nerveuses présentent de l'atrophie simple ou de la dégénérescence granulo-graisseuse. Les fibres nerveuses sont égale-

[1] J'en ai observé un cas très net consécutif à la diphtérie.
[2] CORDIER, *Lyon médical*, 1887.
[3] MEDIN, *Congrès de Berlin*, 1890.
[4] ANDREW MACPHAIL, *Brit. med. J.*, 1894.
[5] CANERLY, *Med. Record*, 1894.

ment granuleuses. Les mêmes lésions s'étendent dans les parties voisines des cordons antéro-latéraux. Dans les racines antérieures on constate des corps granuleux, la prolifération de la névroglie, la disparition des fibres nerveuses.

Dans les *cas anciens*, on trouve des foyers uniques ou multiples, hauts de un à plusieurs centimètres, occupant la corne antérieure d'un côté ou des deux côtés. La moelle est atrophiée au niveau de la lésion et même dans tout le côté correspondant (MARIE). La lésion consiste dans un épaississement scléreux des vaisseaux, une sclérose de la névroglie, la disparition ou l'atrophie des cellules des cornes antérieures.

En résumé, ancienne ou récente, la lésion occupe la substance grise de la corne antérieure et s'étend d'une façon variable dans les parties voisines de la substance blanche. Cette disposition résulterait d'après MARIE, de l'origine vasculaire de la poliomyélite et de la distribution normale des vaisseaux. Les artères pénétrantes du sillon antérieur et les artères radiculaires antérieures se rendent en effet à l'une des cornes antérieures et envoient en outre quelques ramuscules dans la substance blanche voisine.

Dans les *nerfs périphériques* correspondant au foyer médullaire, il y a disparition de la gaine de myéline, atrophie et amincissement du cylindraxe et sclérose.

La *fibre musculaire* subit l'atrophie simple avec prolifération des noyaux du sarcolemme, en même temps qu'il se développe une sclérose avec ou sans surcharge graisseuse. On a trouvé aussi des fibres musculaires hypertrophiées (DÉJERINE).

Les *os* eux-mêmes subissent un arrêt de développement, sont raccourcis, réduits de volume, raréfiés, uniformément arrondis, les *surfaces articulaires* sont déformées par la rétraction des muscles antagonistes de ceux qui sont paralysés, les *vaisseaux* des membres paralysés sont rétrécis, leur paroi amincie (VULPIAN).

3° Symptômes. — Nous distinguerons une période d'incubation, d'invasion, de paralysie, de rétrocession de la paralysie, de terminaison.

a. *Incubation*. — La paralysie infantile a une *incubation* de un à deux jours (CORDIER).

b. *Invasion*. — L'invasion se traduit en général par une fièvre dont l'intensité variable, paraît être en rapport avec la gravité de la maladie. Lorsqu'elle est élevée, elle s'accompagne d'agitation, de sueurs profuses. Dans la moitié des cas, il y a des convulsions éclamptiques. Parfois il y a des contractures passagères et même des douleurs. Parfois enfin, la maladie est apyrétique ou bien le mouvement fébrile qui l'accompagne passe inaperçu.

c. *Paralysie*. — La *paralysie* marque le déclin de l'état fébrile. Elle apparaît au deuxième ou troisième jour, exceptionnellement se fait attendre une semaine ou plus. Cette paralysie n'est jamais progressive. Elle occupe d'emblée ou très rapidement, au moins, tous les muscles qu'elle doit toucher. Elle ne peut que rétrocéder. Elle peut être *généralisée*, occuper les quatre membres qui sont inertes, les muscles du cou et du tronc, et dans ce cas le corps est affaissé, la tête tombante. Souvent elle affecte la forme *paraplégique*. Plus rarement elle est *monoplégique*, occupant un membre, ou *croisée* (membre supérieur d'un côté, membre inférieur de l'autre), exceptionnellement elle est *hémiplégique* (DÉJERINE et HUET)[1]. La paralysie est *flasque*, ne s'accompagne en général ni de contracture, ni de douleurs, ni d'aucun trouble de la sensibilité ; cependant les douleurs existent parfois assez vives, au point de simuler une polynévrite ou un rhumatisme ; les réflexes tendineux sont affaiblis, les sphincters sont épargnés. La *contractilité faradique* diminue dans les muscles paralysés. Elle disparaît pour quelques-uns du cinquième au huitième jour, et dans ce cas, les muscles sont voués à l'atrophie (DUCHENNE). Ceux qui réagissent encore après le premier septénaire récupéreront leur motilité. ERB a observé que la perte de la contractilité faradique du muscle s'accompagnait de la *perte de la contractilité faradique et galvanique du nerf ; quant à la contractilité galvanique du muscle*, elle subit une courte période de diminution, mais rapidement elle augmente en même temps qu'elle présente des changements qualitatifs connus sous le nom de *réaction de dégénérescence*.

[1] DÉJERINE et HUET. *Arch. de Phys.*, 1888.

d. *Rétrocession de la paralysie.* — La *rétrocession* de la paralysie se fait rapidement ou d'une façon lente et progressive. Le mouvement revient dans les muscles qui doivent guérir au bout de huit jours, au plus tard au bout d'un mois. Il met souvent huit mois à un an pour être parfait. Parfois aussi il ne débute dans certains muscles, qui doivent guérir, qu'après quelques mois.

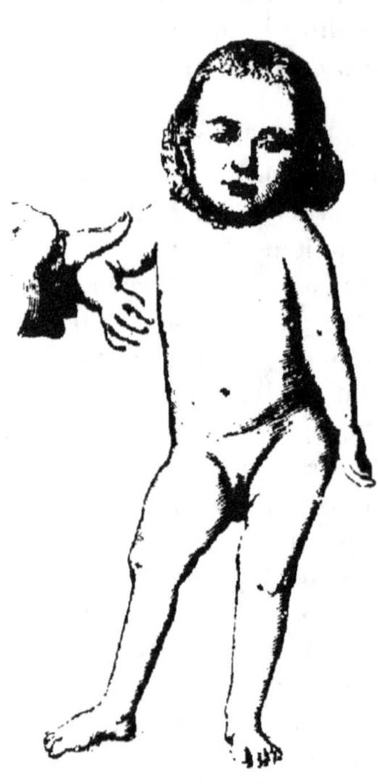

Fig. 69.

Paralysie infantile, type brachial.

La paralysie abandonne les muscles du membre supérieur, du tronc, et se fixe aux membres inférieurs où elle occupe de préférence le groupe antéro-externe de la jambe ou les gastrocnémiens. Parfois elle se localise aux membres supérieurs et frappe surtout le deltoïde. Exceptionnellement, elle atteint les muscles du tronc (lombaires ou sacro-spinaux).

e. *Terminaisons : Atrophies et déformations.* — Tous les muscles frappés de dégénérescence s'atrophient rapidement. On en voit qui ont déjà maigri au bout d'un mois. L'atrophie se prononce de plus en plus. Les muscles restés sains entraînent les membres dans des positions anormales par suite de leur contraction tonique, qui aboutit plus tard à la *rétraction avec sclérose.* De là la production de différentes déformations.

Les atrophies limitées produisent le *pied bot paralytique,* généralement *équin varus* ou *valgus,* qui se distingue des autres pieds bots par la laxité des ligaments et la facilité de son redressement. À une période tardive la rétraction des muscles sains peut donner à la déformation l'apparence du pied bot par contracture.

L'atrophie du deltoïde entraîne, en même temps que l'aplatissement de l'épaule, l'impotence du bras.

L'atrophie étendue à un grand nombre de muscles des membres inférieurs empêche complétement la marche ou oblige à la marche sur les ischions (*culs-de-jatte*).

On a signalé des *luxations dites congénitales de la hanche* ou *des scolioses* d'origine atrophique.

Les troubles trophiques, dans la paralysie infantile, peuvent atteindre *les os*, qui sont arrêtés dans leur développement, ne s'accroissent pas, présentent des déformations de leurs surfaces articulaires. Les *vaisseaux* sont rétrécis d'où refroidissement de la peau, cyanose des parties déclives. La peau est amincie à moins d'adipose. Les réflexes tendineux sont abolis.

A cette période avancée qui est l'aboutissant définitif de la paralysie infantile, on n'observe, pas plus qu'au début, de troubles de la sensibilité, des sphincters ou de l'intelligence.

En résumé, la paralysie infantile comprend : 1° une période fébrile qui dure de quelques heures à quelques jours, correspondant à une infection générale; 2° une période de localisation médullaire qui se traduit par une paralysie plus ou moins étendue. Elle dure de un à plusieurs mois; 3° une période qui comprend à la fois la résolution de l'inflammation dans la plus grande étendue de la moelle et la destruction progressive des éléments nerveux au niveau de certains foyers. A cette phase répond le retour du mouvement dans la plus grande partie des muscles frappés, retour qui met souvent plusieurs mois à s'opérer et l'atrophie progressive des muscles correspondants aux éléments nerveux détruits. Cette atrophie s'opère assez rapidement (en quelques mois) et entraîne des déformations permanentes. Il se peut exceptionnellement que tous les éléments nerveux reviennent à leur intégrité fonctionnelle. Parfois aussi on a signalé dans les premières semaines du début une véritable *rechute* (DUCHENNE, BUCCELLI)[1].

4° Diagnostic. — La marche de la paralysie infantile est caractéristique.

Dans la *paralysie obstétricale*, la paralysie survenue après un

[1] BUCCELLI, *Bul. méd.*, 1895.

accouchement laborieux, ou à la suite d'une application de forceps, affecte le *type radiculaire* (deltoïde, sous-épineux, biceps, long supinateur). Elle s'améliore et finit par disparaître.

La *pseudo-paralysie syphilitique* est due au décollement des épiphyses. Les membres pendent immobiles, sont tuméfiés au niveau des extrémités osseuses. Les réactions électriques sont conservées. Il y a de la sensibilité à l'occasion des mouvements communiqués. Parfois on trouve une éruption syphilitique.

Les *paralysies diphtériques* se reconnaissent aux anamnestiques, au début par le voile du palais, à l'envahissement progressif des muscles, aux troubles oculaires et à ceux de la sensibilité. J'ai cependant vu un cas de paralysie infantile consécutive à une diphtérie.

Les *paralysies consécutives aux maladies aiguës*, se traduisent par une paraplégie flasque, transitoire, sans atrophie ou bien par des symptômes de névrite.

La *myopathie progressive primitive* se reconnait à sa marche lente, progressive, sans fievre ; elle envahit les muscles suivant un ordre déterminé.

L'*hémiplégie cérébrale infantile* donne lieu à des atrophies musculaires et des arrêts de développement des membres ; elle se distingue par les phénomenes cérébraux, les attaques d'épilepsie, l'exagération des réflexes tendineux, l'unilatéralité des troubles trophiques. Au reste elle n'est souvent qu'une localisation sur l'encéphale de l'infection qui produit dans la moelle les lésions de la paralysie infantile (MARIE, STRÜMPELL).

5° Pronostic. — Les épidémies de paralysie infantile ont démontré la réalité de la mort pendant la période infectieuse, avant toute paralysie. La gravité augmente en raison inverse de l'âge.

La paralysie infantile ne tue pas en général, mais entraine des lésions incurables. Il y a cependant des cas de guérison complète.

L'électrisation permet de reconnaitre de bonne heure les muscles voués à l'atrophie. La contractilité faradique, dans ce cas, disparait vers le huitieme jour. La paralysie infantile prédispose dans l'avenir à la *paralysie spinale de d'adulte* et à l'*atrophie musculaire, type* ARAN-DUCHENNE.

6° Traitement. — Le traitement comprend la prophylaxie et la thérapeutique proprement dite.

A. PROPHYLAXIE. — La prophylaxie consiste à isoler le paralytique à la période de début, des autres enfants.

B. THÉRAPEUTIQUE. — La thérapeutique diffère suivant qu'elle s'adresse à la période d'infection, à la période de localisation médullaire ou à la période de résolution.

a. *Période d'infection générale*. — Combattre la fièvre et l'infection, au moyen de la quinine, de l'antipyrine. Chaque symptôme (convulsions, délire) devra être traité en particulier.

b. *Période de localisation médullaire*. — Avant la fin du premier mois, ne pas employer de médication excitante (strychnine, électricité, frictions, massage). On peut à cette période donner l'ergot de seigle ou l'ergotine (HAMMOND) à haute dose et on le continuera jusqu'à la période atrophique. HAMMOND donne trente gouttes d'extrait d'ergot à des enfants de six mois. L'hydrastinine répond à la même indication.

En même temps, purgatifs (calomel, 20 à 40 centigrammes) ; révulsion : teinture d'iode, vésicatoires en lanière, pointes de feu, sachets de glace le long de la colonne.

c. *Période de résolution*. — Lorsque la rétrocession de la paralysie a lieu, continuer la révulsion le long de la colonne, surtout dans les points les plus gravement atteints (ce qu'indique la réaction de dégénérescence de certains groupes musculaires). La strychnine (1 2 à 2 milligrammes par jour en sirop ou en injections sous cutanées[1]) trouve son indication à ce moment. Galvanisation le long du rachis avec le courant descendant (ONIMUS) ou successivement avec les deux pôles (ERB). Ne pas dépasser 2 à 5 milliampères. Séances courtes. En même temps, galvaniser les nerfs et les muscles avec le pôle négatif labile. Le courant peut être porté de 5 à 20 milliampères.

---

[1] BARWELL.

Pour les muscles, on peut distinguer trois groupes d'après DUCHENNE.

1° *Ceux qui ne présentent pas de réaction de dégénérescence.* Il faut les électriser, on accélère ainsi le retour du mouvement.

2° *Ceux qui présentent une réaction de dégénérescence partielle.* Ils restent paralysés longtemps, des mois, jusqu'à deux ans (DUCHENNE). L'électricité peut les restaurer rapidement.

3° *Ceux qui présentent la réaction de dégénérescence.* Il est exceptionnel qu'on puisse prévenir l'atrophie.

La faradisation à interruptions lentes est préférable à la galvanisation pour le muscles.

On peut ajouter les frictions, les massages, les bains.

L'électrisation sera continuée très longtemps avec des interruptions de temps à autre.

On luttera enfin contre les déformations par les moyens orthopédiques et chirurgicaux.

ARTICLE II

MALADIE DE FREIDREICH

Cette affection appelée encore *ataxie héréditaire ou infantile,* a été désignée par BROUSSE sous le nom de maladie de FRIEDREICH, du nom de l'auteur qui le premier l'a décrite.

1° Étiologie. — Elle survient chez des sujets jeunes, à la fin de la seconde enfance, parfois plus tôt, rarement après l'adolescence. C'est une affection familiale qui se montre dans les familles nombreuses et atteint plusieurs frères et sœurs, quelquefois des proches. Elle se transmet rarement des parents aux enfants, sauf en ce qui concerne certaines formes tardives qu'on a différenciées sous le nom d'*hérédo-ataxie cérébelleuse* (MARIE). La syphilis ne joue aucun rôle, les maladies infectieuses constituent parfois des causes occasionnelles.

2° Symptômes. — La maladie de Freidreich rappelle à la

fois le tabes, les affections cérébelleuses, la sclérose en plaques, et la chorée. Le patient, en même temps qu'il projette ses jambes à la façon de l'ataxique, titube comme un cérébelleux : sa tête présente quelques mouvements oscillatoires de négation ou d'affirmation, à l'instar de ce qui se passe dans la sclérose en plaques ; ses bras sont animés de gesticulations choréiques ou dessinent des attitudes athétosiques. Il marche les pieds écartés, la tête baissée, les yeux fixés sur le sol, comme pour multiplier les garanties de l'équilibre. Il a même quelque chose du paraplégique, car sa démarche est lourde. Dans la simple station debout, il est instable, éprouve le besoin de changer de place, présente quelques mouvements choréiques ou tremblés. Ceux-ci existent même au repos. Quand il veut saisir un objet, il exécute le mouvement avec une certaine lenteur, sa main « plane » au-dessus de lui avant de l'atteindre.

A ces phénomènes si complexes viennent s'en ajouter d'autres d'aspect contradictoire. Les yeux présentent des nystagmus, la parole est lente, embarrassée : par contre, les réflexes tendineux sont abolis. Il n'y a pas de troubles de la sensibilité, sauf, parfois au début, des douleurs fulgurantes ; pas d'anesthésie, pas de retard de la sensation, pas de perte du sens musculaire, pas de signe de Romberg, pas de signe d'Argyll Robertson, pas de troubles de la vue, pas de troubles de la vessie ou du rectum, pas de troubles trophiques, du côté de la peau ou des muscles. DÉJERINE a cependant signalé l'atrophie musculaire. On observe assez souvent un arrêt de développement des membres inférieurs, de l'infantilisme et presque toujours une *scoliose rachidienne* et un *pied bot* spécial équin ou varus équin, avec saillie et tassement des os du tarse, extension forcée des premières phalanges, surtout de celle du pouce qui naît à angle droit de l'extrémité du pied et flexion des deux dernières phalanges.

Dans quelques cas, comme pour charger le tableau morbide, certains symptômes se surajoutent ou prédominent : douleurs fulgurantes (BRISSAUD [1], MARIE [2]), troubles de la sensibilité,

---

[1] BRISSAUD, *Leçons sur les maladies nerveuses*, 1893.
[2] MARIE, *Maladies de la moelle*.

amyotrophies (Déjerine[1]), athétose généralisée (Letulle et Vaquez[2], Chauffard[3]), une sensation de fatigue continue qui aggrave l'impotence (Brissaud).

3° Marche. — L'affection évolue lentement. Au début, il y a une simple maladresse des jambes. Elles sont lourdes, buttent souvent. Peu à peu, l'ataxie se dessine et au bout de quelques années entrave complètement la marche. Elle peut progresser et s'étendre aux membres supérieurs. Le patient reste couché, se fait charrier dans un fauteuil roulant ou une voiture. On voit quelquefois les malades progresser à « quatre pattes » en traînant leurs membres inférieurs.

L'état général est longtemps satisfaisant. C'est habituellement une pneumonie, une maladie infectieuse, une tuberculose qui emporte le malade.

4° Pronostic. — On n'a jamais ni guéri ni arrêté dans son développement l'ataxie héréditaire.

5° Diagnostic. — La *maladie de Duchenne* survient tardivement, sous l'influence habituelle de la syphilis. Elle ne s'accompagne ni de nystagmus, ni de troubles de la parole et coïncide toujours avec des altérations de la sensibilité.

La *sclérose en plaques* infantile n'est souvent qu'une sclérose cérébrale. Elle se différencie par l'exagération des réflexes tendineux.

La *maladie de Little* survient en cas d'accouchement prématuré ou laborieux, se montre de bonne heure, s'accompagne de rigidité spasmodique des membres. La *chorée* et l'*athétose congénitale* n'en sont que des variantes.

L'*hérédo-ataxie cérébelleuse* décrite par Marie rappelle par ses principaux traits la maladie de Freidreich dont la différencient les troubles de la vision et l'exagération des réflexes rotuliens. Elle survient tardivement.

[1] Déjerine, *Soc. de Biol.*, 1891.
[2] Letulle et Vaquez, *Ibid.*
[3] Chauffard, *Sem. méd.*, 1893.

6° Traitement. — Le traitement ne peut être que symptomatique, l'affection étant due à un arrêt de développement des cordons postérieurs de la moelle. On utilisera les lotions, les douches, les préparations phosphorées, les injections sous-cutanées de phosphate de soude, pour lutter contre l'asthénie musculaire. L'amaigrissement des muscles sera prévenu par le massage, les frictions, l'électrisation, les mouvements communiqués. On ordonnera des exercices quotidiens, des sorties avec des aides ou en voiture. En cas de douleurs on prescrira les sédatifs nervins, antipyrine, exalgine, acétanilide, et la suspension comme chez les ataxiques.

7° Anatomie pathologique et pathogénie. — La moelle présente une atrophie notable, qui porte sur les parties postérieures, cordons et substance grise. Parfois le canal épendymaire est déformé. La lésion occupe, d'après la plupart des autopsies (FRIEDREICH, SMITH, PITT, RÜTTIMEYER, LETULLE et VAQUEZ, BLOCQ et MARINESCO, DÉJERINE, AUSCHER, etc.), les faisceaux de Goll, de Burdach (cordons postérieurs), les cordons de Gowers, les cordons cérébelleux direct, pyramidal croisé (constituant en grande partie le faisceau latéral); enfin la colonne vésiculaire de Clarke est intéressée dans le processus. A côté de ces lésions, il faut signaler l'intégrité des racines postérieures, des ganglions rachidiens, du bulbe et du cervelet, bien que dans quelques cas ces divers segments aient été légèrement intéressés. Ce qui caractériserait encore mieux la lésion de l'ataxie héréditaire que l'intégrité des racines et des nerfs, ce serait, d'après DÉJERINE et LETULLE, la sclérose purement névroglique de la moelle, sans prolifération conjonctive, sans altération vasculaire. C'est une gliose, analogue à celle que CHASLIN a décrite dans l'épilepsie. Elle occupe exclusivement les cordons postérieurs, alors que les cordons latéraux sont envahis par une sclérose banale, d'origine vasculaire. La lésion de ces derniers serait donc surajoutée, et peut-être pourrait-on essayer de l'enrayer par la révulsion et le traitement ioduré. La gliose des cordons postérieurs équivalant à un arrêt de développement de ces faisceaux, fait bien comprendre le caractère héréditaire et familial de l'affection. C'est une anomalie évolutive, ce n'est pas une inflammation. MARIE n'admet pas le description de DÉJERINE et LETULLE. La sclérose est banale, vasculaire.

ARTICLE III

AMYOTROPHIES PROGRESSIVES PRIMITIVES

Les amyotrophies primitives sont caractérisées par une atrophie musculaire progressive avec intégrité des **nerfs périphériques** et des centres nerveux. Elles comprennent, suivant les localisations prédominantes de l'atrophie, un certain nombre de types morbides qu'on a beaucoup multipliés et dont les principaux sont : 1° La *paralysie pseudo-hypertrophique de* DUCHENNE; 2° La *forme infantile* de DUCHENNE ou *type facio-scapulo-huméral* de LANDOUZY-DÉJERINE : 3° La *forme juvénile* d'ERB.

1° Étiologie. — Tantôt l'amyotrophie existe à *l'état individuel* survenant chez un sujet sans antécédents héréditaires.

Le plus souvent c'est une maladie *héréditaire* et *familiale* se transmettant des parents ou des grands-parents aux **enfants** DUCHENNE, LANDOUZY et DÉJERINE, MARIE et GUINON, etc.) Le cas le plus fréquent est celui de la coexistence de la même maladie chez plusieurs frères en même temps que chez les oncles.

Les garçons sont plus prédisposés que les filles. L'affection débute à toutes les périodes de l'enfance, mais la **paralysie pseudo-hypertrophique** se développe en général dans la première enfance, le **type facio-scapulo-huméral** dans la deuxième, le **type d'ERB** à l'adolescence.

2° Anatomie pathologique, pathogénie. — La lésion est purement musculaire, disent LANDOUZY et DÉJERINE.

LÉPINE admet un trouble fonctionnel de la moelle analogue à celui qui produit les atrophies d'origine articulaire.

PILLIET suppose une influence trophique d'origine cérébrale.

RAYMOND croit qu'il y a des transitions entre l'amyotrophie et la myélopathie (cas de CH. MARIE, SEELIGMÜLLER, STRUMPELL).

Le muscle se présente sous deux aspects : tantôt il est diminué de volume, dur, rouge pâle, tantôt augmenté de volume, mou, tirant sur le jaune. Dans le premier cas, il s'agit d'une sclérose interfibrillaire et interfasciculaire, dans le second d'une infiltration graisseuse entre les fibres. La fibre elle-même est atrophiée, diminuée de diamètre dans le sens de sa largeur, envahie à ses deux extrémités par le tendon qui semble se prolonger dans le muscle (ROTH). Plus rarement, il y a myosite (multiplication des noyaux du sarcolemme) ou dégénérescence granulo-graisseuse. A côté des fibres atrophiées, on trouve aussi de rares fibres hypertrophiées (LANDOUZY et DÉJERINE, EULENBOURG).

Il n'existe de lésions ni des nerfs [1], ni de la moelle (LANDOUZY et DÉJERINE, BLOCQ et MARINESCO).

Toutefois on a signalé un *type névritique* de l'atrophie musculaire progressive des enfants. Il comprend les cas décrits par CHARCOT et MARIE, HERMINGHAM. HOFFMANN a trouvé des névrites et de la sclérose des cordons de GOLL. GANGHOFNER a vu cette affection chez 5 enfants sur 7 d'une même famille. Ce serait une forme de transition entre l'atrophie myopathique et l'atrophie myélopathique.

3° Symptômes. — Nous décrirons successivement la myopathie pseudo-hypertrophique, le type LANDOUZY-DÉJERINE, le type juvénile ou d'ERB et les caractères généraux des myopathies.

A. MYOPATHIE PSEUDO-HYPERTROPHIQUE. — La maladie se développe dans la première enfance.

Elle est ascendante, débute par les membres inférieurs, gagne les muscles du bassin, le tronc, les membres supérieurs.

Elle se traduit par un affaiblissement musculaire qui fait contraste avec le développement apparent des muscles (pseudo-hypertrophie). L'enfant qui a des mollets énormes, parfois de l'hypertrophie des fessiers, et exceptionnellement de la plupart

---

[1] GOMBAULT, se servant de la méthode de PAL, a observé des altérations du cylindraxe des nerfs intra-musculaires.

des muscles des membres inférieurs, présente de la parésie progressive qui va jusqu'à la paralysie. Dans la position couchée, on constate qu'il ne peut soulever ses jambes au-dessus du plan du lit, qu'il ne fléchit son membre qu'en prenant un point d'appui sur la plante du pied, que les mouvements de flexion et d'extension du tronc se font au moyen de manœuvres spéciales. Dans la station debout il écarte les jambes, présente de l'ensellure lombaire et marche avec du déhanchement. S'il est étendu, pour se relever, il prend avec ses mains des points d'appui sur les jambes et relève le tronc en le repoussant en arrière avec les membres supérieurs qu'il déplace de bas en haut le long des membres inférieurs, « comme s'il grimpait après ceux-ci ».

En général l'hypertrophie reste limitée aux membres inférieurs où elle tend même à disparaître à une période avancée. Les membres supérieurs sont atrophiés dès qu'ils sont envahis.

Il est rare que l'atrophie envahisse les muscles de la face. Elle ne s'étend jamais aux muscles oculaires, aux muscles de l'articulation, de la déglutition, de la phonation, de la respiration. Aussi l'affection dure-t-elle longtemps, d'autant qu'il y a souvent des rémissions. L'intelligence, qui est habituellement intacte dans les myopathies, peut subir dans cette forme un arrêt de développement. DUCHENNE a signalé l'obtusion fréquente de l'intelligence. PILLIET et ANTON ont rapporté des cas semblables.

B. TYPE LANDOUZY-DÉJERINE. — Ce type de la myopathie, décrit par DUCHENNE dans le cadre de l'atrophie musculaire d'origine myélopathique, a été définitivement classé par LANDOUZY et DÉJERINE[1] dans les myopathies primitives. MENUT[2], élève de LÉPINE, en a réuni 36 observations.

Le début se fait dans la seconde enfance, parfois dans la première.

Cette forme se distingue de la précédente en ce qu'il n'y a jamais d'hypertrophie ou de pseudo-hypertrophie.

[1] LANDOUZY ET DÉJERINE, Rev. de méd., 1885.
[2] MENUT, Th. de Lyon, 1890.

L'évolution se fait en trois temps comprenant une période faciale, scapulo-humérale et de généralisation.

a. *Période faciale*. — La physionomie est triste, atone ; la face ressemble à un masque, le malade a l'air bêta.

Le front est uni, ne se ride pas. Les paupières n'arrivent pas à se rejoindre, même pendant le sommeil. Les lèvres sont

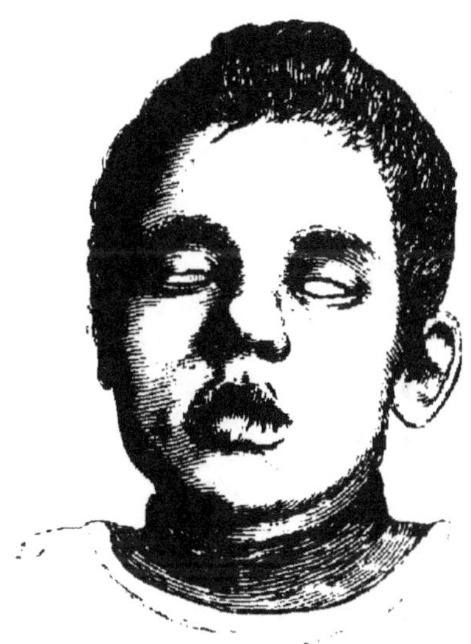

Fig. 70.

Myopathie, type Landouzy-Déjerine : aspect de la face.

grosses, parfois renversées en ectropion. La bouche ressemble à un museau. Le rire s'accompagne d'un élargissement de la fente labiale (atrophie des zygomatiques). L'acte de siffler, de souffler, de faire la moue, fait encore mieux ressortir l'impotence musculaire.

b. *Période scapulo-humérale*. — La face est seule atteinte jusque vers 12 à 13 ans. À ce moment, l'atrophie s'étend aux muscles de l'épaule et du bras : trapèze, rhomboïde, grand dentelé, pectoraux, biceps, brachial antérieur, triceps. Les omoplates se détachent du tronc en forme d'ailes, en même temps que leur angle supérieur s'élève.

Le long supinateur et les radiaux sont parfois envahis. L'atrophie atteint rarement les sus et sous-épineux et le sous-scapulaire.

c. Période de généralisation. — La deuxième période peut rester stationnaire. Le plus souvent, après une longue rémission,

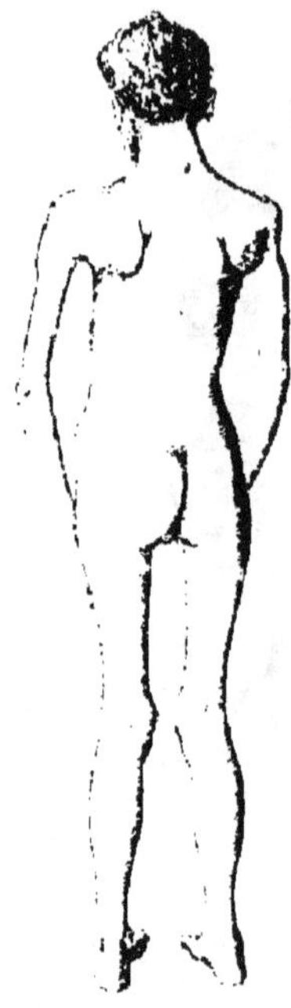

Fig. 71.

Myopathie progressive : atrophie généralisée ; détachement des omoplates.

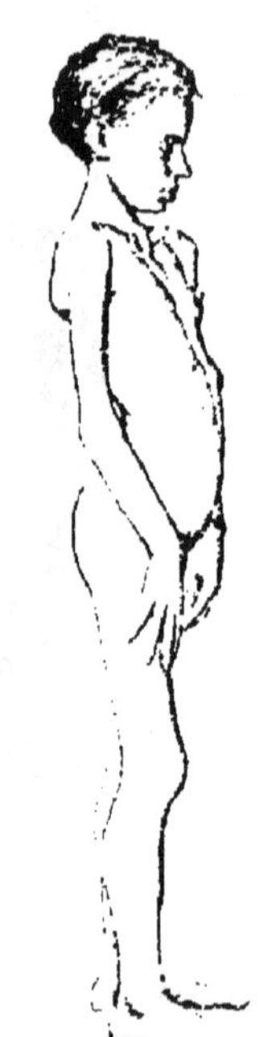

Fig. 72.

Myopathie progressive : atrophie généralisée ; lordose lombaire.

l'atrophie se généralise aux muscles abdominaux, sacro-lombaires, aux muscles du cou, à ceux des membres inférieurs. En général les muscles des mains et des pieds sont respectés. A l'envahissement de ces muscles correspondent des impotences et des déformations analogues à celles que nous avons déjà signalées plus haut.

L'évolution est lente et se prolonge pendant vingt, trente et quarante ans. La mort n'arrive pas du fait de l'affection myopathique, mais par suite de complications intercurrentes (tuberculose pulmonaire) ou de cachexie.

C. Type scapulo-huméral ou forme juvénile d'Erb. — Cette forme se montre dans l'adolescence, débute par la ceinture scapulaire, s'étend au tronc, au bassin, aux membres inférieurs, surtout aux mollets.

Elle respecte la face et s'accompagne d'hypertrophie ou de pseudo-hypertrophie au niveau du deltoïde, du triceps, des jumeaux. Ce sont les seules divergences qu'elle présente avec la forme précédente dont elle partage les symptômes et l'évolution.

On a multiplié comme à plaisir les formes des myopathies. C'est ainsi que Zimmerlin a décrit un *type scapulo-huméral* analogue à celui d'Erb *sans hypertrophie*. Leyden-Möbius ont tracé une forme à *début par les membres inférieurs sans hypertrophie*. J'ai observé un cas de ce genre.

Eichhorst et Brossard[1] rapportent des observations *d'atrophie familiale débutant par les membres inférieurs et produisant une griffe des orteils* (atrophie des interosseux). Il n'y a pas lieu de considérer l'hypertrophie comme un élément caractéristique.

Marie et Guinon ont observé deux cas du type Landouzy-Déjerine avec *hypertrophie* de certains muscles.

Flandre, chez trois frères, a vu l'un atteint de la forme pseudo-hypertrophique, l'autre de la forme facio-scapulo-humérale, le troisième de la forme scapulo-faciale.

D. Caractères généraux des myopathies. — Quelle que soit la forme que l'on observe, les myopathies présentent quelques caractères communs qui servent à les distinguer :

L'atrophie ne s'étend jamais aux muscles oculaires, masticateurs, de la déglutition, de la phonation, de la respiration. Elle ne prend jamais le type cervical supérieur ou bulbaire.

Elle ne s'accompagne d'aucun trouble de la sensibilité sub-

[1] Brossard, Th. de Paris, 1886.

jective ou objective, d'aucun trouble trophique autre que celui qui atteint les muscles : pas d'arrêt de développement des membres, pas de troubles de la circulation, pas d'altérations cutanées.

Les sphincters sont intacts.

Les réflexes tendineux peuvent persister, mais sont souvent abolis.

Certains muscles, le biceps par exemple, présentent de la rétraction (LANDOUZY et DÉJERINE).

Il n'y a pas de tremblements fibrillaires.

Les muscles atrophiés réagissent de moins en moins à l'excitation électrique, mais n'offrent jamais la réaction de dégénérescence.

Les extrémités (mains, pieds), sont le plus souvent épargnées.

Les myopathies sont habituellement familiales ; EICHHORST en a observé pendant six générations.

4° Diagnostic. — Les formes *qui débutent par les membres inférieurs* peuvent être confondues avec un *simple retard dans la marche*, avec la *maladie de Little* ou *paraplégie rigide*.

Le début facial peut faire songer à l'*idiotie*, à la *diplégie faciale*.

Dans le *type de Erb*, la confusion peut être faite avec les *paralysies radiculaires*.

Quand la pseudo-hypertrophie est étendue, on la distinguera aisément de la *polysarcie*.

L'atrophie musculaire reconnue, on doit la différencier de l'atrophie qui succède à une cause locale, *arthrite*, *névrite*, de celle qui est *myélopathique*. Dans la *paralysie infantile* l'évolution, l'arrêt de développement des membres sont des éléments certains de diagnostic. L'atrophie *musculaire progressive myélopathique* débute rarement dans l'enfance. Elle frappe d'abord les extrémités, a une extension centripète, s'accompagne de mouvements fibrillaires, envahit les muscles des fonctions organiques.

5° Pronostic. — Les myopathies ont une marche progressive, mais très lente, suspendue parfois par des rémissions de plusieurs années. L'intégrité constante des muscles de la zone bulbaire, l'absence de troubles trophiques cutanés ou osseux, l'intégrité des sphincters, expliquent la survie qui peut se prolonger jusqu'au seuil de la vieillesse. Toutefois, il peut survenir à un moment donné une impotence complète qui condamne le sujet à l'immobilité.

6° Traitement. — Le traitement a été peu efficace jusqu'à présent. On a appliqué le massage, l'hydrothérapie, la gymnastique orthopédique, les toniques, les bains de mer. DUCHENNE recommandait la faradisation localisée. LÉPINE a eu par ce procédé une amélioration considérable[1]. LADAME a eu aussi une amélioration au moyen du procédé de WATTEVILLE (galvano-faradisation). MENUT propose la franklinisation. Dernièrement on a essayé en Angleterre[2] l'ingestion de thymus de mouton frais, dans l'idée que certains principes destinés à la croissance des muscles manquent dans le sang.

ARTICLE IV

PARALYSIES OBSTÉTRICALES

Les paralysies obstétricales sont des paralysies du type périphérique, congénitales, provoquées par l'accouchement spontané ou terminé par une intervention. Nous distinguerons les paralysies faciales, les paralysies du membre supérieur, celles du membre inférieur[3].

§ 1. — PARALYSIES FACIALES

La paralysie faciale obstétricale est assez rarement observée.

[1] LECLERC et FRANÇON, *Rev. de méd.*, 1890.

[2] MACALISTER, *Brit. med. J.*, 1893.

[3] Voy. ROUILLAND, *A propos de quelques faits de paralysie des nouveau-nés*. Th. de Paris, 1887.

1° Étiologie. — La paralysie faciale est due le plus souvent à la compression du nerf facial par les cuillers du forceps dans la région parotidienne ou en avant de celle-ci. Plus rarement, la compression est exercée par une saillie d'un bassin rétréci (promontoire, pubis) ou par une bride amniotique (GEYLE). Cette paralysie faciale obstétricale est rare.

2° Symptômes. — La paralysie est peu appréciable au repos. Elle s'accuse par la déformation classique du visage à l'occasion des cris. L'œil reste ouvert. La succion est gênée, il faut parfois alimenter l'enfant à la cuiller.

3° Diagnostic. — On a cité des cas d'hémiplégie congénitale avec paralysie faciale du type central (ROSENTHAL). L'œil se ferme. Dans la paralysie obstétricale, il y a souvent des dépressions ou des contusions dans la région d'où le facial émerge. Plus tard, on peut avoir à distinguer la paralysie obstétricale des paralysies faciales acquises (BÉZY).

4° Pronostic. — La paralysie faciale obstétricale est bénigne. Elle guérit en quelques jours ou quelques semaines. Exceptionnellement, elle persiste. J'ai vu un cas de ce genre chez un enfant de huit ans, qui présentait de la rétraction et du tic du côté paralysé. Dans les cas incurables, il y a eu attrition du nerf et dégénérescence secondaire.

5° Traitement. — Électricité, frictions, massage.

§ 2. — PARALYSIE DU MEMBRE SUPÉRIEUR

La paralysie du membre supérieur est le type le plus communément observé des paralysies obstétricales.

1° Étiologie. — Les paralysies du membre supérieur sont plus fréquentes que les paralysies faciales. CIBERT[1] en a réuni 76 cas. Elles surviennent :

---

[1] CIBERT, *Des paralysies radiculaires obstétricales du plexus brachial.* Th. de Lyon, 1897.

1° *Dans les accouchements spontanés* (DAUCHEZ[1], 16 cas). L'accouchement est laborieux, le bassin rétréci, ou bien la présentation se fait par la face. On admet dans ces cas que les racines du plexus brachial sont comprimées par la clavicule, par le pubis de la mère ou bien tiraillées par la torsion du cou.

2° *Dans les accouchements provoqués.* C'est le cas le plus fréquent. Elles surviennent surtout dans les *présentations du siège.* La tête dernière, fixée solidement, est difficile à dégager. Ce sont les tractions inclinées qui léseraient les racines (FIEUX). ROULLAND admet que les doigts en fourche, placés sur la nuque, compriment les côtés du cou, au point dit d'Erb.

Dans les présentations céphaliques, le mécanisme varie : compression du point d'Erb par le bec des cuillers du forceps ; manœuvre du doigt introduit en crochet dans l'aisselle pour dégager les épaules arrêtées à la vulve ; compression du cou par les circulaires du cordon ; tiraillement des racines par traction. c'est cette dernière manœuvre qui agit dans le plus grand nombre de cas.

2° Symptômes. — a. *Paralysie radiculaire supérieure.* — Le type le plus fréquemment observé est la paralysie radiculaire supérieure, type DUCHENNE ERB. La lésion porte sur les 5e et 6e racines cervicales. Les muscles intéressés sont le deltoïde, le biceps, le brachial antérieur, le long supinateur. On s'aperçoit rapidement que le bras pend immobile le long du tronc, l'humérus en rotation interne, l'avant-bras en pronation, le coude écarté légèrement. Les doigts continuent à bouger. Les extenseurs de l'avant-bras gardent leur fonction. Les troubles de la sensibilité sont rares.

b. *Paralysie radiculaire totale.* — La paralysie radiculaire totale est exceptionnelle. Elle exige de violents traumatismes. Aux troubles signalés plus haut, s'ajoutent une paralysie flasque des muscles de l'avant-bras, de l'anesthésie de l'avant-bras et de la main, parfois des troubles oculo-pupillaires, myosis, rétrécissement de la fente palpébrale (DÉJERINE, KLUMPKE).

DAUCHEZ, *Ann. de gynécologie*, 1891.

3° Marche, pronostic. — La paralysie radiculaire supérieure rétrocède souvent. On a cependant cité des cas incurables.
La paralysie radiculaire inférieure est d'un pronostic plus

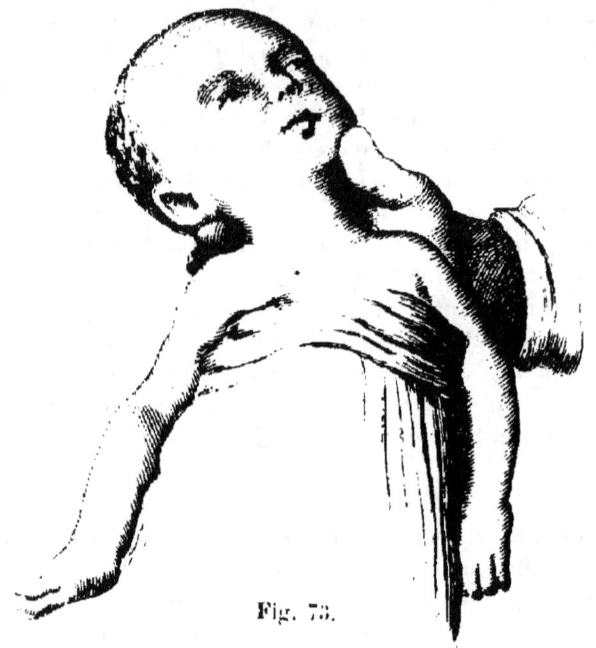

Fig. 73.

Paralysie obstétricale du plexus brachial.

sévère. Il faut tenir compte de la violence exercée. Le tiraillement simple guérit. L'attrition ou l'arrachement donnent une
infirmité définitive.

Parfois la paralysie n'occupe que peu de muscles (deltoïde).
Parfois elle disparaît dans les uns et persiste dans les autres.

La recherche de la contractilité électrique permet de prévoir
l'avenir de la paralysie. La réaction de dégénérescence indique
une lésion grave.

La paralysie permanente aboutit à l'atrophie musculaire
masquée parfois par une adipose sous-cutanée (d'ASTROS). Le
membre se refroidit, se cyanose, les doigts sont ankylosés,
sclérosés (GUILLEMOT). Il y a arrêt de développement du système

vasculaire (d'Astros), du membre tout entier (Nadaud). Des déformations secondaires surviennent par suite de la contraction tonique, plus tard de la rétraction des antagonistes. Celle du sous-scapulaire provoque parfois une luxation sous-acromiale de la tête humérale.

4° Diagnostic. — La paralysie observée immédiatement après l'accouchement doit être distinguée des pseudo-paralysies obstétricales par fracture ou luxation. Elles n'affectent pas le type d'Erb, sont douloureuses et facilement reconnues par la radiographie. Gangolphe (Soc. de chirurgie de Lyon 1898) a cité un cas de paralysie du radial consécutive à une fracture de l'humérus avec cal comprimant. La libération du nerf fit cesser le trouble moteur.

La *pseudo-paralysie syphilitique* de Parrot survient de un à trois mois après l'accouchement. Il y a décollement des épiphyses, gonflement, douleur, manifestations cutanées de la syphilis. L'épreuve radiographique est décisive.

La *paralysie obstétricale d'origine centrale* présente le type hémiplégique, parfois monoplégique. Il y a souvent du coma, des convulsions.

La paralysie obstétricale observée tardivement peut être confondue avec une *paralysie infantile* (type scapulo-huméral). Le diagnostic rétrospectif est souvent difficile. La paralysie infantile ne frappe souvent que le deltoïde, la paralysie obstétricale compromet, en outre, le biceps, le brachial antérieur et le long supinateur.

5° Traitement. — Le seul procédé efficace est l'électrisation. Duchenne employait le faradisme. Erb, Oximus, Joffroy recommandent les courants continus : pôle positif au point d'Erb, pôle négatif promené sur les muscles. Les courants doivent être faibles : 5 à 15 milliampères, les séances courtes.

On se sert aussi de la méthode unipolaire : large électrode positive sur un point quelconque du corps ; électrode négative petite, promenée sur les nerfs et les muscles paralysés.

Comme adjuvants, frictions, massage.

Le traitement doit être institué de suite et prolongé très longtemps, si l'affection résiste.

§ 3. — PARALYSIES OBSTÉTRICALES DES MEMBRES INFÉRIEURS

Ces paralysies sont exceptionnelles ; elles sont dues à des
hémorragies des méninges rachidiennes ou de la moelle
(SCHULTZE), provoquées par des tiraillements sur le tronc ou le
siège. Il y a paralysie des membres inférieurs, associée à des
contractures, de l'opisthotonos. Ces lésions, souvent rapidement
mortelles, sont parfois le point de départ d'une maladie de
Little (RAYMOND).

CHAPITRE IV

NÉVROSES

Le système nerveux de l'enfant, par le fait qu'il est à la
période de développement, présente vis-à-vis des causes d'excitation, dynamiques, chimiques, mécaniques, infectieuses, une
susceptibilité particulière qui varie, dans son expression, suivant
la période de l'enfance que l'on considère. Une même cause
provoquera chez le nourrisson un état convulsif, dans la seconde
enfance une chorée, à la fin de l'enfance des phénomènes hystériques. Même chez l'enfant, le concours d'une prédisposition
est nécessaire pour entraîner la perturbation du système nerveux, à moins qu'il ne s'agisse de lésions grossières ou fines
capables de modifier, par elles-mêmes, le fonctionnement des
éléments nerveux. Le sommeil paraît jouer un certain rôle
comme cause provocatrice des crises nerveuses chez les enfants :
c'est ainsi que nous voyons se produire pendant la nuit les terreurs nocturnes, l'incontinence urinaire, les accès de laryngite
striduleuse, les accès d'asthme.

Nous décrirons dans ce chapitre la chorée de Sydenham, les

convulsions, l'épilepsie, l'hystérie, les terreurs nocturnes, la tétanie, le spasme de la glotte, l'incontinence nocturne d'urine, l'onanisme.

ARTICLE PREMIER

CHORÉE DE SYDENHAM

La chorée de Sydenham est une névrose de la seconde enfance, qui se traduit par des troubles de la plupart des fonctions du système nerveux, mais surtout par des désordres musculaires très caractéristiques.

1° Étiologie. — Nous distinguerons des causes prédisposantes et des causes occasionnelles.

a. *Causes prédisposantes*. — La chorée est une affection de la seconde enfance. Sur 50 cas, nous en avons observé 7 au-dessous de sept ans, et 43 de sept à quatorze ans. Le plus jeune avait quatre ans. Elle est plus fréquente chez les filles : 379 filles pour 177 garçons (WEST).

La prédisposition est créée par des *influences héréditaires*. L'hérédité similaire est rare, mais on retrouve facilement chez les ascendants, l'hystérie, l'épilepsie, etc...

La chorée a été considérée par quelques auteurs comme une *manifestation rhumatismale* (G. SÉE, ROGER). BONNAUD [1], sur 235 cas, n'a trouvé que 30 chorées liées au rhumatisme. Sur 79 cas nous n'en avons observé que 11, chez lesquels il y avait eu des arthropathies rhumatismales. Il est vrai que la nature rhumatismale d'une chorée peut être admise en l'absence de manifestations articulaires, s'il existe une endocardite chronique, ou des nodules sous-cutanés de MEYNET. Nous avons vu 15 endocardites sur 79 cas de chorée dont 11 avec rhumatisme des jointures, ce qui nous donne 11 cas de chorée associée au rhumatisme et 4 cas de chorée rhumatismale probable. Le rhumatisme chez les parents prédispose les enfants à la chorée. En

[1] BONNAUD. Th. de Lyon, 1890.

réunissant les cas de rhumatisme personnel et familial nous arrivons à établir que la chorée est rhumatismale, dans plus d'un tiers de cas. La chorée peut précéder le rhumatisme de plusieurs années, en sorte que la proportion reconnue des cas de chorée rhumatismale est plutôt au-dessous de la réalité. On sait d'ailleurs la parenté qui a été établie par l'école de la Salpêtrière entre le rhumatisme et les névroses en général.

La prédisposition peut être assez puissante pour faire éclater la chorée sans le concours d'aucune circonstance adjuvante.

b. *Causes occasionnelles*. — Dans la moitié des cas, nous avons observé des causes occasionnelles : frayeur, chute, maladies infectieuses, imitation. Lorsqu'il s'agit d'une frayeur ou d'un traumatisme, il y a toujours un intervalle de quelques jours entre l'accident et les premiers symptômes de la chorée (*période d'incubation*). Parmi les maladies infectieuses, la *scarlatine* mérite une mention spéciale comme cause occasionnelle de la chorée. Le *rhumatisme* qui agit à titre de cause prédisposante, par le fait du terrain spécial sur lequel il évolue, agit non moins puissamment comme cause déterminante, lorsqu'il se développe à l'état de maladie infectieuse. Dans une de nos observations, un enfant présentait tous les ans au printemps une atteinte de rhumatisme de quelques semaines, suivie d'une chorée qui durait quelques mois. L'*anémie*, la *chlorose*, l'*inanition* paraissent également favoriser le développement de la chorée.

2° Symptômes. — Nous distinguerons des troubles moteurs, des troubles intellectuels et sensitifs.

a. *Troubles moteurs*. — Le phénomène le plus apparent consiste en mouvements arythmiques, sans but apparent, se produisant au repos comme à l'occasion des mouvements volontaires qu'ils contrarient. La figure grimace, les commissures labiales sont déviées brusquement, la langue projetée, les yeux se ferment et se rouvrent successivement, parfois il y a émission brusque de sons qui rappellent le hoquet ou l'aboiement, la tête se dévie brusquement de côté et d'autre, les épaules se soulèvent, les bras s'écartent et se rapprochent du tronc, les doigts bougent irrégulièrement, les membres inférieurs subissent dans

leurs différents segments des mouvements de flexion et d'extension qui font que, dans la station debout, le patient plie sur lui-
même ou pirouette sur son axe. Tous ces mouvements ont une
certaine brusquerie, mais ils sont plus lents que les tremblements et les tics convulsifs.

Les mouvements choréiques peuvent arriver d'emblée à leur
apogée. Le plus souvent, peu marqués au début, ils subissent
une phase d'augmentation qui dure quelques jours, parfois
deux ou trois semaines. Ils débutent habituellement par un
côté, de préférence à gauche, et gardent souvent une prédominance unilatérale. Ils disparaissent pendant le sommeil,
diminuent par l'isolement et le repos au lit, augmentent en
public et par la préoccupation de les retenir.

Les mouvements choréiques entraînent, lorsqu'ils sont intenses, de véritables troubles fonctionnels. L'*alimentation* se fait
difficilement. La *préhension des aliments*, la *mastication*, la
déglutition sont gênés par des mouvements contrariants. La
parole elle-même est compromise. Certains choréiques bre-
douillent. Les travaux manuels qui exigent quelque délicatesse
ne peuvent s'accomplir. De même la *station* et la *marche* sont
gênées ou empêchées.

b. *Troubles intellectuels*. — Il s'en faut que la chorée ne touche
que le système musculaire. Toutes les sphères de l'activité nerveuse sont atteintes. Avant la période des mouvements incoordonnés, on peut observer, et cela est surtout facile à vérifier à
propos des récidives, que le sommeil est agité. L'enfant rêve, a
des cauchemars, se réveille en sursaut, a parfois des terreurs.
Son caractère change : il devient triste, morose, irascible, mé-
chant, taquin, violent. Il n'est pas rare de voir un enfant habituellement doux, battre ses frères ou ses domestiques dans la
période qui précède la chorée. L'intelligence n'échappe pas à la
perturbation du système nerveux. La mémoire diminue. L'attention devient impossible. L'enfant a une grande mobilité
d'esprit.

c. *Troubles sensitifs*. — Dans la sphère sensitive, on observe des
douleurs des membres, sans aucun phénomène inflammatoire.
Elles sont surtout significatives dans les cas de chorée récidi-

vante, car elles précèdent de longtemps les troubles de la mobilité. Ce sont des douleurs vagues, analogues à de la courbature, qui ne s'accompagnent d'aucun trouble fonctionnel. Elles sont interprétées comme douleurs de croissance, ou comme manifestations rhumatismales. Je les désignerai sous le nom de *douleurs choréiques des membres*. Pendant la période choréique proprement dite, on observe de la sensibilité des grosses jointures qui sont douloureuses à la pression, de la rachialgie, des points douloureux le long de la colonne (TRIBOULET), des stigmates hystériques, ovarie (MARIE), anesthésies, rétrécissement du champ visuel. Parfois la compression de certaines zones suspend les mouvements choréiques.

3° Évolution. — La chorée débute par de l'insomnie ou de l'agitation pendant le sommeil, du changement dans le caractère, puis surviennent de la maladresse dans les mouvements. L'enfant laisse tomber ce qu'il tient, il mange d'une façon malpropre ; puis paraissent quelques tics, quelques grimaces et enfin les mouvements incoordonnés augmentent d'intensité et d'étendue, et la période d'état est constituée. Les *petits symptômes* précurseurs de la chorée peuvent durer quelques jours ou quelques semaines. Parfois ils font défaut et le désordre musculaire apparaît d'emblée.

La durée moyenne de la chorée est de un à trois mois. La période des troubles fonctionnels est assez courte. Il est rare, qu'après quinze jours de traitement, le patient ne puisse s'alimenter et marcher. Rarement aussi, la guérison est franche. L'enfant continue à être agité, à avoir quelques tics, à faire de temps à autre des grimaces. La durée de la chorée peut être beaucoup plus longue. Il en est qui deviennent chroniques. J'ai observé 6 cas de cette catégorie.

La chorée a une tendance marquée à *récidiver*. J'ai vu 15 cas de récidive, parmi lesquels il y avait jusqu'à 3 à 4 récidives. Dans l'un de ces cas, il y avait depuis plusieurs années à chaque printemps, une atteinte de rhumatisme subaigu d'une durée de deux à trois semaines, suivie d'une chorée qui durait six mois. La récidive se produit sans cause appréciable, ou bien à l'occasion d'une frayeur, d'un traumatisme. J'ai vu un cas de récidive provoquée par une poussée d'eczéma, une autre par la gale, et dans cette dernière, la guérison de la maladie cutanée fit cesser rapidement la chorée.

4° Formes. — La chorée peut être *légère, moyenne, intense, paralytique* ou *molle, et électrique.*

a. *Chorée légère.* — L'enfant est simplement grimacier et boudeur ; il change de caractère, devient indiscipliné. C'est une des formes les plus durables.

b. *Chorée moyenne.* — Elle répond à la description que nous avons faite. Elle est souvent précédée ou suivie de la forme légère.

c. *Chorée intense.* — Dans cette forme, les mouvements sont incessants, le patient ne dort pas, ne s'alimente pas. Pour éviter les contusions que provoque son agitation, on est obligé de le camisoler.

d. *Chorée molle.* — La chorée peut s'accompagner de *paralysies* (chorée molle)[1]. La paralysie survient lentement, sans fièvre. Elle est flasque, sans troubles de la sensibilité ni de la nutrition. RAYMOND a cependant observé un cas d'atrophie consécutive. Elle est limitée aux membres inférieurs ; dans ce cas, les membres supérieurs sont atteints de chorée vulgaire. Elle peut aussi se généraliser, et alors le diagnostic est difficile. La chorée molle guérit, dans le même temps que la chorée classique.

e. *Chorée électrique.* — La chorée, au lieu de se traduire par des mouvements arythmiques, peut donner lieu à des secousses rythmiques, brusques, comme électriques ; c'est la *maladie de Bergeron*[2]. Les secousses sont limitées à la tête et aux membres supérieurs. La maladie de BERGERON peut précéder le développement de la chorée vulgaire.

La chorée de SYDENHAM ne comprend pas les *chorées sympto-*

[1] OLLIVE, Th. de Paris, 1883.
[2] Voy. les thèses de BERLAN (Paris, 1880), de GUERLIN (Paris, 1881), la th. d'agrégat. de LANNOIS, 1886, un mémoire de BÉZY (*Bull. de la Soc. de méd. de Toulouse*, 1892).

matiques, qu'elles soient d'origine cérébrale, ou cérébro-spinale (PIERRET) [1], telles que l'hémichorée symptomatique de RAYMOND, la chorée congénitale, les chorées mortelles liées à des lésions diffuses des centres nerveux (PIERRET).

5° Pathogénie — Il faut distinguer la chorée symptomatique de la chorée névrose. La première est instructive en ce qu'elle démontre que l'excitation des fibres motrices, provoquée en un *point quelconque* du système nerveux par de petites lésions jouant le rôle d'épines, est capable de faire naitre le mouvement choréique. L'excitation, au lieu d'avoir sa source dans une altération appréciable, peut dépendre de modifications chimiques ou dynamiques du système nerveux, telles qu'en produisent les infections et les chocs nerveux. On ne peut dire qu'il existe un centre choréique. Il est probable que le système nerveux central tout entier est mis à contribution. Il est certain que l'encéphale est particulièrement touché, ainsi qu'en témoignent les modifications du caractère et de l'intelligence.

Quelle est la nature exacte du trouble fonctionnel qui, dans les centres nerveux, engendre la chorée. On a admis qu'il s'agissait de manifestations rhumatismales et infectieuses. On a rapproché la chorée de l'hystérie (MARIE, CHARCOT, DEBOVE, DÉJERINE, PERRET). L'hystérie et la chorée, dit MARIE, sont deux branches d'un même arbre qui s'envoient des rameaux. JOFFROY en fait une maladie d'évolution : les arthropathies seraient d'origine nerveuse, les lésions cardiaques seraient dues à des troubles trophiques.

Voici comment je comprends la chorée. Elle constitue une réaction spéciale du système nerveux de la seconde enfance. La même circonstance, frayeur, infection, provoquera dans le premier âge des convulsions, de six à treize ans la chorée, plus tard de l'hystérie. Que l'ébranlement nerveux soit produit par une émotion, un traumatisme, la suggestion (imitation), une scarlatine, un rhumatisme, les centres nerveux réagiront dans la seconde enfance suivant le type chorée, comme ils réagissent dans la pre-

[1] Voy. FOUCHERAND, Th. de Lyon, 1883.

mière enfance suivant le type éclampsie. Pour provoquer l'un ou l'autre de ces états pathologiques ou encore une attaque d'hystérie, il faut une prédisposition héréditaire ou acquise. C'est là qu'interviennent le rhumatisme, les névroses des ascendants. C'est par là que la chorée rentre dans la famille névropathique. On comprend, de cette façon, qu'il y ait des associations de chorée et d'hystérie, le système nerveux réagissant suivant les deux modes dans certains cas, à une période avancée de l'enfance. Il y a juxtaposition de deux ordres de manifestations nerveuses et non subordination de l'une à l'autre. Dans les cas où la prédisposition est faible, le syndrome choréique s'efface rapidement. Si elle est très marquée, la chorée récidive ou passe à l'état chronique. Il est intéressant de suivre l'histoire des choréiques depuis leur naissance. On assiste alors à la transformation de la névrose, changeant de forme aux différents âges. Cette manière de concevoir la chorée a comme conclusion de faire du choréique un sujet à système nerveux susceptible et exposé dans l'avenir à d'autres manifestations.

6° Diagnostic. — La chorée classique est d'un diagnostic facile. On la distingue sans peine des *chorées symptomatiques*, dans lesquelles interviennent d'autres symptômes, paralysies, arrêt du développement de l'intelligence. Le *tic convulsif* est systématisé et reproduit la caricature d'un geste. Il s'accompagne d'exclamations ordurières. Cependant, la maladie de Bergeron se rapproche du tic. La chorée paralytique rappelle la paralysie infantile ou un mal de Pott.

7° Pronostic. — Le choréique est un taré au point de vue nerveux.

La chorée par elle-même n'est pas grave. Dans ses formes récidivantes ou chroniques, elle constitue une véritable infirmité et entrave l'éducation des enfants. La chorée tue exceptionnellement et encore la mort n'arrive-t-elle que chez l'adolescent ou l'adulte. (Charcot.) La chorée grave ne tue pas l'enfant, mais elle l'expose quelquefois par les troubles de la déglutition à contracter des pneumonies mortelles dues à la pénétration des aliments dans les bronches.

8° Traitement. — Il n'y a pas lieu de faire une médication causale, antirhumatismale par exemple, la chorée étant une sorte de trouble banal du système nerveux, constante dans sa forme malgré la variété des causes occasionnelles. Il faut **agir** contre tous les éléments qui entretiennent la susceptibilité **du** système nerveux, l'anémie, la débilitation, la fatigue cérébrale (interruption des études). Le choréique doit éviter de vivre dans une collectivité où il est en butte aux railleries et aux blessures d'amour-propre. Il séjournera au grand air et sera **soumis** à des exercices régulateurs, mouvements rythmés, exercices **gymnastiques**.

La thérapeutique de la chorée varie suivant l'intensité et la marche des symptômes.

Dans les *chorées moyennes* on s'adressera à l'*antipyrine* à la dose 2 à 4 grammes par jour. Les mouvements diminuent au bout de huit jours et s'arrêtent au bout du vingtième jour. Cette médication proposée par Legroux a aujourd'hui de nombreux partisans. L'antipyrine, longtemps administrée, produit de la pâleur et de la dépression des forces. Je lui associe d'habitude quelques gouttes de liqueur de Fowler, le drap mouillé, et en cas d'insomnie, le soir au coucher, un hypnotique tel que le chloral (1 gramme), le sulfonal 40 à 60 centigrammes.

Joffroy a proposé l'emploi systématique du *chloral* à la dose de 3 à 4 grammes par jour, dont une forte dose au moment du coucher. Il ajoute le drap mouillé appliqué 2 fois par jour, pendant une demi-heure.

Ce n'est qu'en cas d'intolérance qu'on tentera l'emploi d'agents plus infidèles, tels que le *bromure de potassium*, 2 à 3 grammes par jour ; l'*opium* et la *belladone* que quelques auteurs ont administrés à doses progressivement croissantes, jusqu'à arriver aux chiffres de 10 à 20 centigrammes d'extrait de belladone ; le *sulfate d'ésérine*, le *chlorhydrate d'hyoscine*, 1 à 2 milligrammes (Magnan).

Si la *chorée est tenace* et résiste à l'antipyrine et au chloral, on recourra à des médications plus actives, mais seulement après l'insuccès des précédentes. Il faut rejeter complètement le traitement de Trousseau, repris par Hammond et qui consiste à administrer à des enfants de six à dix ans des *doses de sulfate de strychnine* qui vont progressivement de 5 milligrammes par jour à 6 centigrammes et provoquent des phénomènes de strychnisme.

C'est dans ces cas qu'on peut avoir recours à la méthode de Comby : *l'arsenic à hautes doses* ; on donnera de la liqueur de Boudin [1] à la dose de 10 grammes augmentée de 5 grammes par jour jusqu'à atteindre 30 à 40 grammes, puis en sens inverse, on diminuera la dose totale de 5 grammes par jour, jusqu'à retomber à 0. L'ensemble du traitement dure environ quinze jours. Il donne des résultats plus rapides, plus durables que l'antipyrine et réussit là où les autres médications ont échoué. Les inconvénients de ce traitement ne laissent pas que d'être sérieux. Pour le faire tolérer, il faut exiger le repos au lit absolu, une diète lactée rigoureuse, et diluer le médicament. La dose quotidienne de liqueur de Boudin est additionnée de 150 grammes de julep gommeux que l'on fait prendre par cuillers d'heure en heure. De plus, chaque cuiller de mélange est étendu d'une tasse de lait. Malgré ces précautions, les enfants vomissent souvent dès le troisième ou quatrième jour ; j'ajoute que c'est dans ces cas que l'amélioration de la chorée est la plus rapide. Les vomissements augmentent avec les doses. Dans quelques cas, on a cité la production de névrites arsenicales.

Me basant sur les expériences de CHAPUIS qui a montré que l'arsenic incorporé à un corps gras s'absorbait par les chylifères à l'exclusion des veines et ne produisait que lentement ses effets physiologiques, j'ai substitué à la méthode de COMBY un autre mode d'administration de l'arsenic. Je donne les mêmes doses, avec la même progression, en mélant de l'acide arsénieux à du beurre qu'on étale en tartine sur du pain. L'enfant prend sa dose totale en une fois. Il peut se lever et manger de tout. Jamais je n'ai observé ni intolérance gastrique, ni intoxication à un titre quelconque. Le seul défaut de cette méthode est de donner des améliorations plus lentes.

[1] La liqueur de Boudin est une solution d'acide arsénieux au millième : 10 grammes représentent 1 centigramme d'acide arsénieux

C'est dans les *cas rebelles* aussi qu'on peut utiliser la *médication vomitive*. GILLETTE donnait des doses croissantes de tartre stibié, jusqu'à 50 et 75 centigrammes par jour pendant plusieurs périodes de trois jours, séparées par des suspensions de quelques jours. Il vaut mieux avoir recours aux injections sous-cutanées d'apomorphine, 5 milligrammes à 15 milligrammes par jour. Le vomissement est immédiat et suivi d'une période de sommeil avec calme. J'ai obtenu ainsi une guérison rapide d'une chorée grave qui avait résisté aux autres moyens.

Dans les cas de *chorée intense*, avec agitation continuelle, déplacements incessants du corps, impossibilité de s'alimenter, insomnie, la situation est menaçante : dans ces cas on usera des injections d'apomorphine, et si les mouvements persistent, on abordera les hautes doses de sédatifs : antipyrine, chloral, bromure, opium, qu'on administre jusqu'à atteindre plusieurs fois la dose habituelle.

ARTICLE II

CONVULSIONS

Les convulsions se produisent dans un grand nombre d'affections et à tous les âges. Mais chez l'enfant, elles acquièrent une véritable individualité, parce qu'elles se montrent chez lui dans des conditions qui seraient incapables de les provoquer à une autre période de la vie. C'est le terrain infantile qui fait la convulsion plutôt que la cause occasionnelle variable, et c'est en ce sens que les convulsions de l'enfance peuvent être dites *primitives, idiopathiques* ou *essentielles*.

1° Etiologie. — Nous distinguerons des causes prédisposantes et des causes occasionnelles.

A. CAUSES PRÉDISPOSANTES. — L'âge et l'hérédité dominent l'étude des causes.

a. *Age.* — Ce sont les *deux premières années* de la vie, qui fournissent la majorité des cas. On en observe jusqu'à six ou sept ans, mais avec une fréquence de moins en moins grande.

b. *Hérédité*. — *L'hérédité* ajoute son effet à la susceptibilité physiologique des jeunes enfants. Tantôt l'hérédité est *similaire*. On cite partout l'observation de Boucher : J.-B. a eu dix frères ou sœurs sujets aux convulsions. Elle-même en a eu jusqu'à l'âge de sept ans. Mariée elle a dix enfants en quinze ans et de ces dix enfants, un seul, le neuvième, mort à neuf mois, n'a pas présenté d'éclampsie. Roberts Harris[1] a observé 37 cas d'éclampsie dans 13 familles possédant 59 enfants. Ceux-ci ont donné une seconde génération dont l'auteur a pu suivre 31 membres jusqu'à l'âge adulte. De ces 31 sujets, 20 avaient eu des convulsions dans l'enfance.

L'hérédité de transformation est aussi souvent observée que la précédente. Carrier, dans ses leçons sur l'épilepsie, cite une relation d'Echéverria, qui a vu 136 épileptiques mariés et ayant engendré 233 enfants. Sur ce nombre 195 sont morts en bas âge, tous dans les convulsions. Carrier a montré, par d'autres exemples, que les enfants d'une mère épileptique ont des convulsions d'autant plus précoces qu'ils sont venus au monde à un âge plus avancé de la mère. Jules Simon[2] a insisté sur *l'irritation cérébrale* des enfants, très favorable à l'éclampsie, lorsqu'ils sont issus de parents hystériques, fous ou déments.

On a incriminé encore *l'alcoolisme des parents*, la *consanguinité*, l'alcoolisme aigu pendant la conception, les *émotions* et les *maladies pendant la grossesse*. Des animaux rendus artificiellement épileptiques ont engendré des petits, sujets à des convulsions (Brown-Séquard).

c. *Conditions personnelles du sujet*. — Les conditions personnelles du sujet exercent sur le développement des convulsions une influence réelle, mais difficile à interpréter. Le *rachitisme* dispose à l'éclampsie avec une puissance telle, qu'en Allemagne on l'a considéré comme une cause efficiente, agissant soit par congestion cérébrale, soit par compression encéphalique dans le décubitus dorsal, au niveau de l'occiput.

---

[1] Cité par De Montgolfier, *Contributions à l'étude des convulsions de l'Enfance*. Th. de Lyon, 1883.

[2] Jules Simon, *Progrès médical*, 1882.

Les maladies dystrophiantes. *syphilis, tuberculose, scrofule. paludisme, dyspepsie gastro-intestinale,* jouent un rôle certain, dont il faut laisser une part importante à l'infection ou à l'intoxication des centres nerveux.

B. Causes occasionnelles. — Les plus importantes parmi celles-ci sont les affections du tube digestif, les maladies infectieuses.

a. *Affections digestives.* — Une simple *indigestion,* due à la surcharge de l'estomac par un lait pur ou altéré, par un aliment grossier (fruits crus, suffit à provoquer la crise : celle-ci s'arrête après le vomissement. La *constipation* peut agir dans le même sens. Les convulsions surviennent dans la dernière période du *catarrhe gastro-intestinal aigu.*

Beaucoup plus rarement se trouve démontrée l'influence de la *dentition,* des *vers intestinaux.* Ce sont les troubles digestifs associés à ces deux circonstances, qui jouent le rôle prédominant. Cependant l'excitation réflexe du tube digestif est évidente dans quelques cas exceptionnels : cessation des convulsions à la suite de *l'expulsion d'ascarides,* de *l'ablation d'un polype du rectum* (Demme).

b. *Affections cutanées.* — D'autres surfaces sensibles sont, mais plus rarement que l'intestin, le point de départ de l'accès convulsif. On en a cité à la suite de *brûlures de la peau,* d'application de *vésicatoire* (J. Simon, de *piqûre* par une épingle oubliée dans les langes.

c. *Troubles nerveux.* — Les émotions, les terreurs, les chutes sur la tête conduisent au même résultat. On a observé l'éclampsie à la suite d'une tétée, la nourrice venant d'éprouver une émotion violente. En fait, c'est le tube digestif qui est le plus souvent la source des convulsions.

d. *Maladies infectieuses.* — Les *maladies infectieuses* prennent place à côté des troubles digestifs. C'est dans les maladies à fièvre brusque qu'éclatent les mouvements convulsifs, *angine simple, pneumonie, scarlatine, variole, rougeole, fièvre intermittente.* Dans cette dernière, l'accès ne coïncide pas avec le frisson, comme le prétendait Trousseau, mais avec le stade de chaleur

(Bohx). L'éclampsie des fièvres est un symptôme initial, qui se répète peu ou pas. Lorsqu'elle survient dans le cours ou la convalescence de la maladie première, elle est souvent symptomatique d'une lésion des centres nerveux.

e. *Intoxications.* — Les *intoxications* sont rarement l'occasion de convulsions. Il en est une cependant qui paraît démontrée. c'est l'absorption d'alcool ou de vin en grande quantité chez la nourrice.

f. *Asphyxie.* — Toutes les causes de suffocation produisent l'excitation violente et brusque des centres nerveux : *croup, laryngite striduleuse, tentative maladroite d'intubation, examen du gosier, pénétration d'un corps étranger* dans le larynx, etc.

Les convulsions sont souvent associées au *spasme* de la *glotte,* qu'on a même fait rentrer dans le domaine de l'éclampsie, sous le nom de convulsion interne. Malgré les analogies symptomatiques et pathogéniques de ces états, la distinction doit être maintenue.

La *coqueluche* provoque les convulsions soit pendant l'accès, soit dans l'intervalle : suffocation dans le premier cas, congestion cérébrale dans le second.

Les convulsions sont fréquentes dans la *broncho-pneumonie.* Elles arrivent à une période avancée de la maladie, et parfois emportent le sujet.

L'*asphyxie* joue un rôle manifeste chez les nouveau-nés venus par un accouchement laborieux.

g. *Maladies des voies urinaires.* — En dehors de quelques cas exceptionnels où la convulsion aurait été provoquée par des *calculs rénaux et vésicaux,* c'est la *néphrite* qui en est la cause habituelle, en particulier la néphrite scarlatineuse qui survient du quinzième au vingtième jour. Il s'agit alors d'une véritable *urémie.*

2° Pathogénie. — La prédisposition puissante, présentée par le jeune âge pour les convulsions, est favorisée par la constitution spéciale des centres nerveux chez les jeunes sujets. A la naissance, les fibres de la couronne rayonnante qui vont de l'écorce à l'isthme et à la moelle, ne sont pas recouvertes de myéline (TARCHANOFF). Les hémisphères cérébraux renferment plus d'eau et moins de graisse (SCHLOSSBERGER). Les cellules nerveuses de l'écorce sont incomplètement formées pour les uns (TARCHANOFF), achevées pour d'autres (JASTROWITZ).

Fonctionnellement, les hémisphères ne se comportent pas comme chez l'adulte. SOLTMANN cautérise ou enlève certaines zones de l'écorce sans produire de troubles du mouvement. L'écorce est inexcitable. ALBERTONI n'a jamais pu produire d'accès convulsif complet chez le chien avant le vingt-deuxième jour. En résumé, le développement des hémisphères est incomplet, au moment de la naissance, mais cet état n'est que temporaire, et il faut admettre que pendant les deux premières années la substance cérébrale, quoique achevée, garde quelques-unes des propriétés qu'elle avait à la naissance. Elles consistent surtout dans l'abaissement de l'action phrénatrice exercée par les centres supérieurs (SOLTMANN) et la prédominance de la vie réflexe.

L'hérédité névropathique, le rachitisme ne font qu'accentuer cette tendance.

Il n'existe pas de centre convulsif proprement dit. La région de l'isthme paraît jouer le rôle prédominant (NOTHNAGEL), mais toute la substance grise de l'axe cérébro-spinal est mise à contribution (FRANK et PITRES).

Il n'y a aucune distinction à faire au point de vue du mécanisme de la convulsion, entre l'épilepsie et l'éclampsie. La cellule nerveuse qui accumule la force nerveuse, perd la propriété de la contenir et la laisse échapper, sous forme de décharge, à l'occasion d'excitations variées (H. JACKSON). Tantôt ce sont de simples excitations sensitives (ascarides), tantôt elles sont produites par des substances toxiques (alcool, troubles digestifs avec auto-intoxications), tantôt par l'échauffement brusque du sang (début des pyrexies), tantôt par une asphyxie rapide (croup, coqueluche) ou lente (broncho-pneumonie), tantôt par une action directe sur les centres nerveux, émotion, chute sur la tête. Dans tous ces cas, la susceptibilité extrême des centres nerveux réagit d'une façon disproportionnée avec la cause.

3º Symptômes. — Les symptômes rappellent l'accès épileptique, avec cette différence que la succession des périodes tonique et clonique est moins nette et que souvent les deux ordres de contractions se combinent. Nous distinguerons un accès complet et incomplet.

a. *Accès complet*. — Le regard devient brusquement fixe, la figure pâlit, l'enfant perd connaissance. Les yeux sont portés en haut, derrière la paupière supérieure et plafonnent, ou bien ils sont tirés alternativement en dedans et en dehors. Des secousses répétées parcourent les muscles de la face, tiraillant les commissures labiales de façon à produire un rictus intermittent, abaissant et relevant les paupières. Les mâchoires sont serrées (trismus) ou opèrent des mouvements de diduction. Les dents frottent et grincent. La langue projetée en avant, mais souvent contenue, se blesse et il s'écoule de la bouche une écume blanchâtre parfois teintée de sang. La tête est renversée en arrière, rigide, ou bien accompagne de ses secousses latérales ou antéro-postérieures les grimacements de la face. Les membres supérieurs sont agités par des oscillations rythmiques dans leur ensemble, en même temps que leurs divers segments manœuvrent les uns sur les autres. Parfois, tandis qu'il y a des secousses d'ensemble, il y a des rigidités partielles, flexion permanente de l'avant-bras et surtout des doigts. Mêmes phénomènes, mais moins accentués aux membres inférieurs.

Les muscles du tronc sont plus rarement atteints. Il y a tantôt de la rigidité en extension, tantôt du clonisme des muscles respirateurs, et leurs contractions violentes donnent à la respiration un caractère brusque et bruyant.

L'enfant ne tarde pas à se cyanoser. La teinte pâle du début fait place à une coloration violacée autour des lèvres, des ailes du nez, des extrémités.

La figure est chaude, couverte de sueurs, les extrémités froides, le pouls accéléré, petit.

Les veines du cou se gonflent, les fontanelles se tendent, parfois il y a émission involontaire d'urine et de matières fécales.

L'accès dure quelques minutes, parfois il se prolonge une ou plusieurs heures. La détente survient, les secousses s'espacent et l'enfant tombe dans une somnolence profonde, interrompue par quelques tressaillements. La sensibilité est abolie et parfois même la sensibilité réflexe.

Il est rare qu'il n'y ait qu'un accès. Souvent la crise reprend après un intervalle de quelques heures, et la répétition peut s'opérer pendant plusieurs jours de suite. Dans les cas légers, tout peut se borner à une ou deux crises : dans les cas intenses, elles reviennent jusqu'à 20 et 30 fois par jour, constituant un véritable *état de mal* avec élévation de la température.

Parfois, les convulsions n'existent au début que d'un côté et se généralisent à la fin de l'accès ou dans les accès suivants.

Plusieurs accès réunis constituent une *attaque*.

La terminaison de l'attaque ou de l'accès simple est annoncée par un sommeil profond, prolongé, au sortir duquel l'enfant est brisé, mais sans autre souvenir de sa crise.

b. *Accès incomplet*. — L'accès est court, se borne à quelques grimaces, quelques secousses de la tête et des bras.

Parfois, il se réduit à une simple fixité du regard avec dilatation de la pupille et pâleur du visage.

Dans d'autres cas, ce sont des secousses, comme électriques, dans les membres, ou bien des raideurs passagères de la nuque et du dos.

4° Complications. — L'éclampsie est souvent associée au *laryngo-spasme* et à la *tétanie*. Le laryngo-spasme est un événement sérieux dans le cours de l'éclampsie, il peut aboutir à la mort. Quant à la tétanie, elle est généralement la première en date, dans les formes mixtes : elle est compliquée d'éclampsie, plutôt qu'elle ne complique celle-ci.

Les convulsions répétées élèvent la température, provoquent des troubles circulatoires qui se traduisent par la congestion des centres nerveux, des hémorragies cérébrales ou méningées, des ecchymoses pleuro-pulmonaires dues à l'asphyxie. Les anciens auteurs insistaient sur ces conséquences mécaniques de l'éclampsie et rattachaient à celle-ci un certain nombre de paralysies, de tics, de spasmes, d'arrêts de développement intellectuel. On tend aujourd'hui à rapporter ces phénomènes à **des lésions**, petits foyers d'encéphalite infectieuse, dont l'éclampsie n'aurait été que le premier symptôme.

5° Marche. — L'accès éclate brusquement, en pleine santé, ou bien il est annoncé par quelques phénomènes nerveux. Le sujet est irritable, dort mal, est triste, a des tressautements brusques. L'accès est court ou prolongé, isolé ou répété. La durée peut être de plusieurs jours.

6° Terminaisons. — Les accès légers ou moyens se terminent habituellement par la guérison. La mort ne survient que dans les formes graves, soit par épuisement à la fin d'un état de mal, soit par asphyxie lente, soit dans le cours d'un laryngospasme.

7° Diagnostic. — Nous distinguerons le diagnostic symptomatique et celui de la cause :

a. *Diagnostic symptomatique*. — Il n'y a aucune difficulté à reconnaître un accès d'éclampsie, à moins qu'il ne s'agisse d'une forme fruste. Le diagnostic se borne à distinguer l'éclampsie essentielle des *convulsions symptomatiques*. Les caractères tirés de l'examen pendant l'accès n'ont en général pas grande valeur. Lorsque les convulsions restent unilatérales dans plusieurs accès consécutifs, il s'agit, en général, d'une lésion cérébrale ; mais les convulsions symptomatiques s'étendent souvent aux deux côtés du corps et une hémi-convulsion peut être essentielle (HENOCH). L'apyrexie n'est pas davantage exclusive d'une éclampsie symptomatique. On a observé des tumeurs cérébrales qui dans les premiers temps de leur évolution se sont révélées uniquement par de l'éclampsie du type essentiel. Cela n'a d'ailleurs rien que de naturel, l'excitabilité du système nerveux infantile est mise en jeu aussi bien par une lésion nerveuse agissant directement ou à distance que par un trouble digestif ou un mouvement fébrile. La réaction se fait de la même façon et la spécificité de la cause n'est révélée, dans ce cas, que par la répétition des accès et l'adjonction d'autres symptômes.

Les phénomènes constatés entre les accès ont une plus grande valeur diagnostique. La raideur de la nuque, les **vomissements**, la constipation, le facies grincheux se rapportent à la *méningite tuberculeuse*.

Une hémiplégie succédant à l'accès est liée à une *encéphalite aiguë*.

Dans la *paralysie infantile*, on observe une impotence plus ou moins étendue des muscles.

Dans les *tumeurs cérébrales*, il persiste de la céphalée, des troubles visuels.

L'*épilepsie infantile* ressemble d'une façon **frappante** à l'éclampsie, d'autant qu'après avoir produit dans le jeune âge quelques accès convulsifs, elle reste souvent latente pendant de nombreuses années, et ce n'est que dans la seconde **enfance** qu'elle reparaît avec une physionomie mieux caractérisée, vertiges, absences entre les accès, troubles intellectuels, incontinence nocturne d'urine. Il faut donc être réservé à l'égard des enfants issus d'épileptiques, qui dans le jeune âge, sans **cause** appréciable, ont présenté de l'éclampsie.

L'*hystérie infantile* peut simuler l'éclampsie, particulièrement dans cet état que J. Simon appelle *irritation cérébrale*, et qui se caractérise par une grande mobilité de caractère, des **terreurs** nocturnes, des convulsions répétées. Chaumier, de Tours, a insisté sur les rapports de l'éclampsie et de l'hystérie; il a été jusqu'à faire des convulsions un stigmate de l'hystérie infantile. Cette opinion ne se base que sur des faits exceptionnels.

b. *Diagnostic de la cause.* — L'accès éclamptique n'entraine pas par lui-même de haute élévation thermique. Une fièvre intense fera rechercher une maladie infectieuse ou une pneumonie. Dans ce cas, l'accès sera isolé ou ne se **répétera** que peu.

Dans les accès apyrétiques, on recherchera le trouble digestif, indigestion, constipation. La cause disparue, les convulsions ont peu de tendance à reparaitre.

S'il y a de l'albuminurie, s'il s'agit d'un enfant ayant eu récemment une scarlatine, c'est l'éclampsie urémique qui est en jeu, et cette dernière donne lieu à des accès répétés jusqu'à ce que le traitement ait agi contre l'affection causale.

8° Pronostic. — L'éclampsie est plus bénigne dans les deux premières années, que dans la période qui les suit. Elle se termine habituellement par la guérison, mais constitue pour l'avenir une tare nerveuse. Beaucoup d'épileptiques, d'hystériques et même de choréiques ont eu des convulsions dans l'enfance.

La terminaison par la mort est rare et ne se voit guère qu'à l'occasion des maladies mortelles par elles-mêmes (broncho-pneumonie). Dans les formes les plus graves d'éclampsie, attaques répétées, élévation de température, coma profond, abolition du réflexe cornéen, la survie a été observée.

L'éclampsie initiale des fièvres, l'éclampsie réflexe, par auto-intoxication digestive, est plus bénigne que l'éclampsie urémique ou des maladies pulmonaires.

9° Traitement. — Nous étudierons successivement : le traitement prophylactique, le traitement causal, le traitement de l'accès, le traitement entre les accès.

a. *Traitement prophylactique.* — L'enfant nerveux ou qui a déjà eu de l'éclampsie, doit être soustrait à toutes les causes d'excitation cérébrale : émotion, frayeur, écarts de régime, constipation, vésicatoire, etc.

b. *Traitement causal.* — En cas d'*indigestion*, donner un vomitif, débarrasser l'intestin par un lavement, ou administrer un purgatif, huile de ricin, calomel, s'il y a du tympanisme abdominal ou de la constipation. En cas d'*helminthiase*, prescrire la santonine.

Au *début d'une affection fébrile*, si la température est élevée, employer les affusions froides, le drap mouillé, le bain frais ou froid de 25 à 30°.

Si on soupçonne le *paludisme*, sulfate de quinine.

S'il s'agit d'un *spasme de la glotte essentiel ou symptomatique*, avec tendance au retour de l'éclampsie, faire l'intubation du larynx. Dans les *convulsions urémiques*, diète lactée : si le lait n'est pas toléré, lavements de lait, purgation ou lavement purgatif, ventouses scarifiées sur les reins, saignée si l'âge de l'enfant n'est pas une contre-indication. Si l'enfant est *rachitique*, on emploiera la médication appropriée.

c. Traitement de l'accès. — Pendant l'accès, le seul traitement efficace est l'inhalation de chloroforme, qui n'a pour ainsi dire, pas de contre-indications et qu'on peut renouveler plusieurs fois par jour, même chez les enfants âgés de quelques mois. En général, l'accès s'arrête rapidement. Parfois, cependant, il résiste, et dans ce cas on peut avoir recours à l'éther qui vaut en général moins. Le bain tiède prolongé ou le drap mouillé ont été employés avec succès. On a aussi conseillé la compression des carotides (Trousseau), ce procédé est peu en faveur. L'application d'un sac de glace sur la tête est un moyen adjuvant qui prévient la congestion cérébrale.

d. Traitement entre les accès. — Les remèdes employés pour prévenir le retour des accès sont par ordre d'importance :

L'*hydrate de chloral*, 20 centigrammes à 1 gramme suivant l'âge et par doses fractionnées; en lavement, on donne d'un coup 20 à 50 centigrammes : le *bromure de potassium* ou de sodium : doses, 50 centigrammes à 3 grammes par jour; *antipyrine* : mêmes doses.

On peut associer ces divers médicaments, en même temps qu'on donnera des bains tièdes ou le drap mouillé, renouvelés plusieurs fois dans la journée.

Nous ne conseillons pas les autres médicaments dits antispasmodiques, oxyde de zinc, valériane, musc, assa fœtida, qui n'ont pas grande activité, ni l'opium ou la belladone, plutôt nuisibles.

Préserver l'enfant des manœuvres de l'entourage, de l'application de coton et de toile cirée aux membres, de l'application de moutarde pendant la période de somnolence.

ARTICLE III

ÉPILEPSIE

L'épilepsie est une maladie qui ne touche qu'accessoirement à la pathologie infantile. Dans le jeune âge on assiste parfois au début de l'évolution d'un mal comitial, et celui-ci s'exprime souvent par des symptômes vagues.

Il n'est pas plus facile chez l'enfant que chez l'adulte de délimiter le cadre de l'épilepsie. Il est des épilepsies franchement symptomatiques d'une lésion ou d'une intoxication. Il y a une névrose liée à la dégénérescence, dont le domaine se rétrécit de jour en jour, car entre les faits de la première catégorie et ceux de la seconde, se trouvent des cas intermédiaires qui font ressortir le rôle de plus en plus marqué des lésions.

Le dégénérescence, l'évolution anormale des centres nerveux, n'est pas seulement le fait de l'hérédité, mais encore de petites lésions survenues pendant la vie fœtale ou après la naissance, pendant la période de développement, et qui exercent sur l'avenir fonctionnel des cellules nerveuses la même action qu'un vice transmis par hérédité. D'après cela, nous comprendrons sous le nom d'épilepsie, celle qui est liée à une dégénérescence héréditaire ou acquise.

1° Etiologie. — Sur 1600 enfants, j'ai observé l'épilepsie 14 fois. Le début se fait en général dans la seconde enfance, à partir de 6 ou 7 ans. Les cas se multiplient à mesure qu'on se rapproche de l'adolescence. Mais elle se montre parfois dès les premières années et je l'ai observée à 5 mois, 15 mois, 2 ans.

Tous les auteurs ont fait ressortir la fréquence de l'*hérédité similaire* ou de *transformation*. L'*infection* a été mise en lumière par Pierret, Marie, Lemoine, qui ont constaté, à la suite des maladies générales des premières années, la persistance de petits foyers plus ou moins disséminés jouant le rôle d'épines et créant les *cérébraux* (Lasègue), les *convulsifs* (Pierret).

Le *traumatisme cranien* joue un rôle analogue. Dans un cas, j'ai vu un enfant qu'on avait laissé tomber sur la tête à 5 mois, présenter des convulsions immédiates qui se répétèrent tous les deux ou trois mois d'abord, et qui, vers l'âge de 6 ans, devinrent quotidiennes.

Les causes *provocatrices des accès* sont : le *sommeil*, la plupart des crises débutent la nuit (Lasègue), les *frayeurs*, les *émotions*. Dans une de mes observations, l'épilepsie se développa à la suite d'une tentative de viol.

2° Symptômes. — Toutes les formes de l'épilepsie s'observent chez les enfants, cependant les combinaisons habituelles diffèrent de celles qui existent chez l'adulte.

Tantôt les crises convulsives éclatent dès la première enfance, et se répètent, d'abord espacées, puis se rapprochant au moment de la seconde dentition.

Tantôt, dans le cours des premières années, se montre une éclampsie passagère : la maladie semble s'arrêter pendant plusieurs années, et elle reprend dans le cours ou à la fin de la seconde enfance, sous forme d'épilepsie classique.

Parfois, dans l'intervalle qui sépare les deux périodes convulsives initiale et terminale, apparaissent des vertiges, des absences.

Le plus souvent, ce n'est que de sept à quinze ans que se montre l'attaque convulsive. Mais dans les années qui précèdent, l'enfant présente des accès de *petit mal*. L'enfant pâlit, prend l'air étonné, le regard fixe : au bout de quelques secondes, il revient à lui et continue à s'occuper, comme si de rien n'était. C'est *l'absence*. Ces phénomènes se reproduisent plusieurs fois par jour et surviennent par séries. Il y a toujours un élément convulsif plus ou moins discret associé à l'absence : raideur de la main, contraction du gosier, marmottement des lèvres, etc. Dans le *vertige*, l'enfant tombe sans connaissance, on croit à de la maladresse, parce que les convulsions font défaut ou se bornent à quelque phénomène difficile à analyser.

Dans quelques cas, l'élément convulsif existe seul et revêt une forme fruste : *spasme glottique, incontinence nocturne d'urine*, dont on méconnaît le caractère, parce que ces affections existent aussi indépendamment de l'épilepsie.

Ailleurs ce sont des mouvements systématisés : salutations convulsives répétées plusieurs fois ou *tic de Salaam; épilepsie procursive* ou marche rapide suivie de chute.

Dans d'autres circonstances, tout se borne à une *aura* : l'enfant présente une secousse d'un bras, une sensation douloureuse à l'épigastre, une peur subite, mais l'accès ne suit pas.

Il est rare que l'*épilepsie psychique* se montre chez l'enfant au même degré que chez l'adulte. Le caractère est anormal, quinteux, mobile. Parfois l'intelligence se développe mal. Il y a des épileptiques de bonne heure *arriérés* ou *imbéciles*. Au moment des accès, il y a de l'excitation cérébrale avant, de la torpeur passagère après. Mais on ne voit qu'exceptionnellement se développer, en rapport avec les attaques ou remplaçant celles-ci, des accès de *manie* qui durent plusieurs jours ou des *impulsions* violentes. Le *somnambulisme*, au contraire, est fréquent chez les enfants épileptiques.

3° Diagnostic. — Il est impossible d'affirmer la nature épileptique de certaines convulsions infantiles, même si elles se produisent en pleine santé, à moins qu'elles ne se répètent indéfiniment ou qu'elles soient suivies d'accès de petit mal.

Plus tard le diagnostic sera fait avec l'*hystérie*. On ajoute moins d'importance qu'autrefois aux signes de *dégénérescence*, à l'asymétrie faciale (LASÈGUE). Cependant TEISSIER [1] considère comme caractéristique de l'épilepsie vraie un indice céphalique dépassant 83. Il existe des formes d'épilepsie liées à une lésion grossière du cerveau entraînant l'idiotie ou l'hémiplégie. Nous en avons parlé à propos de la maladie de Little et de l'hémiplégie infantile.

4° Pronostic. — Le pronostic est sérieux. En dehors des accidents mécaniques liés à l'attaque, l'épilepsie est une maladie progressive qui aboutit souvent à l'imbécillité ou à la démence. Les troubles intellectuels sont surtout à craindre dans le petit mal et si l'affection débute de bonne heure. Au reste, l'épilepsie infantile est par elle-même l'indice d'une hérédité chargée qui manifeste des effets précoces ou d'une lésion, qui, agissant sur le système nerveux pendant la période de développement, trouble profondément ses fonctions.

5° Traitement. — Le traitement de l'épilepsie infantile est le même que chez l'adulte.

On donne le bromure de potassium ou un mélange des trois

---

[1] TEISSIER. *Congrès des Sociétés savantes*, 1897.

bromures alcalins (potassium, sodium, ammonium), au moment des repas, dans de l'eau gazeuse. La dose doit être augmentée jusqu'à production de l'anesthésie pharyngée. La dose moyenne reconnue, on la donne tous les jours sans interruption, jusqu'à ce que les accès aient cessé depuis un à deux ans ; on diminue alors et on arrive peu à peu à la suppression.

La dose varie entre 2 et 6 grammes par jour.

Comme adjuvants on prescrit les antiseptiques intestinaux comme le benzo-naphtol et l'hydrothérapie.

Si l'épilepsie est surtout vertigineuse, PIERRET recommande l'emploi de la belladone qui remplace les petites crises répétées, très préjudiciables aux facultés cérébrales, par une grande décharge convulsive.

Modérer le travail intellectuel. Eviter les émotions, les études abstraites, la vie des grandes villes, les collectivités scolaires. L'épileptique est, soit à cause de son caractère, soit à cause de ses manifestations morbides, un danger pour les autres enfants. Il sera élevé chez lui ou placé dans une réunion d'autres sujets épileptiques et surveillé spécialement à l'âge de la puberté.

ARTICLE IV

HYSTÉRIE

L'hystérie est une névrose susceptible de produire des troubles dans toutes les fonctions du système nerveux, motrice, sensitive, psychique, vaso-motrice, trophique, thermique, etc. Ces troubles sont tantôt généralisés à tout un système et dans ce cas passagers, ainsi l'hystérie convulsive ; ou localisés à un département restreint, mais sont alors plus durables : la contracture permanente est un exemple de cette catégorie de cas. L'élément psychique joue un grand rôle dans les manifestations hystériques, mais il n'est pas démontré qu'une simple excitation sensitive n'arrive à les produire, comme dans les hystéries symptomatiques. Il ne peut être question de passer en revue les symptômes et les formes de l'hystérie, nous nous bornerons à signaler les particularités qui appartiennent à l'hystérie infantile.

1° Étiologie. — L'étiologie comprend des causes prédisposantes et des causes occasionnelles.

a. Causes prédisposantes. — L'hystérie se montre à toutes les périodes de l'enfance, si on admet la nature hystérique de toutes les manifestations nerveuses passagères qui précèdent dans les premières années l'apparition de symptômes franchement hystériques. C'est ainsi qu'OLLIVIER et surtout CHARMIER tiennent pour hystériques les convulsions, les accidents nerveux dits de dentition de la première enfance. Simple question d'interprétation. J'applique à l'hystérie les considérations exposées à propos de l'éclampsie et de la chorée. Je ne crois pas qu'il y ait lieu de confondre ces divers états, ni d'établir entre eux une ligne de démarcation absolue. Un organisme jeune réagit vis-à-vis des excitants divers qui impressionnent le système nerveux suivant le mode convulsif pur : éclampsie, spasme de la glotte. Dans la seconde enfance, à partir de quatre ou cinq ans, les mêmes facteurs provoquent plus volontiers la chorée avec ses troubles complexes, incoordination motrice, psychique. A la fin de l'enfance, à partir de dix ans, c'est surtout l'hystérie qui entre en jeu. Ce qui établit l'étiquette correspondante à chacune de ces séries, ce n'est pas le terrain, car il est le même : l'hérédité similaire ou de transformation, les maladies infectieuses, les intoxications ou les auto-intoxications se retrouvent dans les trois ordres de faits ; ce n'est pas non plus la spécificité de la cause occasionnelle, une même cause, traumatisme, émotion, produisant chez l'un l'éclampsie, chez l'autre la maladie de Sydenham, chez un troisième la grande crise hystérique ; c'est l'âge, c'est la tendance temporaire du système nerveux à répondre aux excitants suivant un mode spécial, en rapport avec la phase du développement général des centres nerveux, dans laquelle ceux-ci sont surpris par le facteur pathogène. C'est de ce point de vue que l'étude de l'hystérie infantile doit être envisagée. Il y a évidemment des formes symptomatiques similaires chez l'enfant et l'adolescent, il y a des hystéries infantiles incontestables, il y a des chorées tardives : mais l'hystérie, rare dans les premières années, se dessine surtout à la fin de l'enfance. Bezy[1] l'a observée de cinq à huit ans, mais surtout de huit à quinze ans. C'est à cette période que nous trouvons surtout ces associations de chorée de Sydenham et de stigmates hystériques qui ont fait considérer par quelques auteurs la chorée comme étant de nature hystérique, alors qu'il s'agit de réactions mixtes survenant à l'âge limite. La barrière qu'oppose l'âge aux accidents hystériques proprement dits n'est pas infranchissable. Vibert a signalé un cas d'hystérie à un an, Comby à deux ans. Mais ce sont des exceptions. Pitres, sur 100 cas, en a observé 2 seulement de six à dix ans, et 16 de onze à quinze ans. Batault, sur 292 cas, en a noté 10 de trois à dix ans, 44 de dix à quinze ans.

L'influence de l'âge étant ainsi définie, l'étiologie de l'hystérie est commune à l'enfant et à l'adulte. L'*hérédité* similaire ou de transformation se retrouve dans la plupart des cas, au point que Charcot et son école admettent que la prédisposition héréditaire est le seul facteur efficace de l'hystérie. L'arthritisme, l'alcoolisme, la scrofule, la tuberculose des ascendants entrent également en ligne de compte.

Il existe aussi des prédispositions personnelles : troubles digestifs, rachitisme, éducation mal comprise, surmenage précoce physique ou intellectuel.

b. *Causes occasionnelles.* — Ces causes sont communes à tous les âges. Le traumastime, et surtout le traumatisme céphalique, comme j'en ai observé deux cas ; les émotions, frayeur, jalousie, phénomène fréquent chez les enfants, sont les facteurs habituels que l'on note dans les observations. Un de nos malades prenait des convulsions incomplètes depuis l'âge de vingt mois jusqu'à quatre ans, quand il voyait qu'on s'occupait trop de sa sœur, qu'il essayait de battre. L'imitation très développée chez l'enfant donne lieu à de véritables épidémies, dont les exemples ne sont pas rares. Pierret a observé un cas de crampe des écrivains

[1] Bezy, *Rapport sur l'hystérie infantile.* Congrès des médecins aliénistes et neurologistes de Toulouse, 1897.

chez un enfant dont le père était atteint de la même affection (com. orale). Les maladies infectieuses jouent le même rôle que chez l'adulte, mais développant parfois un syndrome rappelant plus ou moins la méningite.

2° Symptômes. — L'hystérie simulant beaucoup de syndromes, il faudrait disposer de signes caractéristiques pour reconnaître l'hystérie à travers les formes si variées qu'elle est susceptible de revêtir. Chez l'adulte ou l'adolescent, cela est possible. **Chez l'enfant,** les stigmates, anesthésies, hyperesthésies, points hystérogènes, rétrécissement concentrique du champ visuel n'existent pas ou sont d'une observation trop difficile. Aussi n'y a-t-il dans nombre de descriptions que des indications vagues. Ce sont des enfants à l'esprit mobile, au caractère capricieux, très égoïstes, désirant appeler l'attention, fût-ce au prix d'actes bizarres, de mensonges, de simulations. Ils sont variables, passent par des alternatives d'excitation et de dépression. Ils rappellent en petit les sujets atteints de dégénérescence, dont ils diffèrent cependant par leur mobilité, par leur tendance à subir les suggestions venues du dehors. Peu à peu la névropathie se précise. Ils sont sujets à l'insomnie, aux rêves, aux cauchemars, ont des terreurs nocturnes, parlent la nuit, manifestent quelques accidents somnambuliques. L'incontinence nocturne d'urine n'est pas rare. Le jour, ils terminent leurs accès de colère par un spasme incomplet du larynx. Ce sont les enfants qui retiennent leur respiration et que les mères font revenir, avec un peu d'eau froide jetée à la figure, sans consulter le médecin.

De temps en temps, l'élément convulsif s'accentue, c'est un bégaiement transitoire, un hoquet, un tic. Souvent la cause échappe parce qu'on ne tient pas assez compte d'un facteur que j'ai souvent vérifié : c'est l'émotion à l'occasion d'un rêve.

Enfin l'hystérie légitime se dessine, tantôt mono-symptomatique, tantôt sous forme de paroxysme généralisé. A la première appartiennent la *toux spasmodique* avec sa répétition monotone, le *hoquet*, le *bégaiement*, le *mutisme*, les *tics*, les *vomissements nerveux* dont j'ai vu de nombreux exemples sans stigmates, guérissant rapidement dès leur arrivée à l'hôpital ; le *méningisme* à l'occasion des maladies infectieuses ; toutes les simulations : *pseudo coxalgie, pseudo-mal de Pott, pseudo-hémiplégie infantile, pseudo-tabes spasmodique, l'astasie-abasie,* que j'ai observée dans un cas où une seule séance de suggestion à l'état de veille, suffit pour faire disparaitre une impotence qui datait d'un **an**, le *torticolis spasmodique,* la *scoliose,* le *tremblement.*

Tous ces symptômes, et je ne signale que les plus communs, se développent souvent à la suite d'une excitation purement locale : chute, douleurs de croissance, émotion, imitation, etc.

Quelque localisé qu'il paraisse, le trouble hystérique rayonne. Sans retrouver les grandes diffusions observées chez l'adulte, on reconnait l'anesthésie ou l'hyperesthésie de la peau, des muscles, superposées aux manifestations profondes de la coxalgie, du spasme œsophagien, etc.

L'attaque convulsive se montre de bonne heure, mais sous une forme d'autant plus élémentaire qu'elle apparaît chez des sujets plus jeunes. Certaines éclampsies des premières années doivent être rattachées à l'hystérie aussi bien qu'à l'épilepsie. Certains spasmes de la glotte sont assimilables à la constriction hystérique du pharynx. A partir de cinq à six ans on reconnait déjà les convulsions sans perte de connaissance avec sensation de boule, mais les grandes contorsions, les attitudes passionnelles font défaut. Souvent, la convulsion reproduit le type de l'épilepsie pure ou symptomatique, il y a des *vertiges,* des *absences.*

Le *délire,* associé ou non aux convulsions, s'accompagne d'hallucinations. Il survient par accès, généralement temporaires.

A la fin de l'enfance, quand s'établit la menstruation, le paroxysme hystérique se complète et reproduit les quatre phases établies par CHARCOT et son école : phase épileptique, clownisme, attitudes passionnelles, délire. Mais nous sommes à ce moment dans la pathologie commune.

3° Diagnostic. — Il faut distinguer l'état mental du jeune hystérique d'avec celui des dégénérés.

Les hystéries mono-symptomatiques comportent, dans chaque cas particulier, un diagnostic différentiel avec les maladies reproduites. On se reportera à l'énumération faite précédemment.

Enfin, les crises convulsives doivent être distinguées de l'éclampsie et de l'épilepsie.

D'une façon générale on se basera sur la marche, la répétition, les phénomènes paroxystiques, la conservation de la santé, l'inversion de la formule des phosphates (GILLES DE LA TOURETTE), à une période avancée sur l'existence de stigmates.

4º Pronostic. — L'hystérie infantile ne tient pas, dit CHARCOT, à condition qu'elle soit traitée de bonne heure.

5º Traitement. — L'hérédité, facteur important de l'hystérie, est souvent aggravée après la naissance par les conditions spéciales qui entourent l'enfant dans une famille névropathique. Il faut de bonne heure le soustraire à cette seconde hérédité et lui assurer une éducation équilibrée. L'isolement doit être pratiqué rigoureusement si l'enfant présente une forme grave et durable de l'hystérie. Le séjour à l'hôpital suffit parfois, de même que le simple déplacement de l'enfant hors de sa famille.

Les jeunes névropathes seront soumis à une hygiène sévère, portant aussi bien sur leurs fonctions psychiques que physiques. Dès le début, il faut régler leur études, leurs lectures, leurs distractions. On doit éviter tout ce qui les anime ou qui les excite vivement, modifier leur caractère par une discipline soutenue, régulariser et fortifier les fonctions organiques par la vie au grand air, à la campagne, les pratiques hydrothérapiques.

Le traitement proprement dit n'a rien de spécial chez l'enfant. La suggestion réussit souvent, l'enfant est très accessible à cette influence. Elle doit s'exercer à l'état de veille. L'hypnotisme est rejeté par la plupart des auteurs, comme dangereux.

ARTICLE V

TERREURS NOCTURNES

Les terreurs nocturnes sont de véritables crises délirantes d'un caractère spécial qui se produisent la nuit chez les enfants.

1º Etiologie. — L'étiologie comprend des causes prédisposantes et des causes occasionnelles.

a. Causes prédisposantes. — Le facteur constant paraît être le sommeil nocturne. La crise est exceptionnelle dans le sommeil diurne. On sait d'ailleurs que beaucoup d'accidents d'ordre nerveux se produisent de préférence la nuit, incontinence urinaire, laryngite striduleuse, épilepsie.

La terreur nocturne survient dans les premières heures du sommeil, à cette période où la cérébration inconsciente et l'activité réflexe de la moelle sont à leur maximum.

Les terreurs nocturnes sont fréquentes surtout de deux à six ans, ce qui enlève à la dentition le rôle important que certains auteurs lui attribuent.

Nous retrouvons les mêmes facteurs que nous avons signalés à propos des autres névroses. Il s'agit de sujets prédisposés.

b. Causes occasionnelles. — Tantôt la susceptibilité des centres nerveux, aidée du sommeil, suffit (STEINER), c'est la forme vraiment essentielle.

Tantôt elle est mise en jeu par un facteur accidentel, troubles digestifs (WEST, DEBACKER, MOIZARD), vers intestinaux, absorption de vin ou d'alcool, troubles respiratoires ; en particulier les végétations adénoïdes du pharynx qui amènent la nuit des dyspnées paroxystiques.

La terreur nocturne représente parfois le premier symptôme d'une lésion cérébrale (sclérose, tumeur), plus souvent de l'hystérie ou de l'épilepsie infantiles.

Dans tous les cas, les émotions ressenties pendant le jour, qu'elles proviennent d'un spectacle, d'un récit, d'une lecture terrifiante, jouent un rôle provocateur dont la prophylaxie doit tenir compte.

2º Symptômes. — Dans les premières heures de son sommeil, l'enfant se réveille brusquement, en proie à une hallucination terrifiante portant surtout sur la vision : il voit un animal, des voleurs, des cadavres, etc. Il se débat, crie, laisse échapper des mots qui se rapportent à son délire, ne reconnaît personne de son entourage. La scène dure quelques minutes, parfois une demi-heure, une heure ; l'enfant se rendort, et ne se réveille que le lendemain, un peu fatigué, sans souvenir de ce qui s'est passé.

Tantôt les accès reviennent régulièrement tous les soirs à la même heure, pendant une ou deux semaines, constituant des séries, qui se renouvellent à de longs intervalles ; tantôt les accès, dès le début, sont espacés et ne reviennent qu'irrégulièrement.

Il est rare qu'ils s'étendent sur un grand nombre d'années.

3° Diagnostic. — Il importe surtout de rechercher la cause occasionnelle et de distinguer les cas symptomatiques d'un trouble digestif, par exemple, de ceux qui sont liés à l'épilepsie.

4° Pronostic. — Le pronostic est en général bénin, mais les terreurs nocturnes indiquent toujours, quelle que soit leur cause, une tendance névropathique. Nous les considérons comme des équivalents de l'éclampsie ou de l'énurésis nocturne.

5° Traitement. — Le traitement comporte les mêmes indications que celui des autres névroses : lutter contre la prédisposition héréditaire par une éducation et une hygiène appropriées ; éviter les circonstances émotionnantes pour l'enfant ; combattre les troubles dyspeptiques, les affections de l'arrière-gorge, ne laisser manger que peu le soir. Si la crise se reproduit régulièrement, donner du bromure de potassium ou de sodium, à la dose de 0,50 à 2 grammes, avant le coucher ; un bain tiède de un quart d'heure est un bon adjuvant.

ARTICLE VI

TÉTANIE

La tétanie est caractérisée par des accès de contracture paroxystique, douloureuse, siégeant aux extrémités, mais susceptible, dans certains cas, de s'étendre à un grand nombre de muscles.

1° Étiologie. — Nous examinerons l'influence de l'âge, du sexe, de l'hérédité, des conditions physiologiques, hygiéniques, des climats, des saisons, des conditions pathologiques, des causes occasionnelles, les conditions d'épidémicité.

a. *Âge*. — La tétanie se montre à deux périodes de l'enfance, dans les premières années, et particulièrement dans la seconde, et chez les adolescents. Elle existe aussi chez l'adulte.

b. *Sexe*. — La tétanie chez les enfants est égale dans les deux sexes. A la puberté, elle se montre de préférence chez la femme.

c. *Hérédité*. — Le terrain névropathique se retrouve dans la tétanie comme dans les autres névroses de l'enfant. On a signalé l'hérédité similaire et collatérale, plusieurs enfants d'une même famille se trouvant atteints (Loos). J'ai vu un enfant atteint de tétanie, devenir plus tard épileptique.

d. *Conditions physiologiques*. — On a incriminé la *dentition*, l'*allaitement* (Trousseau), la *menstruation*, la *grossesse*, la *race* : la tétanie est plus fréquente en Allemagne et en Angleterre qu'en France : cette différence dans la répartition tient peut-être au climat.

e. *Conditions hygiéniques*. — La tétanie se montre surtout dans la classe pauvre. Elle est favorisée par l'encombrement, le défaut d'aération, l'humidité (Cassel).

f. *Climats, saisons*. — C'est dans les climats froids et pendant les saisons froides que se montre la tétanie. On l'a observée aussi au printemps.

g. *Conditions pathologiques*. — La tétanie survient rarement dans l'état de santé parfaite. Le plus souvent, elle est précédée de *troubles digestifs aigus* ou *chroniques*. Ceux-ci sont quelquefois peu développés, latents, et c'est à l'occasion d'une exacerbation que la tétanie se montre. C'est surtout la diarrhée et particulièrement la diarrhée intense qui la provoque. Parfois ce sont des vomissements copieux qu'on a observés de préférence chez l'adulte atteint de dilatation de l'estomac. Les *vers intestinaux* ont été incriminés par Tonnelé, Imbert-Gourbeyre, Rilliet et Barthez. Imbert-Gourbeyre a vu une tétanie céder à l'expulsion de vers intestinaux.

Les *maladies infectieuses* constituent à côté des troubles digestifs la cause la plus commune de tétanie. Les plus importantes sont celles qui s'accompagnent de diarrhée, fièvre typhoïde, choléra (TROUSSEAU) ; mais la rougeole, la scarlatine, la variole (RILLIET et BARTHEZ), la grippe (ODDO), sont également pathogènes. La tétanie survient soit au début, ou dans le cours de la maladie, soit surtout pendant la convalescence. J'ai vu un enfant qui avait déjà présenté autrefois de la tétanie classique, pris, pendant la période d'invasion d'une rougeole, de crampes abdominales violentes, intermittentes, qui rappelaient, sauf la localisation, ses anciennes crises.

Le *rachitisme* est un terrain favorable à la tétanie comme au spasme de la glotte. Certains auteurs (KASSOWITZ) ont fait du rachitisme la cause unique et constante de la tétanie.

h. *Causes occasionnelles.* — En dehors des indigestions, des crises diarrhéiques, on a signalé le *refroidissement* (TROUSSEAU, LASÈGUE), les émotions, les chutes, les coups (RILLIET et BARTHEZ).

i. *Épidémies.* — La tétanie se montre parfois sous forme de petites épidémies familiales (LOOS), ou d'épidémies plus grandes dans les hôpitaux. ODDO [1] qui a réuni la plupart de celles qui avaient été observées, invoque, pour les expliquer, des conditions communes aux sujets frappés : encombrement, épidémies de fièvre typhoïde, de choléra.

2° Symptômes. — Nous décrirons l'accès classique, les localisations anormales, la tétanie extensive.

a. *Accès.* — Tantôt l'enfant est pris brusquement par une douleur violente qui, lorsqu'elle survient la nuit, interrompt le sommeil, tantôt il y a quelques prodromes, douleurs, fourmillements dans les membres, raideur de l'avant-bras et du bras, puis la crise éclate.

La main se dispose comme celle de l'accoucheur (TROUSSEAU) qui va faire la version, la première phalange un peu fléchie, les autres étendues, rapprochées, le pouce recouvert par le médius et l'index. Parfois c'est le type flexion ou abduction qui

---

[1] ODDO, *De la tétanie chez l'enfant.* Rev. de méd., 1896.

domine, mais c'est là une exception. En général les deux mains se prennent simultanément ou à un court intervalle.

La contracture peut rester limitée aux mains. Le plus souvent, elle envahit les orteils qui présentent le type flexion, le gros orteil est souvent rapproché des autres ou même recouvert par eux ; en même temps, la contracture des muscles postérieurs de la jambe donne au pied la position équin ou varus équin.

L'accès de contracture des extrémités dure de quelques minutes à quelques heures. En général, l'enfant se plaint, pousse des cris, présente des sueurs, parfois un mouvement fébrile et, comme je l'ai observé deux fois, des épistaxis.

L'accès se termine progressivement, mais souvent laisse à sa suite un certain degré de raideur, de contracture légère non douloureuse qui persiste entre les accès.

Ceux-ci sont rares ou fréquents, reviennent plusieurs jours de suite, ou deux ou trois jours de suite par semaine. L'ensemble des accès comprend l'*attaque* dont la durée varie de quelques jours à quelques semaines et même quelques mois. J'ai vu dans un cas, se produire en cinq mois neuf accès, les derniers de plus en plus en plus rapprochés.

La tétanie est surtout caractérisée par la contracture paroxystique des extrémités. A côté de ce symptôme, il en est d'autres qui lui sont souvent associés, mais auxquels on a voulu reconnaître, à tort, une importance égale : ils relèvent tous de l'hyperexcitabilité neuro-musculaire : tels sont les *signes de Trousseau*, de *Weiss* ou *signe du facial*. Le signe de Trousseau consiste dans la provocation de la contracture par un lien circulaire disposé au niveau du bras ou de l'avant-bras. Il agirait, suivant les uns, par l'ischémie artérielle, suivant d'autres par compression nerveuse.

Le signe de Weiss se manifeste par des contractions rapides provoquées au niveau des muscles de la face, quand on presse ou qu'on percute légèrement le filet nerveux correspondant. Ainsi, en agissant en dehors de l'orbite, on détermine un spasme rapide de l'orbiculaire des paupières.

Le pincement ou la percussion directe des muscles des membres produit la contraction idio-musculaire.

On voit aussi des contractions fibrillaires se produire à l'état spontané.

L'excitabilité électrique des nerfs et des muscles est également augmentée (Erb), plus pour le courant galvanique que pour le courant faradique.

Cette hyperexcitabilité s'étend au système nerveux central. Le plus souvent, mais non toujours (Oddo), on observe de l'exagération des réflexes tendineux et de la trépidation plantaire.

De même, l'encéphale présente une grande susceptibilité. Le sommeil est agité, et il y a parfois de la tendance aux convulsions ou au laryngo-spasme.

Certains auteurs (Escherich), se basant sur l'association fréquente du laryngo-spasme, du signe de Trousseau, du signe de Weiss, avec la contracture des extrémités, ont considéré ces divers phénomènes comme des équivalents du symptôme capital et ont fondé la doctrine de la *tétanie latente*. Or les signes de la tétanie latente ne sont pas constants dans la tétanie vraie, encore qu'ils soient fréquents, et ils peuvent apparaître indépendamment de toute contracture des extrémités. Nous croyons devoir, avec Oddo, Romme, leur refuser toute valeur spécifique.

La tétanie présente encore quelques symptômes accessoires qui méritent une simple mention : la douleur vive, crampoïde pendant l'accès ; dans l'intervalle des accès la douleur provoquée par les mouvements communiqués ou spontanés, s'il persiste de la contracture; parfois de l'arthralgie : de l'œdème avec ou sans coloration de la peau, limité aux extrémités : quelques troubles vaso-moteurs, rougeur ou cyanose. Oddo a signalé la phosphaturie avec inversion de la formule des phosphates (prédominance des phosphates terreux sur les phosphates alcalins), l'indicanurie. Ewald, chez l'adulte, a retiré de l'urine une peptotoxine analogue à celle que Bouveret et Devic ont retirée de l'estomac.

J'ai injecté dans la veine de l'oreille d'un lapin 18 centimètres cubes d'urine filtrée, sécrétée pendant un accès tétanique. Il y eut pendant plusieurs heures parésie du train postérieur.

dyspnée. tachycardie, exagération des réflexes. L'animal se rétablit rapidement.

L'état général reste bon dans les formes limitées, il y a un léger mouvement fébrile et quelquefois après l'accès une température basse.

b. *Localisations anormales*. — La contracture. au lieu de siéger aux extrémités, peut occuper d'autres régions : les *muscles de*

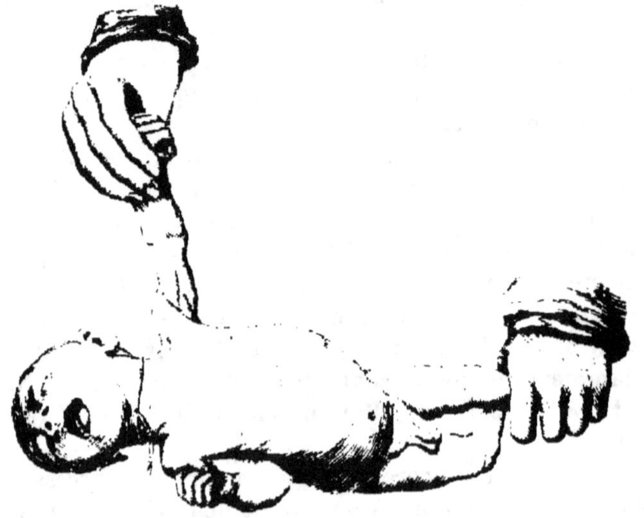

Fig. 74.
Tétanie généralisée.

la glotte qui sont souvent pris en même temps que ceux des mains. 38 fois sur 72 (Loos). Le laryngo-spasme se montre au plus fort de l'accès, ou dans l'intervalle. Il accompagne surtout les formes intenses, et est fréquent dans les deux premières années.

Parfois. la localisation anormale est le seul symptôme. J'ai vu des crampes des *muscles de l'abdomen* remplacer la tétanie vraie. On a signalé la *crampe du sterno-mastoïdien, du sphincter vésical* (TROUSSEAU, ODDO).

c. *Tétanie extensive*. — Dans quelques cas, la contracture se
généralise, occupe successivement les muscles de la racine des
membres, de la nuque, de la face. La tête est renversée en
arrière, le tronc est en opisthotonos,
les mâchoires serrées par un véritable trismus. Parfois les muscles de
la respiration sont contractés, et
l'asphyxie ne tarde pas à se prononcer. C'est dans ces cas que la température s'élève, que les accès se répètent, qu'il se dessine un *état de
mal tétanique*, et que la mort survient. Cette forme est exceptionnelle
chez l'enfant.

3° Complications. — La principale est l'éclampsie, qui se montre
à la suite des accès intenses ou
alterne même avec la contracture.
Les convulsions peuvent aboutir à
la mort.

4° Terminaisons. — Chez l'a-
dulte, la mort est assez fréquente ;
chez l'enfant elle est l'exception, et
quand elle survient, c'est à l'occasion d'un spasme du larynx ou de
convulsions.

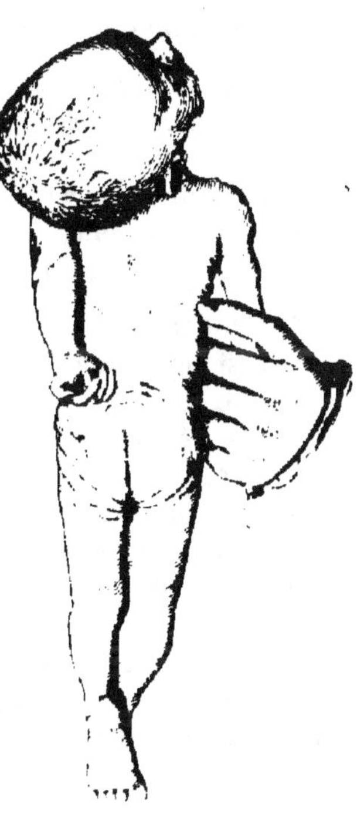

Fig. 75.
Tétanie généralisée ;
opisthotonos.

5° Formes de la maladie. — Nous distinguerons une *forme
limitée*, et une *forme généralisée*.

La *forme généralisée* se voit surtout chez l'adulte.

La *forme limitée* comprend des variétés suivant que la tétanie
occupe les extrémités (*forme commune*) ou des muscles d'une
autre région : sterno-mastoïdien, muscles abdominaux, etc.
(*forme anormale*).

Au point de vue de la marche, la tétanie procède par accès

unique ou *récidivants*. Des récidives peuvent se produire plusieurs années de suite.

Quant à la durée, elle est *courte* (un ou deux accès), *moyenne* (quelques semaines), *prolongée* (quelques mois).

6° Anatomie pathologique. — Les lésions sont des plus variables. Les anciens observateurs n'avaient trouvé que de la congestion du cerveau et des méninges. On a observé de la névrite périphérique (STASE, NIEMEYER, SCHULZ); de la poliomyélite du renflement cervical (WEISS, BONOME et CERVESATO, SZABO). Loos n'a eu que des résultats négatifs.

7° Pathogénie. — Les études anatomiques faites dans l'épilepsie et la chorée symptomatique ont contribué à élucider la pathogénie de l'épilepsie et de la chorée, névroses. On a fait pour la tétanie une tentative semblable. Il existe des états tétaniques ou tétaniformes liés à des lésions cérébrales (tumeurs) ou médullaires (poliomyélite).

KASSOWITZ invoque la congestion cérébrale, fréquente dans le rachitisme et en particulier dans le cranio-tabes, pour faire de la tétanie un symptôme rachitique. Les faits n'autorisent pas à faire une semblable localisation.

D'autres auteurs, frappés de la rareté des lésions, ont voulu absorber la tétanie au profit d'une autre névrose. RAYMOND en fait une manifestation de l'*hystérie*, en raison de l'association fréquente de la tétanie avec des stigmates hystériques. Nous avons déjà fait remarquer à propos de la chorée que l'existence simultanée d'une chorée de Sydenham et de phénomènes hystériques ne permettait pas d'établir une relation de cause à effet entre les deux ordres de faits. Une même cause, attaque de rhumatisme par exemple, qui provoque chez un enfant prédisposé de sept à huit ans l'éclosion d'une chorée pure, fera paraître plus tard chez le même, devenu adolescent, une réaction plus complexe dans laquelle s'intriqueront des manifestations à la fois hystériques et choréiques. La même remarque peut s'appliquer à la tétanie. On peut d'ailleurs admettre qu'il existe une tétanie symptomatique de l'hystérie, comme il en est une liée à des lésions des centres nerveux.

En fait, la tétanie paraît surtout commandée par des troubles digestifs ou une maladie infectieuse. BOUVERET et DEVIC ont isolé dans la tétanie grave de l'adulte, liée à la maladie de Reichmann, une pepto-toxine qui reproduit expérimentalement le symptôme tétanique. Chez l'enfant, on n'a pas encore isolé de substance semblable, et c'est par analogie qu'on admet le rôle de l'auto-intoxication par troubles digestifs.

8° Diagnostic. — Il importe de ne pas confondre avec la tétanie, telle que nous l'avons décrite, un certain nombre d'états tétaniformes ou de tétanies symptomatiques : *tétanie symptomatique d'une lésion cérébrale, tétanie hystérique* qui peut se transmettre par imitation, ainsi qu'en témoigne l'épidémie observée par J. SIMON à Gentilly, dans une école de filles : *tétanie thyroïdienne*, maladie chronique et progressive, due à l'extirpation du corps thyroïde (SCHIFF) et coïncidant avec une cachexie spéciale.

Le *tétanos* est une affection rare chez l'enfant. Il en existe une forme spéciale chez le *nouveau-né*. L'affection débute par le trismus et tend à se généraliser.

Dans l'*hémorragie méningée*, RILLIET et BARTHEZ, LEGENDRE ont décrit une forme qui s'accompagne de contracture des extrémités, de fièvre, de convulsions oculaires. La contracture est permanente dans ce cas.

Le *rhumatisme musculaire* peut rappeler la tétanie. J'ai observé à deux reprises un rhumastisme localisé aux muscles des jambes, sans participation des jointures, avec douleurs et contracture. L'un d'eux se termina par une péricardite diffuse, mortelle.

Le diagnostic est en général facile pour la tétanie des extrémités, très délicat lorsqu'il s'agit d'une localisation anormale de la contracture. La marche paroxystique, la douleur crampoïde, les signes de l'hyperexcitabilité neuro-musculaire, l'existence d'une tétanie commune antérieure, constituent des signes d'une grande probabilité.

9° Pronostic. — Le pronostic est en général bénin chez l'enfant, à moins que la tétanie n'éclate dans le cours d'une maladie infectieuse ou d'une dyspepsie gastro-intestinale grave. Il est rare que la tétanie se généralise : aussi n'est-ce jamais dans l'état de mal tétanique que meurent les enfants, mais quelquefois à la suite de convulsions prolongées ou à l'occasion d'une spasme du larynx.

10° Traitement. — Il se divise en traitement prophylactique et traitement proprement dit.

A. TRAITEMENT PROPHYLACTIQUE. — Les troubles digestifs constituant une prédisposition puissante à la tétanie, **il est** important d'observer chez les nourrissons tous les préceptes de l'hygiène alimentaire (allaitement naturel, tétées espacées, etc.). Cette règle sera encore plus rigoureusement appliquée si l'enfant présente quelques traces de rachitisme. BOUVERET et DEVIC ont montré le rôle important de l'alcool dans la formation **de la** pepto-toxine tétanisante. La nourrice sera donc surveillée à ce point de vue. Si l'enfant est plus âgé, on supprimera le **vin, en** particulier les vins toniques qu'on prescrit trop souvent encore chez les enfants débiles. La maladie ayant paru, l'enfant sera l'objet de certaines précautions *hygiéniques :* alimentation restreinte et adaptée à l'âge ; éviter le froid, **les émotions, les** efforts, les jeux violents ; envelopper les membres de coton.

B. TRAITEMENT PROPREMENT DIT. — Le traitement proprement dit comporte des indications entre les accès, pendant les **accès,** pour les symptômes associés.

a. *Entre les accès.* — Bromure de potassium ou de sodium, 50 centigrammes à 2 grammes par jour : antipyrine aux mêmes doses : hydrate de chloral, 25 centigrammes à **1 gramme** par jour.

S'il y a de la susceptibilité nerveuse, de l'agitation, bains tièdes à 33°, de dix à quinze minutes de durée répétés, **suivant** les cas, plusieurs fois dans la journée.

b. *Pendant l'accès.* — Si la douleur est vive, si l'accès se prolonge, fomentations chaudes, bain tiède prolongé, au besoin lavement de morphine avec la seringue de Condamin, ou dose forte d'antipyrine, 50 centigrammes à 1 gramme.

S'il y a tendance à la généralisation, au laryngo-spasme ou

aux convulsions, inhalations de chloroforme, glace sur la tête.

e. *Symptômes associés*. — S'il y a de la diarrhée abondante, fétide, donner du sous-nitrate de bismuth avec du benzoate de naphtol. En cas de constipation, calomel, lavements, lavage intestinal.

Si ce sont les phénomènes gastriques qui dominent, combattre les vomissements avec de la glace. S'il y a hyperacidité, bicarbonate de soude, eau de chaux.

En cas de fermentations stomacales (vomissements, renvois putrides), laver l'estomac.

ARTICLE VII

SPASME DE LA GLOTTE

Le spasme de la glotte est une affection spéciale aux nourrissons, indépendante de toute lésion des voies respiratoires, caractérisée par des accès intermittents de convulsions des muscles adducteurs des cordes vocales. Elle porte plusieurs noms : *asthme de Kopp* ou *asthme thymique*, *convulsion interne*, *phréno-glottisme*, *laryngo-spasme*.

1° Etiologie. — On distingue des causes prédisposantes et des causes occasionnelles.

a. *Causes prédisposantes*. — Le laryngospasme est plus fréquent chez les garçons que chez les filles; il ne se voit guère après deux ans, son maximum de fréquence est dans la première année. On n'a pas de notion exacte sur l'influence des antécédents héréditaires névropathiques.

Les antécédents personnels signalent la fréquence du *rachitisme* (ELSASSER, HENOCH, LOOS). Pour ces deux derniers, la coexistence se montre dans les deux tiers des cas.

Les *troubles digestifs* dus à l'allaitement artificiel ou à des écarts de régime ont été notés par WEST, REID, GANGHOFNER, COMBY.

La *susceptibilité nerveuse* de l'enfant est fréquente : agitation nocturne, émotivité, disposition aux cris et à la colère.

L'affection est plus fréquente dans les pays froids et brumeux (Allemagne, Angleterre) qu'en France.

Elle se montre de préférence en hiver.

b. *Causes occasionnelles.* — L'accès peut survenir sans raison appréciable, même pendant le sommeil. Le plus souvent, c'est à l'occasion d'une frayeur, d'une colère, de l'examen par le médecin, de l'ingestion des aliments, qu'il éclate.

2° Symptômes. — En pleine santé, avec ou sans cause occasionnelle, la respiration s'arrête : l'enfant angoissé est pâle, rapidement il se cyanose, se raidit. Cet état dure quelques secondes. La respiration reprend. L'inspiration est sifflante, stridente, le filet d'air qui pénètre à travers la glotte encore rétrécie racle sur ses lèvres. Plusieurs inspirations séparées par des expirations plus courtes se succèdent, et l'accès est fini, il y a une détente générale, la respiration reprend ses caractères normaux. Il y a un certain nombre de variations dans le mode inspiratoire et expiratoire à la fin de l'accès. La glotte, au lieu de se desserrer peu à peu, passe par des phases alternatives de relâchement et de spasme. L'inspiration est interrompue et fragmentée en séries successives qui font partie du même mouvement. L'expiration est tantôt silencieuse, tantôt bruyante, suivant la largeur de la fente glottique et l'intensité de la contraction musculaire expiratrice. Cette dernière peut être convulsive.

Pendant l'accès, ce qui domine, c'est l'arrêt de la circulation pulmonaire, l'anoxémie brusque, l'engorgement du cœur droit, la turgescence du système veineux avec la cyanose, la saillie des globes oculaires, les congestions des méninges et des centres nerveux constatés dans les autopsies ; et en opposition avec cet état du système veineux, la diminution de la circulation artérielle, la petitesse du pouls qui est accéléré, le refroidissement des extrémités.

Certains accès se terminent brusquement par la période apnéique, d'autres se réduisent à une série d'inspirations et d'expirations stridentes sans apnée véritable.

Parfois le spasme se complique d'éclampsie ou de tétanie. Je l'ai vu débuter par quelques mouvements convulsifs des bras.

Le plus souvent, les convulsions terminent l'accès. La tétanie est assez fréquemment associée au spasme pour que certains auteurs (ESCHERICH) soient arrivés à considérer le laryngo-spasme comme une tétanie du larynx. Il y a cependant des cas de spasme pur.

L'accès passé, l'enfant revient à l'état normal. Il n'y a ni toux, ni cornage, ni fièvre, ni phénomène indiquant une lésion quelconque.

Ces symptômes négatifs sont importants, car ils établissent une démarcation absolue entre le spasme-névrose et les spasmes symptomatiques.

3° Marche. — Les accès sont rarement isolés. Ils se reproduisent pendant plusieurs semaines, en se rapprochant de plus en plus et s'espaçant de même, si la terminaison est heureuse.

Pendant la période d'état, il peut y avoir de nombreux accès dans le même jour, constituant comme un état de mal (20 à 30 accès). A ce moment, toutes les tentatives d'alimentation, la moindre émotion suffisent pour ramener le spasme. L'enfant tombe dans un véritable marasme. La terminaison la plus fréquente est la guérison. Elle ne survient qu'au bout de quelques semaines ou de quelques mois, laissant à sa suite une susceptibilité marquée de la glotte. Pendant quelque temps, les malades réagissent vis-à-vis des causes pathologiques en spasme, comme les coquelucheux en quintes.

La mort se produit de différentes façons : brusquement, par syncope; rapidement, dans un accès éclamptique violent et prolongé.

HENOCH a signalé dans quelques cas une aspiration de la langue qui est refoulée vers le palais et maintient l'occlusion des voies respiratoires, une fois l'accès passé.

La mort survient parfois lentement, dans le marasme, soit par le fait de l'inanition, soit en raison des lésions cérébrales progressivement organisées (congestion, œdème).

4° Diagnostic. — Le diagnostic repose sur la considération de l'âge, de l'absence de toute lésion.

On peut confondre le spasme-névrose avec tous les spasmes symptomatiques : pénétration d'un corps étranger, laryngite striduleuse, laryngisme nocturne dans les végétations adénoïdes, spasme dans la coqueluche, dans l'adénopathie trachéo-bronchique, dans la broncho-pneumonie (VARIOT). Dans tous ces cas, l'accès n'est pas pur, il y a des troubles persistants.

Faut-il séparer le spasme-névrose de l'éclampsie et de la tétanie? Nous discuterons cette question à propos de la **nature** de la maladie.

5° Pronostic. — Les formes pures sont plus bénignes que les formes associées.

Dans quelques cas, le spasme est une affection insignifiante, quand il survient chez des enfants qui, dans le cours d'une colère ou d'une crise de larmes, « retiennent leur respiration ».

L'affection est plus bénigne chez les filles que chez les garçons.

Les formes subintrantes sont particulièrement menaçantes.

La mort subite chez les nourrissons est due vraisemblablement au spasme du larynx (RILLIET et BARTHEZ, MARFAN).

6° Nature. — KOPP rapportait le spasme du larynx à une *hypertrophie du thymus*. C'est une opinion abandonnée depuis HÉRARD. Cependant MARFAN a observé un cas d'asphyxie survenue en deux jours par aplatissement de la trachée chez un enfant de deux mois et demi (Bull. méd., 1894[1]).

On a fait du spasme glottique un symptôme du *rachitisme*. ELSASSER admettait que le ramollissement rachitique de l'occipital (cranio-tabes) provoquait par compression des centres nerveux une série d'états convulsifs : spasme de la glotte, éclampsie, tétanie. Les faits sont contraires à cette hypothèse. KASSOWITZ invoquait l'hyperhémie cérébrale, conséquence du rachitisme. Or le rachitisme peut faire défaut.

On a admis une *intoxication d'origine digestive* (COMBY). Les troubles de la digestion avaient déjà frappé WEST. Les travaux

---

[1] Voy. MARFAN, *Spasme de la glotte*, in Traité des maladies de l'Enfance.

de BOUVERET et DEVIC sur la tétanie d'origine gastrique chez l'adulte, ont mis en cause un poison défini, la pepto-toxine. On n'a pas isolé chez l'enfant de substance analogue, mais des faits nombreux accusent les écarts de régime.

Le spasme de la glotte a été considéré comme une localisation spéciale de l'*éclampsie* (TROUSSEAU), de la *tétanie* (ESCHE-RICH). Malgré les relations fréquentes entre ces différents états, nous croyons, avec MARFAN, que leur confusion ne doit pas être acceptée. Il y a des tétanies graves qui se terminent chez l'adulte, par le spasme de la glotte. Ce n'est là qu'un épiphénomène. La tétanie n'est pas constante dans le spasme de l'enfant

7° Traitement. — Suivant les opinions théoriques sur la nature du spasme, le traitement s'adressera au rachitisme ou aux troubles digestifs.

KASSOWITZ recommande le phosphore. HENOCH l'huile de foie de morue, le fer, les bains de malt et de sel.

En France, COMBY, MARFAN prescrivent l'allaitement naturel, le règlement des tétées, ou l'allaitement artificiel d'après les préceptes actuels. Combattre les fermentations digestives par les évacuants, calomel, huile de ricin, lavages de l'intestin ; par les antiseptiques, benzo-naphtol, acide chlorhydrique.

La susceptibilité du système nerveux exige le repos, l'absence de contrariétés, les sédatifs : bains tièdes répétés, bromure, chloral, antipyrine, musc, etc. HENOCH préconise la morphine.

Contre l'accès lui-même, le temps manque pour agir ; aspersion d'eau froide, inhalations d'éther ou de chloroforme. Si la langue est refoulée, la remettre en place. En cas de mort apparente, respiration artificielle, tractions rythmées de la langue.

Si les accès sont graves, on est autorisé à faire l'intubation.

ARTICLE VIII

INCONTINENCE NOCTURNE D'URINE : ÉNURÉSIS

L'incontinence nocturne d'urine est une affection de l'enfance, qui constitue souvent le premier et parfois le seul symptôme d'un état névropathique vague ou défini comme l'épilepsie.

36.

1° Étiologie. — L'incontinence nocturne d'urine, quoique relevant parfois de causes variées, se montre souvent, chez les enfants, à titre de maladie essentielle.

Guinon [1] a bien fait ressortir sa signification, en l'assimilant à un stigmate névropathique. On trouve chez les ascendants de l'hystérie, de la chorée, de l'épilepsie, de l'alcoolisme, parfois aussi de l'incontinence urinaire dans leur enfance. Le sujet lui-même a présenté antérieurement des convulsions, des terreurs nocturnes, il est strabique, a des stigmates de dégénérescence.

Cependant nous avons souvent observé l'incontinence urinaire sans antécédents nerveux héréditaires ou personnels. Ce qui est fréquent, c'est que plusieurs enfants de la même famille sont atteints et tout le désordre nerveux se borne à la seule incontinence. Même dans ces conditions, elle est l'équivalent d'une hystérie locale ou d'un tic. Elle prédispose à l'onanisme et plus tard à l'hypochondrie génitale.

Elle se montre dans les deux sexes, plus souvent chez les garçons. Elle débute soit dès la première enfance, soit plus tard, à trois ou quatre ans, à neuf ans, à onze ans, ainsi que je l'ai observé, spontanément, ce qui est le cas le plus fréquent ou à l'occasion d'une affection fébrile, d'une émotion, d'un choc nerveux. Elle dure en général jusqu'à la puberté, parfois au delà. Je connais un homme de cinquante ans qui a gardé cette infirmité depuis son enfance. La menstruation, le mariage, la grossesse sont autant de circonstances favorisant la guérison.

2° Symptômes. — L'incontinence se manifeste à la période du sommeil profond, chez les uns au début, chez les autres à la fin de la nuit.

Elle se fait habituellement sous forme de jet, d'où le nom de *miction involontaire* proposé par Rochet [2]. Elle se répète toutes les nuits ou parait à intervalles espacés d'une ou plusieurs semaines.

---

[1] Guinon. *Névroses urinaires de l'enfance*. Th. de Paris, 1889.

[2] Voy. Rochet et Jourdanet. *Les incontinences nocturnes de l'enfant*. Revue génér. in Gaz. des hôpitaux, 1897, p. 19.

Elle se montre aussi par périodes de plusieurs nuits consécutives. L'enfant opère une ou plusieurs mictions la nuit. Dans quelques cas, l'incontinence est à la fois urinaire et fécale : même alors, le défécation est moins fréquente que la miction. Enfin la miction involontaire s'opère quelquefois le jour. Dans beaucoup de cas, les enfants atteints d'incontinence nocturne, ont de la pollakiurie diurne. La miction nocturne ne trouble pas habituellement le sommeil.

Parfois l'enfant est réveillé, ou bien la miction est précédée d'un rêve mictionnel, comme plus tard les pollutions nocturnes.

L'incontinence nocturne est favorisée par le repas copieux du soir, l'ingestion de boissons abondantes ou excitantes (thé, café), par le décubitus dorsal.

3° Pathogénie. — Le mécanisme varie suivant les cas. On peut distinguer :

a. *Une incontinence psychique*. — Elle est plus fréquente chez l'adulte. C'est le cas des enfants qui rêvent qu'ils pissent au lit, qui croient voir un jet d'eau s'écoulant d'un robinet, d'une gouttière, ce qui établit une suggestion par analogie.

b. *Une incontinence par spasme de la vessie*. — Elle se reconnaît en poussant avec douceur une injection intra vésicale de petites quantités de liquide qui sont repoussées immédiatement. Elle s'accompagne de pollakiurie diurne.

c. *Une incontinence par spasme du sphincter vésical*. — Cette forme décrite par CIVIALE et ROCHET se caractérise par la résistance de l'urèthre membraneux au cathétérisme (dans un cas de ROCHET, il fallut employer l'anesthésie), par la distension de la vessie qui retient incomplétement l'urine, par la pollakiurie diurne. Parfois l'incontinence est diurne. On peut objecter à cette interprétation que le cathétérisme suffit à expliquer la production du spasme.

d. *Une incontinence par atonie du sphincter uréthral*. — Cette forme signalée par GUYON, se distingue par le passage facile de la bougie à boule dans la région membraneuse.

e. *Une incontinence par hyperesthésie de l'urèthre profond*. —

Elle est reconnaissable au passage de la sonde. Elle détermine de la pollakiurie diurne.

f. *Une incontinence par anesthésie de la même région.*

Quelles que soient les particularités locales observées à l'exploration, ce qui domine c'est l'état névropathique dont elles dépendent et contre lequel la thérapeutique doit être dirigée.

4º Diagnostic. — L'incontinence essentielle est une affection tenace, rebelle, qui peut se confondre avec certaines incontinences symptomatiques, transitoires.

Les *qualités irritantes de l'urine*, diabète, albuminurie, uricémie, la présence *d'une pierre dans la vessie*, une hyperexcitabilité vésicale provoquée par un *phimosis*, une *coarctation congénitale du méat*, la présence *d'oxyures à l'anus* ou à *la vulve*, un *polype du rectum*, peuvent déterminer l'énurésis.

L'incontinence est parfois le seul symptôme apparent de *l'épilepsie* (TROUSSEAU), les convulsions se montrent plus tard.

L'incontinence est parfois un simple effet de la *paresse ;* dans ce cas, elle se montre à intervalles très éloignés.

5º Pronostic. — L'incontinence nocturne d'urine est une infirmité désagréable plutôt qu'une maladie. Elle ne devient inquiétante, que si elle se prolonge au delà de la puberté. Elle constitue un signe incontestable de tendances névropathiques.

6º Traitement. — Le traitement s'adresse soit à l'état névropathique général qui accompagne l'incontinence, soit aux phénomènes locaux variables que nous avons mentionnés.

A. TRAITEMENT GÉNÉRAL. — Le traitement général comporte l'emploi de la suggestion indirecte, de la suggestion hypnotique et de l'hydrothérapie.

a. La suggestion indirecte a réussi dans quelques cas : menaces, coups, applications douloureuses. HEXOCH a eu 4 cas de guérison par une injection d'ergotine dans le voisinage de l'anus. Dans le même ordre d'idées, on réveille l'enfant une ou plusieurs fois par nuit, pour le faire uriner. On habitue ainsi la vessie à des évacuations régulières pour telle ou telle heure.

b. La *suggestion hypnotique* a donné des succès à LIÉBEAULT, de Nancy. Nous n'oserions conseiller une pareille pratique, qui est susceptible de substituer une déséquilibration nerveuse totale à un trouble localisé.

c. L'*hydrothérapie* a été employée sous diverses formes. Comme modificateurs des fonctions nerveuses, on a usé des douches, du maillot, des bains de siège tièdes, de l'immersion dans un bain de siège froid, de compresses froides sur la région périnéale et abdominale inférieure. Toutes ces pratiques inoffensives doivent être tentées, bien que leur efficacité soit rarement établie.

B. TRAITEMENT LOCAL. — A côté du traitement général, dirigé contre l'état nerveux, se place une médication qui s'adresse à la cause prochaine du symptôme, hyperesthésie, anesthésie, spasme, atonie.

a. S'il y a *spasme de la vessie*, on recommande : *l'abstention de toute substance irritante* dont l'élimination par l'urine pourrait ajouter à la prédisposition : alcool, café, thé, diurétiques. Les *boissons abondantes* seront proscrites. Autant que possible, le soir, repas léger et végétarien. J'ai essayé à plusieurs reprises le *bicarbonate de soude* à la dose de 2 grammes en une fois au moment de se coucher, pour diminuer l'acidité urinaire. J'ai eu deux succès pendant le temps de l'administration. Dans le même but, on peut user avant le coucher de *lavement d'eau à la température de 45 à 50°*, *d'enveloppements chauds* de la région périvésicale au moyen d'un caleçon de bain doublé de toile cirée et d'une couche de coton que l'on retient avec des épingles anglaises ou quelques points de suture.

Les petits lavements avec quelques gouttes de laudanum, les suppositoires à l'extrait de belladone sont peu employés, en raison de l'infidélité de l'absorption. On a prescrit *l'opium*, le *bromure de potassium*, le *chloral*, *l'extrait de belladone*. TROUSSEAU, qui a particulièrement préconisé la belladone, en a réglé l'emploi avec une grande précision. On commence par 1 centigramme d'extrait tous les soirs au moment du coucher. Si au bout de quelques jours, il n'y a pas d'amélioration ou que l'amélioration ne fasse pas de progrès, on donne de la même façon 2 centigrammes au moment du coucher, puis au bout de quelques jours trois. On augmente ainsi progressivement de façon à arriver à la dose de 10, 15, et jusqu'à 20 centigrammes pris en une fois, au moment du coucher, suivant les résultats obtenus et suivant la tolérance du sujet. Cette dose maximale est maintenue non seulement jusqu'à la cessation des symptômes, mais longtemps après, pendant deux, trois, cinq mois, puis on diminue progressivement les doses, en maintenant l'administration de la belladone pendant plusieurs semaines et même plusieurs mois, si l'affection est ancienne. La belladone administrée avec persévérance est considérée par Trousseau comme l'arme thérapeutique la plus puissante à opposer à l'incontinence urinaire.

Perret et Devic[1] ont employé avec succès l'*antipyrine* à la dose de 2 à 3 grammes pris en deux fois, au moment du dîner et du coucher.

b. S'il y a *spasme du col* avec rétention incomplète, le traitement le plus simple consiste à passer une bougie Béniqué, tous les jours, de façon à amener une légère dilatation du sphincter uréthral. Rochet et Jourdanet ont eu deux succès au bout d'un mois.

c. En *cas d'atonie du sphincter uréthral*, on emploie soit la méthode de Trousseau, soit celle de Guyon. Trousseau donnait un sirop renfermant pour 100 grammes, 5 centigrammes de *sulfate de strychnine*. Chez les enfants de cinq à dix ans on commence par deux cuillerées à café *pro die*, une le matin, une le soir, soit 5 milligrammes. Tous les deux jours, si la tolérance est réelle, on augmente d'une cuillerée à café de façon à arriver à six cuillerées par jour (soit 15 milligrammes). On substitue alors des cuillers à dessert en suivant les mêmes règles, commençant par deux finissant par six, ce qui équivaut à 3 centigrammes de sulfate de strychnine. Les cuillers à bouche remplacent à ce moment les cuillers à dessert et on arrive ainsi à faire prendre 5 à 6 centigrammes de sulfate de strychnine par

---

[1] *De l'antipyrine dans certaines affections nerveuses de l'enfant.* — Boisson, Th. de Lyon, 1890.

jour. TROUSSEAU ne craint pas de provoquer par ces doses considérables de strychnine, des phénomènes physiologiques. Malgré l'autorité de TROUSSEAU, on ne peut recommander pareil traitement ni dans l'incontinence urinaire, ni dans la chorée.

Mieux vaut recourir au traitement inoffensif de GUYON : *l'électrisation du sphincter* par le courant faradique à interruptions rares, le pôle + sur le pubis, le pôle — dans l'urèthre profond. sous forme d'olive métallique terminant une bougie revêtue d'un manchon isolant.

d. L'hyperesthésie de l'urèthre profond cède au cathétérisme simple.

e. L'anesthésie de la muqueuse se traite par les cautérisations (nitrate d'argent, sulfate de cuivre).

ARTICLE IX

ONANISME

L'onanisme dépend de *causes variables* : tantôt il y a des *irritations locales*, phimosis. adhérences préputiales, vulvite, oxyures, calcul vésical, qui provoquent du prurit ; tantôt il traduit l'éveil *des organes génitaux*, à la fin de l'enfance, stimulé par l'imitation dans des collectivités d'enfants, par la vue des images ou les lectures obscènes ; tantôt enfin, il représente un *acte automatique*, une *impulsion* ou un *tic* et constitue une véritable tare nerveuse. Tous les aliénistes ont signalé la fréquence de la masturbation chez les enfants idiots, épileptiques. Mais en dehors de ces conditions pathologiques bien définies, l'onanisme peut être pendant longtemps la seule manifestation d'une dégénérescence qui évoluera plus tard. LASÈGUE a rapporté des cas de nourrissons de moins de deux ans, se livrant à l'onanisme, et il compare ces faits au suçotage des doigts si répandu chez les jeunes enfants. Mais, parfois, l'onanisme prend une forme plus grave. J'ai observé quatre cas d'onanisme impulsif très caractéristique : deux se rapportent à des enfants de six et huit ans, une fille et un garçon, qui plusieurs fois par jour et devant les parents se livraient à la masturbation. L'affection remontait à l'âge de deux à trois ans. Les deux me furent présentés avec une ceinture de chasteté. Tous deux étaient intelligents, étudiaient facilement, mais on les renvoyait de toutes les écoles, de toutes les pensions. L'un d'eux fut placé dans un institut pédagogique pour enfants arriérés, mais ne voulut pas y demeurer, froissé dans son amour-propre.

Les deux autres cas se rapportent à une jeune fille de dix-huit ans et un jeune homme de vingt ans qui, depuis leur enfance, étaient atteints d'onanisme prononcé. Le garçon était hébété et la fille lypémaniaque.

On a pendant longtemps accusé l'onanisme de provoquer des perturbations nerveuses, graves. Il faut plutôt y voir un stigmate de la dégénérescence.

L'onanisme provoqué par l'imitation, par les causes d'irritation locale, s'amende facilement, celui de la puberté cède au premier coït. Ce n'est que sur les terrains névropathiques qu'il persiste.

L'onanisme exerce cependant une action anémiante et dépressive, qui favorise les infections et particulièrement la tuberculose.

L'onaniste habituel est généralement un neurasthénique qu'on peut soupçonner à ses yeux cernés, ses pupilles dilatées, sa figure souvent sans expression, son indolence, sa pâleur.

Le traitement varie avec la cause; guérison des lésions locales; surveillance; chemises à coulisse prenant les membres inférieurs tout entiers la nuit; hydrothérapie.

LIVRE IX

MALADIES DES NOUVEAU-NÉS

Les maladies des nouveau-nés constituent, dans les affections de l'enfance, un groupe naturel, tant par les conditions qui président à leur développement que par leur physionomie très spéciale. Le nouveau-né présente à l'infection un certain nombre de portes ouvertes, dont la principale est l'ombilic. C'est la plaie ombilicale qui est le siège habituel de certains accidents, tels que l'hémorragie, de complications locales, suppuration, ulcération, inflammation phlegmoneuse, gangréneuse, érysipélateuse, c'est elle qui est le point de départ des infections tétanique, septicémique, avec ou sans participation des artères et des veines ombilicales.

A côté de la plaie ombilicale, signalons la peau en général, très vulnérable en raison de sa finesse, de son état de desquamation, et s'inoculant avec une facilité remarquable, comme le démontrent les abcès multiples, ou livrant passage à des substances toxiques sécrétées par l'intestin et qui l'irritent, de façon a produire des érythèmes, des dermatites.

L'enfant emprunte parfois à la mère les maladies qui le frappent dès les premiers jours de sa vie. C'est ainsi que s'expliquent certaines septicémies congénitales et surtout l'ophtalmie des nouveau-nés.

Les changements qui s'opèrent dans la respiration et la circulation dès la naissance sont parfois incomplets, d'où la débilité générale, la débilité du système circulatoire, le refroidissement, l'œdème.

Nous décrirons successivement les maladies de l'ombilic, les hémorragies des nouveau-nés, l'ictère des nouveau-nés, l'œdème, le sclérème, le pemphigus, la dermatite exfoliatrice, le tétanos, les abcès multiples de la peau, les gangrènes disséminées de la peau, la mammite, le céphalhématome, l'ophtalmie des nouveau-nés. Nous avons déjà décrit l'érysipèle, la péritonite, le muguet

ARTICLE PREMIER

MALADIES DE L'OMBILIC

Le cordon ombilical, après sa section, se dessèche de son extrémité libre à son point d'implantation, pendant qu'à sa base il se forme un sillon d'élimination. Le cordon tombe du cinquième au sixième jour, laissant derrière lui une surface sécrétante, circonscrite par les bords de l'anneau ombilical et qui se cicatrise complètement au bout de quelques jours. L'ombilic peut être le siège d'érosions, d'ulcérations, de bourgeons charnus, de phlegmon, de gangrène, d'érysipèle, d'artérite et de phlébite.

1° Érosion, ulcération. — Parfois il subsiste une *érosion* ou une *ulcération* avec ou sans rougeur des bords de l'ombilic, donnant lieu à une sécrétion muco-purulente mêlée à du sang. Il suffit de laver soigneusement avec de l'eau boriquée, de remplir l'ombilic avec une poudre antiseptique, iodoforme ou aristol et talc et de recouvrir de coton aseptique.

2° Bourgeons charnus. — Dans quelques cas, il se forme sur le fond de l'ombilic un *bourgeon charnu* gros comme un pois, une fraise, qui sécrète du pus. Si on n'intervient pas, cette fongosité peut durer des mois. Il suffit de toucher la lésion avec la pierre infernale et de panser comme précédemment.

3° Phlegmon. — L'infection ombilicale qui s'est révélée dans les cas précédents par des lésions superficielles, pénètre parfois plus profondément et aboutit à des altérations variées : phlegmon, gangrène, érysipèle, artérite, phlébite, septicémie. Dans le phlegmon, l'ombilic se tuméfie, s'entoure d'une zone dure, rouge, infiltrée, qui tantôt aboutit à la résolution, tantôt à la formation de petits abcès, ou d'une collection purulente plus volumineuse, tantôt s'étend à une partie de l'abdomen, gagne en profondeur, et tue par péritonite, phlébite ou septicémie. Le phlegmon s'accompagne de fièvre, d'agitation, de douleurs. Le traitement consiste en pansements antiseptiques, cataplasmes, incision des abcès.

4° Gangrène. — Dans la gangrène ombilicale, qui succède à l'ulcère ou au phlegmon, parfois à une gangrène humide du cordon, le processus débute souvent par une vésicule roussâtre qui se rompt et découvre une partie mortifiée entourée d'une zone enflammée.

L'eschare, si elle ne s'étend pas, s'élimine, la maladie peut guérir. Souvent la mort survient au bout de quelques jours par épuisement, avec hypothermie. Dans beaucoup de cas, l'eschare s'étend et aboutit à la péritonite ou à la septicémie.

RUNGE décrit, d'après RITTER et WIDERHOFER des gangrènes secondaires à une septicémie et au choléra infantiles. La mort est constante dans ces cas.

Le traitement est celui de la gangrène en général. La gangrène de l'ombilic a à peu près disparu, comme le noma. Elle se montrait autrefois par épidémies.

5° Érysipèle. — L'érysipèle ombilical a été décrit à propos de l'érysipèle en général.

6° Artérite et phlébite. — L'artérite et la phlébite ombilicales n'ont à peu près pas d'histoire clinique. Elles se montrent indépendamment de toute altération locale de l'ombilic, et provoquent tantôt la mort d'une façon inattendue, tantôt avec un cortège de phénomènes septicémiques, fièvre, broncho-pneumonie, péritonite, abcès et surtout de l'ictère.

La *prophylaxie* de toutes les maladies de l'ombilic est la même : section aseptique du cordon, pansement aseptique, de préférence le pansement sec, désinfection des mains avant le pansement, éloignement du nouveau-né de la mère, **lorsque** celle-ci est atteinte d'accidents puerpéraux.

ARTICLE II
HÉMORRAGIES DES NOUVEAU-NÉS

Le *nouveau-né* est sujet à un certain nombre d'hémorragies qu'on a distinguées suivant leur siège en hémorragies *ombilicales, gastro-intestinales, broncho-pulmonaires, rénales, vulvaires.* **Les** hémorragies rénales seront étudiées à propos de l'ictère **des** nouveau-nés sous le nom de *maladie de Winkel.* Nous ne **ferons** qu'une simple mention des hémorragies vulvaires et **broncho-**pulmonaires qui sont exceptionnelles.

Il est à remarquer d'ailleurs que cette classification des hémorragies, suivant le siège, ne convient qu'à un petit nombre **de** faits, ceux dans lesquels l'hémorragie paraît être un phénomène purement local. Le plus souvent, en effet, les hémorragies précitées se combinent non seulement entre elles, mais avec **des** taches cutanées, avec des infiltrations sanguines viscérales, **de** façon à constituer un véritable purpura qui ne diffère de celui de la seconde enfance que par la prédominance élective **des** taches, des ecchymoses et des hémorragies sur les points **vul-**nérables du nouveau-né, ombilic, muqueuse gastro-intestinale, de même que plus tard on les verra prédominer sur les **tégu-**ments des membres inférieurs ou sur les points soumis **aux** pressions et aux irritations mécaniques.

Pour la commodité de la description, nous maintiendrons **la** division en hémorragies régionales.

§ 1. — HÉMORRAGIES DE L'OMBILIC, OMPHALORRAGIES

L'omphalorragie est une hémorragie ombilicale, des **premiers** jours de la naissance, relevant tantôt d'une cause purement locale, tantôt d'une infection générale.

1° Étiologie et symptômes. — L'ompholarragie est rare.

On l'observe une fois sur 5000 naissances (GERHARDT), mais comme elle est le plus souvent liée à un processus infectieux, sa fréquence doit évidemment varier avec les conditions hygiéniques du nouveau-né (maladies de la mère, encombrement, épidémie septicémique, etc.). L'omphalorragie est un phénomène local ou ne constitue qu'un symptôme du purpura des nouveau-nés.

a. *Omphalorragie de cause locale.* Elle ne coexiste avec aucune autre hémorragie, se montre très près de la naissance, n'a pas de tendance à se renouveler si on applique le traitement à temps, ne comporte de danger que par la quantité de sang qui peut s'échapper avant l'intervention : le sang présente d'ailleurs ses caractères normaux.

L'hémorragie est veineuse ou artérielle.

Dans les conditions normales, l'hémorragie ombilicale, même en l'absence de ligature du cordon, ne doit pas se produire et en fait ne se produit pas, ainsi que le démontre l'exemple des animaux. La veine ombilicale non alimentée par le sang maternel se vide dans l'organisme de l'enfant où l'attire d'ailleurs le vide produit par l'inspiration. La pression artérielle est basse chez le nouveau-né ; de plus la tension de l'aorte abdominale est encore diminuée par l'attraction inspiratoire : aussi la rétraction des fibres musculaires des artères ombilicales après section ou déchirure du cordon, n'a-t-elle pas de peine à résister au faible choc artériel.

L'hémorragie ombilicale se produit, d'après cela, lorsque la ligature du cordon étant mal faite, il y a insuffisance de l'aspiration pulmonaire (asphyxie, débilité congénitale), parésie des fibres lisses des vaisseaux ombilicaux (cordon gras, action des bains chauds), ou enfin obstacle circulatoire (malformation cardiaque, bandage serré abdominal, affection hépatique). Elle se produit d'autant plus volontiers que le cordon a été coupé plus près de l'abdomen. Elle peut même se montrer, bien qu'exceptionnellement, après la chute du cordon.

b. *Omphalorragie de cause générale.* — Plus tardive que la précédente, elle survient en moyenne à la fin de la première semaine après la chute du cordon, quelquefois avant : l'hémorragie, d'abord discrète, s'arrête facilement par la compression : mais elle se reproduit dès qu'on desserre. Elle rappelle les hémorragies capillaires. Le sang est noir, fluide, se coagule mal. Outre les symptômes d'anémie aiguë qui accompagnent toute perte de sang, pâleur, dépression, petitesse du pouls, on note la coexistence d'un certain nombre de manifestations qui annoncent l'infection générale : purpura, ecchymoses, hémorragies multiples, souvent de l'ictère (GRANDIDIER), ou bien de la cyanose, une coloration bronzée, de l'œdème. La mort arrive dans la somnolence ou les convulsions au bout de quelques jours. La mortalité est de 83 p. 100 (GRANDIDIER).

Cette forme d'omphalorragie n'est à proprement parler qu'un symptôme d'une affection générale que nous retrouvons à propos du meléna et qui devrait trouver place dans l'étude du purpura.

On a découvert soit dans le sang, soit dans les foyers d'infiltration sanguine, soit dans les selles, des streptocoques, des staphylocoques, le pneumo-bacille de Friedländer, le bacille pyocyanique, le bacillus lactis aerogenes, des microorganismes innomés (BABÈS, NEUMANN, SCHAEFFER, DUNGERN, GARTNER, GUINON, etc.). On a noté chez l'enfant la syphilis, la septicémie puerpérale, la dégénérescence graisseuse des viscères (maladies de Bühl, du purpura chez la mère au dernier mois de la grossesse (DOHRN), une épidémie de pneumonie dans l'entourage de l'enfant (DUNGERN). Toutes ces circonstances jointes à la complexité du tableau symptomatique témoignent en faveur de la nature infectieuse de cette forme de l'hémorragie ombilicale (RUNGE, ROMMEL). Quelques auteurs ont invoqué l'hémophilie, mais il est à remarquer que les nouveau-nés qui survivent à leurs hémorragies ombilicales ou gastriques ne saignent pas plus tard.

2° **Traitement**. — Le traitement comprend la prophylaxie et le traitement proprement dit.

a. *Prophylaxie*. — La prophylaxie ressort des considérations pathogéniques exposées ci-dessus. Chez les enfants débiles, respirant mal, asphyxiques, soigner particulièrement la ligature du cordon, employer un fil non coupant ; surveiller les cordons gras ; au besoin isoler l'extrémité des vaisseaux et les lier séparément : faire de la respiration artificielle. Éviter chez l'enfant toute infection accidentelle par la plaie ombilicale, la bouche, la vulve, etc.

b. *Traitement proprement dit*. — L'hémorragie se produisant, on agira diversement avant et après la chute du cordon. Avant, on aura recours aux moyens que nous venons d'énumérer comme préventifs. Après, on fera de la *compression* avec les doigts, en pinçant et rapprochant les deux bouts de l'ombilic, avec un tampon d'ouate imbibée ou non d'hémostatiques, eau de Pagliari, perchlorure de fer dilué, qu'on fixe sur l'ombilic au moyen d'un bandage serré. On conseille généralement, pour mieux assurer la compression, d'interposer entre le tampon et le bandage un corps solide, tel qu'une pièce de monnaie, une tranche de bouchon.

Dubois a préconisé la *ligature en masse* du cordon au moyen de deux épingles en croix qui traversent l'ombilic et autour desquelles on jette une suture entortillée.

Le traitement général comprend l'emploi de toniques, alcool, éther, les injections sous-cutanées d'hydrastinine, d'ergotine, les injections de sérum artificiel.

Tous les procédés ont donné des succès, mais il faut surtout les attribuer à la forme de l'hémorragie qui guérit rarement, lorsqu'elle est d'origine infectieuse.

§ 2. — MELOENA

Le meloena est constitué par des évacuations sanglantes à travers l'anus, qui se montrent dans les premiers jours de la vie, et sont parfois associées à des hématémèses.

1° Étiologie, symptômes. — S'il est relativement facile dans l'omphalorragie de comprendre le mécanisme de l'hémorragie, il n'en est plus de même pour le meloena. Celui-ci se présente dans trois circonstances différentes.

a. *Meloena infectieux*. — Tantôt il est associé au purpura infectieux et dans ce cas nous retrouvons les mêmes symptômes, la même évolution que dans l'omphalorragie infectieuse, av...

cette différence que l'enfant laisse échapper du sang dans ses vomissements et ses selles.

b. *Melæna de cause locale.* — Tantôt l'hémorragie se montre comme un phénomène local. Le second ou le troisième jour, le nouveau-né a des selles sanglantes ou bien il vomit et expulse des mucosités mêlées de sang. L'hémorragie peut être assez forte pour entraîner la mort au bout de quelques heures. Plus discrète, elle peut laisser survivre le nouveau-né à condition qu'elle s'arrête après un ou deux jours. En dehors des symptômes d'anémie aiguë, on ne trouve rien de particulier, parfois une sensibilité au palper épigastrique, rarement du ballonnement abdominal, un peu de gonflement du foie et de la rate. Or dans les faits de ce genre on trouve 40 fois sur 100 des ulcérations de l'estomac ou du duodénum, exceptionnellement dans l'œsophage ou le reste de l'intestin. Leur nombre varie. Parfois il n'y a qu'un ulcère arrondi ou ovale, taillé à pic, plus ou moins rongeant et pouvant aboutir à la perforation. Le plus souvent il s'agit de petites ulcérations multiples, pisiformes ou linéaires. Enfin, on a trouvé de simples érosions. En même temps que les ulcérations, on a signalé de la congestion générale de la muqueuse ou des points d'infiltration sanguine. Les ulcérations peuvent aboutir à la section d'un vaisseau qu'on retrouve au fond de la plaie. Généralement autour de la perte de substance les vaisseaux sont thrombosés.

c. *Melæna de cause inconnue.* — Dans un dernier groupe de faits la cause échappe ; les symptômes sont ceux que nous venons de décrire, mais la muqueuse gastro-intestinale est pâle, lisse, sans ecchymoses, sans congestion, sans ulcération. On en est réduit à admettre que la congestion existait pendant la vie et a cessé avec elle.

2° Pathogénie. — Les phénomènes congestifs et ulcéreux ont reçu diverses explications. La *charge subite imposée à la veine porte* après la naissance fait concevoir la gêne de la circulation abdominale. Celle-ci est aggravée par toutes les *causes d'asphyxie* déjà signalées à propos de l'omphalorragie et par les *altérations du foie.*

Pomorski fait intervenir des *lésions du système nerveux cen-*

tral, d'origine obstétricale, d'où résultent des troubles des centres vaso-moteurs, d'après les expériences déjà anciennes de SCHIFF et de BROWN-SÉQUARD. LANDAU admet une *embolie* partie d'une thrombose de la veine ombilicale et amenée à l'aorte par le canal artériel. De là elle filerait dans une artère intestinale. D'autres auteurs ont allégué le traumatisme de l'accouchement.

Il est plus difficile d'interpréter le mécanisme de l'ulcération. L'*embolie* invoquée par LANDAU doit être fort rare. D'autre part, le siège exclusif de l'ulcère sur l'estomac et le duodénum impose l'idée d'une *action des sucs digestifs* propres à ces régions, ce qui établirait l'analogie complète avec l'ulcère de l'adulte. Mais à supposer que le suc gastrique agissant sur une muqueuse sans vitalité par le fait d'ecchymoses, d'infiltrations sanguines, produise l'ulcère, comment expliquer sa rapidité d'action. Il est vraisemblable que le processus a commencé pendant la vie fœtale. BILLARD et BOUX avaient déjà admis autrefois l'existence de gastrites fœtales.

3° Diagnostic. — Le sang que l'enfant rejette de la bouche ou de l'anus peut provenir d'une crevasse mammaire de la nourrice, du sang dégluti au passage pelvien, d'une hémorragie accidentelle de la bouche (section du filet, manœuvre des doigts en crochet pour le dégagement de la tête). Au début le melœna peut être masqué par son mélange avec le méconium.

4° Pronostic. — Le pronostic est très grave dans le melœna infectieux ; moins sombre dans le melœna d'origine locale, surtout s'il n'y a pas d'ulcération. La mortalité a été évaluée diversement suivant que l'on confondait tous les melœnas ou que l'on en distinguait les différentes formes. RUNGE admet 50 à 60 p. 100 de morts ; KLING 35 p. 100. Tout melœna qui dure plus de quarante-huit heures est considéré comme fatal.

5° Traitement. — Immobilité ; glace à l'intérieur, hémostatiques, perchlorure de fer, quelques gouttes dans de l'eau sucrée ; injections sous-cutanées d'ergotine. Il est rationnel de prescrire, comme chez l'adulte, des alcalins pour arrêter l'action du suc gastrique ; en cas d'ulcère, on donnera de l'eau de chaux

37.

ou du bicarbonate de soude. Le traitement général est le même que dans l'omphalorragie : injections de sérum, d'éther, d'huile camphrée. Il est prudent de suspendre l'alimentation et d'avoir recours à la diète hydrique.

ARTICLE III

ICTÈRE DES NOUVEAU-NÉS

L'ictère des nouveau-nés, quoique relevant par exception des mêmes causes que l'ictère de l'adulte, constitue en général une forme très spéciale de l'ictère, qui se rapproche surtout de l'ictère hémaphéique.

L'ictère des nouveau-nés se présente sous deux formes : l'*ictère idiopathique*, l'*ictère symptomatique*.

1° Ictère idiopathique. — L'ictère idiopathique est un ictère bénin, c'est le plus fréquent des ictères du nouveau-né.

a. *Symptômes*. — On observe une coloration jaunâtre qui, dans les cas légers, occupe le visage et le tronc, dans les cas moyens s'étend à la racine des membres et aux muqueuses, conjonctive, muqueuse buccale, et dans les cas intenses à tout le tégument. L'ictère ne s'accompagne d'aucun symptôme propre : pas de troubles digestifs, pas de ralentissement du pouls, pas de température. Les selles sont colorées, l'urine ne renferme pas de pigment biliaire ; cependant CRUSE, en opérant sur de grandes quantités d'urine, a toujours pu déceler la présence de bilirubine en granulations.

Il n'y a pas de modifications de l'état général ; les enfants jaunes perdent un peu plus de poids que les autres et mettent plus de temps à le regagner. Hormis ce point, c'est une affection insignifiante. Elle se développe surtout le second jour et s'efface dans un temps qui varie de quatre à huit jours.

b. *Étiologie*. — Elle est plus fréquente dans les maternités et les crèches, où on la rencontre 7 à 8 fois sur 10, qu'en ville. Elle se montre surtout chez les enfants débiles, nés avant terme, venus par le siège, appartenant à des primipares, jumeaux, ayant souffert à un titre quelconque pendant la grossesse ou l'accouchement.

Elle est plus fréquente chez les garçons.

c. *Pathogénie.* — Malgré la présence de grains pigmentaires trouvés par quelques auteurs dans l'urine, l'ictère du nouveau-né n'a aucun rapport avec l'ictère par résorption biliaire et doit être considéré comme un ictère hémaphéique. Cette conception est confirmée par ce qu'on sait des changements qui s'opèrent dans le sang du nouveau-né. HAYEM a démontré en effet que dans les premiers jours qui suivent la naissance, il y avait d'un moment à l'autre des oscillations considérables du nombre des globules, par conséquent une destruction et une rénovation active des hématies, et la mise en liberté de beaucoup d'hémoglobine. On est même parti de ce point, pour faire un traitement préventif de l'ictère. POBAK a prétendu que la ligature tardive du cordon, en augmentant notablement la quantité du sang fœtal, préparait une plus grande destruction d'hémoglobine et favorisait l'ictère. Ces vues n'ont pas été confirmées. On lie d'habitude le cordon, immédiatement après la cessation des battements artériels.

Il est à peine besoin de dire que l'ictère idiopathique des nouveau-nés ne comporte pas de traitement.

2° Ictères symptomatiques. — Ce sont des ictères très graves en général, dont les uns sont dus à la rétention de la bile et d'autres à des altérations générales du sang et du foie.

A. ICTÈRES PAR RÉTENTION. — On les observe *dans certaines affections des voies biliaires.*

a. *Ictère catarrhal.* — Le nouveau-né peut présenter un ictère catarrhal comme l'adulte, quoique plus grave. C'est là un fait exceptionnel.

b. *Ictère par malformation des voies biliaires.* — Ordinairement l'ictère biliphéique du nouveau-né est dû à une malformation des voies biliaires (atrésie ou absence des gros canaux). L'ictère est intense, foncé, l'urine très colorée, les matières fécales blanc grisâtre. L'enfant maigrit, tombe rapidement dans le collapsus, et meurt au bout de quelques jours dans la somnolence, les convulsions, ou emporté par une hémorragie de l'intestin ou de l'ombilic.

c. Ictères par cirrhoses congénitales. — Les cirrhoses congénitales le plus souvent syphilitiques, se présentent au milieu du tableau de l'hérédo-syphilis auquel elles ajoutent parfois comme seuls symptômes propres : la tuméfaction hépatique, l'ictère et l'ascite. Encore ces deux derniers peuvent-ils manquer.

B. Ictères par infection. — Les ictères par infection comprennent plusieurs variétés dont voici les principales.

a. *Ictères infectieux proprement dits.* — L'ictère se présente assez souvent comme l'un des symptômes frappants de certaines infections du nouveau-né dites autrefois puerpérales et qui paraissent dues à l'envahissement de l'organisme par certains agents, streptocoques, staphylocoques, coli communis, proteus vulgaris (BAR et RÉNON) qui pénètrent par le cordon ou la plaie ombilicale, plus rarement par le tube digestif.

Dans la plupart des cas, l'affection commence deux ou trois jours après l'accouchement : l'enfant est agité, a un peu de fièvre, quelques vomissements bilieux, de l'ictère, de la sensibilité du ventre. Il tombe rapidement dans le collapsus et meurt. On trouve l'artérite ou la phlébite ombilicale, des foyers de broncho-pneumonie, des dégénérescences viscérales, parfois de la péritonite.

b. *Maladie de Bühl.* — Quelques-unes de ces infections avec ictère ont reçu un nom spécial : ainsi de la maladie de Bühl dans laquelle l'enfant né asphyxique devient jaune, et présente du melœna, des suffusions sanguines, des hémorragies ombilicales. L'autopsie révèle une dégénérescence graisseuse de tous les viscères.

c. *Maladie de Winkel.* — Ainsi encore de la maladie de Winkel qui pourrait s'appeler plus justement la maladie de *Laroyenne-Charrin*, ces auteurs ayant décrit en 73 sous le nom de *maladie bronzée hématique* ce que WINKEL a appelé l'*ictère cyanique* en 79. Elle sévit sous forme d'épidémies, se caractérise par une teinte brunâtre tirant sur le jaune des téguments, des urines brun foncé ou noirâtres, colorées par l'hémoglobine qui se dissout dans le plasma sanguin (hémoglobinémie). Il n'y a pas de fièvre, mais des vomissements, de la diarrhée. L'enfant meurt dans l'espace de un à huit jours dans le collapsus ou les convulsions.

L'autopsie révèle des foyers hémorragiques multiples, une infiltration brunâtre des reins, ce que PARROT appelait la tubu-hématie rénale, de la rate, du foie, une dégénérescence grais-seuse des viscères, du gonflement des follicules intestinaux et des ganglions mésentériques, l'état dissous du sang qui est noir et poisseux. WINKEL avait pu attribuer l'épidémie qu'il a obser-vée, en partie à l'usage d'une eau impure.

WOLCZYWSKI[1] a vu s'arrêter une épidémie lorsque, pour le lavage de la bouche des nourrissons, on substitua une eau asep-tique à une eau qui renfermait du coli bacille.

d. *Traitement des ictères infectieux.* — Dans tous ces ictères infectieux, il y a peu à faire comme traitement : soutenir les forces avec un peu d'alcool, réchauffer, donner une nourrice, combattre les hémorragies; mais on peut espérer les prévenir. Les épidémies observées par WINKEL et WOLCZYWSKI en sont la preuve. Comme l'ombilic est la principale porte d'entrée des germes infectieux chez le nouveau-né, on veillera avec soin à le panser aseptiquement : le pansement doit être sec, le cordon relevé sur la partie supérieure de l'abdomen pour éviter la souillure de l'urine.

ARTICLE IV

ŒDÈME DES NOUVEAU-NÉS

L'œdème des nouveau-nés est une sorte d'anasarque progressif, rappelant assez bien l'œdème par gène de la circulation sanguine.

1º Étiologie. — Confondu autrefois avec le sclérème, l'œ-dème des nouveau-nés se montre chez les enfants nés préma-turément, atteints de débilité congénitale, soumis à de mau-vaises conditions hygiéniques, exposés à des refroidissements. L'œdème est beaucoup plus fréquent en hiver qu'en été.

On l'a attribué à une faiblesse du cœur sans lésion ou relevant d'une myocardite, à l'atélectasie pulmonaire, à une altération

---

[1] WOLCZYWSKI. *Rev. des mal. de l'Enfance*, 1894.

des vaisseaux d'origine infectieuse (BAGINSKY), à une néphrite au début.

2° Anatomie pathologique. — On retrouve tous les caractères d'un œdeme passif, sans réaction inflammatoire. L'incision de la peau provoque l'écoulement d'un liquide séreux, coagulable, qui pénètre dans le tissu cellulaire sous-cutané et parfois jusque dans le muscle. Après expression de la sérosité, la peau qui était tendue, dure, redevient souple et mobile. L'œdeme est souvent associé à des manifestations viscérales symptomatiques d'une stase sanguine, épanchements dans les cavités séreuses, congestion hépatique, rénale, œdeme ou atélectasie du poumon.

3° Symptômes. — L'affection débute dans les quatre premiers jours, exceptionnellement plus tard. La peau est pâle, tendue, lisse, sans plis, gardant d'abord l'empreinte du doigt, plus tard résistante et dure. Saisie entre les doigts, elle se déplace d'abord, mais rapidement fait corps avec les parties sous-jacentes. Elle est bientôt froide et cyanique surtout aux extrémités. Souvent l'œdeme coïncide avec l'ictère des nouveau-nés.

L'œdeme commence par les parties déclives, mollets, pieds, cuisses, lombes, pour s'étendre peu à peu à la face et aux membres supérieurs, respectant généralement le tronc.

L'œdeme provoque une certaine gêne fonctionnelle des régions envahies, immobilité des jointures, difficulté de la succion, occlusion des yeux, mais cette gêne n'atteint jamais le degré de rigidité observée dans le sclérème.

La respiration est superficielle, le cri faible, le pouls ralenti, misérable, la température baisse, même dans le rectum à 35°, 34° (ROGER), exceptionnellement 22° (HENNIG). L'alimentation est difficile, l'urine très réduite, le poids baisse. Dans les formes généralisées, la mort arrive par refroidissement progressif après quelques jours, plus rarement après une ou deux semaines. La guérison est possible, quand l'affection se limite, la température remonte, l'œdeme se résorbe, disparait après quatre à cinq ours. Cependant, pendant la convalescence, on doit redouter des complications pulmonaires ou gastro-intestinales.

4° Diagnostic. — Il faut distinguer les œdèmes partiels limités aux pieds, au scrotum, qu'on observe chez beaucoup d'enfants débiles et qui guérissent. L'érysipèle laisse souvent à sa suite pendant quelques jours une infiltration œdémateuse qu'on distinguera par son siège et les antécédents. Le diagnostic avec le sclérème sera fait au chapitre suivant.

5° Pronostic. — Le pronostic est moins grave que dans le sclérème.

6° Traitement. — L'hypothermie, symptôme capital, sera traitée par l'emploi de la couveuse dans laquelle on maintiendra une température de 28°, 30° et même 35° (RUNGE). A défaut de couveuse, enveloppements chauds, bouillottes placées le long du corps.

Relever les contractions cardiaques par l'emploi de boissons chaudes, thé additionné d'un peu de cognac, injections sous-cutanées d'éther, de caféine.

Favoriser la circulation périphérique par les frictions sèches ou stimulantes, des manœuvres de massage refoulant l'œdème de la périphérie au centre, des mouvements communiqués au tronc, aux membres.

ARTICLE V

SCLÉRÈME

Le sclérème est constitué par une induration avec dessiccation de la peau qui prend l'aspect de parchemin.

1° Étiologie. — Le sclérème peut s'associer à l'œdème, mais souvent évolue à l'état pur.

Il peut être congénital (WILKES), se montrer dès les premiers jours, mais parfois aussi ne survient qu'au bout de quelques semaines.

Parrot le considérait comme un symptôme de l'athrepsie, Clemenlowsky comme une complication du choléra infantile et même de la pneumonie.

2° Anatomie pathologique. — La peau est dure, parcheminée, atrophiée, soudée aux parties profondes. L'incision ne laisse écouler aucune sérosité, le tissu adipeux sous-cutané est pâle, sec, ratatiné comme la peau. On trouve les mêmes lésions viscérales que dans l'œdème, souvent de la gastro-entérite.

3° Symptômes. — La peau est lisse, sèche, pâle, cyanique ou teintée d'ictère, celui-ci s'associant au sclérème dans un grand nombre de cas. Elle rappelle le parchemin, est dure, ne joue pas sur les parties profondes. Dans les formes extrêmes, l'enfant ressemble à une momie ou à une viande fumée. L'affection débute par les membres inférieurs, s'étend à la face, se généralise ensuite en quelques jours.

La dessiccation et l'induration transforment la peau en carapace. L'enfant est rigide, et placé transversalement sur un bras s'y tient comme une barre (Parrot). Les mouvements des jointures sont abolis, mais de plus, les lèvres sont immobiles, la succion devient impossible, les traits sont figés, la face ressemble à celle du tétanique.

La respiration, la circulation sont entravées, l'hypothermie s'accuse, l'enfant meurt au bout de quatre à cinq jours.

Souvent, on constate en même temps que le sclérème, quelques troubles digestifs, du muguet, de la somnolence, des spasmes convulsifs.

4° Pronostic. — Le pronostic est plus grave que celui de l'œdème : la mort est habituelle dans les formes étendues.

5° Diagnostic. — Le sclérème diffère de l'*œdème* par l'atrophie, l'induration cutanées, la rigidité absolue des parties atteintes.

La *sclérodermie* peut être congénitale. Cruze et Neumann en ont rapporté des exemples. La sclérodermie se distribue par îlots distincts, l'état général reste bon, la guérison est la règle.

6° Pathogénie. — La fréquence des toubles digestifs dans le sclérème, la rigidité des téguments et des muscles observés dans le choléra nostras des nourrissons, ont permis de rapprocher ces deux affections. On ne peut guère attribuer le durcissement et la rétraction des téguments à la soustraction des liquides et à la déshydratation qui ne sont pas constantes. Il est plus vraisemblable d'admettre que l'infection première fournit un poison hypothermisant, qui, en même temps qu'il entrave la circulation périphérique amène la *coagulation du tissu adipeux*. LANGER et plus tard KNÖPFELMACHER ont montré que le tissu adipeux du nouveau-né renferme plus d'acide stéarique et palmitique que celui des enfants plus âgés, moins d'acide oléique, 43 p. 100 au lieu de 65 p. 100. Or c'est l'oléine qui se coagule le plus difficilement. A deux mois il est très difficile d'obtenir à 25° la coagulation du tissu adipeux d'un cadavre : à six mois, cela est impossible.

7° Traitement. — Le traitement est analogue à celui de l'œdème. BOLOGNINI a obtenu une guérison en quatorze jours en donnant en tout 1 gramme d'extrait de glande thyroïde fraiche.

ARTICLE VI

PEMPHIGUS DU NOUVEAU-NÉ

Le pemphigus est une dermatose bulleuse qui survient dans les premiers jours de la vie.

1° Étiologie. — Le pemphigus se montre à la fin de la première semaine ou au commencement de la seconde. Il survient chez les enfants bien portants aussi bien que chez les débiles. Il paraît dû à une infection cutanée par des microorganismes divers, bactéries (WIDAL et DÉJERINE), micrococques (COLRAT, DEMME, ALONQUIST), staphylocoques (STRELITZ, RICHARDIÈRE, ESCHERICH). L'affection se transmet de diverses manières :

L'*inoculation positive* dans quelques cas (MOLDENHAUER, KOCH,

WIDAL. COLRAT. BLOMBERG a échoué en d'autres mains (GIBIER, ESCHERICH).

Le *simple contact* peut suffire. KOCH[1] a vu deux nourrices, allaitant des enfants atteints de pemphigus, présenter des bulles à la poitrine.

La *transmission est parfois indirecte*. KOCH a vu une femme atteinte de pemphigus à la face, après s'être servie d'un linge qui avait essuyé les mains d'une sage-femme, préposée aux soins d'un nourrisson atteint de cette affection. D'ailleurs les exemples sont fréquents d'*épidémies* propagées par une sage-femme, ou dans une crèche par un cas importé. Parfois les mères, les nourrices, les gardes-malades sont atteintes elles-mêmes, mais à un moindre degré.

Il semble que les téguments du nouveau-né soient particullèment sensibles à cette infection, qui serait en plus favorisée par des irritations cutanées provoquées par des bains chauds, des pressions, des manœuvres brusques.

2° Symptômes. — Les bulles sont constituées par un soulèvement épidermique, renfermant de la sérosité, d'abord claire, puis trouble, rarement hémorragique. Elles sont généralement entourées d'une petite zone rouge. En peu de temps, la bulle s'aplatit, se concrète ou bien se déchire et découvre une érosion humide qui se recouvre rapidement d'épiderme, sans laisser de cicatrice.

Les bulles ont un volume variant d'un pois à une noisette. Elles sont en petit nombre ou se multiplient sur de grandes étendues du tégument.

Elles siègent dans la région abdominale, autour de l'ombilic, dans l'aine, à la face, sur le cuir chevelu, à la racine des membres. Ce n'est que dans les formes intenses, qu'elles s'étendent aux extrémités des membres. Jamais elles n'occupent la paume des mains ou la plante des pieds, comme le pemphigus syphilitique : exceptionnellement elles envahissent les muqueuses superficielles.

[1] Koch. *Jahrb. f. Kindh.*, 1875.

Elles procèdent par poussées successives comme la varicelle. La durée totale de la maladie n'embrasse guère que dix à trente jours.

Le pemphigus rechute parfois.

L'état général n'est pas altéré dans les formes discrètes ou moyennes : ce n'est que dans les formes étendues qu'on observe de la fièvre, des troubles gastro-intestinaux, des complications cérébrales. Parfois le pemphigus est suivi de furonculose, d'abcès multiples, d'omphalite septique.

3° Pronostic. — Le pronostic est bénin dans la plupart des cas, cependant on a signalé des cas de mort, même sans complications.

4° Diagnostic. — Le *pemphigus syphilitique* est souvent congénital, occupe de préférence la paume des mains et la plante des pieds, s'accompagne de troubles graves de la nutrition et bientôt d'autres manifestations, coryza, rhagades, etc.

Dans la *dermatite exfoliatrice*, il y a parfois production de bulles, mais les intervalles qui les séparent sont occupés par un érythème intense ou de la desquamation.

Il faut distinguer le pemphigus du nouveau-né des *pemphigus symptomatiques* qui se montrent dans le cours de l'enfance, et du *pemphigus récidivant* qui se prolonge une partie de la vie.

5° Traitement. — Le traitement comprend les bains, les pansements humides, les poudres.

Les *bains* sont déconseillés par BESNIER. SOLTMANN, dans les cas graves, les utilise en y ajoutant des substances astringentes, comme la décoction d'écorce de chêne.

Certains auteurs emploient des *pommades*, vaseline boriquée à l'oxyde de zinc. Il faut se garder de pansements irritants, au phénol ou au sublimé.

Enfin la plupart conseillent l'emploi de *poudres*. On peut avoir recours à un mélange de : talc 20, sous-nitrate de bismuth 10, acide borique, 5.

Le *traitement général* se réduit à l'alimentation, et dans les formes compliquées, à combattre chacun des symptômes.

La *prophylaxie* résulte de la contagiosité de la maladie ; isolement, désinfection du linge, désinfection de l'entourage.

ARTICLE VII

DERMATITE EXFOLIATRICE

La dermatite exfoliatrice est une affection septique de la peau qui a été décrite par RITTER[1], de Prague, et qui ne paraît être qu'une variété des érythèmes septiques, observés à tout âge, mais présentant un développement anormal, en raison des conditions physiologiques de la peau du nouveau-né, minceur de l'épiderme, desquamation.

L'affection se montre dans les premiers jours, parfois au bout de quelques semaines.

1° Symptômes. — La dermatite exfoliatrice est constituée par un érythème avec coloration vive de la peau, gonflement, sensation de cuisson, de prurit, que traduit l'agitation de l'enfant. Au bout de quelques jours, la rougeur diminue et l'épiderme desquame.

La desquamation est sèche, ou bien elle est précédée de la formation de vésicules ou même de bulles qui rappellent le pemphigus.

Les lamelles épidermiques ont des dimensions variables. Dans les points où l'épiderme est fin, cou, flancs, elle se fait par squames assez petites ou sous forme de furfur. Ailleurs, elle se compose de lambeaux plus ou moins larges, qui se plissent et rappellent l'aspect des brûlures ou du pemphigus foliacé.

La desquamation se reproduit quelques jours sur une même région.

L'évolution de la lésion se fait en huit à dix jours, parfois deux à trois semaines.

La dermite commence autour des orifices muqueux, à la face, aux fesses ; elle se généralise rapidement et peut s'étendre à une

[1] RITTER. *Centralzlg f. Kindheilk.*, 1878 1879.

grande étendue du tégument, face, tête, tronc, racine des membres. Elle occupe rarement les extrémités des membres. Elle envahit parfois les muqueuses, et détermine de la conjonctivite, du coryza, de la stomatite érosive, des aphtes de Bednar.

2° Complications. — Elle se complique souvent, dans les points où la peau est sujette à se mouvoir, d'érosions, de fissures, aux lèvres, à la commissure des paupières, aux plis articulaires. Parfois, elle ouvre la porte à des infections pyogènes, abcès, eczémas, furoncles. Enfin, la septicémie dont elle est l'expression peut porter ses effets sur les viscères et produire des gastro-entérites, des bronchopneumonies.

3° Marche et pronostic. — Suivant l'étendue de la dermatite, la présence ou l'absence de complications, l'affection évoluera sans troubles de la santé ou s'accompagnera de fièvre, d'amaigrissement, de symptômes associés. La mort a été observée ssez souvent. RITTER a perdu la moitié de ses malades. ESCHERICH les cinq cas qu'il a observés.

Cependant, la guérison n'est pas rare pour d'autres auteurs. Le pronostic dépend vraisemblablement de la nature de l'infection dont l'érythème est une des expressions. La dermatite exfoliatrice paraît être plutôt un symptôme de processus infectieux variables qu'une véritable entité morbide.

4° Diagnostic. — Le diagnostic doit être fait avec la *desquamation physiologique* du nouveau-né, *l'érysipèle* qui s'accompagne d'emblée de fièvre et de phénomènes généraux graves, le *pemphigus* qui évolue sur un tégument de coloration normale, *l'eczéma* qui s'accompagne de sécrétions et de formations plus ou moins croûteuses. Enfin, on observe parfois chez le nourrisson des *érythèmes diffus* liés à des troubles digestifs, sans desquamation consécutive.

5° Traitement. — Le traitement comprend, dans la période érythémateuse, des applications de corps gras, vaseline et l'enveloppement dans de l'ouate ; au moment de la desquamation, on favorise celle-ci par des bains et des soins de propreté.

ARTICLE VIII

TÉTANOS DU NOUVEAU-NÉ

Le tétanos du nouveau-né n'est autre chose que le tétanos classique, survenant les premiers jours de la naissance, grâce à l'infection de la plaie ombilicale.

1° Étiologie. — L'étiologie comprend des causes déterminantes et des causes prédisposantes.

a. *Causes déterminantes*. — Le tétanos du nouveau-né, comme celui de l'adulte est dû au bacille de Nicolaïer. Il s'inocule à l'enfant par le cordon, la plaie ombilicale, une plaie accidentelle, telle que la circoncision.

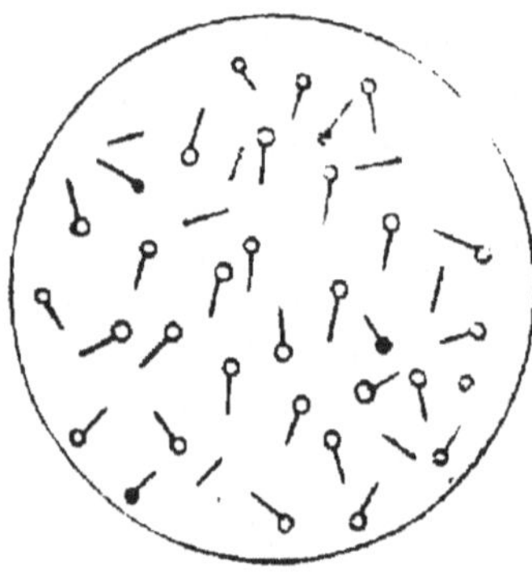

Fig. 76.
Bacille de Nicolaïer d'après COLLET.

Le bacille tétanigène provient du sol, des poussières d'une salle, d'où il est mis en contact avec l'ombilic par la main d'une sage-femme, par une pièce de pansement souillée. Parfois il se transmet par l'intermédiaire de la garde d'une tétanique à un nouveau-né bien portant. Il se développe d'autant mieux que l'enfant est déjà infecté par d'autres germes (suppurations de l'ombilic, artérites et phlébites ombilicales).

Il n'est pas nécessaire que le cordon soit tombé, il peut en effet agir dans le cordon lui-même.

L'identité du tétanos du nouveau-né et de l'adulte a été

prouvée par Beumer, Peiper [1] qui ont inoculé avec succès des animaux avec du pus provenant de nouveau-nés tétaniques.

Baginsky et Kitasato [2] ont trouvé le bacille de Nicolaïer sur l'ombilic d'un nouveau-né et en ont fait des cultures qui ont reproduit la maladie expérimentale.

b. *Causes prédisposantes.* — L'infection tétanique est favorisée **par les infections banales**, les changements brusques de température, le froid, la chaleur extrême. La race, le climat, semblent **jouer un rôle insignifiant** dans son développement, car le **tétanos est endémique** chez les nègres et les Lapons, dans les **climats les plus extrêmes**, à Cuba et en Islande. C'est l'encombrement, le défaut de propreté, ce sont les pansements sales qui **agissent à toutes les latitudes** et sur les diverses espèces. Aussi bien le tétanos était-il assez fréquent autrefois et tend-il à disparaître, grâce au développement de l'hygiène. C'est ainsi que Clarke, à Dublin, a vu la fréquence du tétanos tomber dans les crèches de 16 p. 100 à presque rien.

2° Anatomie pathologique. — Les lésions consistent en exsudations sanguinolentes des méninges, en congestions des centres nerveux. Elles n'ont rien de caractéristique et sont peut-être dues à la stase sanguine qui accompagne les accès de contracture. L'omphalite, les altérations de vaisseaux ombilicaux ne sont pas constantes.

3° Symptômes. — La maladie commence du cinquième au douzième jour de la naissance, parfois avant ou après ce délai. L'enfant est agité, inquiet, plaint pendant le sommeil. Il saisit avidement le sein, puis l'abandonne brusquement en gémissant.

Enfin la maladie éclate et débute toujours par le *trismus*. Les masséters contracturés et durs maintiennent la bouche resserrée. Les commissures labiales s'écartent l'une de l'autre. L'orifice palpébral se réduit, le front est plissé. Peu à peu la con-

---

[1] Peiper, *D. Arch. f. Klin. méd.*, 1890.
[2] Baginsky et Kitasato. *Berl. Klin. Wochs.*, 1891.

tracture s'étend aux muscles de la nuque, du tronc, l'enfant est en opisthotonos, l'abdomen s'aplatit, les membres supérieurs se mettent en flexion, les membres inférieurs en extension, les doigts se fléchissent et forment le poing.

L'affection procède par *crises* qui exagèrent les phénomènes précédents et sont séparées par des intervalles de repos relatif. Les crises se rapprochent et les contractures, surtout celle des mâchoires, deviennent continues.

A chaque crise, l'enfant, en proie à des douleurs intenses, exprime sa souffrance par de l'agitation, des plaintes de moins en moins vives, car le spasme atteint les muscles de la respiration et du larynx. Aussi y a-t-il dyspnée intense et cyanose. Le pouls est petit, misérable, accéléré jusqu'à 200 pulsations à la minute.

L'alimentation devient impossible, en raison du pharyngisme qui accompagne les accès et persiste plus ou moins.

Comme chez l'adulte, la température monte à 40, 41° et s'élève encore après la mort.

La mort arrive en quelques jours. Dans les rares cas de guérison, les accès s'espacent, la température baisse, l'alimentation redevient possible.

La violence des accès provoque parfois des fractures osseuses ou des déchirures musculaires (RUNGE).

4° Diagnostic. — On a signalé chez l'enfant des *tétanies* symptomatiques de lésions du système nerveux, dues au traumatisme obstétrical, aux tiraillements de la moelle, à l'enfoncement de l'occipital. Les *convulsions* à la naissance prennent volontiers la forme tétanique (SOLTMANN, PARROT, WESTPHAL). Dans ces faits, il y a souvent association de paralysies à la contracture, et la température ne s'élève pas. C'est à ce groupe de faux tétanos qu'on peut rapporter certaines *épidémies* comme celle observée par KEBER, où des bains trop chauds provoquèrent des contractures chez 99 enfants sur 380 observés, et les guérisons nombreuses obtenues par WILHITE qui se contentait de repousser l'os occipital en arrière. Il est facile de distinguer le tétanos du *sclérème*.

5° Traitement. — Le traitement comprend la prophylaxie, le traitement spécifique et le traitement symptomatique.

a. *Prophylaxie*. — La *prophylaxie* doit assurer l'asepsie du cordon, des mains de la garde, l'isolement du tétanique, et dans les milieux contaminés, l'injection préventive du sérum antitétanique (COURMONT).

b. *Traitement spécifique*. — Lorsque le tétanos a éclaté, les injections de sérum paraissent sans action. Cependant ESCHERICH a eu un succès. On n'a pas encore essayé chez le nouveau-né l'injection cérébrale (ROUX et BOREL). BACCELLI conseille les injections sous-cutanées d'acide phénique en solution à 2 ou 3 p. 100 ; il leur associe des injections de morphine. L'acide phénique est administré plusieurs fois par jour, et tous les jours pendant toute la durée de la maladie. Ce traitement qui aurait donné des succès chez l'adulte n'a pas été employé chez le nouveau-né.

Le bacille de Nicolaïer agit par l'intermédiaire de toxines (tétanine de Brieger), il n'est pas directement infectant : d'où l'indication de supprimer le foyer ombilical au moyen de cautérisations au fer rouge. On diminue ainsi l'apport de nouvelles provisions de toxine.

c. *Traitement symptomatique*. — Le traitement symptomatique a pour but de diminuer la contracture et de permettre l'alimentation. Le médicament de choix est le chloral qu'on donne à la dose de 10 centigrammes par heure, jusqu'à 1 et 2 grammes par jour (RUNGE) ou en lavement par 25 centigrammes par dose. On a aussi utilisé les inhalations de chloroforme, l'opium, les bains tièdes renouvelés plusieurs fois par jour.

D'autre médicaments ont été utilisés chez l'enfant comme chez l'adulte : MONTI a donné 6 milligrammes d'extrait de fève de Calabar en injections sous-cutanées répétées jusqu'à dix fois par jour. On a employé le bromure de potassium à la dose de 3 grammes, le sulfonal, les inhalations de nitrite d'amyle, la teinture de musc, d'ambre et de musc (SOLTMANN).

On doit se préoccuper de l'alimentation. Dans l'intervalle des accès, on essaie de faire avaler quelques gouttes de lait par la bouche ou par une sonde introduite dans le nez ; souvent on est obligé de faire pénétrer le lait ou les médicaments dans le rectum. Les tentatives d'alimentation ont l'inconvénient de provoquer des accès : ceux-ci se montrent parfois à l'occasion d'un simple mouvement du corps.

ARTICLE IX

ABCÈS MULTIPLES DE LA PEAU

Les abcès multiples de la peau sont dus à des infections pyogènes du tégument ; ils se montrent généralement en **assez grand nombre, et se succèdent souvent pendant un temps fort long.**

1° Etiologie. — On observe chez les jeunes enfants, et particulièrement les nourrissons, une tendance remarquable à la production d'abcès superficiels.

Ce sont surtout les enfants débiles, cachectiques, atteints de tuberculose, de syphilis, de rachitisme, de dyspepsie gastro-intestinale, ou convalescents d'une maladie aiguë qui en sont les victimes. La diminution de résistance de leurs téguments, due à une nutrition languissante est favorisée par des lésions directes, résultant les unes de la compression, comme au **niveau** de la tête et des talons, **les** autres du contact des **urines et** des fèces, ainsi de l'érythème des fesses, des cuisses, **les autres** d'éruptions diverses, eczéma, prurigo, phtiriase, varicelle, etc.

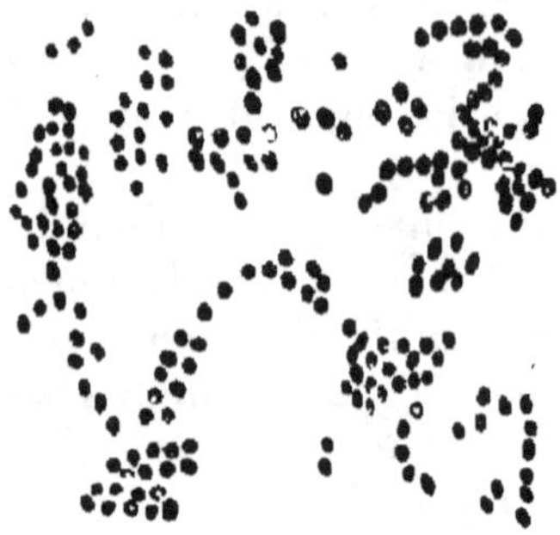

Fig. 77.
Staphylocoques (d'après
J. COURMONT).

On peut parfois préciser le mode de contamination des enfants. La fréquence des abcès multiples dans les crèches et les hôpitaux semble indiquer soit une infection par des germes contenus dans l'air, soit leur transport d'un enfant à l'autre par la main des infirmières.

La galactophorite de la mère (BUDIN, MARFAN, DAMOURETTE) a

pu être incriminée dans quelques cas, d'où le précepte de ne pas donner le sein, quand celui-ci est en état morbide.

Néanmoins, dans beaucoup de cas, on s'accorde à faire jouer un rôle aux saprophytes de la peau devenus virulents et agressifs (Escherich [1], Hulot [2], Hutinel, Renault [3]). C'est les taphylocoque doré ou blanc qui est l'agent pathogène le plus souvent en cause.

2° Symptômes. — La lésion élémentaire est constituée par une *vésico-pustule*, un *petit abcès dermique* gros comme un pois, un *abcès sous-cutané* gros comme une noisette, une noix et parfois davantage.

La lésion évolue le plus souvent comme un *abcès chaud*, s'ouvre au bout de quelques jours et se cicatrise d'autant mieux que l'ouverture a été pratiquée par une incision. La peau rougit et adhère d'autant plus tardivement que l'abcès est plus profond.

Parfois, l'évolution est lente et rappelle celui d'un *abcès froid*.

La réaction locale est généralement peu marquée. Les abcès siègent surtout dans les points désignés par une irritation mécanique ou chimique : tête, nuque, fesses, partie postérieure des cuisses. On les voit souvent se répartir par régions. Une des combinaisons habituelles, c'est la réunion de nombreux abcès sur le cuir chevelu, et la raréfaction des foyers purulents à mesure qu'on descend sur la nuque, le dos, comme si le cuir chevelu représentait un bois rempli d'animaux dont quelques-uns se montreraient à la lisière.

Les différentes formes que nous avons signalées s'associent entre elles, et parfois à des manifestations du côté des muqueuses, conjonctivite, stomatite impétigineuse, suppurations de l'oreille.

Leur nombre varie. Parfois, il y en a peu : 5 à 10, parfois on en compte 50, 100 et davantage.

Ils procèdent par succession progressive, par poussées discrètes ou nombreuses, suivant que les germes infectieux partis des premiers foyers se répandent en faibles courants ou en nappes massives.

[1] Escherich, *Münch. méd. Woch.*, 1886.
[2] Hulot, Th. de Paris, 1895.
[3] Renault, *Arch. de clin. inf.*, 1898.

Il n'est pas rare de voir l'extension, une fois pratiquée sur les muqueuses superficielles, gagner en profondeur et déterminer des foyers de broncho-pneumonie, des entérites, des septicémies avec toutes leurs conséquences. Aussi l'état général est-il très variable. Rarement intact, il révèle souvent son atteinte par de la pâleur, de la dépression, quelques mouvements fébriles, et dans les formes graves, par tout le cortège de la septico-pyohémie avec ses foyers viscéraux, sa fièvre rémittente ou intermittente.

L'évolution de la maladie est *aiguë*, *subaiguë* ou *chronique*, les abcès pouvant se succéder pendant des semaines et des mois.

3° Pronostic. — Le pronostic est grave. La mortalité à l'hôpital est considérable.

4° Diagnostic. — Le diagnostic consiste à distinguer certains abcès froids des *gommes tuberculeuses* et *syphilitiques*.

5° Traitement. — Le traitement comporte la *prophylaxie* naturellement indiquée par l'étiologie, l'incision précoce des abcès, la protection des parties saines par le pansement soigneux des foyers, et quelques bains de sublimé. Le *traitement général*, comme dans toutes les débilitations, doit veiller à l'alimentation et y ajouter des toniques. J'ai obtenu dans quelques cas, un arrêt dans la marche de la maladie par l'administration de la levure de bière, suivant la méthode recommandée par Brocq dans le traitement de la furonculose. Ce mode de traitement était justifié par l'analogie de la marche et dans nombre de cas, l'identité des agents pathogènes. Je prescris une cuiller à café de levure à prendre en trois fois, par jour, dans du lait.

ARTICLE X

GANGRÈNES DISSÉMINÉES DE LA PEAU

Chez les jeunes sujets, on a observé de véritables éruptions gangreneuses, décrites par O. Simon [1] Crocker, Hutinel et ses élèves.

1 O. Simon, *Arzol. Zeit.*, 1879.

Tantôt la gangrène n'est qu'une *complication* d'une maladie éruptive, varicelle, vaccine, tantôt elle constitue une sorte d'*infection générale*, avec fièvre, frissons, embarras gastrique, qui se signale rapidement par des manifestations cutanées, purpura, érythème noueux, au niveau desquelles la gangrène ne tarde pas à se montrer, procédant par poussées qui se succèdent plusieurs jours de suite. Dans certains cas, les phénomènes d'infection vont croissant et la mort arrive au bout d'une semaine, dans d'autres, l'éruption gangreneuse s'arrête, les eschares se détachent et la guérison se produit au bout de trois ou quatre semaines. La mort survient dans la moitié des cas (RENAULT).

La *pathogénie* de cette affection est mal connue. Elle ne représente peut-être qu'une complication de surface du purpura, de l'érythème noueux, au même titre que de la varicelle et de la vaccine. Le *traitement* consiste dans une asepsie rigoureuse de la peau.

ARTICLE XI

MAMMITE

Le nouveau-né présente vers le troisième ou le quatrième jour de la naissance un léger gonflement avec sécrétion lactée qui atteint son maximum au dixième jour et disparaît au bout du premier mois.

Parfois, sous l'influence d'infections favorisées par le traumatisme local (langes serrés, manipulations intempestives pour vider le sein et diminuer la tension), il se produit une véritable inflammation, avec gonflement, rougeur, douleur, fièvre. La résolution est possible, mais parfois il se forme des abcès, voire même une périmastite.

Le traitement est le même que dans la mastite de l'adulte : asepsie, incision précoce. L'inconvénient de la mastite du nouveau-né réside moins dans les dangers presque nuls qu'elle fait courir à l'enfant que dans l'atrophie définitive de la glande et la rétraction possible du mamelon (RUNGE). La prophylaxie de la mammite consiste surtout à éviter les malaxations qu'on grand nombre de sages-femmes font subir à la glande mammaire du nouveau-né, quand la poussée physiologique **du sein** est un peu intense. Quelques-unes vont même jusqu'à la succion, qui expose encore davantage à l'infection. **Le procédé le** plus simple pour lutter contre l'engorgement de la mamelle **est** de faire une compression douce avec une couche d'ouate.

ARTICLE X

CÉPHALHÉMATOME

Le céphalhématome est une tumeur constituée par **un épan**chement de sang entre le périoste et les os du crâne, **située** habituellement au niveau de la partie postéro-inférieure **du** pariétal, de la grosseur d'une noix à un œuf de poule, **arrondie** ou ovalaire, aplatie, sans réaction inflammatoire, sans **chan**gement de coloration à la peau, et dont la pression ne **provoque** ni douleur, ni symptômes cérébraux. Elle ne s'accompagne **pas** de phénomènes généraux et n'a aucune tendance à **suppurer ou** à s'ulcérer.

On l'observe du deuxième au troisième jour de la **naissance,** elle atteint son maximum de développement à la fin de la **pre**mière semaine, commence à diminuer dans la seconde **semaine,** pour disparaître au bout de deux à trois mois.

Elle s'entoure rapidement d'un bourrelet consistant dû **à la** sécrétion du périoste à la limite de l'épanchement sanguin. **Ce** bourrelet donne l'impression d'un trou creusé dans le **crâne,** dont il constituerait le bord.

Le céphalhématome ne dépasse jamais les limites d'un **os cra**nien, il ne chevauche pas au-dessus des sutures ou **des fonta**nelles.

Il est dû au traumatisme cranien effectué pendant **l'accou**chement (bassin étroit, présentation de la face, forceps. etc.), **et** à la fragilité des vaisseaux craniens mal soutenus par **la table** externe de l'os.

Le pronostic est bénin, à moins que le céphalhématome **ne** soit associé à une hémorragie entre le crâne et la dure-mère. Tout traitement est inutile.

ARTICLE XIII

OPHTALMIE DES NOUVEAU-NÉS

L'ophtalmie des nouveau-nés est une inflammation de nature spéciale de la conjonctive oculaire, survenant dans les premiers jours de la naissance.

1° Etiologie. — Dans la plupart des cas, l'ophtalmie des nouveau-nés est de nature blennorragique et due au gonocoque de Neisser. Parfois celui-ci n'a pu être décelé, ce qui a fait admettre par quelques auteurs (Schmidt, Rimpler) une forme non blennorrhagique de l'affection. Cette distinction est discutable et ne doit pas être maintenue ni au point de vue de la prophylaxie, ni au point de vue du traitement.

L'infection de l'œil se fait pendant l'accouchement, au contact des sécrétions gonorrhéiques de la mère. Généralement, l'ophtalmie débute du troisième au cinquième jour, et dans ce cas Runge admet que le contage, déposé sur les paupières ou le front, n'a pénétré dans la conjonctive qu'après la naissance, lorsque l'enfant ouvre les yeux.

L'ophtalmie est quelquefois congénitale ou paraît dans les premières heures qui suivent la naissance : l'infection de la conjonctive a eu le temps de se faire pendant l'accouchement, par suite de la rupture prématurée de l'amnios, de la longueur du travail.

Enfin toute ophtalmie qui survient après le cinquième ou le sixième jour est accidentelle et due à une inoculation par les doigts des gardes, par un linge, par une eau contaminée par les sécrétions gonorrhéiques de la mère ou par celles d'un autre enfant atteint d'ophtalmie.

L'ophtalmie des nouveau-nés se présentait autrefois dans les maternités sous forme d'épidémies très chargées, près de 6 p. 100 en moyenne de la natalité (Haussmann). Elle contribuait à élever, dans une proportion sérieuse, le chiffre des aveugles. La prophylaxie est parvenue à arrêter complètement ces épidémies qui frappaient parfois jusqu'à 20 p. 100 et 50 p. 100 (KILIAN) des nouveau-nés.

2° Symptômes. — Vers le troisième ou quatrième jour, on observe au niveau du bord palpébral d'un côté d'abord, puis de l'autre, de la rougeur, qui s'étend sur toute la conjonctive. Celle-ci sécrète un liquide d'abord clair, citrin, jaunâtre, qui renferme bientôt quelques flocons muqueux ou fibrineux. Au bout de deux à trois jours, la sécrétion est franchement purulente, épaisse, crémeuse, se reproduisant avec grande **rapidité** après qu'on l'a enlevée. Elle est fournie par une poche, constituée par la conjonctive qui est tuméfiée, grisâtre, granuleuse, parsemée d'érosions, d'ulcérations linéaires en forme de sillons. Les paupières énormes, infiltrées, rigides, bombent au-devant de l'œil et ne peuvent le découvrir.

Les phénomènes généraux et la marche varient suivant la forme et le traitement.

Dans les cas bien traités dès le début, la sécrétion purulente diminue rapidement, la tuméfaction des paupières cède, et l'affection guérit après quelques jours : il persiste souvent pendant quelques semaines une sécrétion fluide, trouble et un peu d'accolement des paupières le matin ; c'est l'analogue de la goutte militaire.

Dans les cas très intenses ou négligés, il survient des complications du côté de la cornée qui s'infiltre, s'ulcère, se perfore. Plus tard il subsiste des leucomes, des synéchies, des staphylomes et parfois la vision est complètement perdue. C'est dans les formes sérieuses qu'on observe de la fièvre et de l'agitation.

Exceptionnellement, l'ophtalmie se complique de rhumatisme blennorragique. J'en ai observé un cas très net[1].

3° Diagnostic. — Le diagnostic doit toujours être confirmé-

[1] Voy. YANTCHULEW, *Rhumatisme blennorrhagique chez les nourrissons*. Th. de Lyon, 1898.

par la recherche du gonocoque. Il faut parfois plusieurs explorations pour le trouver.

4° Pronostic. — Le pronostic dépend du traitement, de l'intensité de la maladie et surtout de l'atteinte de la cornée.

5° Traitement. — Le traitement comprend la prophylaxie et le traitement proprement dit :

a. *Prophylaxie.* — La méthode de CRÉDÉ s'est montrée toute-puissante ; vérifiée par de nombreux auteurs, elle a fait disparaître à peu près complètement l'ophtalmie des nouveau-nés dans les maternités. Voici comment cet auteur procède :

Dès que le cordon a été coupé, on baigne l'enfant et on essuie les yeux avec un linge fin trempé dans de l'eau stérilisée pour enlever toutes les mucosités. Avant de le langer, on fait tomber dans chaque œil, en écartant les paupières, une goutte d'une solution de nitrate d'argent à 2 p. 100. Cette manœuvre ne doit pas être répétée.

Avant l'expulsion de l'enfant, on doit désinfecter par des lavages au sublimé les voies génitales de la parturiente.

On a substitué au nitrate d'argent, le jus de citron (PINARD), l'iodoforme (VALUDE).

Quelques autres précautions sont de rigueur. L'enfant ne doit être porté dans le lit de la mère que pendant la tétée. Les soins de toilette donnés à l'enfant doivent précéder ceux de la mère. La garde doit toujours se désinfecter les mains avant de toucher l'enfant. Un nouveau-né atteint d'ophtalmie ne doit pas rester dans la salle commune.

b. *Traitement proprement dit.* — Une ou deux fois par jour, suivant les cas, renverser une des paupières en protégeant le globe de l'œil avec l'autre paupière, passer sur la conjonctive un pinceau trempé dans une solution de nitrate d'argent à 3 p. 100 et de suite après, neutraliser avec de l'eau salée ; dans l'intervalle faire des irrigations toutes les deux ou trois heures avec de l'eau boriquée tiède à 2 p. 100. Le sublimé doit être *proscrit*, d'après Valude ; j'ai eu l'occasion d'en vérifier les mauvais effets sur des enfants traités par des sages-femmes. Il faut soigneusement protéger la cornée contre le contact de la solution de nitrate d'argent. Dès qu'il y a amélioration, on peut substituer au nitrate d'argent une solution à 3 p. 100 de sulfate de zinc.

TABLE DES MATIÈRES

LIVRE PREMIER

CONSIDÉRATIONS GÉNÉRALES
SUR LA PHYSIOLOGIE,
L'HYGIÈNE ET LA THÉRAPEUTIQUE INFANTILES

LIVRE III

MALADIES DYSTROPHIQUES

LIVRE IV

MALADIES DU TUBE DIGESTIF

LIVRE V

MALADIES DE L'ABDOMEN

LIVRE VI

MALADIES DU COEUR

LIVRE VII

MALADIES DE L'APPAREIL RESPIRATOIRE

LIVRE VIII
MALADIES DU SYSTÈME NERVEUX

LIVRE IX

MALADIES DES NOUVEAU-NÉS

ÉVREUX, IMPRIMERIE DE CHARLES HÉRISSEY

www.ingramcontent.com/pod-product-compliance
Lightning Source LLC
LaVergne TN
LVHW010204070726
842528LV00014B/25